Dr. med. Gunhild Kilian-Kornell
Dr. med. Annette Eiden

Der Kinderarzt

Schnelle Hilfe bei den häufigsten Beschwerden von A bis Z
mit Arzneimitteln, Hausmitteln und Naturheilkunde

südwest

südwest

Dr. med. Gunhild Kilian-Kornell
Dr. med. Annette Eiden

Der Kinderarzt

Von A bis Z:
schnelle Hilfe bei den häufigsten Beschwerden
Die beste Behandlung mit Arzneimitteln,
Hausmitteln oder Naturheilkunde

INHALT

Fiebrige Erkrankungen

ALLERGISCHE ERKRANKUNGEN

Heuschnupfen und & Co.

PSYCHISCHE UND PSYCHO-SOMATISCHE ERKRANKUNGEN

Heuschnupfen und & Co.

KLASSISCHE KINDERKRANKHEITEN

Windpocken und & Co.

ERSTE-HILFE-MASSNAHMEN

Unfälle/Notfälle

HÄUFIGE BESCHWERDEN VON A BIS Z

Kopf, Hals und Brust

Der schnelle Diagnoseüberblick

Die folgenden Kurzbeschreibungen von Symptomen und Symptomenkomplexen sollen Ihnen die Diagnose bei Ihrem Kind erleichtern. Gleichzeitig führen sie mit Seitenverweisen zur entsprechenden Erkrankung – sowohl in diesem Kapitel als auch eventuell in einem anderen Kapitel (siehe hierzu »Ähnliche Beschwerden«). Auf diesen Seiten finden Sie auch bereits Warnhinweise, wann Sie mit Ihrem Kind (sofort) zum Arzt gehen müssen.

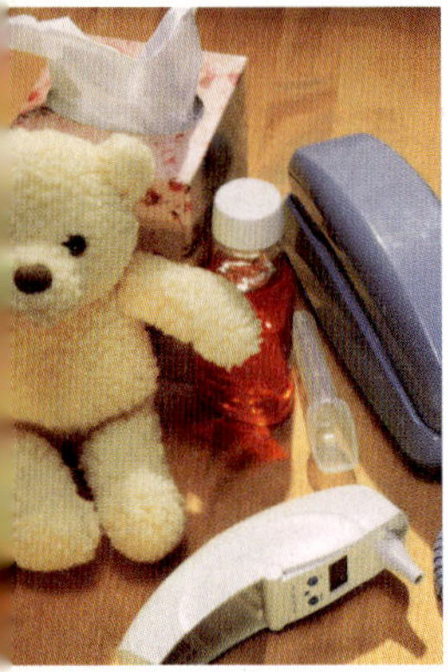

Stirn, Schläfen, Hinterkopf, Augen

Im gesamten Kopfbereich, auch im Nackenbereich, pochende, ziehende, stechende, dröhnende, bohrende oder dumpfe Schmerzen → **Kopfschmerzen** (S. 32ff.)
Sehr starke Kopfschmerzen, die anfallartig und pulsierend einsetzen und in der Regel einseitig auftreten; bisweilen verbunden mit Übelkeit und Erbrechen, Licht- und Lärmempfindlichkeit sowie Schwindelgefühle und eventuell Sehstörungen → **Migräne** (S. 32ff.)
Jucken und Brennen der Augen, Schwellung, vermehrter Tränenfluss, Kopfschmerzen mit Verschlechterung des Sehvermögens, verklebte Augen → **Augenprobleme** (S. 11ff.)

ÄHNLICHE BESCHWERDEN

- Kopfschmerzen im Zusammenhang mit Haltungsproblemen → **Haltungsschäden** (S. 150ff.)
- Kopfschmerzen bei einer Erkältung → **Erkältung** (S. 174ff.)
- Kopfschmerzen nach einem Unfall oder Sturz → **Gehirnerschütterung** (S. 294f.)

Wann zum Arzt?

- Bei starken wiederkehrenden Kopfschmerzen, Fieber und Erbrechen v.a. in Verbindung mit Sehstörungen

Kopf mit Hals-Nasen-Rachen-Raum

Mehr oder weniger starkes Bluten aus der Nase, manchmal auch in den Rachen hinein → **Nasenbluten** (S. 44f.)
Häufiges Niesen, tropfende Nase, Nasenverstopfung, geschwollene, manchmal auch schmerzhafte Schleimhäute, eventuell leichte Hals- und Rachenschmerzen, leichtes Fieber sowie Kopfschmerzen → **Schnupfen** (S. 58ff.)
Meistens leichte bis mittlere charakteristische Gesichts- und Kopfschmerzen; Druck- und Klopfempfindlichkeit über den betroffenen Nasenhöhlen; Verstärkung der Schmerzen durch Druckerhöhung beim Bücken und Husten; leichtes Fieber; eitriges oder zähes Sekret aus der Nase → **Nebenhöhlenentzündung** (S. 45ff.)
Schmerzen, Engegefühl und Brennen im Rachenbereich, Schluck- und Sprechbeschwerden, Heiserkeit, erhöhte Temperatur (Infekt) bzw. Fieber (Mandelentzündung) → **Halsweh und Angina** (S. 14ff.)
Heiserkeit, Stimmverlust, Schluckbeschwerden, trockener Reizhusten, erhöhte Temperatur; bei Pseudokruppanfall (= akute Kehlkopfentzündung) meistens spätabends oder nachts: Schmerzen und Schwellungen mit Atemnot, »bellender« Husten, blassgraue Gesichtsfarbe → **Kehlkopfentzündung und Pseudokrupp** (S. 31f.)

Wann zum Arzt?

- Bei massiven Atemproblemen
- Bei hohem Fieber
- Bei Verdacht auf Angina und Nebenhöhlenentzündung
- Bei längerem Nasenbluten

! Es muss kein normaler Schnupfen sein, auch Kinder können schon Heuschnupfen haben (zu Heuschnupfen siehe S. 193ff.).

Ohren, Mund und Zähne

Pulsierende, zum Teil stechende Schmerzen, Druck- und Völlegefühl in den Ohren; auch Fieber, Ohrgeräusche und Schwerhörigkeit; bei einer Mittelohrentzündung: nach 2 bis 3 Tagen eitrig-schleimiges Sekret aus dem Ohr mit gleichzeitigem Abklingen der Schmerzen; Babys und Kleinkinder fassen sich bei Schmerzen oft an das betroffene Ohr → **Ohrenschmerzen** (S. 56ff.)

Bei Schwerhörigkeit: Das Kind reagiert nicht auf Geräusche, wenn es die Geräuschquelle nicht sieht; bei Tinnitus: ständiges Geräusch im Ohr, z.B. Summen oder Klingeln (so genanntes Ohrensausen); bisweilen auch grollendes Rumpeln oder hohes Klicken, Zischen und Knirschen → **Hörstörungen** (S. 25f.)

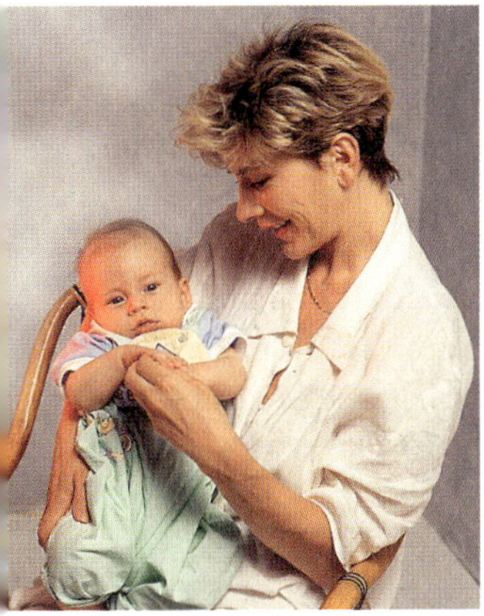

Schmerzhafte Rötungen, manchmal auch Blutungen des Zahnfleischs sowie der Durchbruchstellen, zusätzlich Brennen, belegte Zunge, Trockenheit und Wundgefühl im Mund; bei Babys (beim Zahnen) auch erhöhter Speichelfluss und Unruhe → **Zahnen und Zahnprobleme** (S. 61f.)

Weißliche, rot umrandete Geschwüre auf Zunge und Mundschleimhaut mit starker Schmerzempfindlichkeit; zudem belegte Zunge, Trockenheit, Brennen und wundes Gefühl; manchmal Fieber → **Mundgeschwür** (Aphthen) (S. 41f.)

Grauweiße Flecken und krümelige Auflagerungen auf Zunge und Mundschleimhaut; Brennen, belegte Zunge und Wundgefühl im Mund → **Mundsoor** (S. 42f.)

Weißlich gelblicher Zungenbelag, in schwereren Fällen Schmerzen und Behinderungen beim Sprechen; manchmal Mundgeruch → **Zunge, belegte** (S. 65f.)

ÄHNLICHE BESCHWERDEN

- Bei Mundbelägen mit flammend roter Färbung des Rachenraums sowie Fieber → **Scharlach** (S. 269f.)

Wann zum Arzt?

- Bei Verdacht auf Mittelohrentzündung
- Bei allen Hörproblemen
- Bei Fieber

Bronchien, Lunge und Herz

Zu Beginn Brennen in der Brust, dann schmerzhafter, trockener Reizhusten, oft Krankheitsgefühl; später in der Regel lockerer Husten mit Verschleimung → **Husten und Bronchitis** (S. 27ff.)

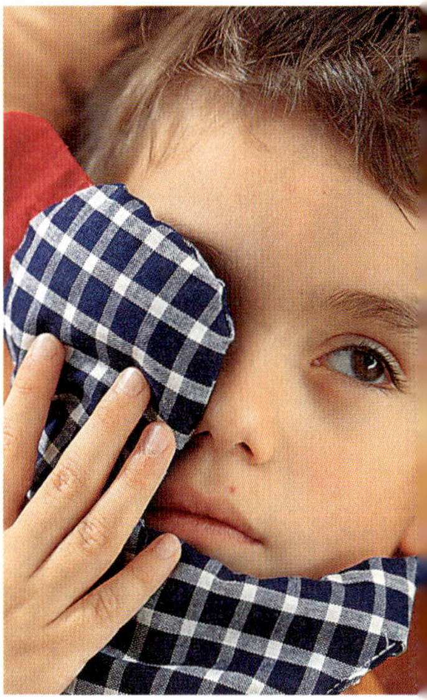

Mittelhohes bis hohes Fieber, Atemnot, trockener schmerzhafter Husten, rötlich verfärbter Schleimauswurf und Brustschmerzen; meist allgemeines schweres Krankheitsgefühl → **Lungenentzündung** (S. 36f.)

Schnelle und oberflächliche Atmung (mehr Luft wird eingeatmet als ausgeatmet), bei Schulkindern psychogen mit begleitenden »Herzschmerzen«, Blässe, subjektiver Atemnot, Nervosität, Verkrampfung der Hände (»Pfötchenstellung«), kurze Bewusstlosigkeit → **Hyperventilation** (S. 232f.)

Schwindel, Herzklofen, Konzentrationsstörungen, Leistungsabfall, Kopfschmerzen, manchmal auch Ohnmachtsanfälle → **Herz- und Kreislaufbeschweden** (S. 23f.)

Erschwerte Ausatmung, pfeifendes oder quietschendes Atemgeräusch, krampfartiger Husten, häufig Atemnot → **Asthma bronchiale** (S. 8ff.)

ÄHNLICHE BESCHWERDEN

- Atembeschwerden aufgrund von Allergenen → **allergisches Asthma** (S. 190f.)

Wann zum Arzt?

- Bei starken Atemproblemen oder Atemnot sollten Sie den Notarzt rufen
- Bewusstlosigkeit ist ebenfalls ein Fall für den Notarzt

! Bei heftigen Hustenanfällen des Kindes in Zusammenhang mit Fieber sollten Sie immer auch an die Möglichkeit von Keuchhusten denken.

Asthma bronchiale

Ursachen: Allergie, Infektionen (obstruktive Bronchitis nach grippalem Infekt, häufig bei Babys und Kleinkindern), Anstrengung (vor allem im Schulalter), psychische Belastung, hormonelle Umstellung, Umweltfaktoren, räumliche Umgebung, »indoor pollution« (Rauchen in der Wohnung)

Typische Beschwerden: erschwerte Ausatmung, pfeifendes oder quietschendes Atemgeräusch, krampfartiger Husten, häufig Atemnot

• Siehe auch allergisches Asthma (S. 190f.) sowie Husten und Bronchitis (S. 27ff.)

Sofortmaßnahmen – Was Sie gleich tun können

Medikamente

Bronchialerweiternde Mittel (Bronchodilatatoren) werden meist als Inhalationsspray angewendet. Für Säuglinge und Kleinkinder gibt es Inhalationshilfen, deren Anwendung Sie in der beschwerdefreien Zeit üben sollten.

Ruhe bewahren

Trotz oder gerade wegen der großen Sorge um Ihr Kind sollten Sie Ruhe bewahren.

Sitzen

Beim plötzlichen Anfall von Atemnot sollte das Kind möglichst aufrecht sitzen, am besten auf dem Schoß der Mutter.

- Legen Sie ihm Ihre Hand auf den Bauch, und halten Sie es dazu an, in den Bauch zu atmen (Bauchdecke wölbt sich leicht nach vorn).
- Mit dem älteren Kind (ab Vorschulalter) können Sie für den Ernstfall die Kutscherhaltung üben: Dazu sitzt das Kind auf einem seiner Körpergröße angepassten Stuhl und lässt Arme und Kopf zwischen die Beine herunterhängen (»schläft« wie ein Kutscher). Auch hier ist entspanntes und gleichmäßiges Atmen wichtig.

Lippenbremse

Üben Sie mit Ihrem Kind die Lippenbremse, d. h., die Lippen sind nur ganz leicht geöffnet, so dass die ausgeatmete Luft »ausgebremst« wird. Auch andere Übungen können spielerisch eingesetzt werden, z. B. das verzögerte Ausatmen durch Seifenblasenpusten oder Wegpusten von Wattebällchen.

Babys und Kleinkinder

Ursache für Bronchialasthma beim Baby können vorangegangene Infekte der oberen Luftwege sein; ansonsten ist Asthma eine chronische Erkrankung. Zur Verflüssigung des Bronchialschleims ist es wichtig, die Raumluft zu befeuchten (z. B. durch Verdunsten von Sole). Wenden Sie keine kampfer- oder mentholhaltigen Mittel bei Säuglingen und Kleinkindern an!

Grenzen der Selbstbehandlung

Asthma beim Kind muss von Fachärzten behandelt werden, am besten von einem Kinder- und Jugendarzt eventuell in Zusammenarbeit mit einem speziell für Kinder ausgebildeten Lungenfacharzt oder Allergologen. Asthmamedikamente werden individuell dem Krankheitsbild und den Bedürfnissen des Kindes angepasst (Stufenplan).

Sofort den Notarzt rufen

- Beim akuten Anfall mit schwerer Atemnot
- Bei Blaufärbung (Zyanose)
- Legen Sie alle Mittel bereit, die Sie dem Kind gegeben haben. So kann der Notarzt rascher die Situation einschätzen.

AUS DER APOTHEKE

Die medikamentöse Behandlung des Asthma bronchiale ist eine Dauertherapie. Sie gehört in die Hand des Arztes – nicht nur, weil die meisten Arzneimittel verschreibungspflichtig sind, sondern auch, weil die Therapie regelmäßig überwacht werden muss. Die große Mehrzahl der Asthmamedikamente steht als Dosieraerosol zur Verfügung oder als Pulverinhalationen und wird inhaliert, weil der Arzneistoff dann direkt vor Ort, nämlich in die Bronchien, gelangt und wesentlich weniger Nebenwirkungen zu erwarten sind, als wenn er eingenommen wird. Um die Inhalation einfacher zu machen, stehen verschiedene Inhalationshilfen zur Verfügung. Für Säuglinge und Kleinkinder

gibt es spezielle Hilfsmittel, daneben gibt es elektrische Inhalationsgeräte, die die Arzneistoffe über eine Düse vernebeln. Die elektrischen Inhalatoren sind für zu Hause besser, da die Wirkstoffe tiefer in die Bronchien gelangen. Bei allen Hilfsmitteln ist die genaue Anleitung erforderlich. Als Trägersubstanz für diese Inhalatoren gilt auch physiologische Kochsalzlösung.
Die medikamentöse Behandlung des Asthma bronchiale steht auf zwei Säulen: der antientzündlichen Therapie mit Cromoglyzinsäure, Nedocromil oder Glukokortikoiden, die den Entzündungsprozess stoppt, und der bronchodilatatorischen Therapie mit Broncholytika, die die Bronchien öffnet. Bei Kindern, die selten Probleme haben, beispielsweise nur nach körperlicher Anstrengung, reicht meist eine bronchodilatatorische Therapie im Bedarfsfall aus. Gerade für Kinder mit Anstrengungsasthma gibt es inzwischen auch Medikamente, die abends eingenommen werden. Treten die Beschwerden häufiger auf und ist die Funktion der Bronchien bereits eingeschränkt, erhalten die Kinder zusätzlich eine entzündungshemmende Dauertherapie.

Synthetische Medikamente

- **Entzündungshemmende Mittel:** Dinatriumcromoglyzinsäure, Glukokortikoide (Rp) wie Beclometason. Budesonid, Fluticason
- **Broncholytika (Rp):** Salbutamol, Fenoterol, Ipratropium, Theophyllin
- **Leukotrienantagonist (Rp) bei Anstrengungsasthma:** Montelukast

Homöopathika

Wegen der gefährlichen Komplikation (bis hin zur Erstickung) steht immer die schulmedizinische Behandlung im Vordergrund. Andererseits lassen sich chronische Krankheiten wie Asthma begleitend gut durch homöopathische Konstitutionsmittel behandeln. Das für Ihr Kind richtige Mittel herauszufinden ist Aufgabe des Homöopathen. Um einen Anfall hinauszuzögern, eignen sich die folgenden Mittel.

- **Arsenicum album**: bei Unruhe, Angst und Durst nach kleinen Schlucken
- **Sulfur:** bei Asthma bronchiale mit Ekzem
- **Thuja:** bei Ekzemneigung und nächtlichem Anfall (ca. 4 Uhr)

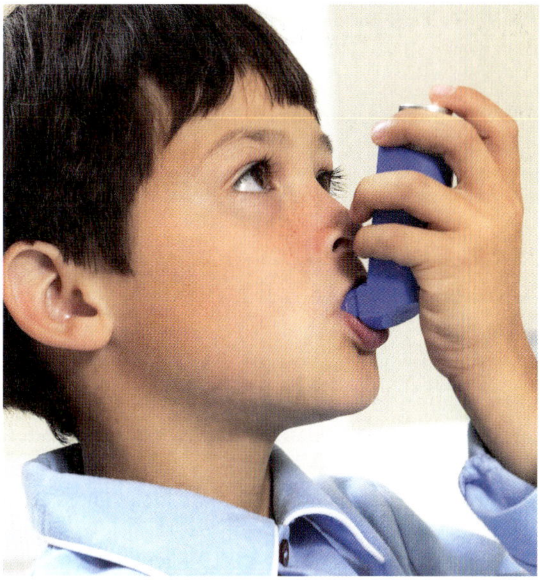

Für Asthmakinder ein Muss: Inhalationen.

NATURHEILKUNDE

Heiltees

Theophyllin wird als bronchialerweiterndes Medikament bei beginnendem Asthmaanfall verabreicht und ist in geringer Dosis auch in grünem Tee enthalten. Wegen des Koffeingehalts sollten Sie jedoch sparsam dosieren. Um das Abhusten zu erleichtern, eignen sich Süßholzwurzel und Anis. Der Kieselsäuregehalt von Lungenkraut kann die Elastizität des Lungengewebes verbessern. Schwarzkümmel wirkt ausgleichend auf das Immunsystem.

- **Grüner Tee:** 1 Teelöffel große Teeblätter (sie sind koffeinärmer als die kleinen, jungen Blätter) mit 1/4 Liter heißem Wasser (70 °C) übergießen und 3 bis 5 Minuten lang ziehen lassen. In kleinen Schlucken dem Kind zu trinken geben.

Brustwickel: siehe Special Hausmittel (S. 17ff.)
Ansteigendes Fußbad: siehe Special Hausmittel (S. 20ff.)

DAS KÖNNEN SIE NOCH TUN

Hyposensibilisierung

Eine große Bedeutung hat die Hyposensibilisierung bei der Therapie des allergischen Asthmas erreicht. Sie kann zum einen den Etagenwechsel von den oberen Atemwegen in die Bronchien verhindern und zum anderen die Symptome lindern.

Atemtherapie nach Middendorf

Die Methode versucht, seelische Störungen, die sich über den Körper (u.a. die Atmung) ein »Ventil« verschaffen, zu lösen. Bei erfolgreicher Behandlung wird das Kind (etwa ab dem Schulalter geeignet) insgesamt gelöster, kann alltägliche Situationen unbefangen und angstfrei erleben.

Klimakuren

Kinder sprechen besonders gut auf Klimakuren an. Beim Allergiker sorgt ein mehrwöchiger Aufenthalt in allergenarmem Reizklima (im Gebirge oder am Meer) für spürbare Besserung. Darüber hinaus gibt es spezielle Asthmakliniken, in denen die kleinen Patienten rundherum betreut werden. Ob und ab welchem Alter eine Trennung von den Eltern sinnvoll ist, muss individuell entschieden werden.

Psychotherapie

Viele Ärzte zählen Asthma zu den psychosomatischen Krankheiten. Der Rhythmus von Ein- und Ausatmen, von Aufnehmen und Abgeben, von Nähe und Distanz scheint gestört zu sein. Auch kann das Kind möglicherweise Aggressionen nicht genügend ausleben oder fühlt sich eingeengt. Eine Familien- oder eine Spieltherapie kann hier sinnvoll sein.

Weglassprobe und Allergietest

Zunächst sollten Sie herausfinden (z. B. durch Weglassprobe), ob die Atembeschwerden Ihres Kindes durch eine Nahrungsmittelallergie hervorgerufen werden. Eine Überempfindlichkeit besteht oft gegen Milch, Eier oder Getreide. Günstige Nahrungsmittel bei Asthma sind Vollreis, Rettich, Radieschen, Knoblauch, Zwiebeln (in jeweils geringer Dosis, dem Alter des Kindes angepasst) und Ingwer. Sie können auch einen Allergietest machen lassen, ob eine Unverträglichkeit in Bezug auf bestimmte Nahrungsmittel besteht.

Peak-Flowmeter

Das Peak-Flowmeter ist ein Gerät, das den Atemfluss misst. Das Kind sollte täglich diese unkomplizierte schmerzfreie Messung (einfach reinblasen und den Wert notieren) vornehmen, um rechtzeitig eine Verschlechterung der Atemleistung festzustellen. Schritt für Schritt können Sie mit Ihrem Kind den selbstständigen Umgang mit dem Gerät üben.

Tipps für den Alltag

- Beziehen Sie das Kind möglichst frühzeitig eigenverantwortlich in die Therapie mit ein. Es hat eine chronische Krankheit, sollte aber auch selbständig damit umgehen und ansonsten so normal wie möglich aufwachsen.
- Ihrem Kind zuliebe sollten Sie in der Wohnung unbedingt auf das Rauchen verzichten.
- Weil die Schleimhäute auch auf Sprühnebel empfindlich reagieren, sollten Sie Haar- oder Deosprays meiden.
- Tierhaare (von Hund, Katze und Co.), der Kot von Hausstaubmilben und Tierfedern (Daunenbett) lösen häufig Allergien aus. Fellhaustiere sollten in einem Haushalt mit asthmakrankem Kind nicht gehalten werden. Matratze und Bettzeug sollten waschbar sein.
- Sind Schulängste der Grund, warum Ihr Kind Asthma hat? Lässt sich eine Regelmäßigkeit bzw. ein Zusammenhang mit dem Stundenplan feststellen? Achten Sie einmal darauf, ob sich solche Zusammenhänge erkennen lassen.
- Autogenes Training ist auch für Kinder (etwa ab sechs Jahren) geeignet.
- Ihr Kind darf sich (es soll sogar) bewegen! Eine besonders günstige Sportart ist Brustschwimmen, denn es hilft, den Brustkorb zu dehnen, und ermöglicht rhythmisches Atmen. Eine ungünstige Sportart ist hingegen Skilanglauf.

Das hilft

Salzinhalation
Diverse Formen der Atemgymnastik
Allergenarme Luft
Bewegung an der frischen Luft
Regelmäßiger Sport

Das schadet

»Indoor pollution« (Zigarettenrauch)
Kälte, Stress und Angst
Ätherische Öle
Schlaf- oder Bewegungsmangel
Familiäre Konfliktsituationen

Augenprobleme

Ursachen: Entzündungen (Bindehautentzündung, Gerstenkorn), Fehlsichtigkeit (Schielen, Nah-, Fernsichtigkeit), angeborene Tränengangstenose (Verengung des Tränengangs), was beim Säugling auch oft durch die anatomische Enge an der Nasenwurzel hervorgerufen wird

Typische Beschwerden: Jucken und Brennen der Augen, Schwellung, vermehrter Tränenfluss, Kopfschmerzen mit Verschlechterung des Sehvermögens, verklebte Augen

• Siehe auch Heuschnupfen (S. 143ff .) und Fremdkörper in Körperöffnungen (S. 291ff.)

Sofortmaßnahmen – Was Sie gleich tun können

Medikamente

In den ersten sechs Lebenswochen kann Muttermilch abschwellend verwendet werden; sie ist keimfrei und enthält spezifische, schützende Oberflächenantikörper. Vitamin-B-haltige Augensalbe unterstützt die Regeneration von Haut und Schleimhaut. Der Salbenstreifen wird vorsichtig in den Bindehautsack eingebracht. Bei Bindehautentzündung (Konjunktivitis) mit Schnupfen helfen abschwellende Nasentropfen. Bei eitrigen Entzündungen verordnet der Arzt antibiotische Augentropfen oder -salben.

Nicht reiben

Jucken, Brennen und Schwellung verschlimmern sich durch Reiben. Beim älteren Kind können Sie an die Vernunft appellieren, beim Kleinkind ist jedoch Phantasie gefragt (z. B. Spiele, die beide Hände »fesseln«). Vor unbewusstem Reiben während des Schlafs schützt eine behutsam aufgelegte Baumwollkompresse. Um andere nicht anzustecken, sollte Ihr Kind bei eitriger Entzündung besser nicht in den Kindergarten gehen.

Wärme und Kälte

Verklebte Augen weichen Sie am besten vorsichtig mit warmem Wasser auf. Bei Entzündung betupfen Sie das Augenlid mit einem mit kaltem Wasser getränkten nicht fusselndem Tuch. Ältere Kinder sitzen oft viel zu lange vor dem Bildschirm; hier kann eine kühlende Kompresse (Taschentuch oder Waschlappen) für Linderung sorgen.

Babys und Kleinkinder

Bei Tränengangstenose hilft neben Augentropfen auch »Pumpen«: Dazu drücken Sie dem Kind unterhalb des Tränenpünktchens gegen die Nasenwurzel und pumpen (mit kreisenden Bewegungen) die Flüssigkeit weiter. Die anatomische Enge an der Nasenwurzel, die oft Ursache der Verengung ist, geht meist im Alter von sechs Monaten von allein auf. Ist dies nicht der Fall, muss sie unter Umständen durch einen kleinen ärztlichen Eingriff mit einer Sonde erweitert (dilatiert) werden.

Grenzen der Selbstbehandlung

Sie sollten Ihr Kind vom Kinder- und Jugendarzt bzw. Augenarzt behandeln lassen, wenn es neben den Augenproblemen auch Fieber hat, wenn nach drei Tagen keine Besserung eingetreten ist oder wenn die Rötung und die Schwellung sich auf das umgebende Gewebe ausgebreitet haben. Gerstenkörner dürfen Sie auf keinen Fall selbst ausdrücken.

Sofort den Notarzt rufen

- Bei Fremdkörperverletzung im Auge
- Wenn Verdacht auf eine Verätzung besteht
- Wenn Ihr Kind Blitze, farbige Streifen oder nur noch die Hälfte sieht (Gesichtsfeldausfälle)

AUS DER APOTHEKE

Für die Behandlung der verschiedenen Augenerkrankungen stehen zahlreiche synthetische Augentropfen und -salben zur Verfügung, die sich auch für Kinder und Jugendliche eignen. Sie dürfen nach Anbruch nur vier Wochen lang verwendet werden. Inzwischen sind deshalb viele in Einzelportionen erhältlich. Gegen Bindehautentzündung eignen sich Präparate, die die Gefäße zusammenziehen (Vasokonstriktoren); sie sollten aber nur kurzfristig und bei Kindern unter zwei Jahren generell nicht eingesetzt werden. Hilfreich gegen Entzündungen am Auge sind auch bei Kleinkindern Augensalben mit Dexpanthenol. Bei schweren Entzündungen kommen Glukokortikoide zum Einsatz,

vorbeugend bei Allergien wird Cromoglyzinsäure angewendet. Gegen trockene Augen, die vor allem bei kleinen Computerfreaks vorkommen können, hilft künstliche Tränenflüssigkeit, die die Hornhaut mit einem schützenden Film überzieht. Bakterielle Infektionen werden mit Antibiotika, virale Infektionen (z. B. Herpesinfektionen) mit Virustatika behandelt, die der Arzt verordnet.
Bei Säuglingen und Kleinkindern unter drei Jahren ist es ratsam, vor der Anwendung von Augentropfen oder -salben immer den Kinder- oder den Augenarzt zu befragen. Keinesfalls sollten verklebte Augen mit Borwasser, wie früher üblich, ausgewaschen werden. Auch Kamillenpräparate haben an den Augen nichts verloren, da sie Allergien auslösen können. Besser ist es, klares Wasser zu verwenden.

Synthetische Medikamente

- **Vasokonstriktoren**: Tetryzolin, Naphazolin, Phenylephrin
- **Antiallergika:** Cromoglyzinsäure, Levocabastin (Rp)
- **Glukokortikoide (Rp):** Dexamethason, Prednisolon
- **Künstliche Tränenflüssigkeit:** Hypromellose, Povidon
- **Antibiotika (Rp):** Gentamicin, Ofloxacin, Kanamycin
- **Virustatika (Rp):** Aciclovir, Idoxuridin

Homöopathika

Zur Linderung von Augenproblemen haben sich vor allem die folgenden Homöopathika bewährt.
- **Apis:** bei Schwellung, Rötung und Jucken
- **Pulsatilla:** bei rahmig-eitriger Absonderung
- **Silicea:** bei Tränengangstenose

NATURHEILKUNDE

Augentrost

Zubereitungen aus Augentrost (Euphrasia officinalis) eignen sich zur Behandlung entzündlicher (auch allergischer) Augenerkrankungen.
- **Auflage:** 2 Teelöffel Augentrost mit 1/4 Liter kochendem Wasser aufgießen, 2 Minuten lang ziehen lassen, dann abseihen und abkühlen lassen. Ein Taschentuch oder eine Mullkompresse damit tränken, dem Kind 10 bis 15 Minuten lang auf das geschlossene Auge legen.
- **Tropfen:** Im Handel sind Euphrasia-Augentropfen zur innerlichen und äußerlichen Anwendung (nicht einträufeln, sondern als Kompresse auf das Auge legen) erhältlich.

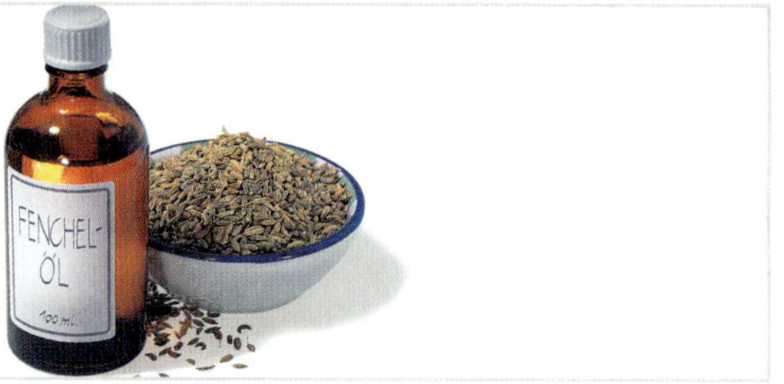

Bei entzündeten Augen helfen Fenchelöl und -samen.

Fenchel

Die mild antibakterielle Wirkung des Fenchels tut auch den Augen gut.
- **Anwendung:** 1 bis 2 Teelöffel zerkleinerte Fenchelsamen mit 1/4 Liter kochendem Wasser aufgießen, 10 Minuten lang ziehen lassen, dann abseihen und abkühlen lassen. Ein Mulltuch damit tränken, dem Kind 5 Minuten (maximal) auf das geschlossene Auge legen bzw. das Auge damit betupfen.

DAS KÖNNEN SIE NOCH TUN

Kartoffelauflage: siehe Special Hausmittel (S. 18ff.)
Weißkohlauflage: siehe Special Hausmittel (S. 18)

Kraniosakraltherapie

Diese sanfte, gleichwohl umstrittene Therapie beruht auf der Annahme, dass die Gehirn- und Rückenmarkflüssigkeit sich in einem regelmäßigen, zu bestimmten Zeiten wechselnden Rhythmus befindet. Schielen, Kurz- oder Weitsichtigkeit beim (Klein-)Kind lässt sich durch diese harmonisierende Therapieform möglicherweise bessern.

ERNÄHRUNG

Vitamin A

Vitamin A ist unentbehrlicher Bestandteil des Sehfarbstoffs, und es unterstützt die Regeneration von Haut und Schleimhaut. Geben Sie Ihrem Kind deshalb ausreichend Karotten, Speisekürbis, Brokkoli, Melonen und Aprikosen zu essen sowie Eigelb, etwas Lebertran oder ab und zu Leber (bitte möglichst nur von Tieren aus artgerechter Haltung).

Sehschule

In speziellen augenärztlich geleiteten Instituten kann Ihr Kind, wenn es schielt oder eine Sehschwäche hat, unter Anleitung von Fachpersonal bestimmte Augenübungen erlernen, mit denen sich die Sehfähigkeit dauerhaft verbessern lässt.

Augenübungen

Es gibt einfache Augenübungen, die Sie auch am Säugling ohne dessen Beteiligung »vornehmen« können. Und es gibt Übungen zur Behandlung von leichtem Schielen oder Fehlsichtigkeit, die die bewusste Mitarbeit Ihres Kindes (etwa ab dem Vorschulalter) erfordern.

- **Palmieren:** Das Kind sitzt auf Ihrem Schoß, am besten mit dem Rücken an Ihre Brust gelehnt. Mit Ihren Handinnenflächen schirmen Sie seine Augenhöhlen ab, so dass möglichst kein Licht einfällt. Gleichzeitig drücken oder massieren Sie ihm sanft die Schläfen, beispielsweise mit Ihren Daumen. An den Schläfen befindet sich ein Akupunkturpunkt, dessen Massage bei Kopfweh und auch bei ermüdeten Augen hilft.
- **Akkommodieren:** Halten Sie Ihren Zeigefinger im Abstand von etwa 10 Zentimetern, den anderen Zeigefinger im Abstand von ca. 70 bis 80 Zentimetern dem Kind vor die Augen. Das Kind soll nun mit beiden Augen konzentriert abwechselnd auf den näheren und den entfernteren Finger schauen. Sie können auch Spielsachen in unterschiedlichem Abstand vor dem Kind platzieren; jedenfalls sollten Sie Ihrem Kind gegenüberstehen oder -sitzen, damit Sie sehen können, ob es die Übung auch richtig ausführt.

Lichtschutz

Ebenso wie die Haut sollten Sie auch die empfindlichen Augen des Babys und Kleinkinds vor der Sonne schützen. Schützen Sie Babys vor direkter Sonnenbestrahlung; auch Kleinkinder sollten sich im Schatten aufhalten. Wenn Ihr Kind trotz Schatten, Schirm und Hütchen an einer Bindehautentzündung leidet, ist eine Sonnenbrille ratsam. Auch bei einem Gerstenkorn sollte es eine dunkle Brille tragen.

Augenarzt

Um eine Sehschwäche rechtzeitig zu erkennen, sollte jedes Kind spätestens mit zwei Jahren einem Augenarzt vorgestellt werden. Tragen die Eltern eine Brille oder haben sie selbst Augenprobleme, so wird der Kinder- und Jugendarzt das Kind bereits mit sechs Monaten zum Facharzt überweisen. Dies geschieht natürlich auch jederzeit, wenn Auffälligkeiten (etwa Schielen) auftreten.

Tipps für den Alltag

- Gerade Kinder lassen sich für spielerische Sehtests, Akkommodationsübungen und Augentraining leicht begeistern. Der Erfolg der 3-D-Bilderbücher war dafür der beste Beweis. Die Wirklichkeit bietet auch im Zeitalter der virtuellen Welten unendlich viele und verschiedene optische Reize. Sie ist und bleibt der beste Ort für Entdeckungen. Nehmen Sie sich Zeit für Ihr Kind, üben Sie mit ihm das genaue und differenzierte Sehen (denn Sehen hat auch mit Erkennen zu tun).
- Der Computer ist im Leben heutiger Schulkinder selbstverständlich. Dagegen ist auch überhaupt nichts einzuwenden, solange er als Werkzeug benutzt wird. Sorgen Sie dafür, dass das Gerät Ihres Kindes richtig platziert ist, dass der Bildschirm strahlungsarm und die Lichtquelle ausreichend hell ist, aber nicht blendet. Holen Sie Ihr Kind regelmäßig vom Bildschirm weg, und bringen Sie ihm ein paar Augenübungen bei. Begrenzen Sie vor allem seine Zeit vor dem Bildschirm.
- Einige Brillenhersteller bieten inzwischen so genannte Bildschirmarbeitsplatz-Brillen an. Zumindest sollte die Brille Ihres Kindes entspiegelt sein, wenn es viel vor dem Bildschirm arbeitet (oder spielt).

⊕ Das hilft

Brille, falls erforderlich, und regelmäßige Kontrolle der Fehlsichtigkeit
Vitamin-A-reiche Kost
Augenübungen, Augentrost, Lichtschutz
Frische Luft, gelüftete Räume

⊖ Das schadet

Nicht erkannte Fehlsichtigkeit
Zu viel Fernsehen und Computerspiele
Trockene oder staubige Luft
Verrauchte Räume

Halsweh und Angina

Ursachen: Austrocknen der Schleimhäute, Überlastung der Stimmbänder, Erkältung und grippaler Infekt, Mandelentzündung, Infektionskrankheit, Fehlbildung, Klimaanlage!
Typische Beschwerden: Schmerzen, Engegefühl und Brennen im Rachenbereich, Schluck- und Sprechbeschwerden, Heiserkeit, erhöhte Temperatur (Infekt) bzw. Fieber (Mandelentzündung)
• Siehe auch Kehlkopfentzündung und Pseudokrupp (S. 31f.), Scharlach (S. 269f.), Diphtherie (S. 256f.), Mumps (S. 260f.) und Pfeiffersches Drüsenfieber (S. 186f.)

Sofortmaßnahmen – Was Sie gleich tun können

Medikamente
Als Medikamente gegen Halsschmerzen werden entzündungshemmende (antiphlogistische) Lutschtabletten (auch zuckerfrei erhältlich) oder Gurgellösungen eingesetzt. (Vorsicht: Chlorhexidin kann das Geschmacksempfinden beeinträchtigen, bei sehr langer Anwendung auch die Zähne verfärben.) Sind die Schmerzen stark, können Sie Lutschpastillen wählen, die zusätzlich ein Lokalanästhetikum wie Benzocain enthalten. Allerdings ist die Wirkung dieser so genannten Desinfizienzien begrenzt. Schmerzlindernd wirkt auch das gleichzeitig fiebersenkende Parazetamol. Auch pflanzliche Präparate sorgen für Linderung. Ist die Entzündung bakteriell bedingt (meist handelt es sich um eine Streptokokkeninfektion), wird der Arzt ein Antibiotikum verordnen.

Für Feuchtigkeit sorgen
Achten Sie auf ausreichende Luftfeuchtigkeit, während der Heizperiode oder bei Klimaanlage im Auto. Lassen Sie Ihr Kind salzhaltige Pastillen lutschen; das hält die Rachenschleimhaut feucht. Auch Salbeibonbons sind hilfreich.

Wickel
In der Volksmedizin werden seit langem kalte Halswickel angewendet, weil Kälte hilft, die Entzündung zu lindern. Wenn Ihr Kind jedoch eine (durchaus verständliche) Abneigung gegen Kälte hat, sollten Sie es nicht dazu zwingen.

Babys und Kleinkinder
Sie sollten grundsätzlich daran denken, dass, wenn Ihr Baby nicht trinken will, auch Schluckbeschwerden die Ursache sein können. Pinseln Sie Säuglingen und Kleinkindern den Rachenbereich mit schmerzlindernder Lösung (Salbei- oder Kamillentinktur bzw. dem entsprechenden Tee) ein. Dass Ihr Kind sich zunächst dagegen wehrt, ist eine ganz natürliche Reaktion, denn es versucht, die schmerzende Stelle zu schützen. Beim Säugling kann man den Schnuller mit einem betäubenden Gel bestreichen.

Grenzen der Selbstbehandlung
Lassen Sie Ihr Kind vom Kinder- und Jugendarzt behandeln, wenn sich die Halsschmerzen nach zwei Tagen nicht gebessert haben, wenn es Fieber oder starke Schluck- und Sprechbeschwerden hat oder die Mandeln eitrig geschwollen sind. Eine behandlungsbedürftige Situation besteht auch, wenn sich das Kind wegen der Schmerzen längere Zeit weigert, zu trinken, bzw. das Stillen ablehnt.

Sofort den Notarzt rufen
- Bei sehr hohem Fieber
- Bei Atemnot

AUS DER APOTHEKE
Die Behandlung zielt darauf, die Entzündung zu lindern (Antiphlogistikum), eine leichte Schmerzbetäubung herbeizuführen (Lokalanästhetikum) sowie Krankheitskeime im Rachenraum zu bekämpfen (Desinfizienz oder Antibiotikum). Dabei haben Sie die Wahl zwischen synthetischen Wirkstoffen (wie Cetylpyridiniumchlorid, Dequaliniumchlorid oder Chlorhexidin), pflanzlichen Extrakten (aus Salbei, Kamille oder Ratanhiawurzel) und Kombinationspräparaten. Ein Antibiotikum muss der Arzt verschreiben. Zur Schleimhautbefeuchtung eignen sich salzhaltige Pastillen.

Synthetische Medikamente
Die folgenden Präparate sollten Sie Ihrem Kind nur bei starken, akuten Beschwerden, nur für kurze Zeit und

nur nach Rücksprache mit dem Arzt geben.
- **Desinfizienzien:** Cetylpyridiniumchlorid, Dequaliniumchlorid , Chlorhexidin
- **Desinfiziens plus Lokalanästhetikum:** Cetylpyridiniumchlorid/Benzocain,

Phytopharmaka

Bei mäßigen Beschwerden eignen sich pflanzliche Präparate.
- **Desinfizienzien:** Salbeiextrakte , Ratanhiaextrakte, Myrrhentinktur
- **Antiphlogistika:** Kamillenextrakte

Homöopathika

Als Konstitutionsmittel eignet sich jedes Homöopathikum. Bei Halsschmerzen haben sich die folgenden Homöopathika bewährt.
- **Mercurius:** bei Halsschmerzen und Mundgeruch
- **Belladonna:** bei stark gerötetem Rachen und Fieber
- **Cantharidin:** bei heftigen Schmerzen und großem Durst

NATURHEILKUNDE

Gurgellösungen

Wenn Ihr Kind alt genug ist und schon gurgeln kann, sollten Sie ihm eine Salzwasserlösung oder Salbeitee zum Gurgeln zubereiten. Das löst Schleim und Speisereste und entzieht auf diese Weise schädlichen Keimen den Nährboden.
- **Salzwasser:** 1/2 Teelöffel Salz in 1 Glas (0,2 Liter) warmem Wasser auflösen. Das Kind morgens und nach jeder Mahlzeit gurgeln lassen; es soll die Lösung aber nicht schlucken!
- **Salbeitee:** 2 Teelöffel Salbeiblätter mit 1/4 Liter kochendem Wasser aufgießen, nach 10 Minuten abseihen und abkühlen lassen. Das Kind mehrmals täglich mit dem ungesüßten kalten Tee gurgeln lassen.
- **Thymian:** Auch Thymiantee bekämpft erfolgreich schädliche Bakterien im Rachenraum. Zubereitung und Anwendung erfolgen in gleicher Weise wie mit Salbei.

Akupressur

Leichte Halsschmerzen bei Ihrem Kind können Sie auch durch die Stimulierung folgender Akupressurpunkte (jeweils beidseitig) lindern.

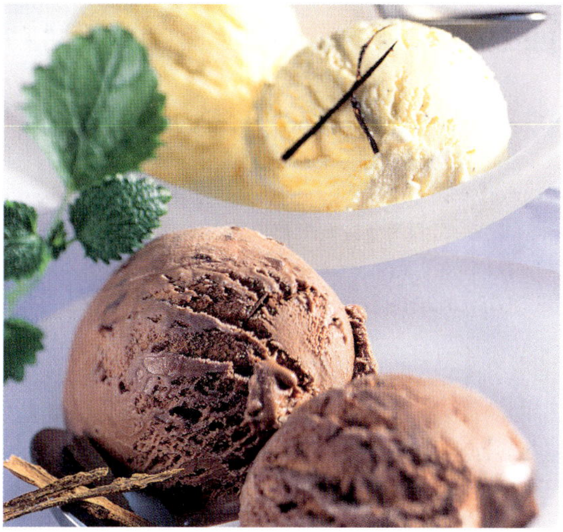

Ein kleiner Trost bei Halsweh: Die Kinder dürfen Eis essen – allerdings kein Fruchteis.

- **LU 11:** Am inneren Winkel des Daumennagelbetts liegt der Meisterpunkt des Lungenmeridians. Diesen Punkt massieren Sie bei Ihrem Kind mit der Kleinfingerkuppe jeweils 5 Minuten lang im Uhrzeigersinn.
- **HE 9:** Über der inneren, dem Ringfinger zugewandten Nagelecke des kleinen Fingers liegt dieser Herzpunkt. Drücken Sie ihn bei Ihrem Kind mit Ihrem kleinen Finger 30 Sekunden lang.
- **KG 22:** In einer Vertiefung am Rand des Brustbeins liegt dieser Punkt des Konzeptionsgefäßes. Massieren Sie ihn kreisend mit der Kleinfingerkuppe gegen den Uhrzeigersinn.

DAS KÖNNEN SIE NOCH TUN

Zwiebelwickel, kalter Quarkwickel, kalter Zitronenwickel: (Siehe Special Hausmittel S. 17)

ERNÄHRUNG

Vitamin C + Zink

Ihr Kind benötigt zur Stärkung der körpereigenen Abwehr ausreichend Vitamin C und Zink. Vermutlich aber wird es Vitamin-C-reiches Obst (z. B. Zitrusfrüchte), das meist brennende Fruchtsäuren enthält, ablehnen. Am ehesten sind ihm Kiwidrinks, Sanddornmarmelade oder Acerolakirschensaft schmackhaft zu machen. Acerola, die Vitamin-C-reichste Frucht überhaupt, ist auch in Form von Lutschtabletten in Bioläden oder Reformhäusern erhältlich.

Eis und Eiswürfel

Kälte lindert die Entzündung. Lassen Sie Ihr Kind handelsübliches Eis (bitte kein Fruchteis wegen der reizenden Fruchtsäuren) lutschen. Noch besser aber bereiten Sie selbst Eiswürfel aus lindernden Kräutertees zu.

• **Anwendung:** 1 Teelöffel zerkleinerte Lapachorinde in 300 Milliliter kochendes Wasser geben, aufkochen lassen, 5 Minuten lang zugedeckt leicht sieden lassen, dann vom Herd nehmen und weitere 15 bis 20 Minuten ziehen lassen. Abseihen und abkühlen lassen, eventuell mit Honig süßen und in eine Eiswürfelform geben. Dem Kind mehrmals täglich einen Würfel zum Lutschen geben. Auch aus grünem Tee, Salbei-, Kamillen- oder Rotbuschtee können Sie solche Eiswürfel zubereiten.

Das Raumklima verbessern

Sorgen Sie für ein gesundes Raumklima (also für eine Luftfeuchtigkeit von mindestens 50 Prozent), damit die Schleimhäute nicht austrocknen. Hängen Sie während der Heizperiode feuchte Handtücher über den Heizkörper (regelmäßig auswechseln!), oder legen Sie sich einen Luftbefeuchter zu. Und bitte rauchen Sie nicht in der Wohnung, wenn Ihr Kind krank ist.

⊕ Das hilft

Ruhe
Gurgeln
Viel trinken und leichte (eventuell flüssige) Kost
Kalte Wickel

⊖ Das schadet

Trockene, verrauchte Räume
Reizstoffe (Abgase, Staub)
Zugluft
Saure und scharfe Speisen

Altbewährte Hausmittel für Kinder

Es gibt eine Reihe sehr wirkungsvoller Wasseranwendungen bzw. Anwendungen mit Kälte und Wärme, die man bei leichteren Erkrankungen, vor allem bei Kindern, gut anwenden kann. Einige erfordern spezielle Heilkräuter, Tinkturen oder Salben, zu anderen braucht man lediglich Wasser und/oder Nahrungsmittel. Oft hat man die Zutaten bzw. die entsprechenden Utensilien (wie Leinentücher, Handtücher etc.) sowieso im Haushalt, so dass man ohne großen Aufwand die entsprechenden Maßnahmen sofort durchführen kann.

Die Wickel – immer mehrere Schichten

Bei Kindern kann man eine ganze Reihe von wirksamen Wickeln am Körper anwenden. Grundsätzlich gilt:

• Kurz wirkende Wickel entziehen dem Körper Wärme und helfen z.B. bei Fieber.

• Länger liegende Wickel erzeugen hingegen Wärme und wirken daher schmerzlindernd und entspannend.

Ganz allgemein sollten Sie bei der Durchführung auf Folgendes achten:

• Bei Säuglingen und Kleinkindern niemals extreme Temperaturreize setzen.

• Bei fröstelnden oder frierenden Kindern keine kühlen oder kalten Wickel anwenden.

• Kinder während oder nach der Anwendung ruhen lassen.

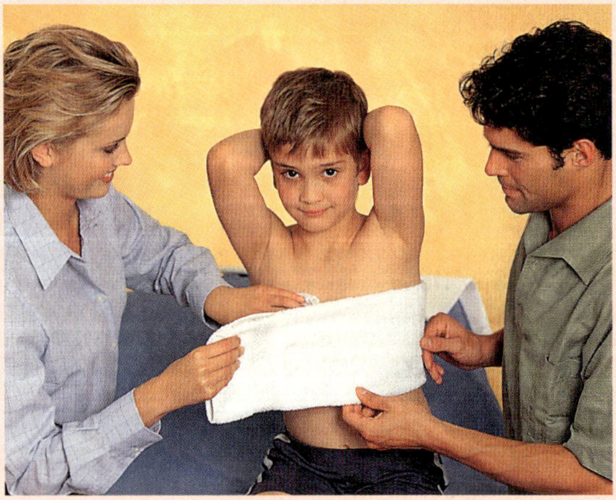

Brustwickel für kleine Patienten wirken vor allem hustenlindernd.

Wenn Sie Ihrem Kind während der Einwirkzeit eines Wickels noch eine Geschichte erzählen oder vorlesen, wird es sich gleich wohler fühlen. Unterschätzen Sie die heilende Wirkung von Liebe und Zuwendung nie!

Wadenwickel

Wadenwickel haben sich als sanft fiebersenkende Maßnahme bestens bewährt. Bitte beachten Sie: Je jünger das Kind ist, desto eher sollten Sie lauwarmes Wasser verwenden. Je älter das Kind ist, desto eher ist kaltes Wasser geeignet.

• **Durchführung:** Zunächst ein trockenes Duschhandtuch unter beide Beine des kleinen Patienten legen. Zwei in Längsrichtung gefaltete Leinentücher (Küchenhandtücher) nehmen, in kaltes Wasser tauchen, gut auswringen und je eines stramm und glatt um je einen Unterschenkel wickeln. Bei kleinen Kindern Gästehandtücher oder Stofftaschentücher nehmen. Das Duschhandtuch nun darüber schlagen, feststecken und eine leichte Wolldecke (kein dickes Bettzeug) über die Beine legen, denn die Wärme soll ungehindert abziehen können. Bei unruhigen Kindern können Sie auch Kniestrümpfe darüber ziehen. Die Wickel viertel- bis halbstündlich wechseln, maximal 4-mal nacheinander.

Wichtig: Wadenwickel sollten nur bei warmen Beinen angewendet werden. Bei kalten Beinen können Sie die Wickel auch auf dem Bauch anwenden – aber nur, wenn das Kind nicht zusätzlich über Bauchschmerzen klagt. Wickeln Sie dann die feuchten Tücher nicht um den Körper, sondern legen Sie sie nur auf den Bauch.

Ohrenwickel

Ohrenwickel haben sich bei akuten Ohrenschmerzen sehr bewährt.

• **Durchführung:** 1 Zwiebel klein schneiden, Stücke in ein Mulltuch oder Stofftaschentuch füllen und dieses zubinden. Anschließend das Tuch auf der Heizung oder kurz über Wasserdampf erwärmen, auf das schmerzende Ohr legen und mit einem Stirnband oder einer Mütze fixieren. Den Wickel gute 30 bis 60 Minuten auf dem Ohr liegen lassen.

Variante: Zusätzlich können Sie noch eine Wärmflasche verwenden.

Halswickel

Halswickel werden bei Halsschmerzen als angenehm empfunden. Auch Kinder spüren die schnelle Linderung und lassen sich den Halswickel meist gefallen. Ein Halswickel fördert generell die Durchblutung und aktiviert die körpereigenen Abwehrmechanismen. Am besten wirkt er, wenn Sie Ihrem Kind gleichzeitig ein heißes Getränk zu trinken geben. Gut geeignet ist Tee mit Traubenzucker, den Ihr Kind gern trinken wird. Er sollte so heiß sein, dass er gerade noch getrunken werden kann.

• **Durchführung:** Ein glattes Tuch (Küchenhandtuch, Herrentaschentuch, Leinentuch) in Längsrichtung falten, in kaltes Wasser tauchen, gut ausdrücken und von Ohr zu Ohr um den Hals legen (nicht in den Nacken!). Anschließend einen Seiden- oder leichten Wollschal um den Hals wickeln und den Wickel mindestens 10 Minuten wirken lassen. Er kann auch länger am Hals verbleiben. Mehrmals täglich anwenden.

Kalter Quarkwickel

Kälte wirkt im akut entzündlichen Stadium abschwellend und schmerzlindernd. Während starke Reize (z. B. Eisgel, Hot-Cold-Pack) als Reaktion eine Überwärmung hervorrufen, ist kalter Quark ein mildes Mittel der Volksmedizin.

• **Anwendung:** Mit dem Löffel eine dicke Schicht kalten Quark auf ein feuchtes Tuch streichen. Dem Kind das Tuch mit der Quarkseite (Quark kann auch durch das Tuch abgedeckt werden, so dass die Masse nicht die Haut berührt) auf den Hals legen und mit einem größeren Handtuch oder Wollschal fixieren. Lassen Sie den Wickel – wenn Ihr Kind das zulässt – über Nacht angelegt.

Kalter Zitronenwickel

Bei akuter eitriger Angina mit hohem Fieber können kühlende Halswickel, die mit frisch gepresstem Zitronensaft getränkt sind, für Linderung sorgen.

• **Anwendung:** Den Saft von 1/2 Zitrone auspressen, auf ein feuchtes Tuch träufeln und in gleicher Weise wie den Quarkwickel (siehe oben) anlegen.

Brustwickel

Brustwickel können bei Husten schleim- und krampflösend sowie hustenlindernd wirken.

• **Durchführung:** Ein Frottiertuch, das etwas breiter ist als der Brustkorb des kleinen Patienten, auf dem Bettlaken ausbreiten. Darauf eine Mullwindel oder ein dünnes Baumwolltuch (ca. doppelt so groß wie das vorherige) legen und mit der vorgesehenen Masse (siehe unten) auf einer Hälfte bestreichen. Die andere

Hälfte umschlagen, so dass die Masse nicht die Haut berührt. Das Kind auf den vorbereiteten Wickel legen, der dann straff um den Brustkorb festgesteckt wird (Arme draußen lassen).

- **Quarkwickel:** zimmerwarmer abgetropfter Magerquark; 60 Minuten oder auch die ganze Nacht liegen lassen; wirkt schleim- und krampflösend.
- **Kartoffelwickel:** warme (Temperatur kontrollieren!) zerdrückte gekochte Kartoffeln; 20 Minuten bis maximal 30 Minuten liegen lassen; wirkt schleimlösend und hustenlindernd.

Senfmehlwickel

- **Anwendung:** 15 Gramm Senfmehl in 1 Liter heißem Wasser (40 °C) anrühren. Ein Leinentuch (oder eine Stoffwindel) damit tränken, auswringen und dem Kind auf die Brust legen. Mit einem warmen Tuch aus Wolle oder Flanell abdecken. Den Wickel 20 bis 30 Minuten liegen lassen.

Kinder genießen es auch, wenn Brust und Rücken mit hustenlindernden Salben eingerieben werden. Sie können dazu handelsübliche Präparate verwenden. Beachten Sie aber bitte unbedingt, dass Kinder, die zu Asthma oder spastischer Bronchitis neigen, nicht mit Salben eingerieben werden sollten, die starke ätherische Öle enthalten. Dadurch kann ein akuter Asthmaanfall ausgelöst werden.

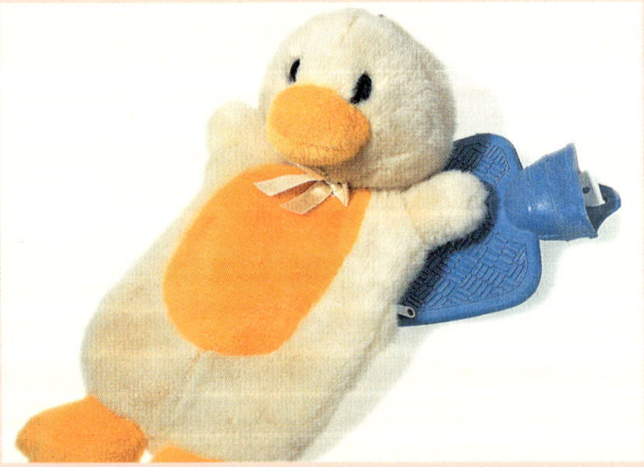

Lustige Kinderwärmflaschen tragen zur Genesung bei.

Bauchwickel

Bei Blähungen und schmerzhaften Darmbewegungen haben sich bei Kindern Bauchwickel bewährt.

- **Durchführung:** Ein Baumwoll- oder Frottiertuch mit lauwarmem Wasser gut anfeuchten (dem Wasser kann Salz oder Kamillentee zugefügt werden), etwas ausdrücken (Tuch sollte noch relativ feucht, aber nicht nass sein) und glatt auf den Bauch legen. Darüber ein trockenes Handtuch geben.

Tipp: Zur Steigerung der Wirkung können Sie nun noch eine Wärmflasche auflegen.

Auflagen, Kompressen, Umschläge

Für Auflagen verwenden Sie entweder Salben und Cremes oder Tinkturen, z. B. bei Prellungen oder Verstauchungen. Für Kompressen verwenden Sie entweder kaltes Wasser, Tinkturen oder Tees, z. B. bei Kopfschmerzen, Prellungen oder als Umschläge bei Ekzemen und nässenden Wunden. Den Kompressen können auch Arnika, Salz oder desinfizierende Substanzen (z. B. essigsaure Tonerde) zugefügt werden.

- **Durchführung von Auflagen:** Wirkstoffhaltige Salbe (z. B. mit Arnika) messerrückendick auf ein Baumwolltuch oder auf Mull streichen und auf der verletzten Stelle mit einer elastischen Binde fixieren. Mehrere Stunden liegen lassen, damit die Wirkstoffe gut durch die Haut zur Verletzung (etwa Prellung) dringen können.

Kartoffelauflage für die Augen

Kartoffeln wirken entzündungshemmend und eignen sich auch zur Behandlung des Gerstenkorns.

- **Anwendung:** 1 heiße Pellkartoffel mit der Gabel zerdrücken, 1 Eigelb und so viel heiße Milch zugeben, bis ein streichfähiger Brei entsteht. Den warmen Brei auf einem Mull- oder Taschentuch dünn verteilen und dem Kind 10 bis 15 Minuten auf das geschlossene Auge legen (Temperaturprobe!).

Weißkohlauflage

Wegen ihrer ausleitenden und entzündungshemmenden Wirkung empfiehlt sich beim Gerstenkorn eine Weißkohlauflage. Der unangenehme Geruch bei längerer Einwirkung gilt als Hinweis auf die erhöhte Ausscheidung von Giftstoffen.

- **Anwendung:** Aus 2 rohen Weißkohlblättern die Mittelrippe herausschneiden, in Streifen schneiden und mit einer Glasflasche zerdrücken; dann dem Kind 1 Stunde oder möglichst länger auf das geschlossene Auge legen.

Kalte und heiße Auflagen

Bei Kindern haben sich bei einer Nebenhöhlenentzündung zur Linderung der Beschwerden Kalt- und Heißwasseranwendungen bewährt. Kalte Auflagen kommen in der akuten Phase zum Einsatz, heiße Gesichtsauflagen in der Phase der abklingenden Symptome. Die Anwendungen sollten mehrmals täglich oder je nach Bedarf wiederholt werden.

• **Quarkauflage:** 3 Esslöffel Quark mit dem Saft von 1 Zitrone und 1 Esslöffel Milch verrühren; diesen Brei auf einem Waschlappen verteilen und die Packung 15 Minuten lang auf Stirn und Wangen des Kindes legen.

• **Zitronenauflage:** Den Saft von 1 Zitrone mit 1/4 Liter heißem Wasser übergießen, darin ein oder mehrere kleine Mull- oder Taschentücher tränken; die Tücher über Stirn und Wangen Ihres Kindes legen und darüber ein Handtuch schlagen und etwa 10 Minuten lang einwirken lassen.

Heublumenauflagen können bei schmerzenden Gelenken oder auch bei Bauchschmerzen gute Dienste tun.

• **Anwendung:** Etwa 100 Gramm Heublumen in ein Leinensäckchen geben und das Säckchen zunähen bzw. verschließen. Wasser zum Kochen bringen, das Säckchen über dem heißen Dampf erwärmen. Dann die heiße Heublumenauflage auf die schmerzende Stelle legen, mit einem Wolltuch umwickeln, zudecken und 20 Minuten lang einwirken lassen. Das Kind hinterher unbedingt 30 Minuten nachruhen lassen.

• **Durchführung von Kompressen:** Ein Mullläppchen oder Taschentuch mit der entsprechenden Flüssigkeit (Tee, Tinktur etc.) anfeuchten und auf die betreffende Stelle legen, wo es mehrere Minuten verbleiben soll. Tipp: Sie können das Läppchen feucht halten, indem Sie es mit der Flüssigkeit übergießen.

Leinsamenumschlag

Ein Umschlag mit Leinsamen kann bei Brustbeschwerden deutliche Erleichterung schaffen.

• **Anwendung:** In kochendem Wasser etwa 1 Hand voll Leinsamen verrühren, bis ein zäher, aber klumpenfreier Brei entsteht. Mit der Masse ein Leinentuch etwa 1 Zentimeter dick bestreichen, das Tuch einschlagen und mit einem dünnen Handtuch umwickeln. Diesen Umschlag möglichst heiß auf die Brust Ihres Kindes legen, dort eventuell mit einem Wolltuch fixieren und mindestens 1 Stunde lang einwirken lassen. Den Leinsamenumschlag höchstens 2-mal täglich anwenden.

Eichenrindenumschlag

Ein bewährtes Heilmittel bei Ekzemen ist ein Umschlag mit einem Sud aus Eichenrinde. Die Gerbsäuren der Eiche wirken entzündungshemmend, juckreizstillend und entschwellend.

• **Anwendung:** 2 Teelöffel Eichenrinde in 1/4 Liter Wasser kalt ansetzen und einige Stunden stehen lassen, anschließend den Sud kurz aufkochen. Ein Leinentuch mit dem abgekühlten (lauwarmen) Sud tränken und auf die betroffenen Hautstellen auflegen. Mindestens 30 Minuten lang auf die Haut einwirken lassen.

Bäder

Sitzbäder

Bei Windeldermatitis, wenn der Po entzündet ist, bei Ekzemen und Entzündungen im Genitalbereich, an den Beinen und an den Füßen können Sitzbäder mit gutem Erfolg angewendet werden. Sie lindern die Beschwerden, wirken entzündungshemmend und machen die Haut widerstandsfähiger.

Für ein Sitzbad benötigen Sie eine kleinere Wanne. Sie können auch die Duschwanne dazu benützen oder die Badewanne ca. 15 Zentimeter hoch mit Wasser füllen. Den Oberkörper des Kindes bedecken Sie mit einem Handtuch. **Wichtig:** Achten Sie immer auf die Wassertemperatur. Zu heiße Sitzbäder können leicht Verbrühungen erzeugen. Bitte bleiben Sie auch bei größeren Kindern in erreichbarer Nähe.

• **Durchführung:** Den entsprechenden Sud (siehe unten) zubereiten und ins ca. 37 °C warme Wasser der Sitzbadewanne geben. Das Kind 10 bis 15 Minuten darin sitzen lassen.

• **Sitzbad mit Eichenrinde:** 2 Esslöffel Eichenrinde mit 1/2 Liter Wasser aufkochen und 10 Minuten lang bei geringer Hitze kochen lassen; dann ins Badewasser geben.

• **Sitzbad mit Kamille:** 100 Gramm Kamillenblüten mit 2 Liter kochendem Wasser übergießen und 10 Minuten lang ziehen lassen, den abgeseihten Sud ins Badewasser geben (Vorsicht: Bei Soorpilzerkrankung im Windelbereich keine Kamille verwenden!).

• **Moorsitzbad:** Eine Schüssel mit lauwarmem Wasser füllen, Moorextrakt (Fertigprodukt aus der Apotheke) nach Dosierungsanleitung im Wasser auflösen und das Kind für 10 bis 15 Minuten in die Badeschüssel setzen. Dann gut frottieren. Dieses Bad eignet sich besonders bei Hodenentzündungen. Den Hodensack vorsichtig trocknen, den Hoden hoch lagern und das Kind nachruhen lassen.

- **Eichenrinden-Sitzbad:** 500 Gramm Eichenrinde in 2 Liter Wasser kalt ansetzen und so lange kochen, bis die Flüssigkeit auf 1 Liter eingekocht ist. Dann abseihen und abkühlen lassen. Eine Schüssel oder kleine Wanne mit kühlem Wasser füllen, den Sud hineingeben und das Kind 10 Minuten lang in die Badeschüssel setzen.

Fußbäder

Ansteigendes Fußbad

Diese Maßnahme, die zu den Kneipptherapien zählt, regt den Stoffwechsel an und stabilisiert das Immunsystem.

- **Anwendung:** Eine hohe Schüssel oder einen kleinen Eimer, in dem die Füße des Kindes gut Platz haben, mit warmem Wasser (ca. 36 °C) füllen, in das das Kind die Beine eintaucht; dann allmählich durch Zugießen von heißem Wasser die Temperatur auf 40 bis 42 °C steigern. Das Fußbad dauert etwa 20 Minuten.

Wechselbad

Zur Stärkung der Abwehr kann dieses Bad beitragen. Dazu benötigen Sie 2 Eimer. In dem 1. Eimer befindet sich 36 °C warmes Wasser, in dem 2. Eimer 21 °C kaltes Wasser. Die Füße werden 15 Minuten in dem warmen Wasser gebadet, anschließend 10 Sekunden in das kalte Wasser gehalten. Dieser Vorgang sollte 3-mal wiederholt werden. Am Ende die Füße nur leicht abtupfen, Socken anziehen und am besten gleich ins Bett zum Schlafen gehen. Wechselbäder belasten den Kreislauf, daher muss anschließend unbedingt 30 Minuten geruht werden.

Das **Heublumenbad** dient der Schmerzlinderung.

- **Anwendung:** Etwa 200 Gramm Heublumen in 5 Liter Wasser aufkochen, 15 Minuten lang ziehen lassen. Den Sud ins 35 bis 38 °C warme Badewasser geben; das Kind etwa 10 Minuten lang baden lassen. Ruhezeit nach dem Bad: mindestens 30 Minuten.

Entspannungsbäder tun auch der Seele gut.

- **Anwendung eines Entspannungsbades:** 4 Tropfen Lavendelöl, 4 Tropfen Melissenöl und 2 Tropfen Lemongrasöl mit 3 bis 4 Esslöffeln Sahne vermischen. Die Mischung ins 35 bis 38 °C warme Badewasser geben. Das Kind nicht länger als 15 Minuten baden lassen.

Inhalationen

Bei Entzündungen der oberen und unteren Luftwege können Inhalationen Gutes bewirken. Sie befeuchten die Schleimhäute, wirken schleimlösend und beruhigend. Dazu können Inhaliergeräte (aus der Apotheke) benützt werden oder ein Topf mit heißem Inhalat und einem Handtuch über Kopf, Schultern und Topf. Die Dämpfe können auch frei eingeatmet werden, wobei der Abstand zum Topf je nach Hitzegrad verringert werden muss.

- **Durchführung:** (»klassisch«): Den Kopf des Kindes über den Topf mit dem heißen Inhalat (siehe zu Inhalationslösungen unten) beugen und ein großes Handtuch über Nacken, Kopf und Topf breiten, so dass eine »Schutzhülle« entsteht. Dann das Kind den Dampf etwa 10 Minuten lang einatmen lassen (es kann abwechselnd durch Nase und Mund geatmet werden). Bleiben Sie unbedingt bei Ihrem Kind während der Inhalation! Nach Beendigung des Dampfbads das Gesicht gut abtrocknen und nicht ins Kalte gehen.

Wichtig: Beachten Sie bitte, dass niemals nur mit Wasser inhaliert werden sollte; dadurch quillt die Schleimhaut nur auf, und eine Verschlechterung tritt ein. Kinder, die zu Asthma bronchiale oder spastischer Bronchitis neigen, sollten nicht mit Menthol, Kampfer, Eukalyptus oder ähnlich starken ätherischen Ölen inhalieren, da sonst eine akute, schwer wiegende Verschlechterung eintreten kann. Gleiches gilt für die Einnahme von Homöopathika.

Achten Sie vor allem bei Kindern darauf, dass der Abstand zu den heißen Dämpfen nicht zu gering ist, damit sie sich nicht verbrüht.

- **Salzinhalation:** 1 Esslöffel Meersalz mit 1 Liter Wasser aufkochen.
- **Inhalation mit Kamille:** 1 Esslöffel Kamillenblüten in einer Schüssel mit 1 Liter kochendem Wasser übergießen (nicht bei Kindern anwenden, die an Allergien leiden!).
- **Inhalation mit ätherischen Ölen:** 3 bis 5 Tropfen des Öls (etwa Eukalyptus bei älteren Kindern) auf 1 Liter heißes Wasser rechnen (dieselbe Menge gilt auch für ein Inhaliergerät) oder einige Tropfen in die Verdunstungsschale der Duftlampe geben.

Tipp: Es gibt verschiedene fertige Inhalationslösungen zu kaufen, die befreiend auf die Atemwege wirken. Außerdem gibt es spezielle Zubereitungen für Kinder. Die Tropfen, Salben, Inhalate oder Lösungen werden in heißem Wasser aufgelöst und die Dämpfe dann eingeatmet. Sie können auch eine Schüssel mit heißem

Wasser und dem entsprechenden Zusatz im Zimmer verdampfen lassen.

Spülungen, Gurgeln

Gerade in der kalten Jahreszeit, wenn die Heizungsluft immer trockener wird und das feuchte, kalte Wetter draußen nicht unbedingt zum Spazierengehen animiert, trocknen die Schleimhäute stark aus. Doch die gut durchfeuchtete und durchblutete Schleimhaut ist ein wichtiger Partner bei der körpereigenen Abwehr. Trocknet sie aus, bietet sie eine gute Angriffsfläche für Krankheitserreger, vor allem für Schnupfenviren. Deshalb sollten Sie dafür sorgen, dass Ihr Kind genügend trinkt.

Eine weitere Möglichkeit der Schleimhautbefeuchtung sind Nasenspülungen mit Meersalz- oder Kochsalzlösungen. Größere Kinder können damit oder mit Salbeitee auch gurgeln, kleinere Kinder nicht, da sie die Flüssigkeit oft schlucken.

- **Nasenspülung:** Auf 1 Liter Wasser 1 Esslöffel (Meer-) Salz geben und gut verrühren.
- **Durchführung:** Wasser in die hohle Hand nehmen, abwechselnd ins linke und rechte Nasenloch hochziehen und wieder herauslaufen lassen.

Tipp: Größere Kinder machen Nasenspülungen schon selbst. Kleinen Kindern können Sie mehrmals täglich Lösungen in die Nasenlöcher sprühen.

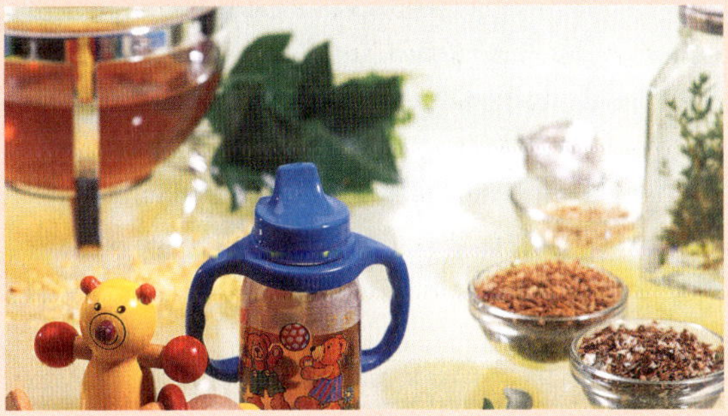

Ungesüßter Tee ist ideal für Babys.

Tees

Tee ist nicht jedes Kindes Sache, und die meisten bevorzugen eher etwas Süßes. Verwenden Sie also gegebenenfalls Traubenzucker oder Fenchelhonig. Besser ist es allerdings, auf das Süßen von Tee zu verzichten, vor allem wenn der Tee noch aus der Flasche getrunken wird. Größeren Kindern kann man den meist nicht besonders schmackhaften Kräutertee durchaus als »Zaubertrank« oder Kinderpunsch »verkaufen«.

- **Tee gegen Durchfall:** 1 gehäuften Teelöffel getrocknete Heidelbeeren in 1/4 Liter Wasser ca. 10 Minuten lang bei geringer Hitze kochen lassen; dann abseihen und dem Kind teelöffelweise verabreichen.
- **Beruhigungstee:** Je 1 Esslöffel Baldrianwurzel, Fenchelsamen, Hopfenzapfen mischen. 1 Teelöffel der Mischung mit 1/4 Liter kochendem Wasser übergießen, 10 Minuten lang ziehen lassen. 30 Minuten vor dem Schlafengehen zu trinken geben.
- **Erkältungstee:** Je 10 Gramm Lindenblüten, Hagebutten und Melissenblätter sowie je 5 Gramm Holunderblüten, Fenchelsamen, Hibiskusblüten, Brombeer- und Erdbeerblätter mit 1 Liter kochendem Wasser übergießen. Den Tee 20 Minuten lang ziehen lassen, dem Kind mehrmals täglich 1 Tasse des Tees verabreichen.
- **Teemischung bei trockenem Husten:** 30 Gramm Eibischwurzel, 20 Gramm Anisfrüchte, 10 Gramm Isländisch Moos und 10 Gramm Sonnentaukraut mischen. 1 Teelöffel der Teemischung mit 1/4 Liter kochendem Wasser überbrühen, zugedeckt 10 Minuten lang ziehen lassen, dann abseihen.
- **Teemischung bei Verschleimung:** 25 Gramm Spitzwegerichkraut, 25 Gramm Süßholzwurzel, 10 Gramm Fenchelfrüchte und 10 Gramm Thymiankraut mischen. 1 Teelöffel der Mischung mit 1/4 Liter kochendem Wasser übergießen, zugedeckt 10 Minuten lang ziehen lassen, dann abseihen.
- **Thymiantee:** 1 Teelöffel Thymiankraut mit 1/4 Liter kaltem Wasser ansetzen und bis zum Sieden erhitzen; den Tee 10 Minuten zugedeckt ziehen lassen und anschließend abseihen.
- **Salbeitee:** 1 Teelöffel Salbeiblätter mit 1/4 Liter kochendem Wasser aufgießen. Den Tee 10 Minuten lang ziehen lassen, dann abseihen.
- **Kamillenblütentee:** 1 Teelöffel Kamillenblüten mit 1/4 Liter kochendem Wasser aufgießen; den Tee 10 Minuten lang zugedeckt ziehen lassen.
- **Hagebuttentee:** 2 Teelöffel getrocknete Hagebuttenfrüchte mit 1/4 Liter kochendem Wasser aufgießen; den Tee 10 Minuten lang ziehen lassen und dann abseihen.
- **Ringelblumenblütentee:** 1 Teelöffel Blüten mit 1/4 Liter kochendem Wasser übergießen, 10 Minuten lang zugedeckt ziehen lassen und anschließend abseihen.

• **Holunderblütentee:** 1 Teelöffel Holunderblüten mit 1/4 Liter kochendem Wasser überbrühen, 10 Minuten lang ziehen lassen, dann abseihen. Mit wenig Honig süßen und eventuell etwas Zitronensaft zugeben. 3- bis 5-mal täglich dem Kind 1/2 bis 1 Tasse Tee zu trinken geben.

• **Lindenblütentee:** 1 Teelöffel Lindenblüten mit 1/4 Liter kochendem Wasser überbrühen, 5 Minuten lang ziehen lassen, dann abseihen. Mit Honig süßen und eventuell etwas Zitronensaft zugeben. 3- bis 5-mal täglich dem Kind 1/2 bis 1 Tasse Tee zu trinken geben.

• **Melissentee:** 2 Teelöffel Melissenblätter – bei kleineren Kindern genügt 1 Teelöffel – mit 1/4 Liter kochendem Wasser übergießen und abgedeckt 10 Minuten lang ziehen lassen, dann abseihen und und eventuell mit etwas Honig süßen. Das Kind bis zu 3-mal täglich 1 Tasse Melissentee trinken lassen.

• **Beruhigungstee:** etwa 20 Gramm Baldrianwurzeln, 30 Gramm Hopfenzapfen und 30 Gramm Melissenblätter mischen. 2 Teelöffel (bei Kleinkindern nur 1 Teelöffel) davon mit 1/4 Liter kochendem Wasser überbrühen und 10 Minuten lang ziehen lassen.

• **Leicht anregende Teemischung:** Je 30 Gramm Schafgarbenkraut, Benediktenkraut und Pfefferminze sowie 20 Gramm Kümmel mischen; 1 bis 2 Teelöffel der Mischung mit 1/4 Liter kochendem Wasser aufgießen, 10 Minuten lang ziehen lassen, dann abseihen. Das Kind 3 Tassen des Heiltees über den Tag verteilt trinken lassen.

• **Beruhigende Teemischung:** 50 Gramm Schafgarbenkraut, 30 Gramm Melisse und 50 Gramm Kamille mischen. 1 bis 2 Teelöffel der Mischung mit 1/4 Liter kochendem Wasser aufgießen und 10 Minuten ziehen lassen. 3-mal täglich 1 Tasse des leicht beruhigenden Kräutertees anbieten.

• **Mädesüßtee:** 1 Teelöffel Mädesüßkraut mit 1/4 Liter kochendem Wasser aufgießen, 10 Minuten lang ziehen lassen und anschließend abseihen.

• **Appetitmachertee:** 40 Gramm Tausendgüldenkraut, 30 Gramm Kamillenblüten, 15 Gramm Schafgarbenkraut und 10 Gramm Melissenblätter mischen; 1 Teelöffel dieser Mischung mit 1/4 Liter kochend heißem Wasser aufgießen und anschließend 10 Minuten lang ziehen lassen. Mit Honig süßen oder mit Apfelsaft verdünnen und dem Kind jeweils 30 Minuten vor den Mahlzeiten 1 Tasse davon zu trinken geben.

Süßholzwurzel

Süßholzwurzel enthält Glyzyrrhizin, eine Substanz, die entzündungshemmend und krampflösend wirkt. Der Extrakt ist auch in Lakritze enthalten (zum Dauergebrauch nicht geeignet).

• **Teemischung:** 30 Gramm Süßholzwurzel, 60 Gramm Gänsefingerkraut und 30 Gramm Kamillenblüten mischen. 1 Teelöffel der Mischung mit 1/4 Liter kochendem Wasser aufgießen und 10 Minuten lang ziehen lassen. Dem Kind über den Tag verteilt lauwarm zu trinken geben.

Süßholzwurzel und Fenchelsamen sind klassische und sehr wirksame Kräuter zur Linderung von Blähungen und Bauchweh.

• **Anwendung:** Je 1 Teelöffel zerkleinerte Süßholzwurzel und Fenchelsamen mit 1/2 Liter kochendem Wasser aufgießen, 10 Minuten lang ziehen lassen, dann abseihen. Dem Kind jeweils nach dem Essen 1 Tasse des Tees zu trinken geben.

• **Tee gegen Blähungen:** 1 Teelöffel frisch gemörserte Kümmelfrüchte, Anis, Fenchel oder eine Mischung zu gleichen Teilen mit Kamille mit 1/4 Liter kochendem Wasser aufgießen, 15 Minuten lang ziehen lassen und dem Kind den ungesüßten Tee nach dem Essen in kleinen Schlucken zu trinken geben.

• **Rotbuschtee:** 1 Teelöffel Rotbuschspitzen (oder 1 Beutel) mit 200 Milliliter kochendem Wasser aufgießen, 3 Minuten lang ziehen lassen, mit Milch mischen und ins Fläschchen geben.

Teemischungen bei Harnwegsinfektionen

• **Rezept zur Vorbeugung:** 20 Gramm Orthosiphonblätter, 15 Gramm Schachtelhalm und 10 Gramm Birkenblätter mischen. 2 Teelöffel dieser Mischung mit 1/2 Liter kochend heißem Wasser übergießen, 10 Minuten lang ziehen lassen, dann abseihen. Täglich dem Kind 2 Teeportionen warm zu trinken geben.

• **Rezept bei akuter Entzündung:** Je 25 Gramm Quecke und Schafgarbe mischen. 2 Teelöffel der Mischung mit 1/2 Liter kochend heißem Wasser übergießen, 10 Minuten lang ziehen lassen, abseihen. Das Kind alle 2 Stunden 1 Tasse heißen Tee trinken lassen.

• **Rezept zur Nachbehandlung:** Je 30 Gramm Birkenblätter und Brennnesselkraut mit je 20 Gramm Schachtelhalm und Goldrutenkraut mischen und den Tee in gleicher Weise zubereiten wie in den vorhergehenden Rezepten angegeben.

Herz- und Kreislaufbeschwerden

Ursachen: in den meisten Fällen Hypotonie (zu niedriger Blutdruck) oder leichte Herzrhythmusstörungen
Typische Beschwerden: Schwindel, Herzklopfen, Konzentrationsstörungen, Leistungsabfall, Kopfschmerzen, manchmal auch Ohnmachtsanfälle, Müdigkeit

- Siehe auch Kopfschmerzen und Migräne (S. 32ff.) sowie Konzentrationsschwäche (S. 239ff.)

Sofortmaßnahmen – Was Sie gleich tun können

Den Kreislauf stärken

Wenn Kinder sich in einem Wachstumsschub befinden, kommt es häufig zu Kreislaufproblemen (Konzentrationsmangel, Schwächeanfälle). Dies ist bei schulpflichtigen Kindern nicht weiter beunruhigend.

- Achten Sie auf ein ausgewogenes und sättigendes Frühstück, und geben Sie Ihrem Kind zumindest eine kleine Mahlzeit sowie Getränke in die Schule mit.
- Wichtig ist, dass Ihr Kind einen geregelten Tagesablauf mit Aktivitäten (viel Bewegung und Sport) und auch ausreichenden Ruhephasen hat.

Wechselduschen

Diese Anwendung ist nur für größere Kinder (ab sechs Jahren) und Jugendliche sinnvoll.

- Anwendung: Etwa 2 Minuten heiß, danach 1/2 Minute kalt duschen. Den Vorgang 3-mal wiederholen und mit dem kalten Duschen beenden, anschließend gut abfrottieren.

Babys und Kleinkinder

Vorsicht bei Hitze! Lassen Sie Babys im Sommer nie im geparkten Auto zurück, auch nicht für kurze Zeit, und setzen Sie sie nicht der direkten Sonnenstrahlung aus! Es besteht die Gefahr eines Hitzekollapses.

Grenzen der Selbstbehandlung

Bei häufig wiederkehrenden oder länger anhaltenden Kreislaufbeschwerden sollte immer ein Kinder- und Jugendarzt konsultiert werden.

Sofort den Notarzt rufen

- Bei schweren Kreislaufstörungen, Herzrasen, Ohnmachtsanfällen (die länger als ein paar Sekunden dauern), bei Verdacht auf Schock oder bei starken Schmerzen

AUS DER APOTHEKE

Ist die Hypotonie so stark ausgeprägt, dass sie das Wohlbefinden des Kindes beeinträchtigt, kann kurzfristig mit Sympathomimetika wie Etilefrin und Norfenefrin behandelt werden. Diese Arzneimittel lösen allerdings häufig Herzklopfen aus. Noch stärker wirksam (und nur auf ärztliche Verordnung erhältlich) ist das Mutterkornalkaloid Dihydroergotamin. Oft helfen jedoch bereits morgendliche Bäder mit Rosmarinextrakten, die den Kreislauf anregen. Leichte Herzrhythmusstörungen lassen sich meist durch Magnesiumzufuhr beheben.

Synthetische Medikamente

- **Sympathomimetika:** Etilefrin, Norfenefrin, Oxilofrin
- **Mutterkornalkaloid (Rp):** Dihydroergotamin
- **Magnesiumpräparate**

Phytopharmaka

- **Rosmarinextrakte**

Homöopathika

Die folgenden homöopathischen Mittel helfen Kindern und Jugendlichen bei Herz-Kreislauf-Beschwerden.

- **Phosphorus**: bei Wachstumsbeschwerden
- **Veratrum album**: bei körperlicher Schwäche und Kollapsneigung

NATURHEILKUNDE

Rosmarin

Die altbewährte Heilpflanze regt bei zu niedrigem Blutdruck (Hypotonie) die Lebensgeister wieder an. Außerdem wirkt Rosmarin zugleich beruhigend und belebend auf die Psyche. Ein Rosmarinbad aktiviert den Kreislauf. Sie sollten jedoch Ihr Kind nicht abends baden, weil dies Schlafstörungen zur Folge haben kann.

• **Rosmarinbad:** 50 Gramm Rosmarinblätter in 1 Liter Wasser kurz aufkochen, dann mindestens 30 Minuten lang ziehen lassen und anschließend abseihen. Diese Abkochung dem Vollbad zugeben.

DAS KÖNNEN SIE NOCH TUN

Ernährung, die munter macht

Eine vernünftige, ausgewogene Ernährungsweise kann gerade bei Kindern und Jugendlichen, die Probleme mit dem Kreislauf haben, sehr viel bewirken. Hierzu einige Ernährungstipps.

• **Kinder sollten öfter essen:** Ihr Kind sollte mindestens fünf Mahlzeiten über den Tag verteilt bekommen. Dies hält den Blutzuckerspiegel im Gleichgewicht und somit den Blutdruck stabil.

• **Vitamin- und ballaststoffreich essen:** Grundsätzlich sollte Ihr Kind viel Obst und Gemüse essen. Zum Frühstück eignet sich z. B. ein Müsli mit Obst, Milch oder Joghurt.

• **Vitamin E ist gut für den Blutdruck:** Bereiten Sie Salate vorzugsweise mit Weizen-, Raps- oder Maiskeimöl zu. Nüsse, Milchprodukte und Blattgemüse enthalten viel Vitamin E.

• **Ausreichend trinken:** Viel trinken ist wichtig, damit der Kreislauf stabil bleibt – mindestens zwei Liter pro Tag. Achten Sie jedoch darauf, dass Ihre Kinder nicht zu viele süße Getränke (z. B. Colagetränke, Energiedrinks) zu sich nehmen; besser geeignet sind Mineralwässer oder Kräutertees. Noch ein Tipp aus Großbritannien: eine Tasse Tee morgens im Bett.

Mehr Bewegung und Sport

Zwei Stunden Schulsport in der Woche sind viel zu wenig Bewegung für ein im Wachstum befindliches Kind oder für einen Jugendlichen. Regen Sie Ihr Kind dazu an, außerhalb der Schule noch zusätzlich Sport zu treiben (z. B. in einem Sportverein). Ausdauersportarten eignen sich hierbei am besten. Ob Ihr Kind Laufen, Schwimmen oder Ballspiele bevorzugt, ist nicht so entscheidend. Wichtiger ist die regelmäßige Ausübung der jeweiligen Sportart.

⊕ Das hilft

Ausdauersport (z. B. Schwimmen, Laufen)
Einfache Kreislaufübungen (z. B. Kniebeugen)
Wasseranwendungen

⊖ Das schadet

Zu geringe Flüssigkeitszufuhr
Bewegungsmangel
Zu wenig Schlaf
Schnelles Aufstehen am Morgen

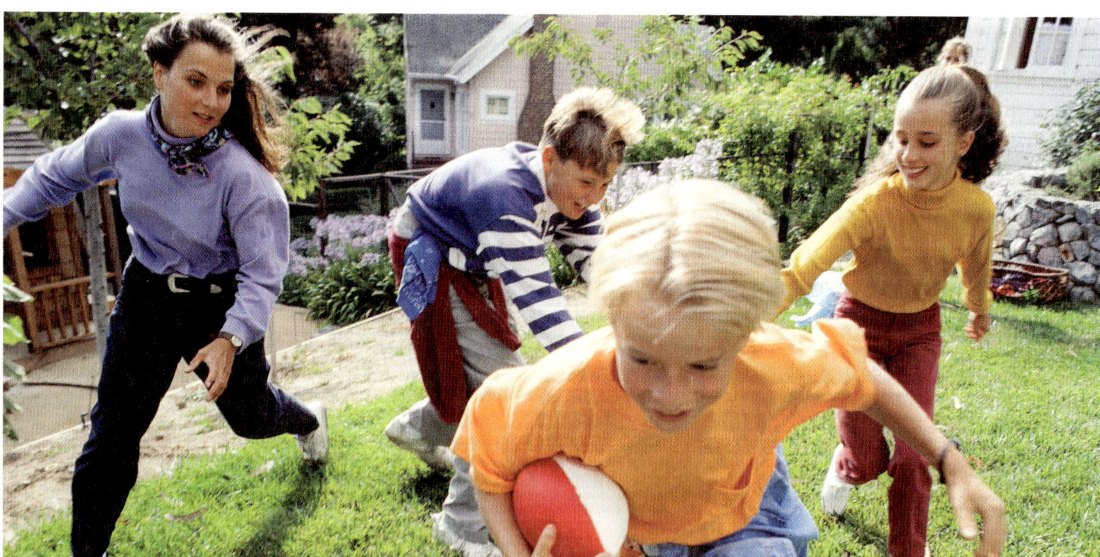

Herumtoben, Ballspielen, Sporttreiben – das hält den Kreislauf fit!

Hörstörungen (Tinnitus)

Ursachen: angeborene Schwerhörigkeit, Infektionskrankheiten (z. B. Mittelohrentzündung); bei Tinnitus: Durchblutungsstörungen, Nackenverspannungen, Schulstress, extrem laute Musik (z. B. Techno)
Typische Beschwerden: bei Schwerhörigkeit: Das Kind reagiert nicht auf Geräusche, wenn es die Geräuschquelle nicht sieht; bei Tinnitus: ständiges Geräusch im Ohr, z. B. Summen oder Klingeln (so genanntes Ohrensausen); bisweilen auch grollendes Rumpeln oder hohes Klicken, Zischen und Knirschen

• Siehe auch Ohrenschmerzen (S. 56ff.)

Sofortmaßnahmen – Was Sie gleich tun können

Früherkennung von Hörstörungen
Mit einem elektronischen System kann heute schon beim Neugeborenen die Hörleistung überprüft werden. Hierbei werden die so genannten otoakustischen Emissionen (OAE) gemessen. Fast alle Kinder- und Jugendärzte verfügen über ein entsprechendes Gerät. Diese Vorbeugungsmaßnahme wird nicht von den gesetzlichen Krankenkassen bezahlt.

Ruhe und Entspannung
Bei größeren Kindern, die an einem Tinnitus leiden, sind Ruhe und Entspannung sehr wichtig. Hierzu bieten sich Entspannungstechniken wie autogenes Training oder Atemtherapie an.

Babys und Kleinkinder
Bei einem Baby ist folgendes Experiment sinnvoll: Machen Sie Geräusche außerhalb des Gesichtsfelds des Kindes. Wenn das Kind darauf überhaupt nicht reagiert, besteht der Verdacht auf eine Hörstörung. In diesem Fall sollten Sie dringend zum Kinderarzt gehen, denn bei angeborener Schwerhörigkeit muss Ihr Kind frühzeitig mit Hörgeräten versorgt werden, sonst kann auch die allgemeine Entwicklung und vor allem die Sprachentwicklung gestört werden.

Grenzen der Selbstbehandlung
Bei Hörstörungen von Kindern und Jugendlichen sollte immer der Arzt aufgesucht werden.

Sofort den Notarzt rufen
• Bei plötzlicher Veränderung der akustischen Wahrnehmung oder Verdacht auf einen Hörsturz (plötzlicher Verlust der Hörfähigkeit auf einem oder beiden Ohren)

AUS DER APOTHEKE
Bei Kindern und Jugendlichen kann bisweilen bereits ein Tinnitus durch Gefäßveränderungen im Innenohr vorkommen. Bei Durchblutungsstörungen werden Medikamente mit dem Wirkstoff Pentoxifyllin verordnet. Bisweilen sind auch Magnesiumpräparate hilfreich. Die Wirksamkeit von pflanzlichen Mitteln wie Ginkgopräparaten ist umstritten.

Synthetische Medikamente
• **Präparate mit Pentoxifyllin (Rp)**
• **Magnesiumpräparate**

Phytopharmaka
• **Ginkgo-biloba-Präparate**

Homöopathika
Die folgenden Präparate helfen bei Ohrgeräuschen.

• **Kalium carbonicum:** bei Ohrgeräuschen und Schlafstörungen
• **Chininum sulfuricum:** bei Ohrgeräuschen und Schwindel

DAS KÖNNEN SIE NOCH TUN

Autogenes Training
Wenn Ihr Kind an Tinnitus leidet, kann auch das Erlernen einer Entspannungstechnik weiterhelfen. In diesem Zusammenhang bietet sich insbesondere autogenes Training an (für Kinder ab sechs Jahren geeignet). Der Übende nutzt dabei die in jedem Menschen schlummernde Fähigkeit zur Autosuggestion (Selbstbeeinflussung). Beim autogenen Training kann eine Entspannungsempfindung nach entsprechender

Übung willentlich und gezielt herbeigeführt werden. Autogenes Training kann Ihr Kind an jeder Volkshochschule, in Gesundheitszentren oder beim Kinder- und Jugendarzt erlernen (siehe hierzu auch das Special S. 298ff.).

Klangtherapie

Bei dieser Tinnitustherapie gibt es verschiedene Methoden; eine der bekanntesten ist die Klangtherapie nach Tomatis. Alle Therapieansätze haben aber ein gemeinsames Ziel: Durch den Einsatz von Musik, Klängen oder Geräuschen soll das aktive Hören erlernt werden. Die Heilungschance dieser Therapieform ist vor allem bei Kindern und Jugendlichen sehr hoch.

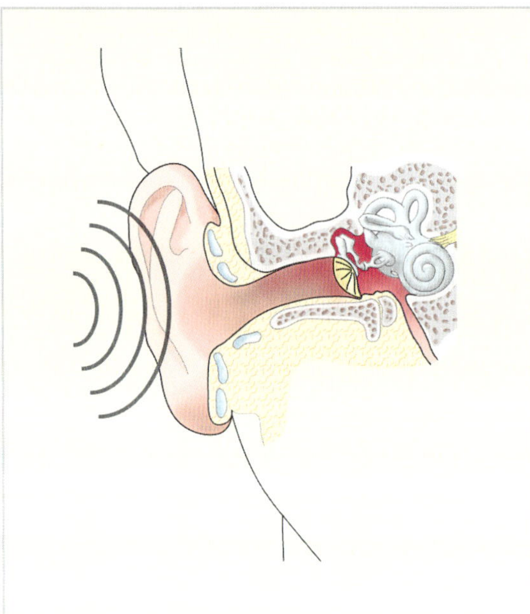

Das Ohr ist Schallwellen ungeschützt ausgesetzt.

Tinnitusmasker

Der Tinnitusmasker ist ein Gerät, das ins Ohr eingesetzt wird. Der Masker gibt ein Breitbandrauschen von sich, das die Tinnitusgeräusche überdecken soll. Dieses Rauschen klingt nicht angenehm, wird aber in der Regel vom Gehirn besser akzeptiert als der Tinnitus. Der Tinnitusmasker wird täglich über mehrere Stunden getragen. Er muss vor dem Anlegen von einem erfahrenen Hörgeräteakustiker eingestellt werden. Tinnitusmasker eignen sich vor allem für Patienten mit einem so genannten Ruhetinnitus.

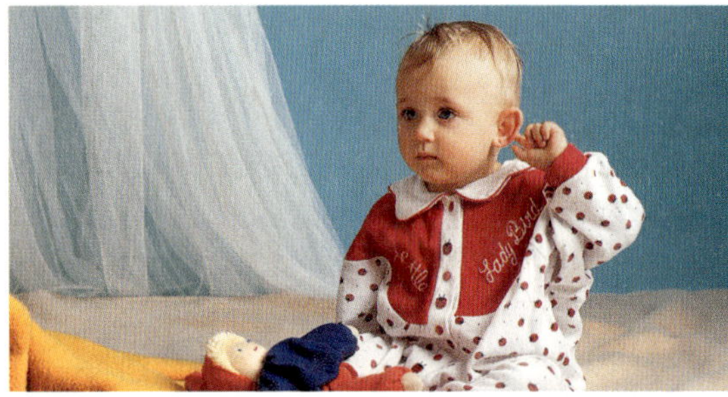

Die Früherkennung von Hörstörungen ist extrem wichtig.

Das Hörvermögen kontrollieren

Eine exakte Bestimmung des Hörvermögens lässt sich nur mit einem professionellen Hörtest durchführen der nach der Geburt oder spätestens bei der U3 bei jedem Kind gemacht werden sollte! Eine grobe Einschätzung des kindlichen Hörvermögens ist jedoch schon mit den folgenden Beobachtungen möglich.

- Kurz nach der Geburt sollte Ihr Baby auf ein lautes Geräusch (z. B. Händeklatschen) mit Blinzeln oder Öffnen der Augen reagieren.
- Im Alter von einem Monat sollte Ihr Baby auch auf plötzlich einsetzende Dauergeräusche (z. B. Staubsaugerlärm) reagieren.
- Mit etwa vier Monaten sollte Ihr Kind auf Ihre Stimme reagieren, auch wenn Sie außer Sichtweite des Kindes sind.
- Im Alter von etwa einem Jahr sollte Ihr Kind auf seinen eigenen Namen oder auf bekannte Wörter wie »Mama« oder »Papa« reagieren.

⊕ Das hilft

Früherkennung (von Hörstörungen)
Lärmschutz am Arbeitsplatz für Jugendliche
Stressvermeidung
Klangtherapie und Musiktherapie
Akupunktur
Autogenes Training

⊖ Das schadet

Nichterkennen (von Hörstörungen)
(Dauer-)Lärm und Stress
Laute Musik (Walkman) oder extrem laute Musik (Disko)
Falsches Sitzen (Nackenprobleme)

Husten und Bronchitis

Ursachen: meist virale Infekte, die vor allem bei kleinen Kindern häufiger auftreten, weil ihr Immunsystem noch nicht vollständig entwickelt ist

Typische Beschwerden: zu Beginn meist Brennen in der Brust, dann schmerzhafter, trockener Reizhusten, oft auch begleitet von Krankheitsgefühl; später in der Regel lockerer Husten mit Verschleimung

• Siehe auch Halsweh und Angina (S. 14ff.), Kehlkopfentzündung und Pseudokrupp (S. 31f.) sowie Keuchhusten (S. 157f.)

Sofortmaßnahmen – Was Sie gleich tun können

Ruhe und Erholung

Bei Husten und Bronchitis sollten Sie Ihr Kind einige Tage nicht in den Kindergarten oder in die Schule schicken, bei Fieber ist unbedingt Bettruhe angesagt. In dieser Ruhephase kann der Körper neue Kräfte tanken, um die Infektion besser bekämpfen zu können. In der Regel bessert sich das körperliche Befinden Ihres Kindes nach drei bis fünf Tagen wieder.

Schleimlösende Hustenmittel

Bei produktivem Husten und Bronchitis können Sie mit Hustenlösern dafür sorgen, dass sich der Schleim verflüssigt und leichter aus den Bronchien ausgeschieden werden kann. Aus dem Angebot der synthetischen Wirkstoffe eignen sich Bromhexin, Ambroxol und Azetylzystein. Pflanzliche Extrakte werden als Saft, Lösung und Inhalationssalbe (auch über einen Düsenvernebler) oder zum Einreiben des Rücken- und Brustbereichs eingesetzt. Achten Sie dabei auf ein altersgerechtes Präparat.

Babys und Kleinkinder

Medikamente für Säuglinge und Kleinkinder dürfen Pfefferminzöl, Eukalyptusöl, Menthol oder Kampfer nicht enthalten, da diese ätherischen Öle die Atemfunktion beeinträchtigen können. Bei Kindern unter 18 Monaten kann eine Bronchiolitis (Symptome: Mattigkeit, Trinkschwäche, Atemnot) auftreten. Die Bronchiolitis sollte immer in einer Kinderklinik behandelt werden, weil es dem Baby sichtlich schlecht geht.

Grenzen der Selbstbehandlung

Bei anhaltendem oder sehr starkem Husten mit Brustschmerzen oder Atemproblemen müssen Sie einen Arzt aufsuchen. Gleiches gilt für hohes Fieber, Kopfschmerzen oder Hautausschlag.

Sofort den Notarzt rufen

- Bei akuter Atemnot (Verdacht auf Lungenentzündung)
- Bei Atemnot mit charakteristischem »bellenden« Husten (Verdacht auf Kruppanfall)

AUS DER APOTHEKE

Bei produktivem Husten sind Hustenlöser das Mittel der Wahl. Bei einem trockenen Reizhusten, eventuell aber auch, wenn das Kind wegen einer starken Bronchitis nachts nicht schlafen kann, wird der Arzt einen Hustenstiller verordnen. Er sollte nur abends und möglichst in einem größeren zeitlichen Abstand zum Hustenlöser gegeben werden. Als rezeptfreie Hustenstiller eignen sich Pentoxyverin und Clobutinol. Gegen Krampfhusten gibt es spezielle Hustensäfte und Zäpfchen, die zusätzlich ein Spasmolytikum enthalten. Auch Efeuextrakte wirken leicht krampflösend.
Nicht immer sind Medikamente nötig. Anfeuchten der Luft, Inhalation mit Sole und häufiges Trinken verflüssigen den Schleim ebenso und erleichtern das Abhusten.

Synthetische Medikamente

- **Hustenlöser:** Bromhexin, Ambroxol, Azetylzystein
- **Hustenstiller:** Clobutinol, Pentoxyverin, Kodein (Rp)
- **Hustenlöser plus Spasmolytikum:** Ambroxol plus Clenbuterol

Phytopharmaka

- **Hustenlöser:** Thymianextrakte, Efeuextrakte, Primelwurz
- **Lösungen und Salben** zur Inhalation für **Säuglinge und Kleinkinder**

Homöopathika

Die folgenden homöopathischen Präparate helfen bei Husten und Bronchitis.

- **Aconitum:** bei hohlem Husten, plötzlichem Beginn, Fieber und wenn das Kind ängstlich und unruhig ist
- **Belladonna:** bei kurzen, immer wiederkehrenden »bellenden« Hustenstößen, intensiver Gesichtsröte
- **Bryonia:** bei schmerzhaftem Husten, wenn Druck auf die Brust gut tut, Missgelauntheit und großem Durst
- **Drosera:** bei schmerzhaftem »bellenden« Husten, vor allem um Mitternacht
- **Eupatorium perforatum:** bei Husten, der nur tagsüber auftritt und nachts keine Probleme macht
- **Ipecacuana:** bei Husten mit Brechneigung, aber nicht belegter Zunge
- **Kalium bichromicum:** bei zähsträhnigem Sekret, wenn Wärme gut tut und Kälte den Zustand verschlechtert
- **Natrium muriaticum:** bei Kopfschmerzen und Harninkontinenz beim Husten
- **Sticta pulmonaria:** bei Beginn mit Schnupfen und folgender Bronchitis und wenn der Husten kein Ende findet

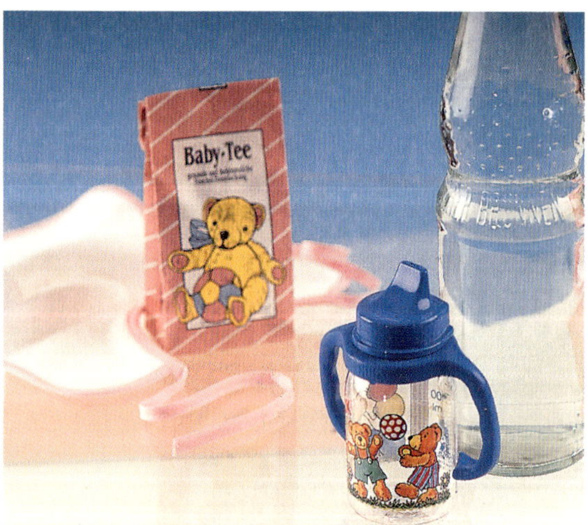

Viel trinken heißt die Devise bei Husten!

NATURHEILKUNDE

Inhalation mit Kamille, Thymian, Salz

- siehe Special Hausmittel (S. 20)

Hustentees

- siehe Special Hausmittel (S. 21f.)

Einreibung mit Balsam oder Olivenöl

Hustenbalsam können Sie in der Apotheke fertig kaufen oder auch leicht selbst herstellen. Balsam (mit Eukalyptus oder Kampfer) eignet sich allerdings erst für Kinder ab drei Jahren. Bei Säuglingen und Kleinkindern können Sie jedoch auch eine Einreibung mit Olivenöl vornehmen, die das Abhusten bei Verschleimung erleichtert.

- **Anwendung:** Aus 2 Gramm Eukalyptusöl und 40 Gramm Kampfersalbe einen Hustenbalsam herstellen. Mit dem Balsam 2-mal täglich Brust und Rücken des Kindes dünn einreiben.

ERNÄHRUNG

Schleimbildende Nahrung meiden

Bei Bronchitis oder Husten mit starker Schleimbildung sollte die Nahrung möglichst wenig schleimbildende Anteile haben. Deshalb sollten Sie bei der Ernährung Ihres Kindes vorübergehend (d.h. in der akuten Phase) auf Milchprodukte, Eier und glutenreiche Getreidesorten (Weizen, Hafer, Roggen und Gerste) verzichten.

Vitaminreich essen

Bei Husten und Bronchitis, aber auch zur Vorbeugung sollten Sie Ihrem Kind viel frisches Obst und Gemüse anbieten. Die darin in großen Mengen enthaltenen Mineralstoffe und Vitamine stärken das Immunsystem.

Mehr trinken

Bei Husten bzw. Bronchitis sollte die Flüssigkeitszufuhr gesteigert werden. Durch reichliches Trinken löst sich der zähe Schleim schneller auf und kann besser abgehustet werden. Ideal sind Mineralwasser und Kräutertees (z. B. Hagebuttentee oder Rotbuschtee).

DAS KÖNNEN SIE NOCH TUN

Leinsamenumschlag, Kartoffelwickel

- siehe Special Hausmittel (S. 18f.)

Wohnräume befeuchten

In der kalten Jahreszeit ist die Atemluft in beheizten Wohnräumen in der Regel zu trocken. Die Luftfeuchtigkeit sollte mindestens 50 Prozent betragen, damit die Schleimhäute der Atemwege nicht unnötig gereizt werden. Im Fachhandel gibt es dazu spezielle Luftbefeuchtungsgeräte in verschiedenen Größen (je nach Raumgröße). Als schnelle Notmaßnahme – bei Husten oder Bronchitis – kann auch ein Wäscheständer mit Wäsche (nasse Handtücher) ins Zimmer gestellt werden. Dies erhöht die Luftfeuchtigkeit kurzfristig um etwa zehn Prozent.

Don`t smoke

Erkrankte Jugendliche sollten nicht rauchen. Zigarettenqualm reizt das Bronchialsystem und schwächt dort die Abwehrkräfte zusätzlich. Wenn Eltern Raucher sind und ihr Kind erkrankt ist, sollten sie in dieser Zeit auf das Rauchen in der Wohnung verzichten. Schaffen Sie Ihren Kindern zuliebe zumindest rauchfreie Zonen. – Eigentlich sollten Sie nie im Raum rauchen!

⊕ Das hilft

Viel trinken und Kräutertees
Inhalationen, frische Luft
Brustwickel und Brusteinreibungen
Luftbefeuchtung in Wohnräumen, Atemübungen

⊖ Das schadet

Trockene Luft
Schleimbildende Nahrung
Zigarettenrauch
Vitaminmangel, Flüssigkeitsmangel

Das kranke Kind zu Hause pflegen

Wenn das Kind krank ist, braucht es besonders viel Zuwendung und Liebe. Seine Bedürfnisse sollten in dieser Zeit im Leben der Eltern (oder zumindest eines Elternteils) das Allerwichtigste sein. Schenken Sie ihm Nähe, Schutz und Geborgenheit, ohne es zu beengen. Zusätzlich zur seelischen Unterstützung gilt es auch, bestimmte Pflege- und Verhaltensregeln zu beachten, damit Ihr Kind möglichst schnell wieder springlebendig ist. Jede Krankheit im Kindesalter ist auch eine Reifungskrise.

Das Zimmer

Wenn Ihr Kind im Bett bleiben muss, wird das Kinderzimmer zum »Krankenzimmer«.

- Der Raum sollte angenehm temperiert, aber nicht überheizt sein. Sorgen Sie während der kalten Jahreszeit für ausreichend Frischluft, indem Sie etwa jede Stunde ein paar Minuten stoßlüften, dann das Fenster wieder ganz schließen. Achten Sie darauf, dass Ihr Kind gut zugedeckt ist und dass keine Zugluft entsteht. Im Sommer ist es möglicherweise hilfreich, einen Ventilator aufzustellen.
- Bei bestimmten Krankheiten ist das Kind besonders licht- oder geräuschempfindlich. Gehen Sie auf seine Bedürfnisse ein, schützen Sie es vor direktem Sonnenlicht, grellen Lampen und Lärm.
- Wenn das Kind bettlägrig ist, muss die Körperpflege im Krankenzimmer stattfinden. Achten Sie darauf, dass das Zimmer genügend warm ist. Waschen Sie Gesicht und Körperteile Ihres Kindes zügig mit warmem Wasser ab. Gehen Sie dabei partienweise vor, so dass das Kind immer teilweise bekleidet ist.
- Denken Sie an Ihre eigene Kindheit: War nicht das Sofa in Omas Küche der Ort, wo alle Menschen am schnellsten gesund wurden? Es hängt natürlich von der individuellen Wohnsituation ab – doch Sie sollten in ständigem Ruf- und Blickkontakt zum Kind sein. Versuchen Sie einfach, Haushaltsarbeiten, z. B. Bügeln, ins Kinderzimmer zu verlegen.
- **Übrigens:** Vorlesen, Geschichtenerzählen und Streicheleinheiten beschleunigen den Heilungsprozess nachweislich. Seien Sie für Ihr Kind da.

Das Bett

Es ist zunächst ein gutes Zeichen, wenn Ihr Kind so voller Temperament ist, dass es nicht im Bett bleiben will – nur ist das oft gegen jede Vernunft. Vor allem bei fiebrigen Erkrankungen muss Ihr Kind das Bett hüten, bis das Fieber abgeklungen ist.

- Im Sanitätsfachhandel sind Schutzunterlagen erhältlich, die Sie zwischen Laken und Matratze einziehen können. So lässt sich verhindern, dass die Matratze durch Erbrochenes, Schweiß oder Urin verunreinigt wird. Es kann sein, dass beim kranken Kind vorübergehend die Blasenfunktion eingeschränkt ist und dass es bettnässt.

- Wenn das Kind stark schwitzt, müssen Schlafanzug und Bettwäsche häufig gewechselt werden. Günstig sind daher kochfeste Bettwäsche sowie waschfestes Bettzeug und Moltonunterlagen.

Fieber messen

Digitale Fieberthermometer sind einfacher handhabbar, die Messung ist kürzer, und das Messergebnis ist leichter abzulesen als bei Quecksilberthermometern (die nebenbei auch giftig sind, wenn sie zerbrechen). Bei Säuglingen und Kleinkindern messen Sie am besten im After (Spitze des Thermometers etwas eincremen und vorsichtig in den After einführen). Bei größeren Kindern kann im Mund, am Ohr oder unter der Achsel gemessen werden (digitale Messzeit: ca. ein bis zwei Minuten). Ohrthermometer sind ebenfalls praktisch, zeigen aber bei Säuglingen oder bei einer Ohrenentzündung oft falsche Werte an.

Salben, Zäpfchen, Einläufe

Einige einfache und wichtige Anwendungen können Sie zu Hause durchführen – zusätzlich zu den ärztlichen Maßnahmen und keineswegs über einen längeren Zeitraum ohne ärztlichen Rat. Beschwerden mit unklarer Ursache, die sich nicht nach kurzer Zeit bessern, müssen vom Kinderarzt oder Hausarzt behandelt werden. Selbst behandeln können Sie leichtere Erkrankungen, die Sie bei Ihrem Kind schon kennen, etwa leichtere Erkältungskrankheiten, Magenverstimmungen etc.

- **Einreibungen:** Salben, Cremes und selbst zusammengestellte Mixturen werden mit ganz leichtem Druck auf der gereinigten und trockenen Haut verteilt. Waschen Sie sich vor und nach der Einreibung die Hände, manche Präparate enthalten Zusätze (auch pflanzliche), die nicht in die Augen kommen dürfen.
- **Einführen von Zäpfchen:** Dies gelingt am besten, wenn das Zäpfchen zuvor mit etwas warmem Wasser angefeuchtet wird (manche Präparate sind ohnehin von einem dünnen ölhaltigen Gleitfilm überzogen). Babys liegen beim Einführen auf dem Rücken, die Beine werden hochgezogen. Ältere Kinder liegen seitlich mit angezogenen Beinen. Das Kind soll den Afterschließmuskel nicht zusammenziehen (was es vermutlich automatisch macht), sondern im Gegenteil ganz locker lassen, als wollte es »Kaka« machen.
- **Einlauf und Klistier:** Darmeinläufe haben sich als ausleitende Maßnahme vor allem bei hohem Fieber bewährt. Ungeübte sollten einen Einlauf am Kind jedoch nur unter Anleitung einer medizinisch ausgebildeten Kraft vornehmen. Sie benötigen ein Gummiklistier oder einen Irrigator (beides in der Apotheke erhältlich). Für Kleinkinder benötigen Sie etwa 250 Milliliter Flüssigkeit (körperwarm), für größere etwa 500 Milliliter. Fetten Sie die Spitze des Klistierballs oder Irrigatorschlauchs mit etwas neutraler Creme ein (z. B. Vaseline). Das Baby liegt auf dem Rücken, und Sie halten ihm die Beine hoch; das ältere Kind liegt seitlich mit angezogenen Beinen. Ihr Kind sollte den Afterschließmuskel möglichst locker lassen. Der ganze Schlauch muss vor der Anwendung mit Flüssigkeit gefüllt sein, denn Luftblasen würden Blähungen verursachen. Dann öffnen Sie den Hahn des Geräts und lassen etwa ein Drittel der Flüssigkeit in den Darm einlaufen, nach etwa 2 bis 3 Minuten auch die restliche Flüssigkeit. Ihr Kind sollte die Flüssigkeit nach Möglichkeit 10 bis 15 Minuten im Darm halten und erst dann dem Stuhldrang nachgeben (notfalls halten Sie ihm mit sanftem Druck ein paar Minuten die Pobacken zusammen).

Wasseranwendungen

Wärme- und Wasseranwendungen wirken entspannend und schmerzlindernd. Kalte (Waden-) Wickel dienen vor allem der Fiebersenkung – zu kalten (Waden-) Wickeln, Auflagen, Nasenspülungen, Gurgeln und Inhalationen siehe das Special »Altbewährte Hausmittel für Kinder«, S. 16ff.

- **Wannenbad:** Wenn sich eine Erkältung ankündigt, können warme Vollbäder hilfreich sein. Die Wassertemperatur sollte vorsichtshalber mit einem Badethermometer geprüft werden und etwa 37 °C betragen. Zur Abhärtung und bei Erkältung helfen u.a. Eukalyptus-, Teebaum-, Latschenkiefern- und Thymianöl (sie sind allerdings nur für ältere Kinder geeignet). Zur Stoffwechselanregung eignen sich Heublumen-, Rosmarin- oder Schachtelhalmbäder. Gerbend wirken u.a. Eichenrinden- und Lapachoteezubereitungen.

Kehlkopfentzündung und Pseudokrupp

Ursachen: oft Begleiterscheinung oder Folge einer Erkältungskrankheit durch eine Bakterien- oder Virusinfektion; Überanstrengung der Stimme; äußere Einflüsse (Staub, chemische Substanzen, Rauch, Gas, heißer Wasserdampf); auch Allergie

Typische Beschwerden: Heiserkeit, Stimmverlust, Schluckbeschwerden, trockener Reizhusten, erhöhte Temperatur; bei Pseudokruppanfall (= akute Kehlkopfentzündung) meistens spätabends oder nachts: Schmerzen und Schwellungen mit Atemnot, »bellender« Husten, blassgraue Gesichtsfarbe

• Siehe auch Halsweh und Angina (S. 14ff.), Husten und Bronchitis (S. 17ff.), Scharlach (S. 169f.), Diphtherie (S. 156f.), Mumps (S. 160f.) und Pfeiffersches Drüsenfieber (S. 186f.)

Sofortmaßnahmen – Was Sie gleich tun können

Nach Pseudokruppanfall beruhigen

Nehmen Sie das Kind in den Arm, und trösten Sie es. Es ist wichtig, dass Sie Ruhe bewahren, denn sonst spürt Ihr Kind Ihre Besorgnis und gerät zusätzlich in Angst. Ziehen Sie dem Kind etwas Warmes an, und lassen Sie es bei geöffnetem Fenster frische kalte Luft einatmen.

Die Luftfeuchtigkeit erhöhen

Bei Kehlkopfproblemen sollte generell die Luftfeuchtigkeit erhöht werden.

- Drehen Sie eine Zeit lang die Dusche auf (warmes Wasser).
- Hängen Sie nasse Handtücher im Zimmer auf; das erhöht kurzfristig die Luftfeuchtigkeit um etwa 10 Prozent.

Babys und Kleinkinder

Es gilt: Je kleiner das Kind, umso schwerer die Erkrankung. Bei Babys sollten Sie auf jeden Fall den Arzt (Notarzt) rufen.

Grenzen der Selbstbehandlung

Bei Fieber, starken Schluck- und Atembeschwerden sowie häufig wiederkehrenden Entzündungen ist eine ärztliche Untersuchung erforderlich. Generell sollten Sie vom Arzt klären lassen, welche Ursache zugrunde liegt.

Sofort den Notarzt rufen

- Bei Atemnot, die sich nicht innerhalb von 30 Minuten legt
- Bei Ohnmacht

AUS DER APOTHEKE

Kritisch ist aber vor allem die Atemnot beim akuten Anfall. Um das Kind zu beruhigen, verordnet der Arzt möglicherweise ein rezeptpflichtiges Sedativum (Beruhigungsmittel) wie Diazepam oder Promethazin. Schnelle Hilfe lässt sich durch Glukokortikoide wie Prednison oder Prednisolon erzielen. Sie werden in diesem Fall am besten in Form von Zäpfchen gegeben. Bei kurzfristiger Anwendung sind keine Nebenwirkungen zu erwarten. Inhalation mit einem Adrenalinpräparat kann die akute Schwellung lindern. Diese Inhalation wird in der Regel in der Praxis oder Klinik durchgeführt. Gegen den »bellenden« Husten bei Pseudokrupp lassen sich Hustenstiller wie Pentoxyverin einsetzen. Zur Sekretverflüssigung bieten sich Ambroxol an, aus der Palette der Phytopharmaka Efeublätter- und Thymianextrakte. (Hustenstillende und schleimlösende Präparate finden Sie auf S. 27ff.)

Synthetische Medikamente

- **Sedativa (Rp):** Diazepam, Promethazin
- **Glukokortikoide (Rp):** Prednison, Prednisolon
- **Adrenalin:** zur Inhalation

Homöopathika

Der Einsatz von homöopathischen Mitteln sollte bei Pseudokrupp nur zusätzlich erfolgen, weil das Risiko ohne die schulmedizinische Therapie zu groß ist.

- **Aconitum:** bei ängstlicher Unruhe und trockener heißer Haut, plötzlichem Beginn des Anfalls vor Mitternacht
- **Spongia:** bei rotem Kopf, trockenem Husten mit Heiserkeit

- **Belladonna:** bei hohem Fieber, rotem Kopf, heißer feuchter Haut, plötzlichem Beginn des Anfalls nach Mitternacht

NATURHEILKUNDE

Inhalation

Nach einem Pseudokruppanfall sollte Ihr Kind warme feuchte Luft inhalieren, am besten zusammen mit Meersalz.

- **Anwendung:** 1 Esslöffel Meersalz (kann auch Kochsalz sein) in einer großen Schüssel mit 1 Liter heißem Wasser verrühren. Etwa 10 Minuten inhalieren lassen. Alternativ dazu können Sie auch mit Ihrem Kind ins Badezimmer gehen, in die Badewanne heißes Wasser einlassen und es dabei den Wasserdampf einatmen lassen oder Sie benutzen einfach einen elektrischen Inhalator!

DAS KÖNNEN SIE NOCH TUN

HIB-Impfung

Die HIB (Haemophilus influenzae Typ B)-Impfung, die im offiziellen Impfkalender vorgesehen ist und die insgesamt 4-mal in den ersten zwei Lebensjahren verabreicht wird, soll Säuglinge und Kleinkinder vor der in diesem Alter schwer verlaufenden Hirnhautentzündung und vor der gefährlichsten Variante der akuten Kehlkopfentzündung, der supraglottischen Laryngitis (Epiglottitis), zuverlässig schützen. Eine Auffrischimpfung ist nicht erforderlich, da die Epiglottitis nur bis zum fünften Lebensjahr auftritt.

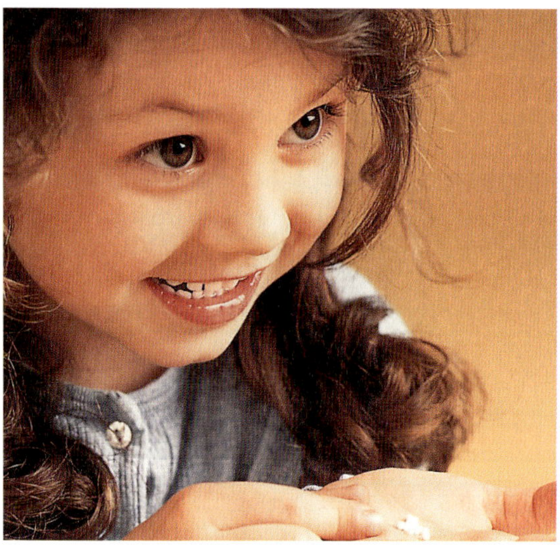

Homöopathische Globuli mögen Kinder gern!t

⊕ Das hilft

Feuchte warme bzw. trockene kalte Luft
Viel trinken (z. B. Lindenblütentee mit Honig)
Ruhe und Geborgenheit
Abwehrkräfte stärken

⊖ Das schadet

Luftverschmutzung
»Indoor pollution« (Zigarettenrauch in der Wohnung etc.)
Nervosität
Unruhe und Angst
Sprechen
Schreien

Kopfschmerzen und Migräne

Ursachen: Verspannungen, Haltungsschäden, Augenprobleme, Gehirnerschütterung, Migräneauslöser
Kopfschmerzen – typische Beschwerden: im gesamten Kopfbereich, auch im Nackenbereich, pochende, ziehende, stechende, dröhnende, bohrende oder dumpfe Schmerzen, die als so genannte primäre (wie der häufige Spannungskopfschmerz oder die Migräne) oder sekundäre Kopfschmerzen (Begleitsymptome einer anderen Erkrankung) auftreten
Migräne – typische Beschwerden: sehr starke Kopfschmerzen, die anfallartig und pulsierend einsetzen und in der Regel einseitig auftreten; weitere Symptome sind Übelkeit und Erbrechen, Licht- und Lärmempfindlichkeit sowie Schwindelgefühl und eventuell Sehstörungen
- Siehe auch Nebenhöhlenentzündung (S. 45ff.), Augenprobleme (S. 11ff.) und Haltungsschäden (S. 150ff.) ▶▶▶

Sofortmaßnahmen – Was Sie gleich tun können

Schmerzmittel

Bei Kindern sollte mit Schmerzmitteln gegen Kopfschmerzen noch vorsichtiger umgegangen werden als bei Erwachsenen. Sehr wirkungsvoll ist oft schon die lokale Anwendung von Pfefferminzöl und Eukalyptusöl (nicht bei Säuglingen und Kleinkindern!). Wird das Öl von den Eltern auf die Stirn aufgetragen und sanft einmassiert, lässt sich der Schmerz oft schon lindern. Bleibt dieser Versuch ohne Erfolg, können leichte Schmerzmittel (am besten mit dem Wirkstoff Ibuprofen, bei Migräne auch Triptane) helfen.

Kalte Kompressen

Mit der Anwendung von kalten Kompressen oder auch Eisbeuteln können die Kopfschmerzen Ihres Kindes meist rasch gelindert werden. Achtung: Legen Sie Eisbeutel nie direkt auf die Haut, sondern immer mit etwas umwickelt.

- **Anwendung:** Kalte Kompresse auf Nacken oder Stirn legen und maximal 5 Minuten liegen lassen. Anwendung mehrmals wiederholen.

Babys und Kleinkinder

Sehr schwierig ist die Situation bei Säuglingen einzuschätzen, da sie sich noch nicht mitteilen können und Kopfschmerzen als Auslöser meist nicht in Erwägung gezogen werden. So bleiben Kopfschmerzen bei Babys meist unerkannt. Hinweise auf Migräne sind periodisch auftretende Blässe und/oder Erbrechen.

Grenzen der Selbstbehandlung

Klagt Ihr Kind über starke und/oder immer wieder auftretende Kopfschmerzen, dann sollte ein Arzt nach der Ursache forschen, um andere Erkrankungen ausschließen zu können. Stellen Sie bei Ihrem Kind Anzeichen für Migräne fest, ist eine Untersuchung beim Kinderarzt unerlässlich. Denn nur wenn die Migräneauslöser festgestellt werden (z. B. Wetterlagen, Stress, Lärm), kann eine vorbeugende Behandlung erfolgen.

Sofort den Notarzt rufen

- Wenn Ihr Kind weint und sich den Kopf hält, sich unbedingt hinlegen will, unerklärliches Fieber hat und/oder stark erbricht
- Bei starken Kopfschmerzen und steifem Hals mit Nackenschmerzen
- Wenn Ihr Kind zusätzlich einen verwirrten, desorientierten und schläfrigen Eindruck macht
- Bei Verdacht auf Gehirnerschütterung

AUS DER APOTHEKE

Ibuprofen, das in altersgerechten Dosierungen zur Verfügung steht, ist für Kinder als Schmerzmittel besonders gut geeignet. Es ist als Saft und in Zäpfchenform erhältlich. Bei kleinen Säuglingen unter 6 Monaten empfiehlt sich Paracetamol zu verabreichen. Zusätzlich hilft die Gabe von Magnesium.
Bei leichter Migräne werden gegen die Schmerzen die gleichen Wirkstoffe verwendet. Übelkeit und Erbrechen lassen sich mit Domperidon und Metoclopramid lindern.
Spezielle Migränemedikamente, wie Triptane, finden auch bei jugendlichen Migränepatienten ihren erfolgreichen Einsatz.
Azetylsalizylsäure sollte wegen der Gefahr des Reye-Syndroms (u.a. Beeinträchtigung von Leber und Gehirn) bei Kindern unter 16 Jahren nur angewendet werden, wenn andere Maßnahmen nicht helfen.

Synthetische Medikamente

- **Schmerzmittel:** Ibuprofen, Parazetamol
- **Migränemittel:** Triptane
- **Antiemetika gegen Übelkeit und Erbrechen (Rp):** Domperidon, Metoclopramid
- **Magnesium**

Phytopharmaka

- **Schmerzmittel:** Pfefferminzöl, Eukalyptusöl

Homöopathika

Die folgenden Homöopathika helfen bei Kopfschmerzen und Migräne.

- **Acidum phosphoricum:** bei schwachen und schnell ermüdeten Kindern, wenn Kopfschmerzen während und nach dem Unterricht auftreten
- **China:** bei blassen und schnell ermüdeten Kindern, wenn Kopfschmerzen in regelmäßigen Abständen immer wiederkehren

- **Gelsemium**: wenn Kopfschmerzen in Verbindung mit Durchfall und Übelkeit vor Klassenarbeiten auftreten, unter Umständen auch mit Sehstörungen
- **Natrium muriaticum**: bei ehrgeizigen Kindern, wenn Kopfschmerzen bei geistiger Arbeit auftreten und nach der Schule anhalten

NATURHEILKUNDE

Wasseranwendungen

Die unmittelbare Anwendung von kaltem Wasser ist neben kalten Kompressen ein bewährtes Mittel gegen Kopfschmerzen, z. B. das kalte Armbad.

- **Kaltes Armbad**: Kaltes Wasser in eine kleine Wanne füllen, die Arme Ihres Kindes bis zur Mitte der Oberarme etwa 30 Sekunden lang eintauchen. Die Anwendung mehrmals täglich wiederholen.

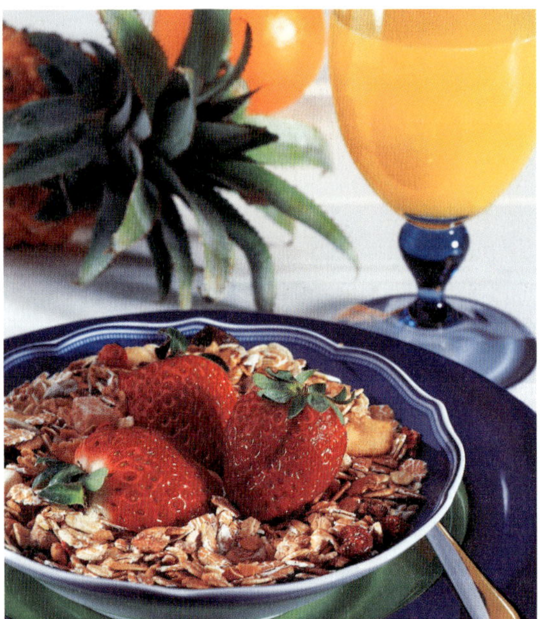

Achten Sie jedoch darauf, dass Ihr Müsliu nicht zuviel Fett und Zucker beinhaltet.

ERNÄHRUNG

Ausgewogene Ernährungsweise

Die Devise lautet: weniger Fleisch und Wurstwaren, mehr vitamin- und ballaststoffreiche Kost.

- Kopfschmerzkinder sollten mehr Vitamin C zu sich nehmen. Für Kleinkinder, die manchmal Südfrüchte nicht so gern essen oder vom Magen her nicht gut vertragen, eignen sich z. B. Erdbeeren, Sanddornsaft und Hagebuttenmarmelade (etwa mit Joghurt vermischt) oder Acerolakirschen (die geschmacklich neutral sind). Größere Kinder können ihr Vitamin-C-Depot mit Südfrüchten auffüllen. Geeignet sind abwechslungsreich gestaltete »Pausenbrote«, etwa ein exotischer Obstsalat (aus Kiwis, Orangen, Ananas und Dinkelpopcorn). Vitamin C ist auch in vielen Gemüsesorten enthalten, besonders reichlich in roten Paprika.
- Geben Sie Ihrem Kind zusätzlich noch Magnesium in Form von Brausetabletten.
- Mehrfach ungesättigte Fettsäuren (insbesondere in Fisch) wirken hemmend auf die so genannten Schmerzauslöser.
- Ihr Kind sollte viel Flüssigkeit (mindestens zwei bis drei Liter) zu sich nehmen!

DAS KÖNNEN SIE NOCH TUN

Feldenkraismethode

Werden die Kopfschmerzen durch eine Fehlhaltung verursacht, dann kann die Feldenkraismethode, die sich bei Wirbelsäulenleiden, Bewegungshemmnissen, Verspannungen und rheumatischen Leiden sowie als Bewegungstherapie bei Schmerzpatienten eignet, eine langfristig wirksame Alternative für Ihr Kind sein. Die Übungen nach Feldenkrais werden im Gruppenunterricht erlernt, und sie können später auch zu Hause durchgeführt werden.

Kraniosakraltherapie

Die Kraniosakraltherapie geht davon aus, dass die Hirn- und Rückenmarkflüssigkeit (die Gehirn und Rückenmark umgibt) in einem regelmäßigen Rhythmus pulsiert, der bestimmte Pendelbewegungen an der Wirbelsäule hervorruft. Ist dieser Rhythmus gestört oder blockiert, kann es zu verschiedenen Erkrankungen – zu Haltungsschäden, Kopfschmerzen, Schlafstörungen u. a. m. – kommen.

Der Kraniosakraltherapeut versucht, durch sanfte Einwirkungen auf Kopf und Skelett das natürliche Pulsieren des so genannten Liquor cerebrospinalis wiederherzustellen und Blockaden zu lösen. Vor allem für Kinder mit Kopfschmerzen aufgrund von Haltungsschäden, Verspannungen oder Verkrampfungen ist diese sehr sanfte Massage geeignet. Auch bei Kleinkindern (insbesondere bei Kleinkindern mit Migräne) zeigt die Kraniosakraltherapie gute Heilerfolge. Und: Kinder setzen sich gern dieser Art von manuellen Therapie aus, da sie nicht wehtut (wie dies bei der klassischen Massage vorkommen kann).

Tagebuch führen

Um den Arzt bei der Suche nach den Ursachen zu unterstützen, sollten Sie für Ihr Kind ein Migräne- bzw. Kopfschmerztagebuch führen. Die W-Fragen »Wann?«, »Wie?«, »Wo?«, »Wie lange?« und »Welche äußeren Umstände?« sollten darin beantwortet werden.

Ruhe

Versuchen Sie, Ihr Kind zu beruhigen! Es sollte sich in einem abgedunkelten Raum ruhig hinlegen und schlafen. Oft genügt ein kurzer Schlaf, um die Schmerzen zu lindern. Bleibt das Kind jedoch unruhig oder schrickt es aus dem Schlaf wieder hoch und verspürt weiterhin stärkere Kopfschmerzen, sollte es von einem Arzt untersucht werden.

Vorsorglich zum Augenarzt

Kopfschmerzen können auch von besonders angestrengten Augen verursacht werden. Dies ist oft der Fall, wenn eine noch nicht diagnostizierte Kurzsichtigkeit vorliegt, die das Kind versucht auszugleichen, indem es die Augen zusammenkneift und beim Lesen eine insgesamt verkrampfte Haltung (z. B. Kopf tief nach unten in Richtung Tischplatte) einnimmt. So kann es hinter den Augen zu bohrenden Kopfschmerzen und zudem durch die verkrampfte Haltung zu Spannungskopfschmerzen kommen. Lassen Sie deshalb die Sehfähigkeit Ihres Kindes überprüfen.

Sport und Bewegung

Man sollte meinen, dass es Kindern nicht an Bewegung mangelt – aber weit gefehlt! Geradezu alarmierend sind die Befunde von Schul- und Kinderärzten bezüglich der statistischen Übergewichtigkeit unserer Kinder. Es werden Computerspiele und Fernsehen, die Kopfschmerzen verursachen können, einer sportlichen Betätigung, die diesen Beschwerden vorbeugen könnte, vorgezogen. So sitzen die Kinder vormittags in der Schule, nachmittags vor den Hausaufgaben und dem Computer sowie abends vor dem Fernseher – alles Tätigkeiten, die Kopfschmerzen und Migräne fördern. Hinzu kommt, dass der Sportunterricht an der Schule wegen der finanziellen Probleme unseres Schulsystems mehr und mehr Kürzungen zum Opfer fällt. Die Folge sind Erkrankungen, die durch mehr Sport und Bewegung oft gar nicht erst ausbrechen würden. Auch Kopfschmerz und Migräne könnte oft mit ein paar Stunden Sport und Bewegung täglich begegnet werden.

Frische Luft

Der Aufenthalt und die Bewegung an der frischen Luft können Kopfschmerzen lindern oder völlig »wegblasen« – vor allem wenn sie durch verkrampfte Kopf- und Nackenhaltung ausgelöst würden.

Regelmäßiger Tagesablauf

Für Ihr Kind ist ein regelmäßiger Tagesablauf sowohl aus psychologischer wie auch aus medizinischer Sicht sehr wünschenswert. Kinder brauchen ein tägliches Ritual, um sich daran »festhalten« zu können. So führt man Kopfschmerzen ohne organischen Befund u.a. auch darauf zurück, dass das Kind einen unregelmäßigen, weitgehend ungeordneten Tagesablauf hat. Wichtig ist auch ein ausgewogener Schlaf-wach-Rhythmus.

Stress vermeiden

Kinder, die unter Stress stehen, neigen häufig zu Kopfschmerzen und/oder Migräne. Oft werden sie vom Elternhaus unter Leistungsdruck gesetzt; sehr ehrgeizige Kinder fordern sich in der Schule selbst in übersteigerter Weise. Der innere Druck wird in solchen Fällen häufig durch Kopfschmerzen abgebaut. Etwas mehr spielerische Motivation statt Leistungsdruck täte manchen Kindern in jeder Hinsicht gut.

⊕ Das hilft

Regelmäßigkeit im Tagesablauf
Eine gute Matratze, autogenes Training
Sport und viel Bewegung in frischer Luft

⊖ Das schadet

Viel Fernsehen und Computerspiele
Falsche Sitzhaltung, Bewegungsmangel
Süßigkeiten und bestimmte Nahrungsmittel (können Migräneauslöser sein)

Lungenentzündung

Ursachen: Infektion mit Bakterien, Viren oder Pilzen; Allergie; Fremdkörper; Kälte und Nässe vor allem in den Wintermonaten; Unterernährung; Inhalation von Schadstoffen; auch Komplikation von obstruktiver Bronchitis
Typische Beschwerden: häufig akuter Verlauf mit mittelhohem bis hohem Fieber, Atemnot, trockenem schmerzhaften Husten, rötlich verfärbtem Schleimauswurf und Brustschmerzen; meist allgemeines schweres Krankheitsgefühl; manchmal auch schleichend mit subfebrilen Temperaturen, anhaltendem Husten, Krankheitsgefühl
• Siehe auch Asthma bronchiale (S. 8ff.) sowie Husten und Bronchitis (S. 27ff.)

Sofortmaßnahmen – Was Sie gleich tun können

Aufmerksame Beobachtung

In der Regel bleibt keine Zeit, die ersten Beschwerden mit Inhalationen und/oder Schleimlösern zu lindern, weil schnell eine Verschlechterung des Allgemeinzustands und rasch ansteigendes Fieber auftreten. Beobachten Sie Ihr Kind aufmerksam, und überprüfen Sie regelmäßig die Körpertemperatur. Um das Fieber im hohen Bereich bis zum Arztbesuch in Schach zu halten, können Sie fiebersenkende Mittel (Parazetamolzäpfchen) einsetzen.

Babys und Kleinkinder

Es gilt die Regel: Je kleiner die Kinder, umso gefährlicher ist eine Lungenentzündung! Bitte bedenken Sie: Bei Säuglingen und Kleinkindern unter zwei bis drei Jahren kann eine Lungenentzündung schnell lebensbedrohlich sein.

Grenzen der Selbstbehandlung

Bitte denken Sie nicht an eine Selbstbehandlung bei Verdacht auf Lungenentzündung! Rufen Sie den Arzt. Treten die Symptome am Wochenende auf, scheuen Sie sich nicht, den ärztlichen Notdienst in Anspruch zu nehmen oder direkt in die Kinderklinik zu fahren!

Sofort den Notarzt rufen

- Bei Atemnot
- Bei Bewusstlosigkeit

AUS DER APOTHEKE

Zur Behandlung von Lungenentzündung werden immer Antibiotika eingesetzt – auch wenn Viren die primäre Ursache sind. Diese Antibiotika stehen speziell für Kinder als Säfte oder Trockensäfte (TS) zur Verfügung. Trockensäfte müssen Sie genau nach den Angaben im Beipackzettel zubereiten. Bewahren Sie den zubereiteten Saft im Kühlschrank auf, und halten Sie sich bei der Therapie genau an die Anweisung des Arztes. Auch wenn sich der Krankheitszustand Ihres Kindes bereits nach kurzer Zeit bessert, sollten Sie unbedingt die angegebene Therapiedauer einhalten. Andernfalls riskieren Sie, dass sich resistente Bakterien ausbilden und der Infekt in schwerer zu therapierender Form erneut auftritt. Phytopharmaka kommen bei Lungenentzündung mit akutem Verlauf nicht zum Einsatz.

Synthetische Medikamente

- **Antibiotika (Rp):** hier werden die unterschiedlichen Antibiotika gezielt eingesetzt.

Homöopathika

Nur unterstützend zur Therapie mit Antibiotika können Sie einige Homöopathika anwenden.

- **Bryonia:** bei trockenem schmerzhaften Husten, trockenen Schleimhäuten, weißer Zunge, großem Durst, Verbesserung des Zustands beim Liegen auf der Seite
- **Phosphorus:** bei rotem Gesicht, blassem Munddreieck, Durst nach Erbrechen von kaltem Essen, Verbesserung des Zustands nach Schlaf und Zuführung frischer Luft, Verschlechterung nach Essen, Kälte und Schreien
- **Sanguinaria:** bei erschöpfendem Husten mit Atemnot, roten Backen, heißen Händen und Füßen

NATURHEILKUNDE

Husten lindern mit Heilkräutern

Unterstützend zur Therapie mit Antibiotika können Sie mit Thymian, Spitzwegerich, Lungenkraut und Königskerze den Husten Ihres Kindes lindern.

- **Thymiantee:** siehe Special Hausmittel (S. 16ff)

DAS KÖNNEN SIE NOCH TUN

Klopfmassage

Zur Unterstützung der Schleimabsonderung aus der Lunge und zur Förderung der Durchblutung hilft eine regelmäßige Klopfmassage. Sie wird in der Regel von erfahrenen Krankengymnasten bei Ihnen zu Hause oder in deren Praxis durchgeführt. Nach genauer Anleitung durch den Krankengymnasten können Sie diese Massagetechnik aber auch selbst anwenden.

- **Anwendung:** Die Lunge wird immer an ihrer unteren Seite am besten durchblutet. Soll die Durchblutung auch an den anderen Stellen überdurchschnittlich gut sein, können Sie den Körper Ihres Kindes in verschiedenen Stellungen so lagern, dass jeder Abschnitt der Lunge einmal in diesen Genuss kommt. Liegt Ihr Kind z. B. auf dem Bauch, wird die Vorderseite der Lunge gut durchblutet; liegt es auf dem Rücken, die Rückseite; liegt es in Kopftieflage, die obere Hälfte; liegt es auf der rechten Seite, die rechte Seite, usw. In jeder dieser Lagen wird der Brustkorb mit kurzen, aber kräftigen Bewegungen mit der leicht gekrümmten Hand (»Pfötchenstellung«) immer von außen in Richtung Brustkorbmitte geklopft. Fordern Sie Ihr Kind nach der Klopfmassage auf, kräftig auszuhusten.

Kälte und Nässe vermeiden

Die beste Vorbeugung gegen Lungenentzündung ist ein effektiver Schutz gegen Nässe und Kälte in den kalten Monaten. Dazu zählt Kleidung, die angenehm warm und Wasser abweisend ist, aber dennoch die Luft zirkulieren lässt. Daunenjacken mit einer Wasser abweisenden Beschichtung erfüllen diese Anforderung in hohem Maß.

⊕ Das hilft

Frische Luft (regelmäßiges Zimmerlüften) und ausreichende Luftfeuchtigkeit
Viel trinken, leichte Kost
Ruhe, Atemgymnastik

⊖ Das schadet

Stickiges Zimmer
Zu schweres Essen
Unruhe

Homöopathie für Kinder

»Similia similibus curantur« (»Ähnliches wird durch Ähnliches geheilt«) – so lautet das Ähnlichkeitsprinzip der Homöopathie. Begründet von dem deutschen Arzt Samuel Hahnemann (1755–1843), soll die Homöopathie den Körper auf sanfte Weise umstimmen und seine Selbstheilungskräfte anregen. Gerade bei Kindern hat sich diese alternative Heilmethode bewährt. In den einzelnen Krankheitskapiteln dieses Buches sind meistens Homöopathika angegeben; in diesem Special erhalten Sie einen generellen Überblick über Homöopathie und auch Anweisungen für die kinderspezifische Dosierung der Arzneien.

Die Selbstheilungskraft unseres Organismus

Der Organismus hat eine große angeborene Kraft, gegen alle erdenklichen Einflüsse zu kämpfen. Im Alltag muss er sich ständig gegen Bakterien, Viren, Umweltbelastungen u. v. a. m. durchsetzen. Das gelingt meist unmerklich, ohne dass der Mensch erkrankt. Kommt es jedoch einmal zu einer Erkrankung, reagiert der Organismus beispielsweise mit Fieber, um seine inneren Organe zu schützen oder um direkt durch die hohe Temperatur die Viren abzutöten. Mit Schmerzen warnt er den Betroffenen, damit dieser den verletzten Arm oder das kranke Bein schont, damit es besser heilen kann.

Das Ähnlichkeitsprinzip in der Homöopathie

All diese vom Körper entwickelten Symptome sind also nicht Ausdruck seiner Hilflosigkeit, sondern seiner Stärke. Bisher jedoch hat man für jedes dieser Symptome

ein Gegenmittel entwickelt, das bei jedem Menschen gleich wirksam ist, in immer der gleichen Dosierung (beispielsweise dreimal täglich eine Tablette eines fiebersenkenden Mittels, eines Schmerzmittels usw.). Die Homöopathie dagegen geht von der Selbstheilungskraft eines Organismus aus.
Wenn ein Körper es nicht mehr schafft, von allein gesund zu werden, will die Homöopathie ihm dabei helfen, indem sie ihm eine Art »Schubs« erteilt. Dazu wird in der so genannten Fallaufnahme der spezielle Krankheitsfall genau betrachtet: die Schmerzen, deren Charakter und Lokalität. Durst, Appetit, Fieber, Stuhlgang interessieren den Arzt, aber auch, was dem Kranken gut tut oder seinen Zustand verschlechtert. Nach seiner psychischen Verfassung wird ebenfalls genau gefragt.
Der homöopathische Arzt muss nun diesem Symtomenkomplex das richtige homöopathische Mittel zuordnen. Dies geschieht gemäß dem Prinzip der Ähnlichkeit, das der Homöopathie letztlich den Namen gab (griechisch: homoios = ähnlich, pathos = Krankheit, was bedeutet: Ähnliches wird mit Ähnlichem behandelt).

Kleiner Ausflug in die Geschichte

Der Gründer der Homöopathie, Samuel Hahnemann, hatte in einem Selbstversuch beobachtet, dass er, als Gesunder, auf die Einnahme von pulverisierter Chinarinde Fieber entwickelte, das nach einiger Zeit wieder verging. Dies ließ sich beliebig oft wiederholen. Chinarinde war damals bereits ein gängiges Mittel gegen Malaria. Er folgerte daraus, dass eine Arznei offensichtlich beim Gesunden einen Zustand auslösen konnte, welcher der Krankheit, die sie heilen sollte, sehr ähnlich war. Genau dieses Phänomen ist mit dem Ähnlichkeitsprinzip gemeint.
Wieder in Selbstversuchen und gemeinsam mit befreundeten Kollegen probierte Samuel Hahnemann einige andere Mittel aus. Alle beteiligten Personen notierten genau, welche Symptome nach Einnahme der Medikamente entstanden. So entwickelten sie die jeweiligen Symptomenkomplexe der einzelnen Arzneien. Die Arzneimittelprüfungen werden heute noch genauso durchgeführt wie damals. Inzwischen gibt es bereits über 2000 homöopathische Mittel, und die Versuche gehen weiter.

Materia medica und Repertorium

Von jeder der 2000 homöopathischen Arzneien ist der jeweilige Symptomenkomplex bekannt und in der so genannten Materia medica niedergeschrieben. In einer Art Symptomenkatalog, dem Repertorium, sind alle erdenklichen Symptome aufgelistet, und die dazugehörigen Arzneien können dort nachgeschlagen werden. Mit Hilfe dieser beiden Werke kann nun der homöopathisch arbeitende Arzt den in der Fallaufnahme geschilderten Symptomen die Arznei zuordnen, die die gleichen Symptome beim Gesunden in der Arzneimittelprüfung hervorgerufen hat. Er hält dem Körper also einen Spiegel vor, um ihm den richtigen Weg zur Heilung zu zeigen.

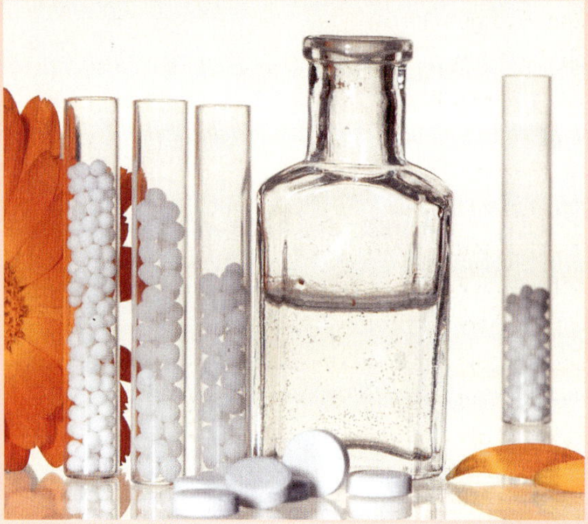

Globuli – die Streukügelchen mit Milchzucker sind nicht nur bei Kindern beliebt.

Potenzierung – wie geht das?

Die Idee der Potenzierung entstand aus der Erfahrung heraus. Je stärker die Arznei verdünnt wurde, umso stärker und heftiger traten die Symptome dieser Arznei beim gesunden Probanden zutage. Aber mit Potenzierung ist nicht nur das Verdünnen der ursprünglichen Substanz gemeint, sondern auch noch die Dynamisierung der Arznei – und das geschieht durch kräftiges Schütteln. Heute werden die Verdünnungen entweder in 10er-Schritten oder in 100er-Schritten durchgeführt.

- Bei der D-Potenzierung (D = dezimal, also zehn) wird auf neun Tropfen Wasser (je nach Arznei auch Alkohol) ein Tropfen Arznei zugemischt und geschüttelt; dieser Vorgang wird Verschütteln genannt. Entnimmt man dieser Menge wieder einen Tropfen und verschüttelt sie mit neun Tropfen Wasser, erhält man die Potenz D2. Jeder Schritt wird mitgezählt, bei der D12 hat man diesen Vorgang zwölfmal wiederholt.

• Die Verdünnungsreihen mit 100er-Mengen werden C-Potenzen (C = centum, also 100) genannt; auf 99 Tropfen Wasser kommt ein Tropfen Arznei. In einer Arznei mit der Potenz C30, bei der dieser Vorgang also 30-mal durchgeführt wurde, ist nach den Gesetzen der Physik kein Molekül der Ausgangssubstanz mehr enthalten. Die Homöopathie stört das wenig, denn die wichtige Information scheint sich bei zunehmender Verdünnung und Dynamisierung zu verstärken, eben zu potenzieren.

Wie dosiert man Homöopathika?

Zunächst gilt: Die richtige Mittelwahl ist wichtiger als die Potenz. Oder anders gesagt: Wenn das Mittel stimmt, wirkt es, egal in welcher Potenz es gegeben wird. Was macht dann also die Potenzierung eines Homöopathikums aus?

Beispielsweise kann man an der Geschwindigkeit, in der das Mittel greift, die Potenzen unterscheiden. Je höher eine Potenz ist, umso schneller ist der Wirkungseintritt. Aber Vorsicht: Je höher eine Potenz ist, umso länger ist sie im Organismus wirksam (C30 etwa drei Wochen lang). Und je höher die Potenz ist, umso stärker kann die so genannte Erstreaktion sein.

Die Erstreaktion oder auch Erstverschlimmerung ist eine Verschlimmerung der Symptome nach Einnahme der Medizin. Sie zeigt, dass die Mittelwahl gut und richtig ist und der Körper seinen »Schubs« in Richtung Heilung erhalten hat. Hier hilft es, die Arznei noch weiter zu verdünnen und mild »weiterzuschubsen«. Am besten geschieht das, indem man einige Globuli in einem halben Glas Wasser auflöst und dann vor jedem Entnehmen zehnmal umrührt, natürlich mit einem Plastiklöffel. (Metalllöffel könnten diesen feinen Informationsfluss durch elektromagnetische Entladungen stören.) Von dieser Lösung kann alle 30 Minuten ein Löffel eingenommen werden, bis man das Gefühl hat, über dem Berg zu sein.

Außer den C- und D-Potenzen stehen dem homöopathischen Arzt noch eine Reihe anderer Potenzstufen zur Verfügung. Die Q- oder auch LM-Potenzen gehören zu den Hochpotenzen, ebenso wie alle Potenzierungsstufen über C30.

Die Entscheidung, welche Potenzierungsstufe wann gegeben werden kann, sollte man immer dem homöopathischen Arzt überlassen.

Dosierung bei Selbstmedikation

Wenn man selbst ein Mittel ausfindig gemacht hat, sollte man eher bei den Niedrigpotenzen bleiben, da die Mittelwirkung nach einigen Tagen beendet ist. Eine gute Potenz wäre die D12 oder C12. Will man eher auf der psychischen Ebene etwas erreichen, kann man vorsichtig eine C30 geben.

Kinder und Homöopathie

Kinder zeigen ihre Symptome direkt und ohne Wertung. Ihr kleiner Organismus hat oft viel Widerstandskraft und noch nicht verlernt, gezielt auf krank machende Stressoren zu reagieren. Ihre Antworten auf die Gabe von Homöopathika sind meist genauso unkompliziert. Das erleichtert zum einen die Mittelwahl, zum anderen erzielt man schnell Erfolge.

Bei den meisten Erkrankungen im Kindesalter handelt es sich um Virusinfekte. Das kindliche Immunsystem muss sich mit vielen verschiedenen Viren auseinander setzen und Antikörper bilden. Ist es dazu in der Lage, ist das ein Zeichen für einen gesunden, kräftigen Organismus. Je heftiger er Symptome entwickelt (also je höher das Fieber ist), umso heftiger setzt er sich damit auseinander und umso schneller kann er diese Erkrankung überwinden.

Hier haben wir mit der Homöopathie eine sehr gute Möglichkeit, dem Kind zu helfen, ihm Linderung zu verschaffen – von dem anstrengenden hohen Fieber beispielsweise –, ohne dem Körper die Aufgabe der Fremdkörperabwehr entzogen zu haben. Gibt man fiebersenkende Mittel, hat man dem Körper sein ihm wichtiges Symptom genommen, und er weiß nicht, welchen Schritt er als nächsten in Richtung Heilung tun soll. Ein homöopathisch unterstützter Heilungsvorgang indes wird vom Organismus selbst vollbracht. Die überstandene Erkrankung wird in dieser Form nicht wiederkehren, denn der Körper weiß sich jetzt zu helfen.

Grenzen der Homöopathie

Folgt man dem bisher Gesagten, erschließen sich die Grenzen der Homöopathie ganz von selbst. Die Homöopathie benötigt einen intakten Organismus. Zerstörte Strukturen oder untergegangene Zellen kann die Homöopathie auch nicht wiederherstellen. Ein durch

Sauerstoffmangel entstandener Hirnschaden beispielsweise bleibt auch unter homöopathischer Behandlung bestehen. Mit anderen Worten: Eine Wunderheilung gibt es auch in der Homöopathie nicht.
Es gibt viele schwere Erkrankungen, die regelmäßige Medikamenteneinnahme dringend benötigen. Jeder homöopathische Arzt wird diese Medikation belassen. Auch die Gabe eines Antibiotikums kann einmal erforderlich werden, beispielsweise bei Lungenentzündung. Gute Homöopathie kann nur in Zusammenarbeit mit der Schulmedizin erfolgen. Der homöopathische Behandler sollte demnach sowohl ein guter Schulmediziner als auch ein guter Homöopath sein.

- Ein Beispiel: Ein Kind, das an Asthma bronchiale leidet, benötigt oft regelmäßige Gaben von Kortison. Dieses Medikament wird das Kind auch beim homöopathischen Arzt verschrieben bekommen. Sollte es gelingen, mit Hilfe der Homöopathie das Asthma zu überwinden, ist es möglich, dass man das Kortison reduziert oder eventuell eines Tages nicht mehr benötigt. Zunächst aber wird das Kind es weiternehmen müssen.

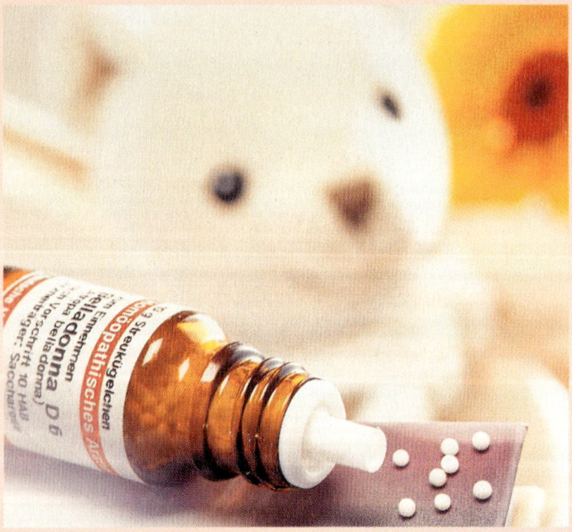

Belladonna – die hochgiftige Pflanze wirkt in homöopathischer Dosis heilsam.

Ziel der Homöopathie

Beim oben genannten Beispiel des an Asthma erkrankten Kindes sind die unterschiedlichen Heilungsziele gut erkennbar. Das Ziel der herkömmlichen Schulmedizin ist es, dem kleinen Patienten so viel wie nötig, aber so wenig wie möglich Kortison zu verabreichen, damit das Kind immer gut Luft bekommt und beschwerdefrei ist. Die Homöopathie will mehr. Sie will, dass das Kind gar kein Asthma mehr hat und ohne Kortison und Kügelchen wieder beschwerdefrei ist. Oft ist der Weg dazu lang und schwierig – aber er ist theoretisch gehbar.

Konstitutions- und Akuttherapie

Will man unser Asthmakind homöopathisch behandeln, genügt es nicht, die einzelnen Asthmaanfälle zu behandeln. Ziel der Behandlung ist es, die chronische Erkrankung ganz zu heilen. Es interessiert also die gesamte Konstitution des Kindes. In der Erstanamnese, die einige Stunden dauern kann, wird deswegen nach allen Dingen gefragt, die die Konstitution dieses Kindes ausmachen. Ähnlich wie in der Fallaufnahme werden alle Besonderheiten von Kopf bis Fuß erfragt. Schwangerschaft, Geburt und Familienanamnese interessieren den Arzt genauso wie Schlaf, Stuhlgang o.Ä. Findet er das Konstitutionsmittel, stärkt er die Konstitution des Patienten, und die Heilung eines chronischen Leidens könnte die Folge sein.
In der Akutbehandlung dagegen interessieren nur die diesem Krankheitsfall zugehörigen Symptome, etwa ob ein Kind bei der Zahnung eine rote Backe hat oder nicht.

Jedes Kind ist anders

Die Homöopathie funktioniert also anders, als wir das von der Schulmedizin her kennen. Es gibt nicht ein Mittel gegen Zahnungsbeschwerden, ein Mittel gegen Bauchschmerzen oder ein fiebersenkendes Mittel, das bei allen gleich wirkt und in der gleichen Dosierung gegeben werden kann. Jedes Kind ist anders, jedes Kind hat andere Zahnungsbeschwerden, jedes Kind wird demnach ein anderes Mittel benötigen. Und jedes Kind wird eine andere Potenz in unterschiedlichen Zeitabständen benötigen.

Was man noch beachten muss

Während einer homöopathischen Behandlung sollte man keinen Kampfer anwenden, weder als Tee noch als Öl. Kampfer ist der Hauptantagonist homöopathischer Mittel. Ebenfalls störend wirken sich minzhaltige Öle oder Tees aus. Vorsicht auch bei Zahnpasten! Es gibt aber Zahnpasten, die nicht so viel Menthol enthalten. Auch der Genuss von Kaffee und Tee kann einmal ein Hindernis darstellen. Diese Punkte sollte man mit dem homöopathischen Arzt besprechen.

Mundgeschwür (Aphthen)

Ursachen: nachlässige Mundhygiene, Infektion mit Herpes-simplex-Viren
Typische Beschwerden: weißliche und rot umrandete Geschwüre im Mund- und Rachenbereich mit starken Schmerzen; belegte Zunge, Trockenheit, Brennen und wundes Gefühl; manchmal Fieber und Krankheitsgefühl
• Siehe auch Mundsoor (S. 42f.)

Sofortmaßnahmen – Was Sie gleich tun können

Mundspülungen mit Salzwasser

Durch Spülungen mit Salzwasser wird der Mund- und Rachenraum Ihres Kindes desinfiziert und dadurch die Entzündung gehemmt.
• **Anwendung:** 1 Teelöffel Kochsalz in 1 Glas heißem Wasser (0,2 Liter) auflösen und abkühlen lassen; dann mit der lauwarmen Flüssigkeit den Mund- und Rachenbereich gut spülen. Mehrmals wiederholen.

Babys und Kleinkinder

Babys reagieren manchmal sehr heftig auf die Viruserkrankung und fiebern sehr hoch, zudem können auch Brechreiz und Erbrechen auftreten. Senken Sie gegebenenfalls das Fieber mit fiebersenkenden Mitteln, und bringen Sie Ihr Baby zum Kinderarzt.

Grenzen der Selbstbehandlung

Sie können das Mundgeschwür Ihres Kindes wirksam selbst behandeln.
Kommen allerdings starke Schmerzen, Eitergeschwüre oder hohes Fieber über 39 °C hinzu, so zögern Sie nicht, mit Ihrem Kind einen Arzt aufzusuchen. Treten Mundgeschwüre öfter auf, sollten Sie Ihr Kind ebenfalls untersuchen lassen.

AUS DER APOTHEKE

Mit Lösungen oder Gelen, die zum Spülen geeignet sind oder – vor allem bei Säuglingen und Kleinkindern – mit einem Wattestäbchen (oder dem sauberen Finger) auf die betroffenen Bereiche im Mund aufgetragen werden, lässt sich die Entzündung eindämmen und der Schmerz lindern. Synthetische Medikamente weden vor allem als Kombinationspräparate eingesetzt; sie enthalten desinfizierende und schmerzstillende Wirkstoffe. Unter den Phytopharmaka bieten sich vor allem Präparate mit Salbei-, Myrrhe-, Rhabarber- und Ratanhiawurzelextrakten an. Bei starken Schmerzen kann ein Schmerzmittel, am besten mit dem Wirkstoff Ibuprofen, verabreicht werden.

Synthetische Medikamente

• **Kombinationspräparate:** schmerzlindernde Gele und Tinkturen
• **Schmerzmittel:** Ibuprofen, Parazetamol

Phytopharmaka

Salbeiextrakte, Ratanhiaextrakte, Myrrhentinktur

Homöopathika

Die folgenden Homöopathika können helfen.

• **Borax:** wenn punktförmige Blutungen oder Bläschen auch um den Mund herum auftreten, ebenso bei wunder Nase und übel riechendem Harn
• **Kreosot:** wenn das Zahnfleisch zu Blutung neigt und blaurot geschwollen, die Zunge trocken und rot ist sowie ein übler Mundgeruch auftritt
• **Lachesis:** bei starker Berührungsempfindlichkeit, geröteter und blutender Mundschleimhaut und erschwertem Essen

NATURHEILKUNDE

Mundspülung

Eine Mundspülung mit Ringelblumentee (Calendula) wirkt auf den Mund- und Rachenraum entzündungshemmend und fördert außerdem die Wundheilung.
• **Anwendung:** 2 Teelöffel der Blüten mit 1/4 Liter kochendem Wasser überbrühen; dann 10 Minuten lang zugedeckt ziehen lassen und anschließend abseihen, mehrmals täglich lauwarm spülen lassen.

Achtung: Von einer Kamillenspülung ist abzuraten, denn die Anwendung steht im Verdacht, die Entwicklung von Mundsoor zu begünstigen.

DAS KÖNNEN SIE NOCH TUN

Buttermilch

Buttermilch enthält alkalische Stoffe, durch die die Mundschleimhaut beruhigt wird.

• **Anwendung:** Mit Q-Tips vorsichtig die betroffenen Stellen im Mund des Kindes mit etwas lauwarmer Buttermilch betupfen.

Eis wirkt Wunder

Geben Sie Ihrem Kind Speiseeis oder Eiswürfel aus Kräutertee. Die Kräutereiswürfel können Sie einfach zubereiten, indem Sie Kräutertee kochen (beispielsweise Salbeitee) und in einem entsprechenden Behältnis im Gefrierfach zu Eis werden lassen.

Mundhygiene

Die beste vorbeugende Maßnahme gegen Mundgeschwüre ist eine konsequente Mundpflege. Bei Kindern ist diese oft nur gegen deren Widerstand zu realisieren. Trotzdem ist es notwendig, dass Sie das Zähneputzen mindestens zweimal täglich durchsetzen.

Nasensalbe

Tritt das Mundgeschwür in Verbindung mit wunder Nase auf, ist der Einsatz von Augen- und Nasensalbe für die wunden Stellen der Nasenschleimhaut auch sinnvoll.

⊕ Das hilft

Kräftigung des Immunsystems
Mundspülungen
Mundhygiene
Eis

⊖ Das schadet

Geschwächte Immunabwehr
Mangelnde Mundhygiene

Mundsoor

Ursachen: Hefepilzinfektion (manchmal Übertragung von Pilzinfektion in der Scheide während der Geburt)
Typische Beschwerden: grauweiße Flecken und krümelige Auflagerungen auf Zunge und Mundschleimhaut; Brennen, belegte Zunge und Wundgefühl im Mund; tritt auch in Verbindung mit Windeldermatitis auf

• Siehe auch Mundgeschwür (S. 41f.), Windeldermatitis (S. 146f.) sowie Zahnen und Zahnprobleme (S. 61f.)

Sofortmaßnahmen – Was Sie gleich tun können

Pinselung mit Myrrhentinktur

Die Beschwerden Ihres Kindes können Sie gut mit einer Pinselung mit verdünnter Myrrhentinktur lindern. Ein Ersatz für die ärztliche Behandlung ist diese Anwendung jedoch nicht!

• **Anwendung**: 10 Tropfen Tinktur in 1 Glas warmes Wasser (0,2 Liter) geben; ein Wattestäbchen eintauchen und die Soorflecken behutsam betupfen.

Babys und Kleinkinder

Bei Babys und Kleinkindern sollten Sie gewissenhaft auf die Schnuller- und Flaschenhygiene achten, um die Pilzinfektion zu vermeiden – Schnuller und Flaschenmundstücke müssen täglich ausgekocht werden. Waschen oder reinigen Sie nie die Mundschleimhäute des Säuglings, weil dadurch Infektionen verursacht werden können. Fällt der Schnuller auf den Boden, so sollten Sie ihn waschen (nie den Schnuller abschlecken und dann dem Kind zurückgeben!). Bei bereits bestehendem Mundsoor sollten Sie Ihrem Kind allerdings nicht nur nach der Mahlzeit, sondern auch nach dem Trinken ein antimykotisches Mundgel oder eine Suspension auftragen.

Grenzen der Selbstbehandlung

Hegen Sie den Verdacht, dass Ihr Kind Mundsoor haben könnte, sollten Sie unbedingt einen Kinder- und Jugendarzt aufsuchen. Denn es muss sicher geklärt werden, auf welche Gesundheitsstörung die Symptome zurückzuführen sind. Bis zum Arztbesuch können Sie zur Linderung der Beschwerden Pinselungen mit Phytopharmaka vornehmen.

Es gibt kein Baby, das nicht in den ersten beiden Lebensjahren mal einen Soorpilz hat. Die Mund- und Hautflora des bis zu zweijährigen Kindes ist noch nicht so ausgewogen, dass es mit den Pilzsporen von alleine fertig wird. Später kann ein Soorpilzbefall ein Alarmzeichen für eine schwere Erkrankung wie Diabetis sein oder nach Achibiose vorkommen!

AUS DER APOTHEKE

Gegen Mundsoor werden so genannte Antimykotika eingesetzt, die gegen die Hefepilze wirken. Nystatin und Miconazol in Form von Suspension und Mundgel, die Sie leicht mit dem Finger auf der Mundschleimhaut Ihres Kindes verteilen können, werden am häufigsten verwendet. Vor allem die Mundgele haften relativ gut.

Wichtig ist, dass die Medikamente konsequent nach jeder Mahlzeit aufgetragen werden. Meist dauert die Therapie beim Säugling acht bis zehn Tage.

Die ebenfalls hilfreichen pflanzlichen Tinkturen oder Extrakte sind gut verträglich, aber weniger stark wirksam.

Synthetische Medikamente

- **Antimykotika:** Nystatin, Miconazol

Phytopharmaka

- **Desinfektionsmittel:** Ratanhiatinktur, Salbeiextrakt

Homöopathika

Die folgenden Homöopathika können helfen.

- **Borax:** bei Angst vor Abwärtsbewegung, Schreien, Aufschrecken aus dem Schlaf, schlecht verdautem Stuhl
- **Mercurius solubilis H.:** bei starkem Speichelfluss, sehr üblem Mundgeruch, Ruhelosigkeit, Furcht vor Alleinsein, reichlichem Stuhlgang

NATURHEILKUNDE

Tees

Geben Sie Ihrem Kleinkind zur Unterstützung der Therapie vor allem ungesüßten Tee zu trinken – allerdings nicht Kamillentee, da Kamille im Verdacht steht, Mundsoor zu fördern!

- **Mädesüßtee:** 1 Teelöffel Mädesüßblüten mit 1/4 Liter kochendem Wasser überbrühen. Den Tee 10 Minuten lang ziehen lassen.

ERNÄHRUNG

Ballaststoffreiche Kost

Um zu verhindern, dass der Pilz über das Essen in den Darm wandern und sich dort ansiedeln kann, sollten Sie Ihrem Kind verstärkt ballaststoffreiche Kost (z. B. Hülsenfrüchte) anbieten. Zucker und Süßigkeiten sind mit Vorsicht zu genießen.

DAS KÖNNEN SIE NOCH TUN

Gurgeln mit Salzwasser

Sind Ihre Kinder schon älter und verschlucken sie die Flüssigkeit beim Gurgeln nicht mehr, bietet es sich an, regelmäßig mit Salzwasser zu gurgeln.

- **Anwendung:** 1 Teelöffel Meer- oder Kochsalz in 1/4 Liter heißes Wasser geben, abkühlen lassen und nochmals gut umrühren. Das Kind mehrmals täglich (5 Minuten) gurgeln lassen.

Mundhygiene

Auch Kleinkinder sollten mindestens zweimal täglich Zähne putzen. Wenn sich Ihr Kind schon selbst die Zähne putzt, achten Sie darauf, dass das Zähneputzen auch effektiv genug durchgeführt wird.

Windeldermatitis

Bisweilen geht bei Säuglingen mit Mundsoor eine Windeldermatitis einher. Um sie in den Griff zu bekommen, sollte das Baby so oft wie möglich ohne Windeln nackt strampeln können, um ein feuchtes Klima am Po zu verhindern. Die betroffenen Stellen am Po können Sie mit einer verdünnten Ratanhiatinktur und mit einer nystatinhaltigen Creme behandeln. Waschen Sie die betroffenen Stellen mit seifenfreien Syndets und benutzen Sie kein Öl zur Reinigung.

⊕ Das hilft

Mundpinselungen
Regelmäßiges Zähneputzen

⊖ Das schadet

Auswaschen des Mundes
Mangelnde Mundhygiene
Schnuller, die von Erwachsenen abgeleckt werden
Süßigkeiten

Nasenbluten

Ursachen: mechanische Irritation der Nasenschleimhaut (Nasenbohren); Fremdkörper; starkes Schnäuzen; trockene Luft; äußere Gewalteinwirkung (Trauma); Bruch des Nasenbeins; Polypen; Gerinnungsstörungen und andere Blutkrankheiten; sehr selten Tumoren oder Aortenisthmusstenose

Typische Beschwerden: mehr oder weniger starkes Bluten aus der Nase, manchmal auch in den Rachen hinein

- Siehe auch Fremdkörper in Körperöffnungen (S. 291ff.) und Schnupfen (S. 48ff.)

Sofortmaßnahmen – Was Sie gleich tun können

Kalte Nackenkompresse

Veranlassen Sie Ihr Kind, sich zu setzen und den Kopf nach vorn zu beugen. Legen Sie ihm eine kalte Kompresse in den Nacken. Dies bewirkt auf venösem Weg eine Blutstillung. Drücken Sie die Nasenflügel zu; das Kind sollte ruhig durch den Mund atmen. Danach sollte sich das Kind mehrere Stunden lang nicht schnäuzen. Keinesfalls sollte das Kind den Kopf in den Nacken legen, weil das Blut über den Rachen in die Speiseröhre läuft und Brechreiz verursachen kann. Blut, das doch in den Rachen gelangt, sollte das Kind ausspucken.

Babys und Kleinkinder

Bei Babys kommt Nasenbluten eigentlich so gut wie nicht vor. Nasenbluten bei Kleinkindern behandeln Sie in gleicher Weise wie bei älteren Kindern.

Grenzen der Selbstbehandlung

Tritt Nasenbluten häufig auf, muss Ihr Kind unbedingt untersucht werden (Blutdruckmessung, Bestimmung von Blutungs- und Gerinnungsstatus, Hämoglobin und Hämatokritwert). Liegt das wiederkehrende Bluten an der Schwäche eines der winzigen Nasenblutgefäße, kann es der HNO-Arzt veröden. Nasenbluten kann auch ein Symptom einer Fehlbildung der großen Körperschlagader sein.

Sofort den Notarzt rufen

- Wenn die Blutung nicht innerhalb von 20 bis 30 Minuten zu stillen ist
- Wenn sich Verformungen der Nase bilden oder deutliche Schwellungen am Nasenrücken auftreten

AUS DER APOTHEKE

Nur wenn Nasenbluten auf trockene Nasenschleimhäute zurückzuführen ist, können synthetische Medikamente oder Phytopharmaka eine vorbeugende Wirkung zeigen. Es kommen Nasensalben mit den Wirkstoffen Dexpanthenol und Natriumchlorid bzw. Natriumhydrogenkarbonat oder eine Meerwasserlösung, die für Säuglinge und Kleinkinder gut geeignet ist, zur Verwendung.

Synthetische Medikamente

- Präparat mit **Dexpanthenol**
- Präparat mit **Natriumchlorid, Natriumhydrogenkarbonat**
- **Meerwasserlösung** zur Befeuchtung der Nasenschleimhaut

Phytopharmaka

Nur für ältere Kinder sind Präparate mit Kamille zu empfehlen, denn Kamille kann bei entsprechender Empfindlichkeit Allergien auslösen. Um eine solche Allergie auszuschließen, sollten Sie überprüfen lassen, ob Ihr Kind auf Korbblüter allergisch reagiert.

Homöopathika

Die folgenden Homöopathika helfen bei Nasenbluten.

- **Arnica:** bei Nasenbluten nach mechanischen Verletzungen und äußerer Gewalteinwirkung bei ängstlichen Kindern
- **Ferrum metallicum:** bei schwachen und zarten Kindern, die leicht erregbar sind, bei cholerischem Temperament
- **Natrium nitricum:** insbesondere in der Pubertät und bei Blutarmut (Anämie)

NATURHEILKUNDE

Gegen trockene Nasenschleimhäute, die zu Blutungen neigen, helfen auch Inhalationen mit Wasserdampf und Meersalz. siehe Special Hausmittel (S 16ff.)

DAS KÖNNEN SIE NOCH TUN

Nasenspülung mit Meersalzwasser

Eine Spülung der Nasenschleimhäute mit Meersalzwasser können Sie nur einem älteren Kind »zumuten«, das die unangenehmen Seiten ignorieren kann.

- **Anwendung:** 1/2 Teelöffel Meersalz in 1/4 Liter warmem Wasser auflösen und unmittelbar vor der Anwendung noch einmal gut verrühren. Wasser in die hohle Hand geben und immer nur durch ein Nasenloch hochziehen, dann wieder herauslaufen lassen. So lange anwenden, bis das Wasser aufgebraucht ist.

Luftfeuchtigkeit in der Wohnung

Achten Sie vor allem im Winter darauf, dass die Wohnräume genügend Luftfeuchtigkeit haben.

⊕ Das hilft

Kalte Kompressen, Nasenspülungen, Sport an feuchter Luft, Luftbefeuchtung

⊖ Das schadet

Trockene Heizungsluft, passives Rauchen Bewegungsmangel

Nebenhöhlenentzündung

Ursachen: virale oder bakterielle Infektion der oberen Luftwege; Eintreten von verschmutztem Wasser in die Nasenhöhlen (z. B. beim Baden); auch allergische Vorerkrankungen

Typische Beschwerden: meistens leichte bis mittlere charakteristische Gesichts- und Kopfschmerzen; Druck- und Klopfempfindlichkeit über den betroffenen Nasenhöhlen; Verstärkung der Schmerzen durch Druckerhöhung beim Bücken und Husten; leichtes Fieber; eitriges Sekret aus der Nase; Schnupfen mit gelblich grünem zähen Sekret

- Siehe auch Schnupfen (S. 58ff.) sowie Kopfschmerzen und Migräne (S. 32ff.)

Sofortmaßnahmen – Was Sie gleich tun können

Abschwellende Nasentropfen

Abschwellende Nasentropfen mehrmals täglich verabreichen. Achten Sie bei der Dosierung genau auf die Packungsbeilage, weil die angemessene Dosis je nach Alter variiert. Auch dürfen die Tropfen ohne ärztliche Anweisung nicht länger als drei Tage verwendet werden, um Schädigungen der Nasenschleimhäute zu vermeiden.

Für feuchte Luft sorgen

In der Wohnung, insbesondere jedoch im Kinderzimmer, sollte die Luft gut befeuchtet sein. Hängen Sie in der Nähe des Kinderbetts sowie an den Heizkörpern in der übrigen Wohnung nasse Tücher auf, oder verwenden Sie einen Luftbefeuchter.

Babys und Kleinkinder

Die Nebenhöhlen setzen sich aus vier Höhlen zusammen: der Siebbeinhöhle, der Kieferhöhle, der Stirnhöhle und der Keilbeinhöhle. Eine Entzündung der Siebbeinhöhle ist schon im Säuglingsalter möglich, eine Entzündung der Kieferhöhle selten vor dem vierten Lebensjahr und Entzündungen der Stirn- und Keilbeinhöhle selten vor dem neunten Lebensjahr. Auffällig ist bei Kindern auch der häufig weitgehend schmerzlose Verlauf einer Entzündung, so dass vor allem auf die Begleitsymptome wie Husten, Schniefen, immer wiederkehrende Infekte und auf Gedeihstörungen geachtet werden muss. Dieser chronische Verlauf einer Nebenhöhlenentzündung ist häufig zwischen dem siebten und dem zwölften Lebensjahr zu beobachten. Ein wichtiges Symptom für die Nebenhöhlenentzündung sind Gesichtskopfschmerzen, wenn sich das Kind hinunterbeugt.

Grenzen der Selbstbehandlung

Wenn der Nasenausfluss länger als zwei Tage anhält und/oder die Schmerzen nicht nachlassen, müssen die Nebenhöhlen ärztlich untersucht werden. Eine verschleppte Nebenhöhlenentzündung kann sehr gefährlich werden.

Sofort den Notarzt rufen

- Bei Atemnot
- Bei Fieber über 40 °C
- Bei zusätzlichen starken Kopfschmerzen

AUS DER APOTHEKE

Abschwellende Nasentropfen, mit denen die Atemwege wieder frei gemacht werden können, enthalten Alpha-Sympathomimetika, die jedoch nur kurzfristig (maximal drei Tage) verwendet werden sollten. Achten Sie beim Kauf auf ein altersgerecht dosiertes Präparat. Es gibt solche Präparate inzwischen bei nahezu allen Nasentropfen (sie sind meist mit S oder K für Säuglinge und Kinder bezeichnet, etwa Rhinex® S). Bei älteren Kindern kann die Behandlung auch mit Phytopharmaka unterstützt werden. Dabei handelt es sich meist um Kombinationspräparate mit Pflanzen, die schleimlösende und entzündungshemmende ätherische Öle oder Saponine enthalten. Ist die Nebenhöhlenentzündung eitrig, wird der Arzt verschreibungspflichtige Antibiotika verordnen. Antibiotika gibt es für Kinder in Form von (Trocken-)Säften.

Synthetische Medikamente

- **Alpha-Sympathomimetika:** Xylometazolin, Oxymetazolin, Naphazolin

Phytopharmaka

- **Antiphlogistika**
- **Schleimlöser:** pflanzliche Kombinationspräparate zum Einnehmen

Homöopathika

Eine chronische Nasennebenhöhlenentzündung ist ein klassischer Fall für eine konstitutionelle homöopathische Behandlung. Ansonsten eignen sich die folgenden Homöopathika.

- **Cinnabaris:** bei festsitzendem Sekret in den Nebenhöhlen
- **Mercurius bijodatus:** bei akutem Auftreten einer Nebenhöhlenentzündung

NATURHEILKUNDE

Heiltees

Achten Sie darauf, dass Ihr Kind bei einer akuten Nasennebenhöhlenentzündung sehr viel Flüssigkeit zu sich nimmt. Dazu eignen sich vor allem Kräutertees aus den Heilpflanzen Pfefferminze, Thymian, Kamille (Vorsicht bei einer Allergie gegen Korbblütler!) und Salbei vorzüglich. Kinder werden bei diesen Alternativen in der Regel Pfefferminze und Kamille vorziehen.

- **Pfefferminztee:** 2 Teelöffel Pfefferminzblätter mit 1/4 Liter kochendem Wasser aufgießen; den Tee 10 Minuten lang zugedeckt ziehen lassen und anschließend abseihen. Das Kind davon täglich 3 bis 4 Tassen heiß trinken lassen.

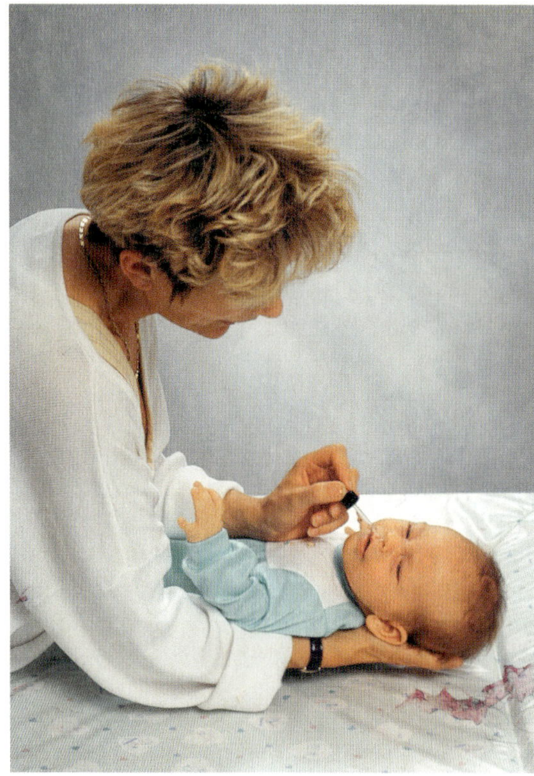

Für Säuglinge gibt es spezielle Nasentropfen, die den Kleinen das Atmen erleichtern.

ERNÄHRUNG

Vitaminreiche Ernährung

Da meist Erkältungskrankheiten einer Nebenhöhlenentzündung vorausgehen, bietet es sich an, die körpereigenen Abwehrkräfte zu stärken, um Infekten vorzubeugen. Eine ausgewogene vitamin- und ballaststoffreiche Kost mit viel Obst und Gemüse (achten Sie auf einen hohen Vitamin-C-Gehalt) und weniger Fleisch und Wurstwaren fördert ein starkes Immunsystem. Unterstützen können Sie eine gesunde Ernährung Ihres Kindes mit ungesüßten Obst- und Gemüsesäften, die meistens gern getrunken werden. Knoblauch und Meerrettich, bei Kindern nicht gerade beliebt, begünstigen die Lösung der Sekrete erheblich – es würde sich lohnen, Ihr Kind zur Einnahme einer Messerspitze Meerrettich oder eines kleinen Stücks

Knoblauch zu überreden. Doch Vorsicht: Diese Lebensmittel sind nur für ältere Kinder geeignet. Bei kleineren Kindern ist der Magen-Darm-Trakt noch nicht auf solche »Scharfmacher« eingestellt.

DAS KÖNNEN SIE NOCH TUN

Inhalationen mit Meersalz: siehe Special Hausmittel (S. 20)

Wärmebehandlung mit Rotlicht

Betroffenen Gesichtsbereiche können Sie mit einer Infrarotlichtlampe behandeln.

- **Anwendung:** Die Rotlichtlampe so aufstellen, dass ein Mindestabstand von 50 Zentimetern zum Gesicht Ihres Kindes gewahrt bleibt. Während der Bestrahlung darauf achten, dass das Kind die Augen geschlossen hält. Anwendungsdauer: nicht länger als 10 Minuten.

Kalte und heiße Auflagen: siehe Special Hausmittel

Akupunktur

Nehmen Atemwegsinfekte bei Ihrem Kind öfter einen chronischen Verlauf und führen zur Nebenhöhlenentzündung, können Sie eine bewährte Methode der traditionellen chinesischen Medizin (TCM) testen: die Akupunktur. Die Behandlung sollte von einem Heilpraktiker durchgeführt werden, der mit Akupunktur vertraut ist und mit Kindern umgehen kann. Akupunktur kann vor allem bei chronischen Verläufen helfen. Die Nadelung ist übrigens – richtig ausgeführt – nicht schmerzhaft.

Immunstimulation mit Bakterienlysaten

Auch Kinder können ihr Immunsystem bei immer wiederkehrenden Infekten der Atemwege mit einer »Bakterienmischung« stärken. Diese Bakterienlysate enthalten leicht veränderte Bakterien, die Atemwegsinfekte auslösen (z. B. Streptokokken, Klebsiellen). Mit der Einnahme dieser Kulturen wird das Immunsystem gegen diese Erreger wehrhaft gemacht. Sprechen Sie mit Ihrem Arzt darüber, inwieweit eine solche Therapie für Ihr Kind geeignet wäre.

Ruhe und Entspannung

Ein gestresstes Kind wird von einer Nebenhöhlenentzündung nicht so schnell genesen, wie wenn es ruhig und entspannt versucht, die akute Phase der Erkrankung hinter sich zu bringen. Das ist leichter gesagt als getan, denn Schmerzen und Druckgefühl im Gesichtsbereich sind nicht die besten Voraussetzungen dafür, Ihr Kind bei guter Laune zu halten. Versuchen Sie, ein bisschen »Programm« zu bieten, das weder zu sehr anregt noch aufregt, um das Kind von der Erkrankung abzulenken. Ihr Kind sollte in dieser Zeit aber keinesfalls fernsehen! Ein **Tipp:** Oft hilft auch ein kurzer Schlaf, um die Schmerzen zu lindern.

Sorgfältig die Nase putzen

In dem Alter, in dem eine Nebenhöhlenentzündung in der Regel erstmalig auftritt, können die meisten Kinder schon effektiv die Nase putzen. Achten Sie darauf, dass das Sekret durch kräftiges und mehrmaliges Schnäuzen ausgeworfen wird. Helfen Sie beim Schnäuzen mit, indem Sie mit dem Taschentuch sowie Daumen oder Zeigefinger zunächst ein Nasenloch zuhalten und über das andere Nasenloch kräftig ausatmen lassen und umgekehrt. Auch zur Vorbeugung hat sich regelmäßiges Naseputzen gut bewährt.

Frische Luft

Viel Bewegung an der frischen Luft ist für Kinder im Allgemeinen keine ungewohnte Beschäftigung. Ist Ihr Kind aber mehr vor dem Computer oder dem Fernseher zu finden als draußen, sollten Sie mit gutem Beispiel vorangehen und das Kind zum Spazierengehen, Ballspielen, Fahrradfahren und ähnlichen Freizeitbeschäftigungen animieren.

⊕ Das hilft

Inhalationen
Viel trinken (Tee)
Ruhe und Entspannung
Wärmebehandlung
Vitamin- und enzymreiche Kost
Richtige Luftfeuchtigkeit
Ausheilenlassen von Infekten

⊖ Das schadet

Trockene, stickige Raumluft
Flüssigkeitsmangel
Stress

U1 bis J1 – Vorsorgeuntersuchungen für Kinder und Jugendliche

Sie haben ein gesundes Kind bekommen und freuen sich über den neuen Erdenbürger. Sie genießen erst einmal die neue Gemeinsamkeit und denken nicht an Krankheit oder Störungen, die die Entwicklung Ihres Kindes beeinträchtigen könnten. Das ist auch richtig so. Doch kurz nach der Geburt haben Sie ein gelbes Untersuchungsheft bekommen, das Sie und Ihr Kind nun in den kommenden Jahren bei den Besuchen bei Ihrem Kinder- und Jugendarzt begleiten wird. Das ist das Vorsorgeheft Ihres Kindes.

Warum Vorsorge?

Zweck dieser Untersuchungen ist die Früherkennung von Krankheiten und Störungen, die die normale körperliche , geistige und psychosoziale Entwicklung Ihres Kindes in nicht geringfügigem Maß gefährden. Früherkennung ist Voraussetzung für eine erfolgreiche Behandlung. Bedenken Sie, dass die Entwicklung in den ersten fünf Lebensjahren entscheidend für die spätere körperliche und seelische Gesundheit Ihres Kindes ist. In diesem Special werden wir Ihnen die einzelnen Untersuchungen etwas genauer vorstellen.

- Bis zur Einschulung gibt es die U1 bis U9.
- Später, mit 12 bis 14 Jahren, kommt dann noch die J1 dazu.

Nutzen Sie die Gelegenheit, Ihr Kind regelmäßig gründlich untersuchen zu lassen. Im Rahmen dieser Vorsorgeuntersuchungen wird der Arzt auch Bluttests zur Früherkennung von Stoffwechselkrankheiten durchführen, Ultraschalluntersuchungen der Hüften und Nieren sowie Impfungen vornehmen. Ebenso wird er mit Ihnen über Karies- und Rachitisprophylaxe sowie über gesunde Ernährung und Bewegung sprechen. Spätestens mit zwei Jahren sollte Ihr Kind erstmals dem Augenarzt vorgestellt werden. Trägt ein Elternteil eine Brille oder hat in früher Kindheit geschielt, so wird Ihr Arzt das Kind bereits im Alter von sechs Monaten zu einem in Kinderuntersuchungen versierten Augenarzt schicken.

Ungefähr mit drei Jahren ist es dann an der Zeit, das Kind bei einem Zahnarzt vorzustellen.

Bereits bei einer der ersten drei Untersuchungen wird durch ein Testverfahren das Hörvermögen Ihres Kindes festgestellt. Angeborene Hörstörungen müssen frühzeitig erkannt und behandelt werden, damit das Kind kommunizieren und Sprache erlernen kann. Es werden auch Urinproben zur Früherkennung einer Zuckerkrankheit durchgeführt. Bei den ersten drei Terminen bekommt Ihr Kind außerdem Vitamin K in Tropfenform, mit dem gefährlichen Hirnblutungen vorgebeugt wird. Ab dem 10. Lebenstag sollte es während des gesamten ersten Lebensjahres Vitamin D zur Rachitisprophylaxe erhalten. Dies geschieht in Tablettenform, meist in Kombination mit Fluorid zur Härtung des Zahnschmelzes. Die Fluoridgabe erfolgt dann weiter bis zum 3. Geburtstag, denn erst dann ist ein Kind in der Lage, mit Zahnpasta richtig umzugehen. Doch bereits ab dem 1. Zahn müssen die Zähne gesäubert werden. Zunächst nur mit Wasser, am besten mit dem eigenen Finger, danach kann sich das Kind langsam an eine weiche Kinderzahnbürste gewöhnen.

Fragen an den Arzt

Wenn Sie Fragen haben, notieren Sie diese und bringen den Zettel zu den Arztbesuchen mit. So vergessen Sie nichts, und alle anstehenden Probleme können besprochen werden. Scheuen Sie sich nicht, auch vermeintlich »dumme« Fragen zu stellen. Dumme Fragen gibt es nicht! Der Kinder- und Jugendarzt Ihres Vertrauens wird Ihnen gern helfen.

Manchmal ist mit einigen Worten ein Problem aus der Welt geschafft, und Sie müssen sich nicht unnötig Sorgen machen. Fragen Sie lieber einmal zu viel als einmal zu wenig. Kinder kommen schließlich nicht mit einer Gebrauchsanweisung zur Welt! Ihr Kind ist etwas Einzigartiges, und Ihre Fragen sind individuell wichtig und berechtigt.

Was steht im gelben Heft?

Im Vorsorgeheft werden alle auffälligen, aber auch alle normalen Befunde Ihres Kindes vermerkt. Außerdem trägt der Arzt die Ergebnisse der Testverfahren ein und kann mit verschiedenen Kennziffern die noch notwendigen Untersuchungen kennzeichnen. Nehmen Sie sich einmal die Zeit, sich dieses Heft genau anzuschauen.

U1 – direkt nach der Geburt

Die Neugeborenen-Erstuntersuchung nimmt der Geburtshelfer direkt nach der Geburt vor. Das ist entweder die Hebamme oder der Frauenarzt, bei Risikogeburten der Kinderarzt. Schreit Ihr Kind kräftig? Ist »alles« dran? Schlägt das Herz regelmäßig und kräftig? Reagiert es richtig? Das sind die wichtigen Fragen, die direkt nach der Geburt beantwortet werden.
Objektiver Gradmesser für die Vitalität Ihres Kindes ist das so genannte APGAR- Schema, benannt nach einer schwedischen Ärztin. Damit wird genau festgestellt, wie Ihr Kind die Umstellung aus der schützenden Höhle der Gebärmutter in die raue Welt überstanden hat. Während Sie sich von der Geburt ein wenig erholen und selbst versorgt werden, misst und wiegt die Hebamme nun Ihr Kind. Der Geburtshelfer schaut nach äußerlich sichtbaren Fehlbildungen. Ob die Speiseröhre durchgängig ist, wird mit einer Magensonde geprüft, ob die Afteröffnung an normaler Stelle liegt, mit dem Fieberthermometer.
Die Ergebnisse dieser Basisuntersuchung werden in das Vorsorgeheft eingetragen. Zur Erleichterung befindet sich in der Umschlaglasche ein Kennziffernkatalog, dessen Ziffern bei Notwendigkeit in die jeweiligen Rubriken eingetragen werden.
Wenn Sie Ihr Baby zu Hause bekommen haben, sollten Sie möglichst in den ersten Tagen nach der Geburt mit Ihrem Kinder- und Jugendarzt Kontakt aufnehmen, damit er sich das Kind ansieht.

U2 (dritter bis zehnter Tag)

Inzwischen ist Ihr Kind schon drei bis zehn Tage alt. Sie haben sich von den Strapazen der Geburt weitgehend erholt. Die nächste Vorsorge steht auf dem Terminplan. Entweder führt sie der Kinderarzt noch in der Geburtsklinik vor der Entlassung durch, oder der niedergelassene Kinderarzt nimmt sie bei Ihnen zu Hause oder in seiner Praxis vor.
Dies ist die Basisuntersuchung, in der Regel die erste, die von einem Kinderarzt vorgenommen wird.
Der Arzt wird Ihr Kind sehr gründlich untersuchen, um zu sehen, ob auch wirklich alles in Ordnung ist. Denn einige Störungen zeigen sich erst einige Tage nach der Geburt. Er wird die Organsysteme untersuchen und Reflexe testen. Wundern Sie sich nicht, wenn Ihr Baby buchstäblich auf den Kopf gestellt wird. Dies ist nötig, um die korrekte Funktion der Nerven-Muskel-Reaktionen festzustellen.
Es ist möglich, dass die Haut jetzt eine deutliche Gelbfärbung aufweist. Dabei handelt es sich um eine nicht ansteckende Gelbsucht, die durch den Abbau der roten Blutkörperchen in den ersten Lebenstagen mehr oder minder stark ausgeprägt ist. Um die Ausscheidung des Farbstoffs zu unterstützen, können eine Beleuchtung mit blauem Licht und zusätzliche Flüssigkeitsgabe notwendig werden.

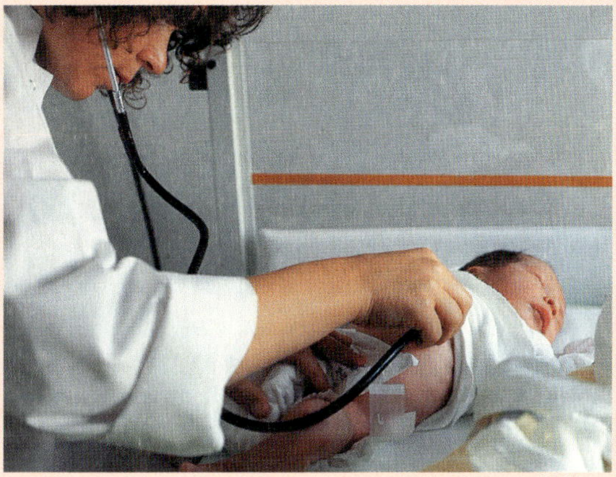

Ein Neugeborenes bei der Erstuntersuchung.

Anpassungsstörungen

In den folgenden Wochen hat der kleine Organismus viel Arbeit, um sich auf die Lebensumstände außerhalb der schützenden Gebärmutter einzustellen. Dabei können vorübergehende Störungen auftreten, die Sie beunruhigen könnten. Meistens sind sie aber völlig harmlos und verschwinden nach einiger Zeit. Im Folgenden stellen wir Ihnen die wichtigsten Anpassungsstörungen vor. Dann fällt es Ihnen sicher leichter, damit umzugehen.
Sie werden jetzt viele Ratschläge bekommen und verschiedene Bücher lesen, so auch dieses. Zuzeiten ist guter Rat Gold wert. Hören Sie aber auch auf Ihren Instinkt. Eltern und insbesondere Mütter haben in der Regel ein gutes Gefühl dafür, was ihr Kind gerade braucht. Vertrauen Sie also ruhig auf Ihr »Bauchgefühl«.

Nachwirkungen der mütterlichen Hormone

Mütterliche Schwangerschaftshormone geraten über die Nabelschnur in den Kreislauf des Kindes. Wird die

Nabelschnur durchtrennt, so versiegt die Hormonzufuhr sehr plötzlich.

- Dieser Hormonentzug kann bei neugeborenen Mädchen vorübergehend zu einer leichten Blutung aus der Scheide führen, die nach wenigen Tagen wieder verschwindet.
- Neugeborene beiderlei Geschlechts können eine Brustdrüsenschwellung aufweisen. Manchmal entleert sich aus der geschwollenen Brust auch etwas Sekret, die so genannte Hexenmilch. Versuchen Sie bitte auf keinen Fall, diese Milch auszudrücken. Manipulationen führen mit Sicherheit zu einer Infektion. Kühlende Quarkumschläge wirken aber Wunder!
- Viele kleine rote Pickelchen, vorwiegend im Gesicht, lassen Ihr Kind vor allem in der Früh aussehen wie einen Streuselkuchen. Das ist die so genannte Hormonentzugsakne, die meistens nach zwei bis vier Wochen auftritt und in der Regel nach vier Wochen wieder verschwindet. Sie ist völlig harmlos und bedarf keiner Therapie. Die Hauterscheinungen sind mehr oder weniger stark ausgeprägt. Wenn es draußen sehr kalt ist, empfiehlt sich ein Schutz mit reiner Vaseline. Ansonsten lassen Sie die Haut besser in Ruhe. Sollte sich die Haut nicht beruhigen, suchen Sie bitte Ihren Kinderarzt auf.

Veränderungen des Nabels

Zwischen dem 7. und 14. Lebenstag fällt der Nabelschnurrest ab. Er hinterlässt eine kleine Wunde am Nabelgrund, die in wenigen Tagen zuheilt. Sie sollten Ihr Kind jetzt einen Tag lang nicht baden. Der Nabelschnurrest sollte möglichst trocken abheilen, dann entwickelt sich keine Entzündung. Am günstigsten erreichen Sie diesen Zustand, indem Sie den Nabel mit Arnika reinigen und eventuell pudern. Sollte der Nabelgrund noch nässen oder bluten, suchen Sie bitte Ihren Arzt auf.

Die leidigen Blähungen

Während der Schwangerschaft hat der Darm außer Fruchtwasser und einigen abgestorbenen Hautzellen nichts transportiert. Jetzt muss er mit zunehmender Nahrungsaufnahme Höchstleistungen erbringen. Und dazu braucht er Zeit. Darmbewegung und Luftverteilung können da manchmal sehr schmerzhaft sein. Man kann die leidigen Blähungen leider nicht ganz verhindern, aber man kann wenigstens die Beschwerden lindern. Bauchmassagen im Uhrzeigersinn oder warme Bäder leisten gute Hilfe. Oft treten die Phasen, in denen Ihr Kind Darmbewegungen besonders stark spürt, am Abend auf, und es schreit anhaltend. Abends nimmt es äußere und innere Reize besonders intensiv wahr. Versuchen Sie, die Umgebung möglichst ruhig zu halten, keine laute Musik zu spielen und auch keine Gäste einzuladen. Gott sei Dank sind die so genannten Dreimonatskoliken in der Regel auch nach drei Monaten vorbei. Männliche Säuglinge leiden oft mehr unter Blähungen als Mädchen.

Die richtige Schlaflage

Ein ganz wichtiger Hinweis: Legen Sie Ihr Kind zum Schlafen nicht auf den Bauch! Die Häufigkeit des plötzlichen Kindstodes hat drastisch abgenommen, seit diese Empfehlung generell ausgesprochen wurde: Legen Sie es am besten auf den Rücken!

Wenn Ihr Kind wach und munter ist, braucht es die Bauchlage ganz dringend. Aus dieser Stellung kann es seine Rücken- und Bauchmuskulatur kräftigen – der erste Schritt zur Aufrichtung. Außerdem sieht es mehr, und seine Neugierde wird geweckt.

U3 (vier bis sechs Wochen)

Sie haben Ihr Kind jetzt schon seit ca. vier Wochen zu Hause versorgt, und die ersten Hürden sind bereits genommen. Ihr Arzt wird wieder alle Organsysteme untersuchen und Sie auch fragen, ob seit der letzten Untersuchung Schwierigkeiten beim Trinken und bei der Stuhlentleerung aufgetreten sind oder ob Ihr Baby vermehrt spuckt. Ebenso wird er wissen wollen, ob Ihr Kind bereits einen guten Schlaf-wach-Rhythmus entwickelt hat. Ihr Kind schläft jetzt noch verhältnismäßig lang, durchschnittlich 14 bis 16 Stunden.

Spätestens bei dieser Untersuchung führt der Arzt eine Ultraschalluntersuchung der Hüftgelenke durch. Sollte die Hüfte noch nicht ausgereift sein, kann vorübergehend eine so genannte Spreizhose notwendig werden. Am Ende dieser Vorsorgeuntersuchung erhalten Sie Informationen zu den Impfungen, denn bei den kommenden Untersuchungen sind die ersten Impfungen fällig. Lesen Sie diese Informationen sorgfältig durch, und schreiben Sie sich auch hier die Fragen auf. Bevor Ihr Kind die ersten Impfungen erhält, sollten Sie alle noch bestehenden Fragen geklärt haben (zu den Impfempfehlungen siehe das Special S. 262ff.).

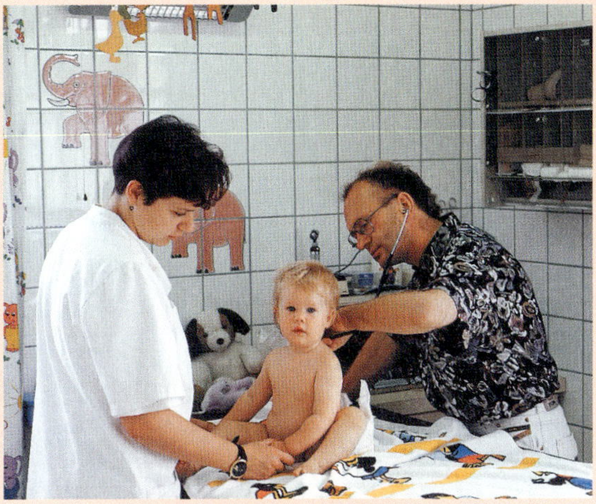

Der Arzt prüft Ihr Kind auf Herz und Nieren.

U4 (dritter bis vierter Monat)

Inzwischen ist Ihr Kind ungefähr drei Monate alt. Sie haben festgestellt, wie spannend es ist, ein Kind zu haben und es bei den ersten Kontaktaufnahmen mit seiner Umwelt zu begleiten. Es reagiert jetzt schon deutlich auf seine Umgebung und lächelt Sie gezielt an. Das Kind sollte seinen Kopf nach der Geräuschquelle wenden – testen Sie so sein Gehör. Da bereits die Farbsicht begonnen hat, wird es vor allem auf rote Gegenstände reagieren. Es greift schon gezielt nach Spielsachen und lässt sie auch schon wieder einmal los. Dabei verfolgt es Bewegungen deutlich mit den Augen. Es wird jetzt auch vermehrt Gegenstände oder seine Hände in den Mund nehmen. Lassen Sie das ruhig zu, der Mund ist ein wichtiges Tastorgan. Es sind nicht nur die einschießenden Zähne, die Ihr Kind veranlassen, alles in den Mund zu stecken. Legen Sie Ihr Kind nun häufig auf den Bauch, damit es seine Bauch- und Rückenmuskulatur stärken kann.
Bei der Vorsorgeuntersuchung werden natürlich wieder die Organe des Kindes gründlich untersucht. Es kann jetzt erstmals ein zusätzliches Herzgeräusch auffallen. Ihr Arzt wird dieses weiter abklären. Möglicherweise macht jetzt die Haut Probleme. Es bilden sich trockene, schuppende Stellen. Dabei könnte es sich um den Beginn einer Nahrungsmittelunverträglichkeit handeln. Jedes schuppende Hautstellchen gleich als Neurodermitis zu bezeichnen ist sicher nicht richtig. Trotzdem braucht die Haut eine besondere Pflege, die Sie im Einzelnen mit Ihrem Kinderarzt besprechen sollten. Stillen Sie Ihr Kind nach Möglichkeit sechs Monate lang, und füttern Sie während dieser Zeit keine Beikost. Beginnen Sie erst dann mit Gemüse, Obst und Zerealien, so braucht Ihr Kind keine großen Variationen. Eine gesunde Ernährung darf durchaus erst einmal »langweilig« sein.
Spätestens jetzt wird Ihr Kind zum ersten Mal geimpft.

U5 (fünfter bis siebter Monat)

Ihr Kind ist jetzt etwa sechs Monate alt. Die Zeit vergeht wie im Flug, und es lernt jeden Tag etwas Neues. Die Entwicklung der Sinnesorgane wird jetzt genau kontrolliert. Anhaltendes Schreien kann z. B. ein Hinweis auf eine Hörstörung sein. Ihr Kind ist bereits sehr aktiv und dreht sich vom Bauch auf den Rücken und zurück. Sie können es nicht mehr allein auf der Wickelkommode liegen lassen, zu schnell kann es herunterfallen. Es kann sich mit den Armen in Bauchlage gut abstützen und den Kopf sicher heben.
Grundsätzlich darf ein Kind alle Bewegungen machen, die es selbst will. Geben Sie Anregungen, aber helfen Sie nicht zu viel. Selbst wenn Ihr Sprössling jetzt gern schon sitzen möchte, setzen Sie ihn nicht hin, er muss das selbst lernen. Ein nicht zeitgerechtes Belasten der Wirbelsäule kann zu einem so genannten Sitzbuckel führen. Das Gleiche gilt für das Stehen. Auch dazu muss sich Ihr Kind selbst hochziehen, sonst werden Hüften und Beine zu früh falsch belastet.
Ihr Kind beginnt auch schon, Silben zu bilden, und spielt mit Gegenständen, wobei es Spielabläufe immer wiederholt.
Diese Fähigkeiten werden bei der U5 getestet. Hat Ihr Kind vielleicht Fähigkeiten, die es schon konnte, wieder verlernt? Das könnte ein Hinweis auf eine schwere Stoffwechselkrankheit sein, die der Arzt untersuchen wird. Wenn der Säugling aber in der Zwischenzeit an einer fieberhaften Krankheit litt und sich einige Zeit nicht für seine Umwelt interessiert hat, so kann auch dies zu einer vorübergehenden Entwicklungsverzögerung führen. Solche Defizite holt Ihr Kind in der Regel schnell wieder auf.
Sein Interesse an fester Nahrung wird jetzt ganz deutlich. Die Fütterung mit dem Löffel gestaltet sich in diesem Alter meist sehr einfach. Bedenken Sie, dass das Essen ein soziales Ereignis ist und Ihr Kind durch Imitieren lernt. Darum sollte die Familie wenigstens einmal am Tag gemeinsam essen.

Es ist sinnvoll, bei dieser Vorsorge auch eine Ultraschalluntersuchung der Nieren vorzunehmen. Damit können Fehlbildungen frühzeitig festgestellt werden und gegebenenfalls durch eine rechtzeitige Operation behoben werden.

U6 (zwölfter Monat)

Vielleicht läuft Ihr Kind Ihnen schon entgegen? Schade, dass wir Menschen diesen Augenblick vergessen, in dem wir den ersten Schritt tun. Denn in diesem Moment macht unsere Entwicklung nicht nur einen Schritt, sondern einen Riesensprung. Das Kind wird mobil, kann vieles erreichen und hat einen neuen Blickpunkt dadurch, dass es sich aufgerichtet hat. Es sitzt frei, kann stehen und beginnt, selbstständig zu laufen. Geben Sie Ihrem Kind genügend Bewegungsraum für seine Entdeckungsreisen. Durch das Laufen erwirbt es seine Selbstständigkeit und erobert seine Umwelt.
Kaufen Sie Ihrem Kind bitte erst dann die ersten Schuhe, wenn es frei und sicher laufen kann. Die Schuhe sind es nämlich nicht, die dies ermöglichen, sondern der gute Bodenkontakt, bei dem die Füße abrollen können. Ihr Kind wird mit Gegenständen spielen, die nicht unbedingt immer tatsächlich Spielzeug sein müssen. Es beginnt bereits jetzt, Funktionen verstehen zu wollen. Außerdem wird es schon selbst essen wollen und dies auch im wahrsten Sinn des Wortes »begreifen« wollen. Das kann schon mal in eine richtige Schmiererei ausarten. Nehmen Sie es gelassen, diese Phase ist wichtig und geht auch wieder vorbei.
In diesem Alter ist Ihr Kind sehr anhänglich und mag nicht von anderen Personen außer den Eltern angefasst werden. Darum könnte es bei dieser Vorsorgeuntersuchung weinen und sich wehren. Machen Sie sich keine Sorgen; dieses Verhalten ist normal. Vielleicht haben Sie selbst festgestellt, wie schwierig jetzt das Wickeln ist.
Der Arzt untersucht das Kind wie bisher. Besonderes Augenmerk legt er bei männlichen Säuglingen darauf, dass beide Hoden im Hodensäckchen liegen, vor allem, wenn sie sich vorher noch nicht dort befanden. Eventuell kann dann eine Hormonkur oder eine Operation notwendig werden, denn im Bauchraum ist es für die Hoden zu warm. Die Vorhaut könnte sich jetzt schon gelöst haben. Solange Ihr Sohn aber ohne Probleme »pieseln« kann, bedarf es nach wie vor noch keiner Therapie.

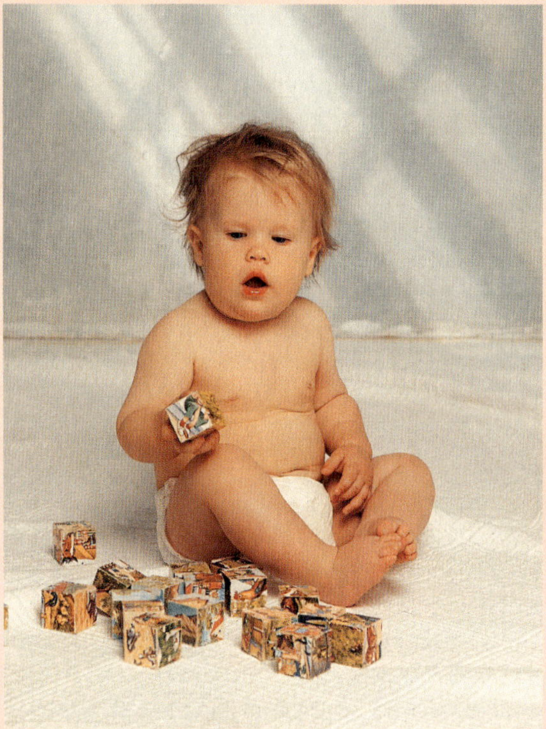

Spielen, spielen, spielen: so „begreift" Ihr Kind seine Umwelt

U7

Die Kommunikation mit Ihrem jetzt zweijährigen Kind wird immer interessanter. Es versteht schon fast alles, was Sie sagen, und kann schon kleine Aufträge ausführen. Es ahmt Sie in vielen Dingen des alltäglichen Lebens nach.
Ihr Kind hat im vergangenen Jahr eine Menge gelernt. Es spricht bereits zwei oder drei Wortsätze und versteht, was Sie sagen. Es kann selbstständig essen und trinken, ahmt Hausarbeiten nach und erfährt dabei viel über verschiedene Materialien. Überlassen Sie ihm eine Schublade in der Küche, die es nach Herzenslust aus- und wieder einräumen kann.
Das Kind versucht, Kleidungsstücke an- und auszuziehen, und will dies vorwiegend allein tun. Dabei wehrt es wohl gemeinte Hilfe oft ab. Ihr Kind geht zunehmend auf andere Kinder zu und spielt mit ihnen. Es fängt an, auf einem Tretauto oder Dreirad zu fahren, und schiebt es meist noch vor sich her. Vergessen Sie den guten alten Roller nicht! Er dient der Gleichgewichtsentwicklung. Lassen Sie Ihr Kind allerdings nicht zu früh aufs Fahrrad. Mit fünf Jahren lernt es das

wirklich früh genug. Dann sind seine Motorik und sein Gleichgewicht ausreichend entwickelt.
Bei der U7 wird neben der Prüfung der Sinnesorgane und der körperlichen Untersuchung auch gezielt nach dem Verhalten des Kindes gefragt. Ihr Kind spricht nämlich jetzt von sich selbst vermehrt in der Ichform, und die erste Trotzphase stellt die Beziehung auf eine harte Probe. In dieser Phase versucht jedes Kind, seine Grenzen zu finden und seinen Willen durchzusetzen. Es muss jetzt auch lernen, ein Nein zu akzeptieren und die Wünsche anderer Familienmitglieder zu respektieren.
Auf der anderen Seite dürfen wir Erwachsenen nicht den Willen und die Persönlichkeit des Kindes brechen. Erwachsene müssen vielmehr das Kind respektieren. Auch ein Kind hat das Recht, nein zu sagen. Dies ist ein wichtiger Weg, seine Persönlichkeit zu entwickeln und sich vor Übergriffen zu schützen – nicht zuletzt und ganz besonders auch vor Übergriffen gewaltsamer Art und vor sexuellem Missbrauch.
Deutlich eifersüchtige Reaktionen könnte Ihr Kind jetzt zeigen, wenn es ein Geschwister bekommt. Nehmen Sie Ihr Kind ernst. Es leidet, weil es nicht mehr uneingeschränkt Ihre Aufmerksamkeit für sich allein hat. Sagen Sie ihm immer wieder, dass Sie es noch genauso lieb haben wie vor der Geburt des Bruders oder der Schwester, und beschäftigen Sie sich wenigstens einmal am Tag nur mit ihm. Beziehen Sie es bei der Versorgung des Familienzuwachses mit ein. Besonders bewährt hat sich, wenn das neue Kind dem bereits vorhandenen ein Geschenk mitbringt, z. B. ein Plüschtier oder eine Puppe, die es versorgen kann.
Bis zur nächsten Vorsorgeuntersuchung werden nun zwei Jahre vergehen. Das ist eine lange Zeit, in der sich viel tun kann. Vor allem in der Sprachentwicklung wird Ihr Kind große Fortschritte machen. Sollten Sie nicht sicher sein, ob sich Ihr Kind normal entwickelt, dann stellen Sie es zu einer Zwischenuntersuchung bei Ihrem Kinder- und Jugendarzt vor. Die Kinder- und Jugendärzte würden eine Vorsorgeuntersuchung mit drei Jahren sehr begrüßen – leider bezahlen die gesetzlichen Krankenkassen sie noch nicht.

U8

Mit vier Jahren besucht Ihr Kind möglicherweise schon einen Kindergarten, und sein soziales Leben in einer größeren Gruppe hat begonnen. Das ist für die ganze Familie manchmal eine Bewährungsprobe, weil es jetzt schon mal zu Auseinandersetzungen kommen kann. Zwar reagiert Ihr Kind immer noch in erster Linie mit Gefühlen, aber es versteht bereits, seinen Verstand einzusetzen und seine Wünsche deutlich zu äußern – in demselben Maß ist es aber auch schon vernünftigen Argumenten zugänglich.
Ihr Kind hat große Fortschritte gemacht und erledigt viele Dinge selbstständig. Es kann sich allein an- und ausziehen und braucht nur noch bei schwierigen Verschlüssen Ihre Hilfe. Allein zu essen und zu trinken ist kein Problem, mit der Schere schneidet es sicher, und es malt bereits einige Grundformen sicher nach. Seine Männchen bestehen vorwiegend aus Kopf und Füßen. Es kann die Farben schon sicher unterscheiden. Ihr Kind ist immer in Bewegung, hüpft und springt, geht auf Zehenspitzen vorwärts und rückwärts und steht kurzzeitig auf einem Bein.
Suchen Sie nach Möglichkeit eine Turngruppe, in der Ihr Kind seine motorische Geschicklichkeit ausbauen kann. Verplanen Sie aber die Woche nicht. Ein Kind muss nicht alles gleichzeitig lernen und braucht noch viel Zeit für freies Spiel. Kinder in diesem Alter wissen schon sehr genau, was sie wollen und was nicht. Sie hinterfragen alles ständig mit »Warum?« und erwarten eine folgerichtige Antwort.
Beim Arztbesuch der U8 finden natürlich wie bei allen vorangegangenen eine körperliche Untersuchung

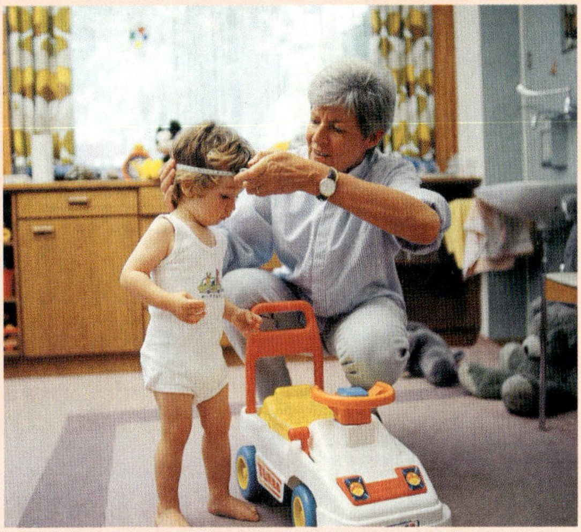

Bei der U7 wird getestet, wie gut sich die motorischen Fähigkeiten Ihres Kindes entwickelt haben.

sowie ein Seh- und ein Hörtest statt. Außerdem wird der Arzt noch einmal auf die regelmäßige Zahnpflege eingehen.

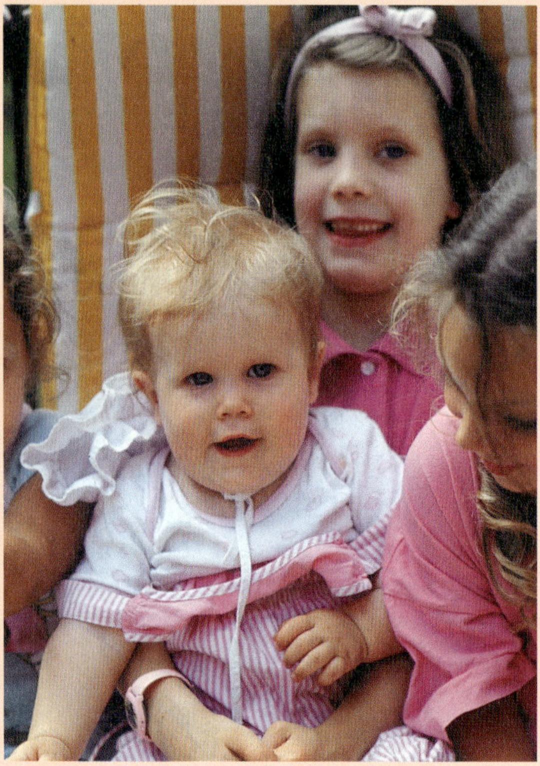

Damit sich Ihr Kind wirklich gesund entwickelt, sollten Sie alle Vorsorgeuntersuchungen wahrnehmen.

U9

Dies ist die letzte Vorsorgeuntersuchung vor der Einschulung. Damit nimmt sie auch eine besonders wichtige Stellung ein. Die körperliche Untersuchung entspricht der vorhergehenden. Jetzt sollten z.B. ein Nabelbruch und eine Vorhautverengung sowie abstehende Ohren noch vor der Einschulung operiert werden. Leidet Ihr Kind an häufigen Mandel- oder Mittelohrentzündungen, so kann der Kinderarzt gemeinsam mit dem HNO-Arzt eine Operation für notwendig erachten.

Mit gezielten Testverfahren kann der untersuchende Arzt Sprachstörungen, Wahrnehmungsstörungen, Störungen der Feinmotorik, Konzentrationsstörungen oder Störungen der Handlungsplanung feststellen. Hier ist es ganz besonders wichtig, dass Sie ihm alle Beobachtungen mitteilen, die Ihnen an Ihrem Kind aufgefallen sind.

Wenn ernsthafte Störungen vorliegen, wird Ihr Arzt geeignete Therapien ansprechen. Kinder machen aber auch manchmal Phasen durch, in denen sie einfach nicht wollen oder nur herumkaspern. In diesen Fällen erledigen sich die »Störungen« von selbst.

In der Regel hat sich Ihr Kind jetzt auch für »seine« Seite entschieden und benutzt diese bevorzugt. Linkshänder werden heute nicht mehr umgeschult, weil umgeschulte Linkshänder ausgeprägte Lern- und Verarbeitungsstörungen entwickeln. Außerdem sind beide Hände eines Menschen gleich viel wert.

Ihr Kind spielt gern mit anderen Kindern und misst sich mit ihnen. Die Koordinationen der Bewegungen sind sicher, so dass es Fahrrad fahren und schwimmen lernen kann.

Die grundlegenden Entwicklungsschritte sind nun abgeschlossen. Auf den bisher gemachten Erfahrungen wird Ihr Kind aufbauen. Der nächste große Schritt ist dann die Einschulung.

J1 oder U10 (12. bis 14. Lebensjahr)

Dies ist nun die vorläufig letzte Vorsorgeuntersuchung. Sie findet in einem sehr schwierigen Alter statt, in dem sich die meisten Jugendlichen voll in der Pubertät befinden – mit allen ihren Selbstfindungsproblemen. Sie wollen nicht mehr Kind sein, finden sich aber in der Welt der Erwachsenen noch nicht zurecht.

• **Wichtig:** Bei Jungen tritt die Pubertät im Allgemeinen eher etwas später ein als bei Mädchen. Darum sollten Jungen nach Möglichkeit mit 14 Jahren untersucht werden.

Oft kommen die Jugendlichen jetzt allein zu dem Arzt, zu dem sie Vertrauen haben. Selbstverständlich sind auch die Eltern dabei willkommen. Meist hat der Arzt zunächst Fragen an die Eltern und an die Jugendlichen. Beide – Eltern und Jugendliche(r) – bekommen einen Fragebogen zum Ausfüllen. Anschließend wird sich der Arzt mit Ihrem Kind allein unterhalten wollen und es untersuchen. Akzeptieren Sie dieses Vorgehen, Sie geben Ihrem jugendlichen Kind damit einen Vertrauensvorschuss und die Möglichkeit, seine Probleme loszuwerden und sich Rat bei einem Fachmann zu holen, der nicht Familienmitglied ist.

Ärzte, die diese Vorsorgeuntersuchung vornehmen, haben in der Regel spezielle Jugendsprechstunden eingeführt, bei denen nur in Ausnahmefällen kleine Kinder in der Praxis anwesend sind. Dadurch soll sich der Jugendliche in seinem Erwachsenwerden angenommen und wohl fühlen.

Im Rahmen dieser Untersuchung wird der Impfstatus überprüft, und eventuell fehlende Impfungen werden nachgeholt. Eine Blutuntersuchung gibt Aufschluss über den Cholesteringehalt und die Funktion der Schilddrüse, wenn eine Vergrößerung dieser Drüse vorliegt. Bei Mädchen wird eventuell der Antikörpertiter gegen Röteln festgestellt.

Bei der körperlichen Untersuchung wird der Arzt besonderes Augenmerk auf die pubertären Entwicklungsstadien von Jungen und Mädchen legen.

- Hat das Mädchen schon seine Periode, oder tritt ein Weißfluss auf?
- Entwickelt sich die Brust entsprechend?
- Wächst die Schambehaarung normal?
- Klagt das Mädchen über Beschwerden bei der Periode?
- Haben sich bereits die typischen weiblichen Körperformen entwickelt?
- Ist der Junge bereits im Stimmbruch, und hat sich der Kehlkopf schon vergrößert?
- Haben Achsel- und Schambehaarung sowie der Bartwuchs schon eingesetzt?
- Berichtet der Junge über »feuchte Träume« mit Samenerguss, und entwickelt er die typischen männlichen Körperformen?

Bei beiden Geschlechtern wird genau die Wirbelsäule untersucht. Durch den ausgeprägten Wachstumsschub in diesem Alter kann es sehr leicht zu Schiefhaltungen oder einer tatsächlichen Skoliose (Verkrümmung) kommen, die unbedingt behandelt werden muss.

Natürlich untersucht der Arzt alle anderen Organe und Sinnesfunktionen – wie bei den vorherigen Vorsorgeuntersuchungen.

Dabei wird er auch auf das Essverhalten und eine eventuell notwendige Änderung – z. B. bei Übergewicht – eingehen. Sehr viele Jugendliche leiden bereits an Übergewicht durch mangelnde körperliche Bewegung und falsche Ernährung. Nimmt man dieses Phänomen in diesem Alter ernst und ist der Jugendliche auch bereit, an seinem Ess- und Bewegungsverhalten etwas zu ändern, so kann das Problem des Übergewichts dauerhaft bekämpft werden.

Eine Vergrößerung der Schilddrüse sollte durch eine Ultraschalluntersuchung und die entsprechenden Bluttests abgeklärt werden. In den meisten Fällen ist ein Jodmangel die Ursache, so dass die regelmäßige Gabe von Jodtabletten hier leicht Abhilfe schaffen kann.

Untersuchung und Gespräch

Neben der körperlichen Untersuchung ist jetzt das vertrauensvolle Gespräch sehr wichtig, für das unter Umständen noch ein weiterer Termin notwendig werden kann. Wie groß werde ich? Wie und wo kann ich mich über Drogenmissbrauch informieren? Soll ich rauchen, weil alle in meiner Clique rauchen? Bin ich anders als andere? Was mache ich, wenn ich den ersten Freund, die erste Freundin habe? Wie schütze ich mich vor ungewollter Schwangerschaft? Diese Fragen stellen Jugendliche heute sehr früh und erwarten eine kompetente Antwort. Der Arzt wird deshalb mit ihnen genauso über Drogenprävention sprechen wie über Empfängnisverhütung. Aber auch ganz andere Themen können zur Sprache kommen – etwa Sport und Freizeitverhalten, gesunde Ernährung, schulische Probleme, Probleme mit anderen Familienmitgliedern u.v.a.m.

Die Jugendlichen befinden sich in einem schwierigen Alter, in dem Dinge ungeheure Wichtigkeit erlangen – was Erwachsenen oft unverständlich erscheint. Daher kann zu dieser Vorsorgeuntersuchung auch ein Gespräch mit den Eltern gehören.

Weitere Vorsorgeuntersuchungen

Zwischen einigen Vorsorgeuntersuchungen klaffen große zeitliche Lücken. Doch gerade in diesen Altersbereichen können Entwicklungsstörungen unerkannt bleiben. Daher haben die Kinder- und Jugendärzte seit Neuestem vier weitere Vorsorgeuntersuchungen installiert, um diese Lücken zu füllen. Die U7 a soll mit 3 Jahren stattfinden, die U10 mit 8 Jahren, die U11 mit 10 Jahren und die J2 dann schließlich mit 16 Jahren. Leider bezahlen die Krankenkassen bisher die Kosten für die zusätzlichen Untersuchungen noch nicht. Das sollte Sie als Eltern aber nicht davon abhalten, diese wichtigen Termine trotzdem wahrzunehmen.

Wie sich schon bei der Einführung der J1 vor einigen Jahren gezeigt hat, erkannten die Krankenkassen den Nutzen dieser Untersuchungen und haben letztendlich doch die Kosten übernommen.

Ohrenschmerzen

Ursachen: am häufigsten im Kindesalter: Mittelohrentzündung (meist infolge eines grippalen Infekts); außerdem: Entzündung des äußeren Gehörgangs, Ekzem im Gehörgang, manchmal auch Fremdkörper oder eine Verstopfung mit Ohrenschmalz (Ohrpfropf)

Typische Beschwerden: pulsierende, zum Teil stechende Schmerzen, Druck- und Völlegefühl in den Ohren; auch Fieber, Ohrgeräusche und Schwerhörigkeit; bei einer Mittelohrentzündung: nach 2 bis 3 Tagen so genanntes Ohrenlaufen (eitrig-schleimiges Sekret aus dem Ohr) durch ein Loch im Trommelfell mit gleichzeitigem Abklingen der Schmerzen; Babys und Kleinkinder fassen sich bei Schmerzen oft an das betroffene Ohr

• Siehe auch Schnupfen (S. 58ff.), Erkältung (S. 174ff.) und Hörstörungen (S. 25f.)

Sofortmaßnahmen – Was Sie gleich tun können

Ohrentropfen

Ohrenschmerzen und Entzündungen des äußeren Gehörgangs lassen sich mit schmerzstillenden und entzündungshemmenden Ohrentropfen behandeln. In vielen Ohrentropfen sind Wirkstoffe mit verschiedenen Effekten kombiniert, etwa schmerzstillende mit entzündungshemmenden Substanzen.

- Sind die Schmerzen stärker, z. B. bei einer Mittelohrentzündung, können Sie dem Kind auch Ibuprofen in Form von Saft oder Zäpfchen geben.
- Wichtig ist auch, dass die Ohrtrompeten (Tuben) gut durchlüftet werden. Deshalb verordnet der Arzt meist auch Nasentropfen, die die Nasenschleimhaut abschwellen lassen.

Zwiebelumschlag

Aufgrund ihrer sanften Wirkungsweise sind Umschläge mit Zwiebeln ein bewährtes Hausmittel bei Ohrenentzündungen von Kindern. Zwiebeln haben antibakterielle Wirkstoffe.

- **Anwendung:** 2 Zwiebeln in kleine Würfel schneiden und in zwei Leinensäckchen (oder auch Taschentücher) einschlagen. Die Umschläge über Wasserdampf kurz erwärmen. Die Kompressen auf beide Ohren legen (falls beide Ohren betroffen sind) und mit einem Schal umwickeln. Diesen Umschlag etwa 1 Stunde lang einwirken lassen. Die Anwendung bis zu 3-mal täglich wiederholen.

Babys und Kleinkinder

Der Arzt kann zusätzlich Nasentropfen verordnet, die abschwellend wirken. Die Nasentropfen dürfen kein Öl enthalten, weil dies die Atemfunktion beeinträchtigen kann.

Es gibt eine einfache Methode, den so genannten Tragusdrucksschmerz bei einer Mittelohrentzündung von Kleinkindern festzustellen: Drücken Sie dazu vorsichtig auf den Eingang des Gehörgangs; das tut sehr weh. Kinder fassen sich nämlich manchmal auch ans Ohr, wenn sie zahnen oder weil es einfach juckt, wenn sich Ohrenschmalz löst.

Grenzen der Selbstbehandlung

Wenn Ihr Kind eine akute Mittelohrentzündung hat, sollten Sie den Arzt aufsuchen. Die Mittelohrentzündung tritt bei Kindern oft zusammen mit anderen Infektionskrankheiten (z. B. Schnupfen) auf. Bei den folgenden Symptomen sollten Sie deshalb immer einen Arzt aufsuchen:

- Starke Ohrenschmerzen
- Großer Druck in den Ohren, Hörminderung
- Fieber

AUS DER APOTHEKE

Ohrenschmerzen lassen sich am besten mit schmerzstillenden und entzündungshemmenden Ohrentropfen behandeln. Gegen die Schmerzen wirken Lokalanästhetika wie Tetrakain, Prokain oder Lidokain, gegen die Entzündung Präparate mit Phenazon und Cholinsalizylat. Desinfizierende Substanzen wie Ethacridinlactat sollen vor einer (Re-)Infektion schützen.

Bei einer eitrigen Mittelohrentzündung werden Antibiotika eingesetzt, in erster Linie Amoxicillin. Des weiteren können Erythromyzin oder Cephalosporine verabreicht werden. Möglicherweise verordnet der Arzt auch Ohrentropfen, die ein Antibiotikum und ein Glukokortikoid enthalten.

Unterstützend lässt sich bei einer Mittelohrentzündung auch ein homöopathisches Komplexmittel einsetzen.

Manchmal ist der Gehörgang bei Kindern durch Ohrenschmalz verstopft, vor allem wenn zu häufig und falsch geputzt wird. Der Pfropf kann mit ölsäure- oder docusathaltigen Tropfen gelöst werden, bzw. der HNO-Arzt nimmt dies vor.

Synthetische Medikamente

- **Lokalanästhetika:** Tetrakain, Cholinsalizylat
- **Lokalanästhetikum plus Antiphlogistikum (entzündungshemmend):** Prokain plus Phenazon
- **Lokalanästhetikum plus Desinfiziens:** Lidokain plus Ethacridinlactat, Lidokain plus Dequalinium
- **Antibiotikum plus Glukokortikoid (Rp)**
- **Zur Reinigung des Gehörgangs:** Docusat-Natrium , Ölsäure-Polypeptid-Kondensat

Homöopathika

Die folgenden homöopathischen Mittel können die Ohrenschmerzen Ihres Kindes lindern.

- **Apis:** wenn die Schmerzen plötzlich mit hohem Fieber einsetzen und wenn Kühlen angenehm ist
- **Belladonna:** bei hohem Fieber, dampfig heißer Haut, rotem Gesicht; Schmerzen kommen und gehen
- **Chamomilla:** bei Ohrenbeschwerden während der Zahnung, einer roten und einer blassen Backe; Kinder wollen herumgetragen werden
- **Pulsatilla:** bei langsam einsetzenden Schmerzen und leichtem Fieber

NATURHEILKUNDE

Heiltees

Gerade bei Infektionskrankheiten (wie z. B. einer Mittelohrentzündung) ist die Steigerung der körpereigenen Immunabwehr eine wirksame Möglichkeit, den Heilungsprozess der Erkrankung zu unterstützen und zu beschleunigen. Zu diesem Zweck eignen sich vor allem Heiltees. Holunderblüten beispielsweise wirken schweißtreibend und steigern die Abwehrkräfte. Kamillenblüten gelten in der Volksmedizin als Universalheilmittel (Vorsicht allerdings bei einer Allergie gegen Korbblütler!). Gegen Entzündungen wirkt die Heilpflanze Kamille wegen ihrer antiviralen und antibakteriellen Inhaltsstoffe (Vorsicht: Allergiegefahr!). Der sehr bekömmliche Hagebuttentee wirkt aufgrund seines hohen Vitamin-C-Gehalts vorbeugend gegen Infektionen aller Art. Die Blüten der Ringelblume sind gegen Bakterien und Viren wirksam. Ein Mädesüßtee wirkt vor allem schmerzlindernd. Geben Sie Ihrem Kind etwa drei bis vier Tassen der beschriebenen Heiltees täglich zu trinken. Am besten ist es, wenn Sie pro Tag zwei verschiedene Tees zubereiten. Die restliche Flüssigkeitsaufnahme sollte vor allem aus Mineralwasser bestehen.

Zubereitung der Tees: siehe Special Hausmittel (S. 16ff.)

DAS KÖNNEN SIE NOCH TUN

Senfmehlumschläge, Zwiebelwickel, heiße Kompresse mit Zitrone: siehe Special Hausmittel (S. 16ff.)

Rotlichtbestrahlung

Mit einer Rotlichtlampe können Sie die schmerzenden Ohren Ihres Kindes durch Wärmebestrahlung behandeln (Mindestabstand: 50 Zentimeter vom Ohr, Anwendungsdauer: 10 Minuten). Die entsprechenden Lampen gibt es im Sanitätsfachhandel.

Wasser- und Kälteschutz

Achten Sie darauf, dass Ihr Kind im Herbst und im Winter nie mit feuchten oder mit frisch geföhnten Haaren (überhitzte Kopfhaut) ins Freie geht. Sinnvoll ist auch, wenn kleine Kinder in der kalten Jahreszeit immer eine Mütze oder Ohrenschützer tragen. Unmittelbar nach einer Ohrenentzündung sollte Ihr Kind auch nicht ins Schwimmbad.

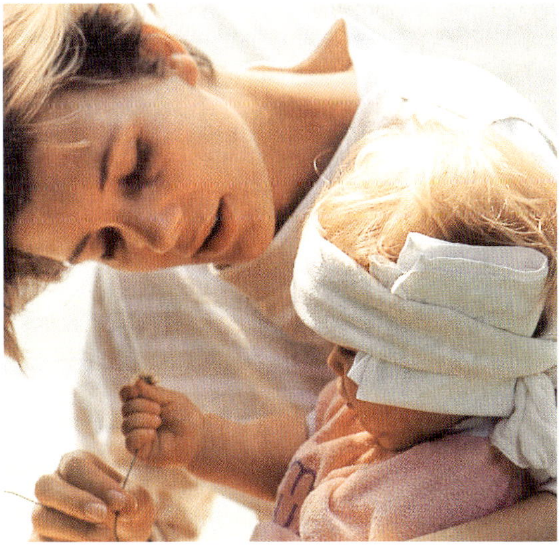

Ein Zwiebelwickel riecht zwar, vor allem bei der Herstellung, etwas streng – dafür hilft er aber wunderbar gegen Ohrenschmerzen.

Richtiges Ohrenputzen

Wenn Sie die Ohren Ihrer Kinder reinigen, sollten Sie Folgendes berücksichtigen.

- Die Ohren besitzen ein eigenes Selbstreinigungssystem. Hierbei schieben sich von der Mitte des Trommelfells aus ältere Hautschichten nach außen. Dort mischen sie sich mit Ohrenschmalz, das von speziellen Drüsen produziert wird.
- Wenn Sie nun mit einem Wattestäbchen zu weit in den Gehörgang vordringen, schieben Sie unter Umständen das schon nach vorn transportierte Ohrenschmalz wieder zurück; dadurch kann es zur Bildung eines Ohrpfropfs kommen (der bisweilen vom HNO-Arzt aufgelöst werden muss).
- Bei zu exzessiver Reinigung kann im Extremfall auch das Trommelfell verletzt werden. Sie sollten sich deshalb bei Ihren Kindern auf die Reinigung der äußeren Ohrmuscheln beschränken.

Ohrenentzündungen vorbeugen

- Lassen Sie Ihr Kind regelmäßig von einem HNO-Arzt oder auch von Ihrem Kinderarzt untersuchen.
- Falls Ihr Kind schon ein geschädigtes Ohr hat, das noch nicht betroffene Ohr pflegen und schonen.
- Achten Sie darauf, dass Ihr (Klein-)Kind sich keine Gegenstände in die Ohren steckt. Bisweilen führen unbemerkte Fremdkörper im Ohr zu Entzündungen.
- Achten Sie darauf, dass das Kind eine freie Nase hat (gegebenenfalls Meerwasserlösungen oder Salzinhalationen).

⊕ Das hilft

Rotlichtbehandlung, Zwiebelwickel
Kaugummi kauen, (duch das Kauen öffnen sich die Tuben)
Vitamin-C-reiche Ernährung

⊖ Das schadet

Verschleppte Infekte, Kalte Zugluft und Wind
Schwimmen oder Tauchen

Schnupfen

Ursachen: Infektion der oberen Atemwege durch Viren, Übertragung durch Tröpfcheninfektion (niesen, husten); begünstigt durch die Schwächung der Immunabwehr (in der kalten Jahreszeit)

Typische Beschwerden: häufiges Niesen, tropfende Nase, Nasenverstopfung, geschwollene, manchmal schmerzhafte Schleimhäute, in schwereren Fällen: leichte Hals- und Rachenschmerzen, Kopfschmerzen; leichtes Fieber

- Siehe auch Heuschnupfen (S. 193ff.), Nebenhöhlenentzündung (S. 45ff.) und Erkältung (S. 174ff.)

Sofortmaßnahmen – Was Sie gleich tun können

Abschwellende Nasentropfen

Wenn Ihr Schnupfenkind Probleme mit dem Atmen hat, können Sie ihm über einen kurzfristigen Zeitraum (nicht länger als drei Tage!) abschwellende Nasentropfen geben. Gehen Sie damit sparsam um, weil die darin enthaltenen Alpha-Sympathomimetika die Nasenschleimhaut reizen können und bei längerem Gebrauch selbst die Schleimhäute anschwellen lassen. Zudem können Sie bei übermäßigem Gebrauch das Herz-Kreislauf-System belasten.

Nasenballon

Völlig ohne Nebenwirkungen ist ein Nasenballon, mit dem das Sekret aus dem Näschen abgesaugt werden kann. Sie sind allerdings für Säuglinge zu groß (und auch unangenehm).

Babys und Kleinkinder

Säuglinge, die ja noch gleichzeitig atmen und trinken, sind bei Schnupfen sehr krank. Die beste Medizin ist Muttermilch, die Sie dem Baby in die Nase träufeln können.

Grenzen der Selbstbehandlung

Wenn der Schnupfen länger als zehn Tage andauert bzw. Atembeschwerden, starke Kopfschmerzen oder eine auffällige Sekretbildung (Blut, Eiter) auftreten, muss das Kind zum Arzt (Verdacht auf Nebenhöhlenentzündung).

AUS DER APOTHEKE

Abschwellende Nasentropfen enthalten meist Alpha-Sympathomimetika, die die Nasenschleimhaut reizen können und bei übermäßigem Gebrauch den so genannten Medikamentenschnupfen hervorrufen (Schnupfen aufgrund der Anwendung von Nasentropfen); es gibt sie in allen Dosierungen für Säuglinge, Kinder und Jugendliche. Sie sollten nicht länger als drei Tage verabreicht werden. Ebenso hilfreich sind salzhaltige Präparate:

- Verwenden Sie immer altersgerecht dosierte Arzneimittel.
- Kinder unter sechs Jahren dürfen keine ölhaltigen Nasentropfen bekommen.
- Oft reichen bei den Kleinen schon gut verträgliche isotonische Natriumchloridlösungen (Zubereitung in der Apotheke) oder Meerwasserlösungen aus, um die Nasenschleimhaut zu befeuchten und die Nase wieder frei zu machen.

Gegen Entzündungen im Bereich der Nase helfen Dexpanthenolsalben (z. B. Bepanthen® Nasensalbe).
Aus der Palette der Phytopharmaka bieten sich Nasentropfen mit Kamillenextrakt an (für ältere Kinder).
Bei Kamille ist allerdings Vorsicht geboten: Sie kann Allergien auslösen.

Synthetische Medikamente

- **Sympathomimetika:** Xylometazolin, Oxymetazolin, Tetryzolin

Salzhaltige Präparate: Natriumchloridlösung, steriles isotonisches Meerwasser

Homöopathika

Die folgenden homöopathischen Mittel können Sie anwenden, wenn Ihr Kind Schnupfen hat.

- **Sambucus niger:** bei Säuglingen, die schlecht trinken, weil sie keine Luft bekommen, und die nachts um Luftringen
- **Calcium carbonicum:** bei akutem Schnupfen mit laufender Nase und wundem Naseneingang
- **Allium cepa:** bei Schnupfen mit Ausfluss von viel Sekret
- **Natrium sulfuricum:** bei Schnupfen von Babys mit dickem grüngelben Sekret
- **Dulcamara:** bei Schnupfen als Folge einer »Erkältung«, wenn das Kind aufgrund von Durchnässung krank wurde

NATURHEILKUNDE

Heiltees

Wenn Ihr Kind an akuten Entzündungen der oberen Atemwege leidet, sollten Sie darauf achten, dass es ausreichend trinkt. Die Flüssigkeitszufuhr befeuchtet die Schleimhäute. Hierzu eignen sich am besten Kräutertees aus den Heilpflanzen Salbei und Thymian. Geben Sie Ihrem Kind insgesamt etwa drei bis vier Tassen Tee täglich zu trinken. Die restliche Flüssigkeitsaufnahme sollte vor allem aus Mineralwasser bestehen.
Salbeitee und Thymiantee und Inhalation mit Meersalz und Nasenspülung siehe Special Hausmittel (S. 16ff.)
Nasensalben aus Anis und Majoran
Sie können sich in der Apotheke eine Nasensalbe mit Anis oder Majoran mischen lassen, mit der Sie mehrmals den Nasenrücken des Kindes einreiben.

- **Nasensalbe 1:** Anis mit Glyzerin ergibt Anisbutter.
- **Nasensalbe 2:** Majoran mit Glyzerin ist Majoranbutter.

Inhalation mit Kochsalz

Inhalationen mit Salzwasserdampf befeuchten die Schleimhäute, lösen den zähen Schleim in der Nase und erleichtern somit das Atmen.

- **Anwendung:** 1 Esslöffel Kochsalz in eine große Schüssel mit 1 Liter heißem Wasser geben. Den Kopf (Ihres Kindes) und die Schüssel mit einem großen Handtuch umhüllen und das über die Schüssel gebeugte Kind den Dampf mindestens 10 Minuten lang tief ein- und ausatmen lassen. Tipp: Kleine Kinder sollten nur mit einem Inhalationsgerät inhalieren.

Aromatherapie

Zur unterstützenden Behandlung von Schnupfen eignen sich auch einige ätherische Öle, z. B. Wacholder-, Thymian-, Eukalyptus-, Rosmarin- und Zedernöl (allerdings nicht für Kleinkinder).

- **Duftlampenmischung:** Je 2 Tropfen Rosmarin-, Thymian-, Eukalyptus- und Zedernöl in die Verdunstungsschale einer Duftlampe geben. Die Duftlampe im Kinderzimmer an einem sicheren Platz aufstellen.
- **Badezusatz:** Badewanne mit nicht zu heißem Wasser (etwa 35 bis 38 °C) füllen; dann eine Mischung aus 5 Tropfen Rosmarinöl, 5 Tropfen Eukalyptusöl und 3 bis 4 Esslöffeln süßer Sahne in die Badewanne geben. Ihr Kind sollte maximal 10 Minuten baden und im Anschluss noch etwa 60 Minuten lang ruhen.

• **Einreibung von Brust, Hals und Nacken:** Dazu eine Aromaölmischung herstellen: 5 Tropfen Rosmarin-, 5 Tropfen Eukalyptus- und 5 Tropfen Zedernöl in ein dunkles, mit 100 Milliliter Mandelöl gefülltes Fläschchen geben, das Ganze gut durchschütteln. Von dem Massageöl etwa 1 Esslöffel auf Brust, Hals und Nacken des Kindes geben und so lange einmassieren, bis die Haut das Öl vollständig aufgenommen hat. Abends vor dem Zubettgehen anwenden.

ERNÄHRUNG

Vitamin C

Die ausreichende Zufuhr von Vitamin C (in Zitrusfrüchten, frischen Kräutern, Acerolakirschen, Sanddornsaft, Paprika, Brokkoli und Avocados) wirkt entzündungshemmend und stärkt die körpereigene Immunabwehr. Deshalb sollte Ihr Kind in der kalten Jahreszeit, wenn die Infektionsgefahr größer wird, unbedingt mehr Vitamin C über die Nahrung zu sich nehmen.

• **Zitrusgetränk:** Den Saft von 1/2 Zitrone und 1/2 Orange mit 1/4 Liter heißem Wasser übergießen (die Temperatur sollte nicht über 70 °C betragen, weil sonst Vitamin C zerstört wird). Nach Bedarf das Getränk mit etwas Honig süßen und möglichst heiß in kleinen Schlucken trinken.

DAS KÖNNEN SIE NOCH TUN

Nasenspülung mit Meersalz: siehe Special Hausmittel (S. 16 ff.)

Apfelessig trinken

Apfelessig stärkt das Immunsystem. Innerliche Anwendungen beschleunigen den Heilungsprozess und sind auch als Vorbeugungsmaßnahme sinnvoll.

• **Anwendung:** 1 Esslöffel Apfelessig auf 1/2 Glas Wasser geben.

Bewegung und Sport

Vor allem in der kalten Jahreszeit ist viel Bewegung an der frischen (und feuchten) Luft wichtig. Sorgen Sie deshalb dafür, dass sich Ihr Kind viel im Freien bewegt. Am sinnvollsten ist es natürlich, wenn Ihr Kind regelmäßig eine Ausdauersportart (z. B. Jogging, Schwimmen, Radfahren) ausübt. Das Ausdauertraining stärkt die körperlichen Abwehrkräfte und schützt Ihr Kind somit gegen Infektionskrankheiten.

Luft befeuchten

Bei kalter Witterung wird durch das Heizen der Räume und durch den verminderten Luftaustausch die Luftfeuchtigkeit in der Wohnung deutlich reduziert, was zu einem stärkeren Austrocknen der Schleimhäute führt und dadurch Erkältungskrankheiten fördert. Vor allem die empfindlichen Schleimhäute von Kindern sind hiervon betroffen. Wenn die Luftfeuchtigkeit in der Wohnung unter 50 Prozent fällt, sollte deshalb die Luft befeuchtet werden. Dafür können Sie in Fachgeschäften spezielle Luftbefeuchter erwerben (ein Schälchen Wasser über einer Heizung reicht dafür nicht aus). Zur Not kann man auch nasse Handtücher über die Heizung hängen oder einen Ständer mit Wäsche im Zimmer aufstellen.

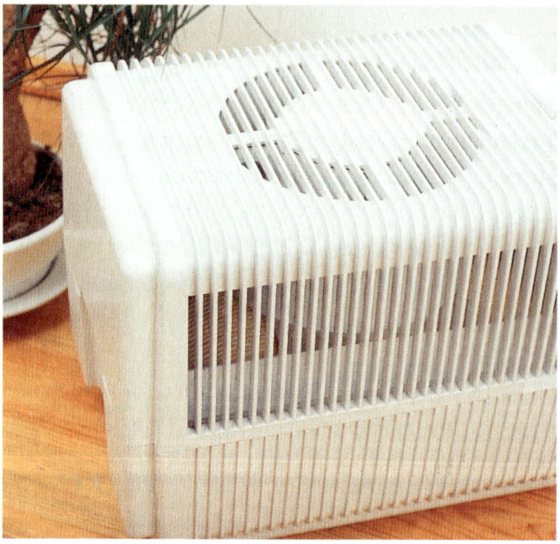

Vorsicht: Luftbefeuchter können bei unsachgemäßer Benutzung zur Bakterienschleuder werden!

Das Rauchen reduzieren

Erkrankte Jugendliche sollten nicht rauchen. Auch passives Rauchen schadet der Gesundheit – vor allem der Gesundheit Ihrer Kinder! Der Zigarettenrauch enthält etwa 4000 chemische Substanzen, über 300 davon haben eine Krebs erregende Wirkung. Schaffen Sie deshalb Ihren Kindern zuliebe rauchfreie Zonen in der Wohnung – am besten in der ganzen Wohnung.

Tipps zur Vorbeugung

• Achten Sie bei Ihrem Kind darauf, dass es eine ausgewogene, vitaminreiche Ernährung (auch in der Schule oder im Kindergarten) bekommt.

• Gründliche Handhygiene ist wichtig – die Viren können auf der Haut eine Zeit lang überleben und kommen von dort aus mit den Schleimhäuten in Berührung. Achten Sie deshalb auch darauf, dass Ihr Kind sich regelmäßig die Hände wäscht, vor allem nach dem Kontakt mit anderen Menschen.
• Im Herbst und im Winter sollte Ihr Kind nicht mit feuchten oder frisch geföhnten Haaren ins Freie gehen. Kleine Kinder sollten in der kalten Jahreszeit immer eine Mütze oder Ohrenschützer tragen.
• Wenn Kinder nasse Füße haben, müssen sofort Schuhe und Strümpfe gewechselt werden.

⊕ Das hilft

Kopf hochlagern bei Nacht
Viel trinken, Inhalationen
Ausreichende Luftbefeuchtung im Kinderzimmer

⊖ Das schadet

Flüssigkeitsmangel
Trockene, stickige Luft
Passives Rauchen
Zu lange Anwendung von Nasentropfen

Zahnen und Zahnprobleme

Ursachen: beim Zahnen: einschießende Milchzähne im Alter von 4 bis 8 Monaten; in der Regel mit spätestens 3 Jahren abgeschlossen; bei Kindern: Karies, Zahnfleischentzündung
Typische Beschwerden: Zahnschmerzen, schmerzhafte Rötungen, manchmal auch Blutungen des Zahnfleischs sowie der Durchbruchstellen, zusätzlich Brennen, belegte Zunge, Trockenheit und Wundgefühl im Mund; bei Babys (beim Zahnen) auch erhöhter Speichelfluss und Unruhe
• Siehe auch Mundgeschwür (S. 41f.) und Mundsoor (S. 42f.)

Sofortmaßnahmen – Was Sie gleich tun können

Beißringe
Wenn die ersten Zähnchen kommen, sind Kinder oft geplagt. Geben Sie deshalb dem zahnenden Baby einen kalten Beißring (am besten aus dem Kühlschrank) zum Kauen.

Schmerzstillende Gele
In der Apotheke gibt es eine Reihe schmerzstillende Gele, die Sie dem Kind auf die schmerzende Stelle streichen können.

Tinkturen fürs Zahnfleisch
Bei Zahnfleischproblemen älterer Kinder sind schmerzlindernde Tinkturen aus Ratanhia oder Myrrhe geeignet.

Babys und Kleinkinder
Die Erfahrung zeigt, dass zahnende Kinder oft zusätzlich verschnupft sind und zu einem wunden Po neigen. Eventuell haben sie auch Durchfall und sind infektanfälliger. (Übrigens: Wenn der Infekt zu Fieber führt, fördert das Fieber den Zahndurchbruch.) Sie sollten Ihren Kindern früh das Zähneputzen beibringen. Der Gebrauch von Zahnpasta ist jedoch erst ab dem Ende des zweiten Lebensjahrs nötig.

Grenzen der Selbstbehandlung
Zahnschmerzen oder Zahnfleischentzündungen bei Kindern gehören immer in die Hand eines Zahnarztes.

AUS DER APOTHEKE

Schmerzstillende Gele oder Lösungen enthalten Lokalanästhetika, oft kombiniert mit Kamillenextrakt oder Salbeiextrakt, die gegen die Entzündungen wirken. Die Gele sollten möglichst nach den Mahlzeiten und vor dem Einschlafen auf die Durchbruchstellen aufgetragen werden. Zahnfleischentzündungen bei älteren Kindern können, nach Rücksprache mit dem Zahnarzt, mit desinfizierenden und entzündungshemmenden Gurgellösungen und Rachensprays behandelt werden. Hierzu stehen zahlreiche Präparate mit synthetischen und pflanzlichen Wirkstoffen zur Verfügung.

Synthetische Medikamente

- Präparate mit Chlorhexidin, Hexetidin, Dequaliniumchlorid

Phytopharmaka

- Präparate mit Nelkenöl, Fenchelöl, Anisöl, Salbei, Ratanhia und Zaubernussdestillat

Homöopathika

Die folgenden homöopathischen Präparate helfen Ihrem Kind während des Zahnens und bei Zahnfleischbeschwerden.

- **Chamomilla:** wenn zahnende Kinder zornig sind und herumgetragen werden wollen; wenn eine Backe rot, die andere blass ist
- **Belladonna:** bei dickem geschwollenen Zahnfleisch, rotem Gesicht, Fieber
- **Ferrum phosphoricum:** bei Zahnen und Durchfall, blassem Gesicht sowie gerötetem und geschwollenem Zahnfleisch
- **Staphisagria**: bei früher Karies

DAS KÖNNEN SIE NOCH TUN

Richtige Zahnpflege

Eine konsequente und richtige Zahn- und Mundhygiene ist die beste Vorbeugung gegen Karies und Zahnfleischentzündungen. Die frühzeitige und richtige Pflege bewahrt Ihr Kind vor häufigem bzw. schmerzhaftem Zahnarztbesuch.

- Die richtige Putztechnik beim Zähneputzen bewirkt, dass die Zähne keinen Zahnbelag ansetzen. Die Zahnpflege sollte bereits mit dem Erscheinen der ersten Zähnchen spielerisch mit Hilfe der Eltern beginnen – jedoch noch ohne Zahnpasta.
- Insbesondere für Kinder ist die leicht erlernbare Rotationstechnik empfehlenswert. Dabei werden die äußeren Flächen des Gebisses im Ober- und Unterkiefer gleichzeitig gebürstet, indem mit der Zahnbürste kreisende Bewegungen ausgeführt werden. Die Kauflächen und die Innenseiten der Zähne werden mit kleineren kreisenden Bewegungen geputzt.
- Sinnvoll bei Kindern ist die Einübung des Gebrauchs einer elektrischen Zahnbürste; so kann Zähneputzen auch Ihrem Kind Spaß machen.
- Wichtig ist außerdem, dass die Zähne nach jeder Mahlzeit, vor allem nach dem Genuss von Süßigkeiten, gereinigt werden. Hierzu noch ein spezieller Tipp: Da Kinder oft Müsli mit Obst zum Frühstück essen, sollten Sie die Zähne vorher putzen. Obst (z.B. Äpfel) greift den Zahnschmelz an. Wird kurz nach dem Frühstück geputzt, reibt sich der Zahnschmelz leichter ab.
- Auch die Zahnzwischenräume müssen gesäubert werden. Hierzu eignet sich Zahnseide.
- Die so genannte Flaschenkaries, die durch den Kontakt mit zuckerhaltigen Säften aus dem Fläschchen entsteht, vermeiden Sie am besten dadurch, dass Sie Ihr Kind erst gar nicht an Säfte gewöhnen, sondern ihm Tee und Wasser zu trinken geben.
- Xylithaltige Zahnpflegekaugummis senken die bakterielle Besiedlung im Mundraum.
- Außerdem sollte Ihr Kind in den ersten 3 Lebensjahren regelmäßig Fluorid in Tablettenform zur Kariesprophylaxe erhalten. Das Fluorid gelangt über en Speichel direkt in den Zahnschmelz und härtet ihn dort. In der richtigen Dosierung von 0,25 mg pro Tag kann es nur nützen!

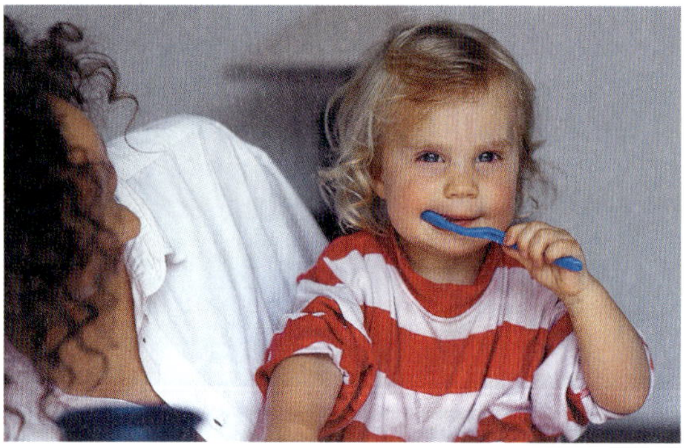

Zähneputzen kann Spaß machen!

⊕ Das hilft

Beißringe (auch Brotkante, rohe Karotte, Fenchelstückchen, kühlende Gele

Bei Zahnfleischentzündung Gurgellösungen (z. B. mit Nelkenöl, Fenchelöl, Anisöl)

Richtige Zahnhygiene

⊖ Das schadet

Zuckerreiche Ernährung

Softfood (Nahrung, bei der man zu wenig kauen muss)

Schnuller ablecken (Übertragung von Pilzen und Karieserregern)

Hygiene – von klein auf

Dass das Badezimmer nicht unbedingt zu den Räumen zählt, von denen sich ein Kind magisch angezogen fühlt, ist Eltern wohl bekannt. Zu viele unbeliebte Gegenstände warten dort darauf, benützt zu werden: die Zahnbürste, der Waschlappen, die Seife, der Kamm – und nicht zuletzt die Badewanne mit der Handbrause. Eltern haben es in der Hand, das Image des Badezimmers bei ihrem Kind deutlich aufzuwerten, ohne gleich Fernseher oder Spiele-PC dort installieren zu müssen. Eigentlich ist nur die Phantasie der Eltern (und des Kindes) gefragt, diesen Raum so zu gestalten, dass ein Kind ihn gern aufsucht oder ihn zumindest wohlwollend betrachtet. Schon ein wenig Farbe ins weißgraue Einerlei zu bringen tut dem Auge eines Kindes gut. Einem älteren Kind sollten Sie ruhig gestatten, eines seiner Lieblingsposter an der Wand anzubringen, und viele Kinder finden es schick, wenn der Spiegel durch Aufkleber eine Aufwertung erfährt.

First-Class-Service im Badezimmer

Sinnvoll ist es, die Kinder mit ein wenig Programm an die Hygiene heranzuführen. Dabei betrachten ältere Kinder das Badezimmer quasi mit den Augen eines Hotelgastes: Die Handtücher sollten schön weich sein, das Duschgel und das Shampoo haben gut zu duften, die Zahnbürste darf nicht zu hart sein… Und wenn dann noch der aktuelle Lieblingsstar von der Wand blickt, hat das Badezimmer eine echte Chance, als Aufenthaltsraum anerkannt zu werden.

Erlebnispark Badewanne

Das Interesse von Kleinkindern richtet sich eher darauf, was in der Badewanne geschieht. Dort sollte in der Tat ein attraktives Programm geboten werden. Die Ausstattung in der Badewanne darf möglichst vielfältig sein, in größerer Menge vorhanden und ein möglichst buntes Aussehen haben. Es macht nichts, wenn auf der Wasseroberfläche so viele Plastikenten und -boote ihre Kreise ziehen, dass das Wasser kaum mehr zu erkennen ist. Und wenn sich noch ein Elternteil mit in die Wanne begibt, ist für eine unterhaltsame Zeit gesorgt.

Waschen und Duschen

Verwenden Sie für Baby- und Kinderhaut am besten spezielle pH-neutrale Produkte oder Syndets, die den Säureschutzmantel der Haut schonen. Parfümierte Seifen und Badezusätze sind für Kinder nicht geeignet (abgesehen davon, dass sich Erwachsene damit auch nichts Gutes tun). Häufig genügt es zwischendurch, das Kind einfach mit klarem Wasser zu waschen.

Kopf und Haare waschen

Insbesondere beim Haarewaschen von Kleinkindern entsteht häufig der Eindruck, das Kind würde diesen Akt als lebensgefährlichen Anschlag werten. Nichts scheint in diesem Alter schlimmer zu sein, als wenn von oben Wasser über das Gesicht läuft.

- Verpacken Sie das Haarewaschen und das anschließende Abduschen in ein Spiel, in das Sie sich am besten selbst mit einbinden. Denn bei einem Kleinkind klappt alles besser, wenn Sie die Handlungen vormachen. Spielen Sie also ein Rollenspiel, bei dem Sie sich die Haare waschen; lachen Sie viel dabei, und lassen Sie Ihr Kind die Handhabungen auch selbst versuchen.
- Decken Sie beim Abduschen des Shampoos die Augen mit der Hand oder einem Waschlappen ab, so dass das seifige Wasser nicht in die Augen fließen kann. Das Kind sollte die Augen dabei ganz fest schließen – dann brennen sie nicht.

Hygiene des Genitalbereichs

Früh übt sich… Kindern muss beigebracht werden, dass und wie man den Bereich der Geschlechtsorgane waschen muss. Bei kleinen Jungen (bis zu zwei Jahren) ist die Vorhaut meistens noch verklebt. Prüfen Sie bei einem warmen Bad, ob eine Vorhautverengung vorliegt. Ziehen Sie die Vorhaut sanft zurück; vermeiden Sie aber zu heftige Manipulationen. Bringen Sie Ihrem Sohn bei, wie er das selbst durchführen kann. Mädchen sollten die Genital- und die Afterregion separat waschen. Für Waschen und Toilettenhygiene gilt: Nicht von hinten nach vorn wischen, weil sonst Darmbakterien in die Harnröhren- und Scheidenregion gelangen können.

Einreiben nach dem Baden

Für Kinder ist das Einreiben nach dem Baden nicht nur eine weitere Annehmlichkeit, die die Eltern ihnen zukommen lassen, um den »Badefrieden« zu erhalten, sondern es ist auch für die Haut notwendig.

- Nach dem Baden oder Duschen sollten Sie Ihr Kind mit Kinderöl dünn einreiben. Bei Kindern mit trockener und rauer Haut haben sich zusätzlich Kleiebäder (erhältlich in der Apotheke) bewährt.
- Im Sommer sollten Sie Ihr Kind gut mit einem Sonnenschutzmittel einreiben, wenn es draußen spielt. Kindlicher Sonnenbrand kann zu einer schweren Hypothek im Erwachsenenalter werden.

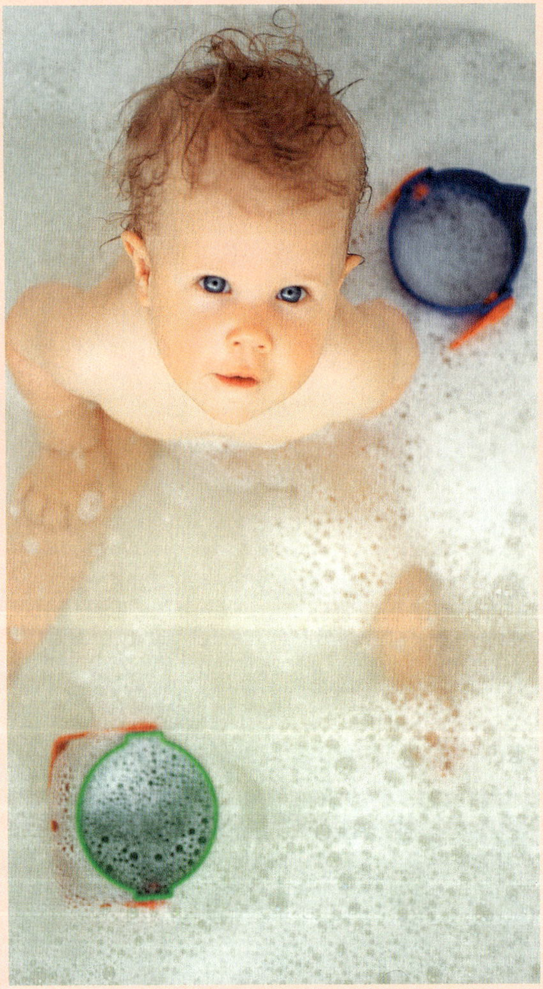

Mit viel buntem Plastikspielzeuig ertragen kleine Menschen die ungeliebte Hygiene eher.

Das Reinigen der Ohren

Selbstverständlich müssen die Ohren gewaschen werden, nur bedürfen sie einer besonderen Sorgfalt. Kein Problem ist die Reinigung der Außenseite der Ohrmuschel, was normalerweise während des Haarewaschens erledigt wird. Problematischer ist die Reinigung der inneren Ohrmuschel.

- Waschen Sie vorsichtig die innere Seite der Ohrmuschel mit dem Haarshampoo während des Haarewaschens.
- Versuchen Sie nicht, mit Wattestäbchen in den Gehörgang einzudringen, denn Sie könnten das Trommelfell verletzen. Das Ohr reinigt sich an diesen Stellen selbstständig, weil Dreck und Ohrenschmalz von den Härchen nach außen transportiert werden.

Das Zähneputzen

Die Mundhygiene sollte von Anfang an zur festen Gewohnheit werden, denn schon die ersten Zähnchen sollten gut gepflegt werden (zu den Techniken des Zähneputzens siehe S. 62).

- Die Kleinen sehen die Notwendigkeit der frühzeitigen Zahnpflege leider nicht – sie leisten geradezu erbitterten Widerstand gegen die neue unangenehme Verrichtung. Doch gegen das Schreien und Strampeln hilft nur ruhige Beharrlichkeit.
- Bringen Sie die Geduld auf, Zähnchen für Zähnchen zu putzen, wenn sich gerade die Gelegenheit hierzu ergibt. Denn Ihr Kind muss zum Schreien ja den Mund aufmachen …
- Kommt Ihr Kind auf den Gedanken, das Zähneputzen nun selbst in die Hand nehmen zu wollen, so sollten Sie diese Initiative durchaus unterstützen. Doch: »Vertrauen ist gut, Kontrolle ist besser.«

Mit oder ohne Fluorid?

- Um das Zähneputzen zur Gewohnheit werden zu lassen, sollten Sie eine Zahncreme verwenden, die gut schmeckt. Beliebt sind natürlich-fruchtige Geschmacksrichtungen (z. B. Erdbeer und Himbeer), die die meisten Hersteller anbieten. Zahnpasta für Erwachsene schmeckt den Kindern meist zu scharf; Zahnpasta ist auch erst ab dem Ende des zweiten Lebensjahres nötig.
- Ist Ihr Kind noch keine drei Jahre alt und erhält es mit Tabletten eine systematische Fluoridzufuhr, sollten Sie eine spezielle Kinderzahnpasta ohne Fluorid (oft auch nur Fluor genannt) verwenden.
- Ältere Kinder sollten eine Zahncreme bekommen, die nur 0,025 Prozent Fluorid enthält (zur Vermeidung einer zu hohen Fluoridaufnahme).

Zunge, belegte

Ursachen: Mundsoor und Mundgeschwür (Pilzbefall), Scharlach, chronisches Magenleiden; Magengeschwür; Zwölffingerdarmgeschwür, starken Flüssigkeitsmangel aufgrund von Durchfällen; Antibiotika- oder Kortisonbehandlung
Typische Beschwerden: meist keine Beschwerden
Siehe auch Mundgeschwür (S. 41f.), Mundsoor (S. 42f.) und Magenbeschwerden (S. 99ff.)

Sofortmaßnahmen – Was Sie gleich tun können

Zunge putzen
Reinigen Sie die Zungenoberfläche mit einer weichen Zahnbürste, sofern der Belag von färbenden Speisen oder von Milch kommt.

»Landkartenzunge«
Die so genannte Landkartenzunge ist harmlos und weist feine streifenförmige weißliche Verdickungen auf, die verschlungene Linien bilden.

»Schwarze Haarzunge«
Die »schwarze Haarzunge« ist ebenfalls harmlos und wird durch besonders stark aufragende Schleimhauterhebungen (Papillen) verursacht, die meist dunkel verfärbt sind. Auch manche Medikamente können sie so aussehen lassen.

Säuglinge und Kleinkinder
Bei Babys und Kleinkindern sollten Sie an Mundsoor denken. Eine leicht weißlich verfärbte Zunge nach dem Milchtrinken ist kein Grund zur Besorgnis.

Grenzen der Selbstbehandlung
Suchen Sie einen Kinderarzt auf, wenn sich der Zungenbelag verdickt, ein zerfurchtes trockenes Aussehen oder eine dunkle Färbung annimmt. Ebenso kann eine ungewöhnliche Verfärbung der Zunge ohne Belag auf eine ernsthafte innere Erkrankung hinweisen.

NATURHEILKUNDE

Gurgeln mit Teebaumöl
Ältere Kinder können Sie mit desinfizierendem Teebaumöl gurgeln lassen.
- **Anwendung:** 5 bis 10 Tropfen Teebaumöl in 1 Glas warmes Wasser (0,2 Liter) geben; damit das Kind nach dem Essen und Zähneputzen den Mund ausspülen lassen (nicht schlucken!).

Spirulina
Diese Mikroalgen enthalten eine Mischung von Biostoffen und werden als Nahrungsergänzungsmittel eingesetzt.
- **Anwendung:** 1 Teelöffel Spirulinapulver mit Fruchtsaft (keine Zitrusfrüchte, da diese das Chlorophyll zerstören) oder Gemüsesaft verrühren. 1-mal täglich vor der Hauptmahlzeit anwenden.

ERNÄHRUNG

Ess- und Trinkgewohnheiten prüfen
Neigt Ihr Kind zu Zungenbelag, sollten Sie testen, welche Nahrungsmittel bei Ihrem Kind auf der Zunge einen Belag bilden. Umgehen Sie nach Möglichkeit solche Speisen.

Speichelfluss fördern und viel trinken
Der Speichel reinigt die gesamte Mundschleimhaut. Geben Sie Ihrem (älteren) Kind als Zwischenmahlzeit ab und zu einen Apfel bzw. ein Bonbon oder Kaugummi (zuckerfrei). Lassen Sie es auch viel trinken, am besten Mineralwasser und Tees, um die Mundhöhle auszuspülen.

Das hilft
Saubere Zähne und gute Mundhygiene
Gesunde Ernährung, viel trinken

Das schadet
Zu viel Milch, bestimmte Nahrungsmittel, Süßes und Scharfes, mangelnde Mund- und Zahnhygiene
Geschwächtes Immunsystem

Rund um Magen, Bauch und Unterbauch

Der schnelle Diagnoseüberblick

Die folgenden Kurzbeschreibungen von Symptomen und Symptomenkomplexen sollen Ihnen die Diagnose bei Ihrem Kind erleichtern. Gleichzeitig führen sie mit Seitenverweisen zur entsprechenden Erkrankung – sowohl in diesem Kapitel als auch eventuell in einem anderen Kapitel (siehe hierzu »Ähnliche Beschwerden«). Auf diesen Seiten finden Sie auch bereits Warnhinweise, wann Sie mit Ihrem Kind (sofort) zum Arzt gehen müssen.

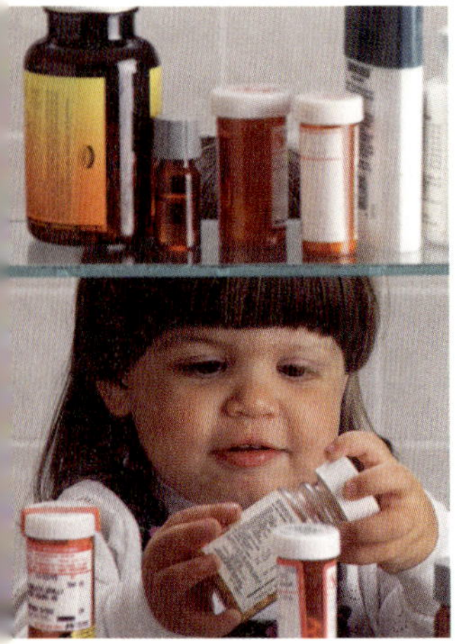

Appetitlosigkeit und Gedeihstörungen

Kein Verlangen nach Nahrung, eventuell auch Abscheu vor Speisen, depressive (oder auch aggressive) Verstimmung → **Appetitlosigkeit** (S. 68f.)

Verzögertes Längenwachstum und nicht ausreichende Gewichtszunahme, greisenähnliches Gesicht, hängende Gesäßfalten, bisweilen auch Hungerödem →**Gedeihstörungen** (S. 89ff.)

ÄHNLICHE BESCHWERDEN

- Ess- und Gewichtsprobleme aufgrund von Milch-unverträglichkeit oder Nahrungsmittelallergien →**Milchunverträglichkeit** (S. 199f.), → **Nahrungsmittelallergien** (S. 201ff.)
- Essstörungen aufgrund von psychischen Problemen → **Bulimie** (S. 225ff.), → **Esssucht** (S. 233ff.), → **Magersucht** (S. 245f.)

Wann zum Arzt?

- Bei Gefahr der Austrocknung bzw. auffälligem Über- oder Untergewicht
- Wenn übermäßig große Mengen getrunken werden, weniger gegessen wird und es zur Gewichtsabnahme kommt (Gefahr von Diabetes mellitus)

Oberer Verdauungstrakt und Magen

Entleeren von Mageninhalt durch Speiseröhre und Mund, meist begleitet von Schweißausbruch, Schwächegefühl, Verlangsamung und Schwächerwerden des Pulses → **Erbrechen und Übelkeit** (S. 86ff.)

Übelkeit und Erbrechen, (stechende) Schmerzen in der Magengegend, Druck- und Völlegefühl, bisweilen auch Sodbrennen → **Magenbeschwerden** (S. 99ff.)

Übelkeit, Erbrechen, Schwindel, Durchfall, Schweißausbruch, Erschöpfung bei Fahrt oder Flug → **Reisekrankheit** (S. 101f.)

ÄHNLICHE BESCHWERDEN

- Erbrechen nach einem Sturz → **Gehirnerschütterung** (S. 294f.)
- Übelkeit und Erbrechen mit Verdacht auf Vergiftung → **Giftunfälle** (S. 296ff.)

Wann zum Arzt?

- Bei Erbrechen von Blut
- Bei unstillbarem Erbrechen
- Bei Verdacht auf Vergiftung den Notarzt rufen
- Bei hohem Fieber
- Bei starker Kolik

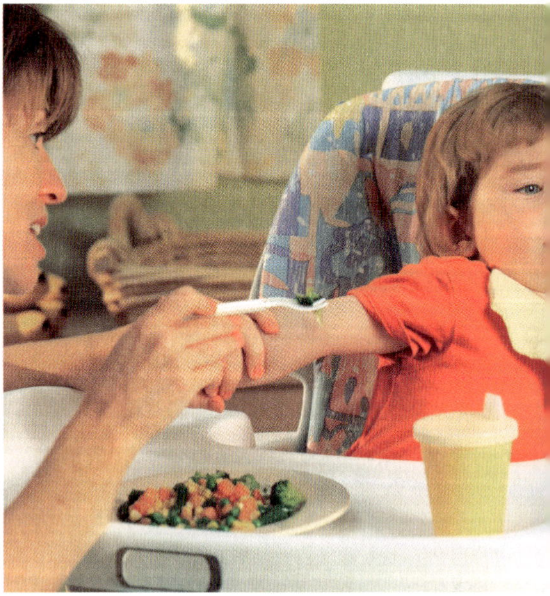

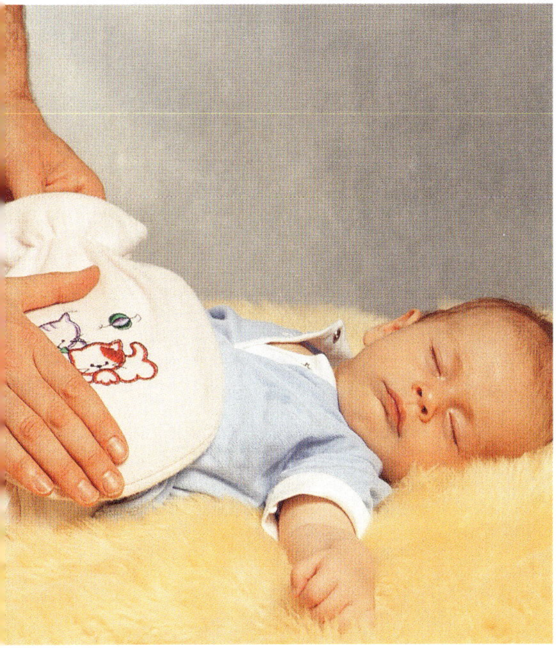

Rund um Bauch und Darm

Spannungs- und Völlegefühl bzw. Schmerzen im Ober- und Unterbauch, bisweilen kolikartige Bauchschmerzen und -krämpfe → **Bauchschmerzen** (S. 69ff.)

Spannungs- und Völlegefühl im Ober- und Unterbauch, vermehrter Abgang von Winden, häufiges Aufstoßen, Bauchschmerzen → **Blähungen und Darmkoliken** (S. 72ff.)

Harter Stuhl, schmerzhafte und seltene Darmentleerung → **Verstopfung** (S. 108ff.)

Entleerung von breiigem oder flüssigem Stuhl, öfter als 3-mal täglich, meist schmerzhaft, mit Beimengung von Schleim, Eiter oder Blut → **Durchfall** (S. 83ff.)

Juckreiz am After, Bauchschmerzen, Kopfschmerzen, Schlafstörungen, blasses Aussehen, schlechtes Allgemeinbefinden, Hunger oder Appetitlosigkeit, Abgang von Bandwurmgliedern im Stuhl → **Würmer** (S. 112f.)

Wann zum Arzt?

- Bei kolikartigen Schmerzen und beim Verdacht auf Blinddarmentzündung
- Wenn keine Darmbewegungen mehr feststellbar sind, sofort den Notarzt rufen
- Wenn der Durchfall länger als 2 Tage dauert
- Wenn der Durchfall bei Säuglingen wässrig ist
- Bei hohem Fieber

Unterleib, Blase, Geschlechtsorgane

Brennen und Schmerzen beim Wasserlassen, Druckgefühl in der Blase; Drang, auf die Toilette zu gehen, wobei nur eine geringe Urinmenge abgeht; Schmerzen im Unterbauch, Dunkelfärbung des Urins (bei schwerer Entzündung mit Blut vermengt), gelegentlich Fieber → **Blasenentzündung und Harnwegsinfektionen** (S. 80ff.)

Hervorwölbung des Nabels bzw. Schwellung im Dreieck zwischen Bauch und Oberschenkel, meist ohne Beschwerden, nur bei Brucheinklemmung heftige Schmerzen → **Leistenbruch und Nabelbruch** (S. 97f.)

Juckreiz, Ausfluss, Rötung, Schwellung oder Bläschen im Bereich der Scheide, brennender Schmerz beim Wasserlassen → **Scheidenentzündung und Vulvitis** (S. 107f.)

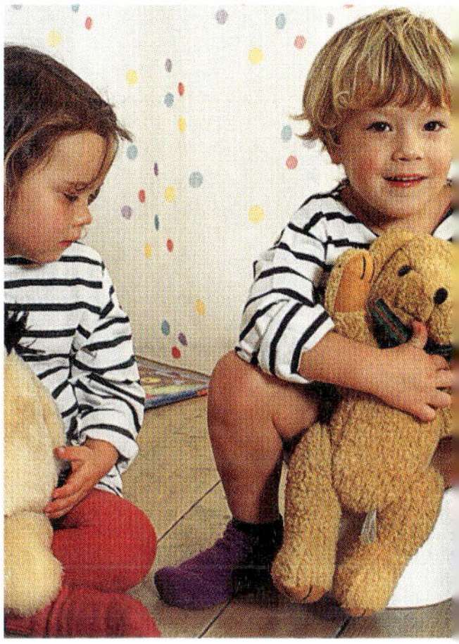

Rötung, Schwellung und Schmerz im vorderen Penisbereich bei Entzündung; bei Vorhautverengung: Harnentleerungsstörung, sackartig aufgetriebene Vorhaut → **Vorhautentzündung und Vorhautverengung** (S. 110ff.)

Ziehende Schmerzen in Hoden und Leistengegend, Rötung, Schwellung auch der umgebenden Lymphknoten, Fieber; oft auch Bauchweh, Übelkeit, Erbrechen → **Hodenentzündung, Hodenschwellung, Hodenhochstand** (S. 96f.)

Wann zum Arzt?

- Bei Harnverhaltung (kein Urin mehr)
- Bei Blasenentzündung mit hohem Fieber und seitlichen Rückenschmerzen (Verdacht auf Nierenbeckenentzündung)
- Bei Verdacht auf eine Leistenbrucheinklemmung (plötzliche starke Bauchschmerzen)
- Bei Verdacht auf sexuellen Missbrauch
- Bei Verdacht auf Hodentorsion (Hodendrehung) sofort den Notarzt rufen

Appetitlosigkeit

Ursachen: akute Erkrankung (z. B. Infektion), Schluckbeschwerden, Halsschmerzen, psychische Belastung
Typische Beschwerden: kein Verlangen nach Nahrung, eventuell auch Abscheu vor Speisen, auffallend depressive (oder auch aggressive) Verstimmung

• Siehe auch Gedeihstörungen (S. 89ff.), Magersucht (S. 245f.), Bulimie (S. 225ff.) und Würmer (S. 112f.)

Sofortmaßnahmen – Was Sie gleich tun können

Bitterstoffe

Enzian, Tausendgüldenkraut, Andorn, Benediktenkraut, Wermut, Engelwurz und Schafgarbenkraut sind klassische Bitterstoffpflanzen. Wie der Name sagt, schmecken sie bitter und sind gerade kleineren Kindern nicht so ohne weiteres schmackhaft zu machen. Fertigpräparate aus Apotheke oder Reformhaus wird Ihr Kind vermutlich eher akzeptieren, weil sie milder sind.

Bewegung und frische Luft

Wenn sich Ihr Kind austoben kann, regelmäßig und ausreichend Bewegung an der frischen Luft hat, kommt der Hunger fast von allein.

Babys und Kleinkinder

Babys brauchen die Mahlzeiten (egal, ob Fläschchen oder Brust) auch als Phase intensiver Zuwendung. Sie sollten sich deshalb beim Stillen ausschließlich Ihrem Kind widmen. Die Sehschärfe des Neugeborenen ist exakt auf den Abstand von der Brust zum Gesicht der Mutter eingestellt. Es sucht früh Blickkontakt mit der Mutter und braucht deren Blickkontakt und liebevolle Zuwendung.

Grenzen der Selbstbehandlung

Appetitlosigkeit ist ein Symptom, das ohne Diagnose der zugrunde liegenden Krankheit nicht behandelt werden kann und darf. Wenn die Appetitlosigkeit länger anhält oder von anderen Störungen (Abgeschlagenheit, Gewichtsverlust, Blässe, Entwicklungsstörungen) begleitet ist, sollten Sie mit Ihrem Kind zum Kinder- und Jugendarzt gehen. Nicht unterschätzt werden sollte auch die psychische Komponente: Kinder haben oft keine andere Möglichkeit, Stress oder unbewältigte Konflikte auszuleben, als durch Verweigerung. Der Arzt muss klären, ob Ihr Kind an einer Organkrankheit leidet, oder ob die Essstörung seelische Ursachen hat (sehr häufig).

Sofort den Notarzt rufen

• Wenn die Gefahr der Austrocknung besteht, weil das Kind auch das Trinken verweigert

NATURHEILKUNDE

Bitterstofftee

Um den Geschmack der Bitterstoffe etwas zu mildern, machen Sie am besten eine Teemischung mit neutralisierenden bzw. aromatisierenden Pflanzen. siehe Special Hausmittel (S. 16ff.)

Ingwer

Zubereitungen aus Ingwerwurzel helfen bei Ernährungsstörungen im Säuglingsalter.

• **Anwendung:** Je 10 Gramm zerkleinerten Ingwer, Kümmel, Sternanis und Gänsefingerkraut, je 15 Gramm Löwenzahnblätter und Melisse sowie 2 Nelken in ein Gefäß geben, 10 Esslöffel Honig einrühren und das Ganze in 1 Liter Apfelsaft aufkochen. 2 Stunden abkühlen lassen, nochmals aufkochen, wieder 2 Stunden abkühlen lassen, ein 3. Mal aufkochen, dann abseihen. Dem Kind vor jeder Mahlzeit 1 Likörglas davon zu trinken geben.

DAS KÖNNEN SIE NOCH TUN

Frische Kräuter

Schon der Geruch frischer Kräuter macht Hunger und lässt die Verdauungssäfte fließen. Verwenden Sie in der Küche möglichst oft viele und frische Kräuter, z. B. Basilikum (zu Tomaten, Pizza, Nudeln), Rosmarin (zu Bratkartoffeln, Kräuteromelett), Schnittlauch oder Thymian (zu Kartoffelgerichten) sowie Ingwer (zu Auflauf, Pudding). Auch Kinder wollen es mal deftig, würzig und pikant.

Salate aus Ruccola, Endivie, Chicorée, Radicchio mit einer leckeren Salatsoße zubereitet und vor der eigentlichen Mahlzeit genossen, regen den Speichelfluss an und damit auch den Appetit.

Vor dem Essen nicht trinken

Manche Kinder haben keine Zeit zum Essen und füllen sich den Magen mit Flüssigkeit, weil das schneller geht. Dann ist natürlich für die feste Nahrung kein Platz mehr da. Sorgen Sie also dafür, dass Ihr Kind vor dem Essen mindestens eine Stunde lang nichts mehr trinkt.

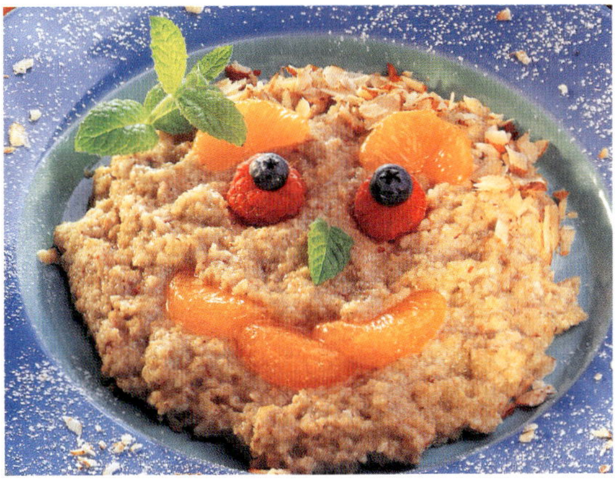

Da macht Essen richtig Spaß!

Positive Stimmung

Sorgen Sie für eine entspannte Atmosphäre beim Essen. Die Mahlzeit (mindestens einmal täglich gemeinsam) soll kein Machtkampf zwischen Ihnen und Ihrem Kind sein. Gute Tischmanieren sind nichts Verwerfliches: Seien Sie Ihrem Kind ein Vorbild, was die Esskultur betrifft. Sie sollten weder lesen noch fernsehen und auch nicht in Eile Ihr Essen verschlingen. »Tricksen« Sie Ihr Kind bitte nicht aus. Es sollte auch schon in jungen Jahren Selbstbedienung und Selbstbestimmung bei Tisch lernen. Wichtig ist, dass Sie sich auch nicht tyrannisieren lassen.

Das Auge isst mit

Schneiden Sie frisches Obst und Gemüse zu lustigen Figuren. Geben Sie Ihrem Kind reifes, süßes Obst – das sieht nicht nur bunt aus, es schmeckt auch mindestens so gut wie Süßigkeiten. Gestalten Sie das Pausenbrot abwechslungsreich. Es gibt viele Möglichkeiten, wie Sie das Essen appetitanregend zubereiten können.

Übersättigt?

Industrienahrung enthält Geschmacksverstärker und künstliche Zusatzstoffe. Achten Sie darauf, dass Ihr Kind nicht zwischen den Mahlzeiten zu viele Süßigkeiten und Salzgebäck zu sich nimmt. Appetitlosigkeit, die Folge der Wohlstandskost ist, lässt sich schwer »behandeln«, denn auch das Umfeld (Freunde, Verwandte, Lehrer) hat hier entscheidenden Einfluss. Gleichwohl: Kinder lieben Fastfood. Hin und wieder Fastfood ist auch nicht weiter schlimm – nur der ständige Konsum sollte unterbleiben.

⊕ Das hilft

Gelassenheit
Große Geschmacksvielfalt

⊖ Das schadet

Machtkampf
Ablenkung (z.B. Fernseher)
Schlechtes Vorbild, schlechte Stimmung

Bauchschmerzen

Ursachen: akute Magen-Darm-Entzündung, Blinddarmentzündung, Verstopfung, Nahrungsmittelunverträglichkeit, Allergie, Invagination (Einstülpung eines Darmabschnitts in einen anderen), Dreimonatskolik, angeborene organische Störung, Infektion mit Helicobacter pylori, seelische Probleme, Erkrankung außerhalb des Magen-Darm-Bereichs, Würmer

Typische Beschwerden: Spannungs- und Völlegefühl bzw. Schmerzen im Ober- und Unterbauch, bisweilen kolikartige Bauchschmerzen und -krämpfe

• Siehe auch Blähungen und Darmkoliken (S. 72ff.), Durchfall (S. 83ff.), Verstopfung (S. 108ff.), Gedeihstörungen (S. 89ff.) und Würmer (S. 112f.)

Sofortmaßnahmen – Was Sie gleich tun können

Wärmflasche
Wärme entspannt die Muskulatur. Legen Sie Ihrem Kind mehrmals täglich für 15 Minuten eine Wärmflasche auf den Bauch (Prüfen Sie die Temperatur an Ihrem Hals!). Bei Verdacht auf Blinddarmentzündung keine Wärmeanwendung!

Bauchmassage
Bei Blähungen hilft oft der bewährte wärmende Massagegriff: Nehmen Sie Ihr Baby mit dem Bauch nach unten auf den Arm, und führen Sie dabei Ihren Arm von hinten zwischen den Beinen des Kindes hindurch, so dass sein Bauch flach auf Ihrer Hand liegt. Wenn das Kind im Bett liegt, sollten Sie den Bauch im Uhrzeigersinn massieren – das löst Verkrampfungen der Muskulatur und stimuliert das vegetative Nervensystem. Sie können eigentlich nichts falsch machen, wenn Sie in sanft kreisender Bewegung mit Ihrer flachen warmen Hand über den Bauch streichen. Lassen Sie die Hand an der Stelle ruhen, wo es dem Kind wehtut.

Über Probleme reden
Oft sind die Kinder organisch völlig gesund, aber sie verlagern ihre seelischen Probleme in den Bauch. Versuchen Sie herauszufinden, ob Ihr Kind Probleme im Kindergarten oder in der Schule hat.

Babys und Kleinkinder
Die so genannte Invagination tritt in den ersten drei Lebensjahren auf und betrifft vor allem Jungen. Dabei schiebt sich ein Darmabschnitt in einen anderen. Diese Darmeinstülpung muss umgehend in der Kinder- und Jugendklinik behandelt werden.

Grenzen der Selbstbehandlung
Warten Sie nicht zu lange mit dem Besuch beim Kinder- und Jugendarzt. Je kleiner das Kind ist, desto mehr Krankheiten können hinter dem Bauchweh stecken. So kann z. B. eine Mandelentzündung mit Bauchschmerzen beginnen. Wenn Ihr Kind Fieber hat, sollten Sie zum Kinderarzt gehen. Bei Blinddarmentzündung treten Schmerzen rechts auf, und die im Mastdarm gemessene Temperatur ist um 1 °C höher als die unter der Achsel gemessene.

Sofort den Notarzt rufen
- Bei starken kolikartigen Schmerzen
- Bei Verdacht auf Blinddarmentzündung
- Bei unstillbarem Erbrechen, blutigem und/oder schleimigem Durchfall

AUS DER APOTHEKE
Bei Säuglingen und Kleinkindern sind Bauchschmerzen häufig Folge von Blähungen. Bei älteren Kindern, die unter Oberbauchbeschwerden (Dyspepsie) leiden, lassen sich oft keine organischen Ursachen feststellen. Dann spricht man von funktionellen Verdauungsstörungen. Sie lassen sich am besten mit pflanzlichen Präparaten beheben, die neben Fenchel, Kümmel oder Anis zusätzlich Kamille oder Süßholzwurzel enthalten. Ist die Magenschleimhaut entzündet, helfen Kamillenextrakte, am besten in Form einer Rollkur.

Bauchschmerzen können auch auftreten, wenn sich das Kind den Magen verdorben hat. Dann steht – je nach Beschwerden – die Behandlung von Durchfall (S. 83ff.) oder Erbrechen (S. 86ff.) im Vordergrund. Treten schwere Bauchkrämpfe auf, können krampflösende Medikamente (Spasmolytika) wie Butylcopolamin als Zäpfchen oder Tabletten Linderung bringen. Der Wirkstoff ist zwar rezeptfrei und steht in speziellen Dosierungen für Säuglinge und Kleinkinder zur Verfügung, sollte aber bei Kindern nur nach Rücksprache mit dem Arzt verwendet werden.

Synthetische Medikamente
- **Spasmolytika:** Butylscopolamin

Phytopharmaka
Es gibt eine Reihe sehr gut wirksamer pflanzlicher Mittel, die bei Dyspepsie und anderen Bauchbeschwerden leichter Art eingesetzt werden können.

Homöopathie
Bauchweh ist fast immer von weiteren Beschwerden begleitet (z. B. Übelkeit, Durchfall) und muss differenziert behandelt werden. Die homöopathische Therapie richtet sich deshalb nach den weiteren Symptomen und den Ursachen der Bauchschmerzen.

NATURHEILKUNDE
Heiltee und Wickel: siehe Special Hausmittel (S. 16ff.)

Akupressur

Es gibt einige Akupressurpunkte, die bei Bauchweh Linderung bringen. Ein wichtiger Punkt liegt direkt auf dem Bauch.

- **KG 4:** Dieser Punkt des so genannten Konzeptionsgefäßes findet sich etwa 3 Finger breit unterhalb des Bauchnabels. Massieren Sie diesen Punkt bei Kleinkindern mit sanftem Druck und in Kreisbewegungen gegen den Uhrzeigersinn, etwa 2 bis 3 Minuten.

Fußreflexzonenmassage

Vor allem bei Säuglingen und Kleinkindern kann eine Druckmassage von Fußsohle und Rist die Bauchschmerzen lindern. Dabei ist es wichtig, sich die richtigen Punkte und die Technik vom Heilpraktiker erklären zu lassen. Punkte für den Bauchbereich liegen auf dem Mittelfuß, der Ferse und am inneren Knöchel.

ERNÄHRUNG

Schweres Essen wie z. B. frisches Vollkornbrot, rohes Gemüse, unreifes Obst, fett Gebackenes oder fett Gebratenes sollten Sie Ihrem Kind nicht geben. Im Allgemeinen gut verträglich sind Karottenbrei, Pellkartoffeln, zerdrückte Bananen, geriebene Äpfel und weiche Avocados. Bei Glutenunverträglichkeit (Zöliakie, siehe auch S. 89ff. und S. 201ff.) dürfen Sie Ihrem Kind nur glutenfreie Nahrungsmittel geben. Hierzu zählen u.a. Mais, Reis, Hirse, Buchweizen, Amarant, Kartoffeln, Milch und Milchprodukte, Fleisch, Fisch, Gemüse und Obst. Glutenhaltig sind Weizen, Dinkel, Roggen, Hafer und alle daraus hergestellten Nahrungsmittel – beispielsweise Fertigbrei.

Haferschleimsuppe

Sie ist nahrhaft und gut bekömmlich und sollte einen festen Platz auf dem Speiseplan bekommen.

- **Rezept:** 20 Gramm Haferflocken in 1/4 Liter Salzwasser oder Gemüsebrühe aufkochen, kurz unter ständigem Rühren leicht kochen lassen.

Gerstenschleim

Wegen seiner guten Verdaulichkeit sollten Sie den altbewährten Gerstenschleim ausprobieren (auch für Säuglinge geeignet).

- **Anwendung:** 15 Gramm Gerstengraupen oder Gerstengrütze in 1/2 Liter kaltem Wasser ansetzen, etwa 1 Stunde lang bei schwacher Hitze garen, durch ein Sieb passieren, mit abgekochtem Wasser auf 1/2 Liter auffüllen und abkühlen lassen. Ins Fläschchen füllen oder dem Kind löffelweise geben.

DAS KÖNNEN SIE NOCH TUN

Heilerde

Heilerde, eines der ältesten Heilmittel der Welt, bindet u.a. schädliche Bakterien im Darm, ermöglicht eine raschere Ausscheidung und wirkt bei einer Ansammlung von Fäulnis- und Gärungsgiften reinigend.

- **Anwendung:** 1/2 Teelöffel Heilerde (zur innerlichen Anwendung, z. B. Luvos®) in 1/2 Glas Wasser verrühren. Dem Kind 2-mal täglich 1 Portion zu trinken geben, löffelweise mit Tee oder naturreinem Saft verdünnt.

Entsäuerung

Hinter unspezifischen Bauchschmerzen können sich viele Ursachen verstecken, die mit dem Bauch zunächst gar nichts zu tun haben. Kinder projizieren Kummer und Stress oft in ihre Körpermitte, deshalb ist der Bauchraum dann sehr häufig betroffen. Um die Ursachen für die Bauchbeschwerden zu finden, hat sich ein „Bauchwehprotokoll" bewährt, in das über einen gewissen Zeitraum die Beschwerden eingetragen werden.

Ihr Kinder- und Jugendarzt kann Ihnen auch einen Fragebogen zum Ausfüllen geben. Das erleichtert die Ursachenfindung und kann eine eventuell notwendige gezielte Behandlung nach sich ziehen.

Entspannung

Ab dem Schulalter können Sie mit Ihrem Kind Entspannungsübungen machen, die den Atem gezielt trainieren und damit Wärme und Energie in den Bauch schicken. Das hilft um Verspannungen zu lösen und Körper und Geist ins Gleichgewicht zu bringen.

Tipps für den Alltag

- Lufteinschlüsse im Darm verursachen Schmerzen und sind oft Folge von hektischem Essen oder Luftschlucken. Auch kohlensäurehaltige Getränke (Colagetränke) während des Essens sind ungünstig. Besser ist es, wenn Ihr Kind zur Mahlzeit ein Glas stilles Mineralwasser trinkt, aber erst gründlich kaut, schluckt und nachtrinkt.

- Auf blähende Speisen (z. B. Kohl, Hülsenfrüchte, Artischocken, Beeren, rohes Gemüse und unreifes Obst) sollte Ihr Kind möglichst verzichten.
- Sind Schulängste der Grund, warum Ihr Kind Bauchschmerzen hat? Lässt sich ein Zusammenhang mit dem Stundenplan oder mit bestimmten Freizeitaktivitäten feststellen?
- Nützlich: Schreiben Sie ein Bauchwehprotokoll.

Das hilft
Gründlich kauen, Essen in Ruhe genießen
Wärme, seelische Geborgenheit

Das schadet
Kälte, scharfe und blähende Speisen
Kohlensäurehaltige Getränke

Blähungen und Darmkoliken

Ursachen: für die Dreimonatskolik Unreife des Darms, Fütterungsfehler, familiäre Spannungen; beim älteren Kind: Ernährungsfehler, anlagebedingt, Nahrungsmittelunverträglichkeit (Zöliakie), Allergie
Typische Beschwerden: Spannungs- und Völlegefühl im Ober- und Unterbauch, vermehrter Abgang von Winden, häufiges Aufstoßen, Bauchschmerzen
- Siehe auch Bauchschmerzen (S. 69ff.), Gedeihstörungen (S. 89ff.) und Verstopfung (S. 108ff.)

Sofortmaßnahmen – Was Sie gleich tun können

Wärme und Massage
Massieren Sie Ihrem Kind mit der wärmenden Hand sanft den Bauch (im Uhrzeigersinn), das löst Verspannungen, regt die Darmtätigkeit und die Durchblutung an und vertreibt die Winde. Anschließend legen Sie Ihrem Kind (bei seitlich angezogenen Beinen) eine Wärmflasche auf den Bauch, oder Sie machen warme Umschläge.

Tees
Klassische entblähende Tees bereitet man aus Fenchel, Anis und Kümmel. Insbesondere bei Dreimonatskolik hilft der südafrikanische Rotbuschtee.

Entschäumer
Arzneimittel mit dem Wirkstoff Siliziumdioxid können Darmgase binden und so Blähungen (Meteorismus) lindern. Die Mediziner sind sich nicht einig, ob es sinnvoll ist, schon Kindern Entschäumer zu geben. Fragen Sie Ihren Kinderarzt, gehen Sie vernünftig mit dem Medikament um, und geben Sie dem Kind diese Tropfen oder Kautabletten nur bei starken Beschwerden.

Babys und Kleinkinder
Säuglinge, vor allem Jungen, leiden in den ersten drei Lebensmonaten als Folge eines noch nicht ausgereiften Darms oft an Blähungen und Koliken. Diese Dreimonatskoliken äußern sich durch Weinen nach dem Stillen, vor allem am späten Nachmittag. Muttermilch hat drei wichtige Aufgaben für den Säugling: Sie ernährt, regt die Darmbewegung (Peristaltik) an und schafft ein Milieu im Darm, in dem sich gesunde Keime ansiedeln können. Stillen Sie Ihr Kind weiter, denn jede andere Nahrung wird es noch schlechter vertragen. Versuchen Sie herauszufinden, was Ihr Kind schlecht verträgt. Wenn die stillende Mutter Saures, Scharfes oder Kohlgemüse isst, gehen die Nahrungsbestandteile in die Muttermilch über und verursachen beim Kind oft Blähungen. Achten Sie darauf, dass Ihr Kind nicht zu hastig trinkt (oder isst). Essen und Trinken im Liegen führen zu vermehrtem Luftschlucken. Richten Sie Ihr Kind auf, und achten Sie darauf, dass es ein »Bäuerchen« macht.

Grenzen der Selbstbehandlung
Gehen Sie zum Arzt, wenn Ihr Kind heftige und chronische Blähungen hat, wenn zusätzliche Beschwerden wie Fieber, Erbrechen, Verstopfung, Stuhlverhaltung oder Durchfall auftreten. Sanfte Methoden sollten nicht dazu verleiten, dass eine ernsthafte Störung zu lange unbehandelt bleibt.

Sofort den Notarzt rufen
- Bei heftiger Kolik und starker Abwehrspannung der Bauchdecke
- Bei Ohnmachtsanfall

AUS DER APOTHEKE

Um die im Darm entstehenden Gase zu binden, helfen entschäumende Medikamente wie Siliziumdioxid. Sie stehen auch als Tropfen zur Verfügung und können zu oder nach den Mahlzeiten mit dem Löffel gegeben werden. Bei Kindern, die Flaschennahrung erhalten, kann eine entsprechende Menge dem Fläschchen beigefügt werden.
Wohltuend können auch Tees sein, die so genannte Karminativa wie Fenchel, Kümmel, Anis oder Koriander enthalten. Achten Sie darauf, dass der Tee keinen Zucker enthält. Das ist allerdings bei den meisten Instanttees der Fall. Günstiger ist es daher, Teebeutel mit entsprechenden Mischungen oder die offenen Kräuter zu verwenden.

Synthetische Medikamente

- **Entschäumer:** Siliziumdioxid

Phytopharmaka

- **Karminativa (Entblähungsmittel):** Fencheltee tassenfertig (kann mit Babynahrung angerührt werden), Arzneitees

Homöopathika

Blähungen sind ein klassisches Anwendungsgebiet für homöopathische Mittel. Es muss jedoch auch hier nach Ursache und genauen Beschwerden unterschieden werden.

- **Carbo vegetabilis:** wenn das Kind schon beim Trinken schreit, beim Hinlegen Verschlimmerung auftritt, das Gesicht weiß ist und die Beine bis zum Oberschenkel kalt sind
- **Chamomilla:** wenn nur Herumtragen kurzfristig hilft und das Kind laut schreit, der Kopf rot, eine Backe rot, eine weiß ist, das Kind die Beine anzieht
- **Lycopodium:** wenn die Blähungen zwischen 16 und 20 Uhr am schlimmsten sind, das Kind beim Trinken schnell müde wird, keine Erleichterung durch Aufstoßen oder Abgang von Winden besteht

NATURHEILKUNDE

Wickel und Kompressen: siehe Special Hausmittel (S. 16ff.)

Bauchbehandlung nach Rosendorff

Diese einfach durchzuführende Bauchmassage erleichtert das Abgehen von Winden, entspannt die Bauchorgane und verbessert zudem die Durchblutung.

- **Anwendung:** Dem auf dem Rücken liegenden Kind mit langsam kreisender Bewegung der flachen Hand (im Uhrzeigersinn) sanft über den ganzen Bauch streichen. Die Streichmassage erfolgt von außen nach innen, wobei der Nabel das Zentrum der Kreise ist. Dann folgt die Bewegung von innen nach außen. Anschließend die flache Hand vom Brustbein gerade nach unten führen, wobei Sie bewusst und spürbar dem Kind Wärme aus Ihrer Hand schenken. Für jeden dieser Massageabschnitte sollten Sie sich etwa 10 Minuten Zeit nehmen. Erzählen Sie dazu eine Geschichte.

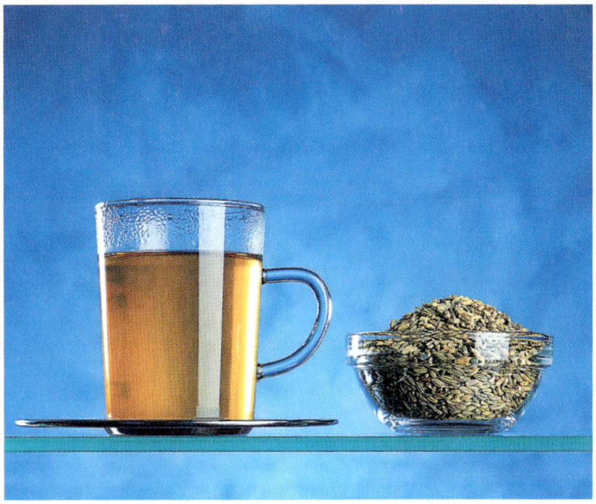

Entblähende Heiltees bringen sanfte Erleichterung.

Entblähende Tees

Die wichtigsten einheimischen Heilpflanzen gegen Blähungen sind Kümmel, Fenchel, Anis; hinzu kommen die »Exoten« Koriander und Kardamom. Wenn zusätzlich eine Schleimhautreizung vorliegt, sollten Sie Ihrem Kind eine Mischung aus Kamille, Kümmel und Fenchel als Aufguss zubereiten. Bei Dreimonatskolik hilft vor allem Rotbuschtee (siehe Special Hausmittel, S. 16ff.).

Colonmassage

An fünf Punkten des Dickdarms (Colon) werden durch Massage das vegetative Nervensystem und die Muskulatur angeregt. Dabei wird sanft kreisend, im Rhythmus des Atems Ihres Kindes (es soll tief in den Bauch atmen), mit der flachen Hand die Bauchdecke massiert. Die einzelnen Punkte folgen dem Darmverlauf, beginnend rechts unten (1), nach rechts oben (2) und links oben (3), weiter nach links unten (4) und schließlich in Richtung des Darmausgangs (5). Lassen Sie sich vom

Heilpraktiker die Punkte zeigen, anschließend können Sie die Massage selbst an Ihrem Kind durchführen.

Symbioselenkung

Solange Sie Ihr Kind ausschließlich stillen, sorgt die Muttermilch ganz von allein dafür, dass sich eine gesunde Darmflora ausbildet. Später kann es aber sein, dass mit physiologischen (d.h. erwünschten) Bakterien nachgeholfen werden muss. Hier werden vom Therapeuten so genannte Eubionten verabreicht. Ebenso wirksam sind Sauermilchprodukte mit lebenden Keimen, so genannte Probiotika.

ERNÄHRUNG

Kräuter und Gewürze

Verwenden Sie in der Küche möglichst oft viele frische Kräuter, z. B. Basilikum, Bohnenkraut, Petersilie, Thymian und Salbei. Sie regen die Sekretion von Verdauungssäften an und beugen Blähungen wirksam vor. Günstig ist außerdem kaltgepresstes Olivenöl mit eingelegtem, fein gewiegtem Knoblauch (allerdings nur für größere Kinder geeignet). Wenn Sie Kümmel (ein entblähendes Gewürz) verwenden, kochen Sie ihn am besten in einem Leinensäckchen und nehmen ihn anschließend kompakt wieder heraus.

Milchsaures

Auch für das Kleinkind geeignet sind Joghurt, Kefir, Dickmilch und andere milchsauer vergorene Produkte. Sie sorgen auf natürliche Weise für den Aufbau einer gesunden Darmflora. Geben Sie diese Produkte Ihrem Kind löffelweise und nicht kombiniert mit anderen Speisen. Sauerkraut, ebenfalls ein milchsauer vergorenes Produkt, essen sogar schon kleinere Kinder gern.

DAS KÖNNEN SIE NOCH TUN

Auf Essgewohnheiten achten

Achten Sie darauf, dass Ihr Kind sich schädliches Essverhalten gar nicht erst angewöhnt. (Sie sollten aber weniger mahnen, sondern vielmehr selbst ein gutes Vorbild sein.) Ihr Kind sollte kleine, leicht verdauliche Mahlzeiten zu sich nehmen, langsam essen und gründlich kauen. So wird es am wenigsten Luft schlucken. Bei Verdacht auf eine Nahrungsmittelunverträglichkeit sollten Sie eine mehrwöchige Weglassprobe machen (am besten ein Notizbuch anlegen) und beobachten, ob sich die Beschwerden bessern.

Blähendes meiden

Hülsenfrüchte, Kohl, Zwiebeln, rohes Gemüse, unreifes Obst, Artischocken und Beeren rufen bei empfindlichen Menschen besonders leicht Blähungen hervor. Kohl verliert seine blähende Wirkung, wenn er vor dem Verzehr eingefroren wurde. Grüne Bohnen sind leichter verdaulich, wenn sie mit reichlich Bohnenkraut gegart werden. Im Zweifelsfall aber sollten die blähenden Speisen ganz vom Speiseplan gestrichen werden.

Atemübungen

Etwa ab dem Vorschulalter können Sie mit Ihrem Kind einfache Atemübungen machen. Es sollte zunächst die Bauchatmung erlernen, d.h., den Atem tief in die Bauchorgane strömen lassen (die Bauchdecke wölbt sich dabei leicht nach vorn). Das Kind legt sich die Hand auf den Bauch, um zu fühlen, wie der Atem einströmt. Gleichzeitig wärmt die Hand, die Muskulatur entspannt.

Tipps für den Alltag

- Wenn zusätzlich zu den Blähungen der Stuhl Ihres Kindes übel riecht, ist das ein Hinweis auf Fäulnis- oder Gärungsprozesse im Darm. Bei Fäulnis ist die Eiweißverdauung gestört, bei Gärung die Kohlenhydratverdauung. Versuchen Sie in diesem Fall, Ihr Kind allmählich auf eine besser verdauliche Kost umzustellen, d.h. auf viel frisch Gekochtes, keine Fertigprodukte, leicht verdauliche Fette, nicht zu vieles durcheinander, möglichst naturbelassene Lebensmittel (z. B. Pellkartoffeln statt Kartoffelpuffer, mageres Fleisch statt Wurstwaren, reifes Obst statt Süßigkeiten).
- Kohlensäure in den Getränken und Kaugummikauen führen zu vermehrter Luft im Darm. Ihr Kind sollte auch beim Essen nicht ständig sprechen, denn die Redensart »Mit vollem Munde spricht man nicht« ist durchaus sinnvoll.
- Auch größere Kinder sollten eine angenehme aufrechte Sitzhaltung beim Essen einhalten und den oberen Bauchteil nicht einklemmen, da sonst Verdauungsstörungen vorprogrammieret sind.
- Bestimmte Medikamente, z. B. Antibiotika, zerstören die Darmflora. Nach der Einnahme muss die Besied-

lung mit gesunden Bakterien unterstützt werden (z. B. durch Symbioselenkung).

- Bewegung ist ein gutes Mittel gegen Blähungen. Durch Jogging, Radfahren oder Gymnastik werden die Bauchorgane massiert, und die Durchblutung und die Darmmotorik werden angeregt.
- Leider sind viele Kinder überernährt. Eine Gewichtsreduktion verbessert das Allgemeinbefinden, macht leicht und beschwingt. Durch eine vernünftigere Lebensweise (viel Bewegung, gesunde Ernährung) löst sich das Problem mit den Blähungen von selbst.
- Meteorismus (starke Blähungen) entsteht oft als Folge einer verminderten Durchblutung der Bauchorgane. Diese wiederum kann durch Stress und Anspannung hervorgerufen sein. Auch Kinder sind oft erheblichen Belastungssituationen ausgesetzt, leiden an Schulstress und sind chronisch angespannt.

Das hilft

Leichte, nicht blähende Kost
Viel Bewegung

Das schadet

Blähende Speisen
Konservenkost
Bewegungsmangel, Stress

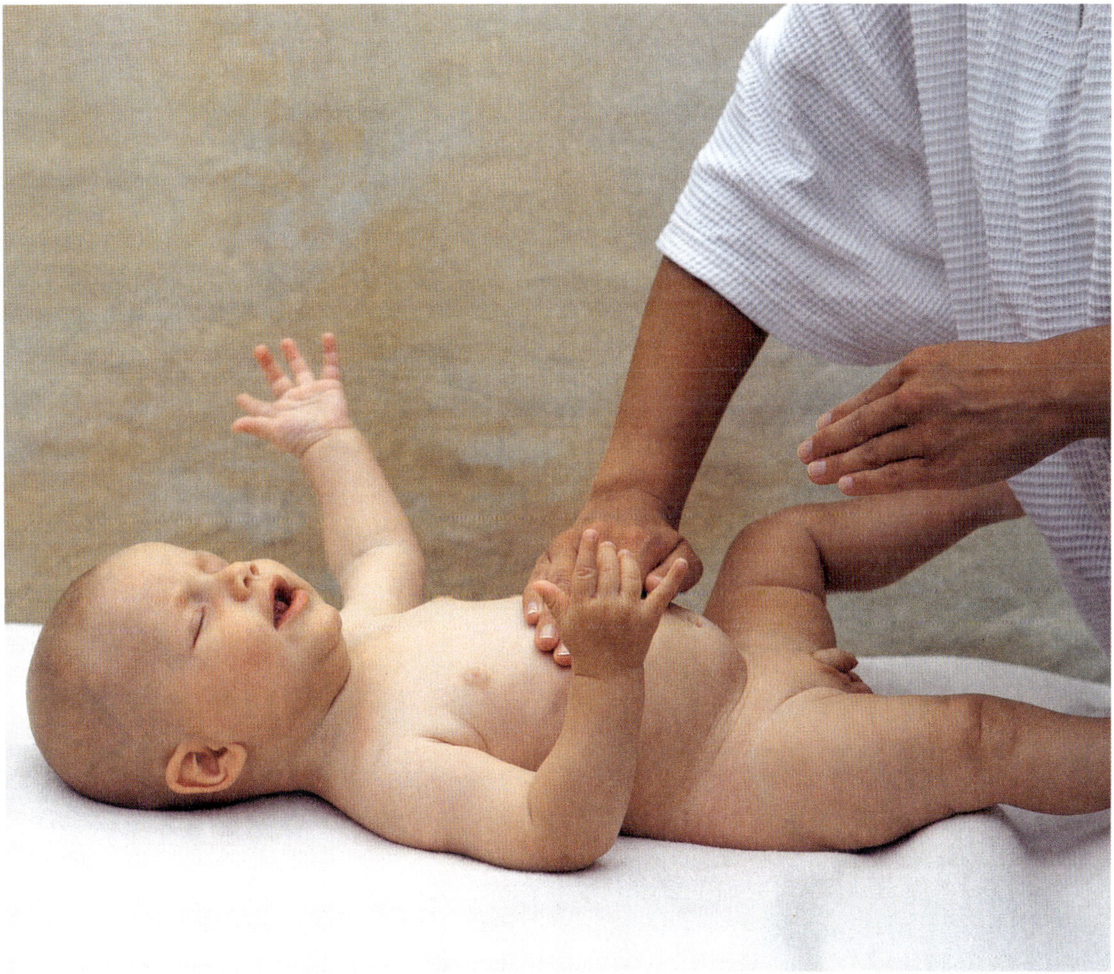

Viele Babys werden von Blähungen und Darmkoliken geplagt. Mit der Bauchbehandlung nach Rosendorff lindern Sie die Beschwerden.

Baby- und kindergerechte Ernährung

Das Stillen – und das Füttern überhaupt – ist eine der intensivsten Formen der Zuwendung, die Sie Ihrem Kind schenken können. Das Baby empfindet Wärme, Nähe, Schutz und Geborgenheit, es entwickelt Urvertrauen, die beste Voraussetzung für gesundes Selbstvertrauen und eine stabile Persönlichkeit im Erwachsenenalter. Aber was ist konkret zu beachten beim Stillen, Zufüttern und bei der Ernährung des Kleinkindes? Auf den folgenden Seiten erfahren Sie Wichtiges über Muttermilch, Abstillen, Flaschennahrung, Beikost und Breikost.

Das Stillen

Es kann nicht oft genug betont werden: Für den Säugling gibt es keine bessere Nahrung als Muttermilch. Sie hat die richtige Trinktemperatur, enthält wertvolle Abwehrstoffe, ist keimfrei, optimal zusammengesetzt und leicht verdaulich. Möglichst früh nach der Geburt sollten Sie das Kind zum ersten Mal anlegen. Die erste Milch (Vormilch bzw. Kolostrum) ist gelblich und klar, sie enthält mehr Eiweiß und weniger Fett als die Frauenmilch, die ab dem dritten oder vierten Tag »einschießt«.

- Mediziner empfehlen, vier bis sechs Monate zu stillen. Wenn Sie voll stillen, als Einziges Vitamin D, eventuell kombiniert mit Fluorid, »zufüttern«.
- Stillen Sie nicht nach Termin, sondern nach Bedarf, also immer, wenn sich Ihr Kind meldet. Vermutlich ergibt sich dann ein Rhythmus von zweieinhalb bis viereinhalb Stunden. Die Stillmahlzeit dauert etwa 15 Minuten, wobei das Kind in den ersten fünf Minuten mehr als die Hälfte trinkt. Geben Sie nur eine Brust. Sie muss vollständig leer getrunken werden, weil sie sonst immer weniger Milch produziert.
- Sind Sie verunsichert, weil immer wieder Besorgnis erregende Zahlen veröffentlicht werden über die Schadstoffkonzentration in Muttermilch? Wenn Sie Ihre individuellen Werte messen lassen wollen, hilft das Gesundheitsamt oder der Kinderarzt weiter. Eine Stillzeit von vier bis sechs Monaten gilt derzeit als optimal, weil dem Kind bestmögliche Schutzstoffe zugeführt werden, ohne es mit Schadstoffen zu belasten. Übrigens: Einige Werte sind wieder tendenziell rückläufig.
- Wenn Sie abstillen, sollte dies allmählich erfolgen. Ersetzen Sie zunächst eine, später zwei und mehr Mahlzeiten durch »Zufüttern«.
- Es gibt wichtige Gründe, das Stillen einzuschränken oder einzustellen: z. B. Frühgeburt, Trinkschwäche, Stoffwechselerkrankung des Säuglings oder Medikamentenbehandlung der Mutter.

Das Fläschchen

Fertignahrung ist keimarm und von guter Qualität, so dass sie den selbst zubereiteten Milchmischungen vorzuziehen ist.

- Adaptierte Säuglingsmilch wird empfohlen, wenn Sie Ihr Kind nach wenigen Wochen abstillen oder wenn Sie nicht mehr voll stillen. Das Wort »adaptiert« bedeutet, dass die Zusammensetzung mit der von natürlicher Muttermilch weitgehend übereinstimmt. Teiladaptierte Säuglingsmilch liegt in ihrer Zusammensetzung zwischen der Muttermilch und Kuhmilch.
- In den ersten Lebensmonaten ungünstig sind Rohmilch, entrahmte, fettarme, sterilisierte Milch, Joghurt und Kondensmilch.
- Wie groß die geeignete Nahrungsmenge ist, hängt vom Körpergewicht des Kindes ab. Zwischen der dritten Woche und dem vierten Lebensmonat wird eine Nahrungsaufnahme empfohlen, die einem Sechstel bis einem Fünftel seines Körpergewichts entspricht. Bis zum siebten Monat gilt dann ein Sechstel bis ein Siebtel als ausreichend.

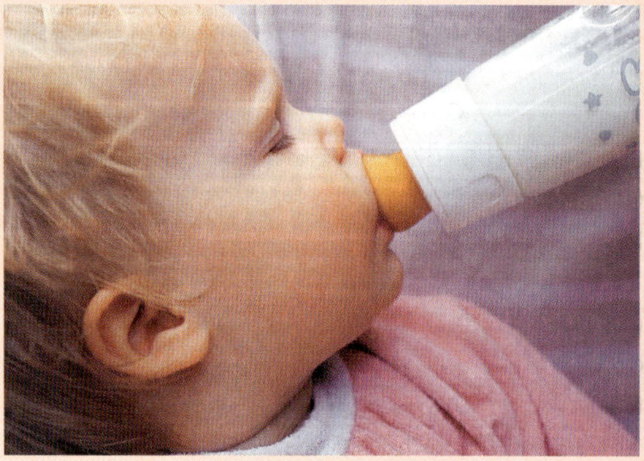

Fertige Fläschennahrung bietet gute Qualität.

Beikost

Etwa ab dem sechsten Lebensmonat können die Milchmahlzeiten schrittweise durch Beikost ersetzt werden. Beginnen Sie mit Kartoffel-Gemüse-Fleisch-Brei, später kommt Obst-Getreide-Brei, mit oder ohne Milch, hinzu.

- Neben den im Handel erhältlichen, mit Vitaminen angereicherten Natursäften eignen sich besonders gut frische Presssäfte aus Karotten, Johannisbeeren, Himbeeren, Äpfeln und Birnen.
- Gemüsebrei müssen Sie nicht unbedingt selbst zubereiten. Auch konventionelle Hersteller von Babykost betreiben inzwischen ökologischen Gemüseanbau. Brei aus dem Gläschen ist hygienisch und auf die Bedürfnisse des Kindes abgestimmt.
- Trotz BSE-Krise und Skandalen bei der Schweinemast: Fleisch ist ein wichtiger Lieferant von Eisen. Geben Sie Ihrem Kind ein- bis dreimal pro Woche eine kleine Portion Fleisch. Auch wenn Sie Vegetarier sind, sollten Sie Ihr Kind nicht ganz fleischfrei ernähren. Der Säugling benötigt Eisen für den Aufbau des Immunsystems und des roten Blutfarbstoffs. Achten Sie jedoch beim Einkauf darauf, dass das Fleisch aus artgerechter, ökologischer Landwirtschaft stammt. Damit gehen Sie das geringste Risiko ein.
- Ein weiterer für das Kind gut verwertbarer Eisenlieferant ist Eigelb. Empfohlen wird deshalb, dem Kind pro Woche ein Eigelb (gekochtes Ei, eventuell auch hart gekocht) zu geben.
- Quark aus Vollmilch enthält leicht verdauliches Fett und fünfmal so viel Eiweiß wie Milch.

Rezepte für Brei- und Beikost

Mit den folgenden Rezepten ist eine vielseitige und vitalstoffreiche Ernährung gewährleistet.

- **Kartoffel-Gemüse-Fleisch-Brei:** 50 Gramm geschälte Kartoffeln und 100 Gramm Karotten 10 bis 20 Minuten in wenig Wasser dünsten. 25 Gramm Fleisch (z.B. Pute) dünsten und pürieren. Gemüse mit Gemüsewasser pürieren, Fleisch und 6 bis 9 Gramm Butter zugeben und gut vermengen.
- **Obstmus:** 1 reife Banane mit der Gabel fein zerdrücken oder 1 Apfel schälen und raspeln. Nicht zu viel davon geben, sonst bekommt Ihr Kind einen zu »scharfen« Stuhl, der den Po angreift.
- **Vollmilch-Getreide-Brei:** 200 Gramm Milch aufkochen, 1 Teelöffel Zucker und 20 Gramm Vollkornflocken unterheben (z. B. Hafer-, Reisflocken oder Weizengrieß) und unter ständigem Rühren weich kochen, vom Herd nehmen und gut verrühren.
- **Milchfreier Getreide-Obst-Brei:** 20 Gramm Instanthaferflocken in 100 Gramm kochendes Wasser rühren, 1 fein zerdrückte Banane, 2 bis 3 zerdrückte Erdbeeren und 1 Messerspitze weiche Butter untermischen.

So wird's gemacht

Neben Babygläschen eignet sich auch selbst zubereiteter Brei. Das Gemüse sollten Sie sorgfältig verlesen und waschen. Verwenden Sie möglichst kein gespritztes Gemüse, sondern Produkte aus ökologischer Landwirtschaft, aus dem eigenen Gemüsegarten oder vom »Balkonbeet«.

- Zusätzliches Salzen ist nicht erforderlich, weil die Zutaten schon genügend Salz enthalten. Fügen Sie aber einen Teelöffel gutes Öl oder Butter hinzu.
- Verwenden Sie wenig Zucker und keinen Honig, um Ihr Kind vor Karies zu schützen.
- Bereiten Sie kleine Mengen zu, d.h. nur eine Portion. Wärmen Sie nie auf, denn nur frisch gekochter Babybrei ist ausreichend keimarm.
- Etwa ab dem neunten Lebensmonat können Sie auch Teile von Ihrem eigenen Speiseplan (z. B. Erbsen, feinen Kohlrabi, frischen Spinat) dem Kind anbieten. Die Speisen sollten aber immer frisch und fein zubereitet sein. Auch sollten Sie für das Kind eine ungesalzene Portion beiseite stellen und erst dann für sich »normal« salzen.

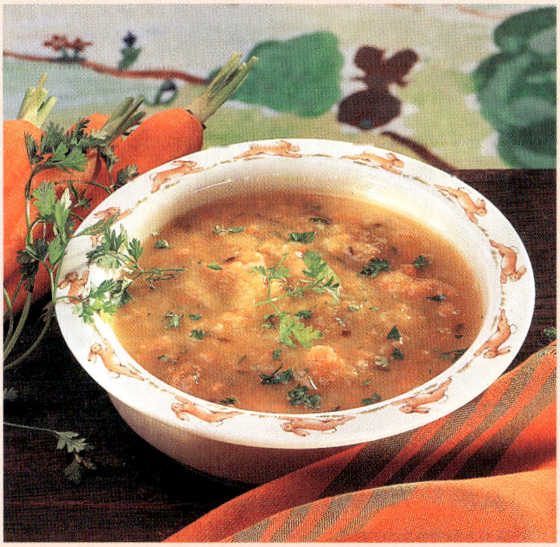

Achten Sie auf eine ökologische Herkunft der Nahrungsmittel – Ihrem Kind zuliebe.

Wie viel Flüssigkeit?

- Die Deutsche Gesellschaft für Ernährung (DGE) empfiehlt für Kinder zwischen ein und vier Jahren eine tägliche Trinkmenge von 1,5 Litern. Kinder über vier Jahren sollten etwa zwei Liter trinken.
- Am besten eignet sich natriumarmes Mineralwasser (mit der Aufschrift »zur Säuglingsernährung geeignet«) oder abgekochtes Leitungswasser (Nitratgehalt höchstens 50 Milligramm pro Liter).
- Wasser wird mit naturreinem Gemüse- und Obstsaft im Verhältnis 1:1 oder 1:3 verdünnt.
- Auch Früchte- oder Kräutertees, z. B. Fenchel-, Rotbusch- und spezieller »Kindertee« (möglichst ungesüßt), sind ideale Durstlöscher.

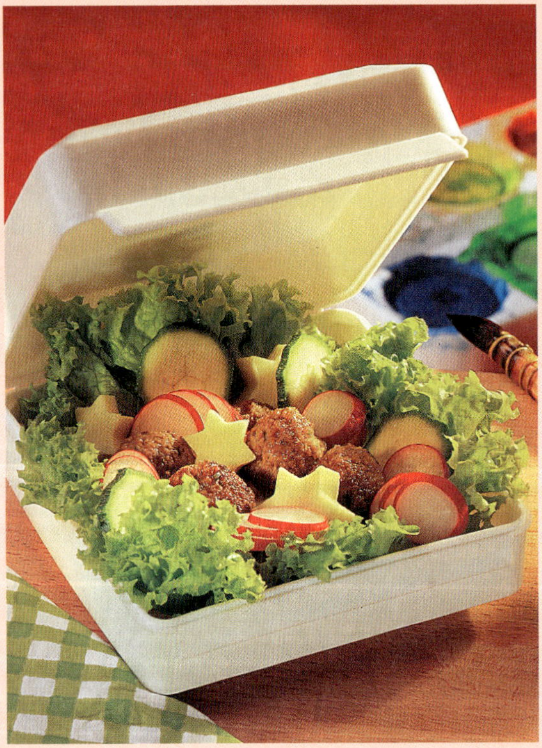

So sieht eine gesunde Pausenmahlzeit aus.

Das Kind lernt essen und trinken

Etwa ab dem neunten Monat kann Ihr Kind an einer Brotrinde lutschen, sie mit Speichel aufweichen und daran nagen. Mit sechs bis neun Monaten beginnt es, sich für die Vorgänge am Esstisch zu interessieren, und sollte dort seinen Platz bekommen. Mit dem Durchbrechen der Backenzähne kann es kauen. Die gemeinsamen Mahlzeiten werden buchstäblich farbiger, denn Manschen macht besonders Spaß. Achten Sie darauf, dass die Kindernahrung den Bedarf an Nährstoffen und Vitaminen deckt.

- Sinnvoll sind fünf Mahlzeiten pro Tag, wobei auf reichliche Zufuhr von Obst, Rohkost und Vollwertprodukten geachtet werden sollte.
- Der beim Kind relativ hohe Eiweißbedarf sollte zur Hälfte mit pflanzlichen, zur Hälfte mit tierischen Lebensmitteln gedeckt werden.

Tipp: Älteren Kindern können Sie für den Eiweißbedarf auch mehr an Soja und Hülsenfrüchten anbieten – um so Fleisch zu meiden.

- Häufige Ernährungsschäden beim Kind sind Übergewicht und Karies. Beidem kann man durch möglichst naturbelassene Lebensmittel sowie durch Meiden von Zucker vorbeugen.

60 plus 30 plus 10

Die Ernährungsempfehlungen der DGE gelten für Erwachsene in gleicher Weise wie für Kinder. Die tägliche Energiezufuhr sollte wie folgt verteilt sein:

- 50 bis 60 Prozent der Kalorien in Form von Kohlenhydraten (Kartoffeln, Getreide, Obst, Gemüse)
- 20 bis 30 Prozent in Form von Eiweiß (Fleisch, Fisch, Soja, Eier, Milch und Milchprodukte)
- 10 Prozent in Form von Fett (Nüsse, Öle, tierische Produkte)

Für Kindergarten und Schule

Die Herausforderung für die Eltern besteht darin, ihrem Kind gesunde Lebensmittel schmackhaft zu machen.

- »Gestalten« Sie also das Pausenbrot lustig und bunt mit Obst und Gemüse.
- Grundlage für den ganzen Tag ist ein vielseitiges Frühstück mit Nüssen, Flocken und Obst. Schulkinder, die auf Butterbrot oder Müsli verzichten und stattdessen Kekse und Schokolade essen, haben mit dieser Ernährungsweise einen erheblichen Mangel an Vitamin B und Kalzium.
- Setzen Sie sich (z. B. im Elternbeirat) dafür ein, dass in der Schule mittags gesunde Vollwertkost serviert wird sowie Milch und Milchprodukte.

Gemeinsames Essen

Gemeinsames Essen bedeutet an einem Tisch in angenehmer, stressfreier Atmosphäre zu sitzen. Nicht vor dem Fernseher essen.

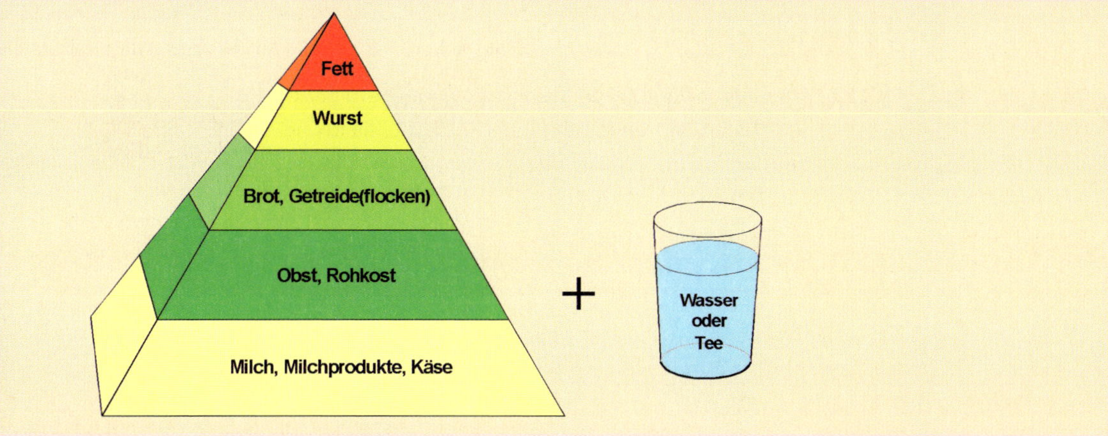

Die Lebensmittelpyramide sieht unterschiedliche Gewichtungen der einzelnen Nahrungsgruppen vor: beim Abendessen sollten insbesondere die Anteile aus der Milchgruppe überwiegen.

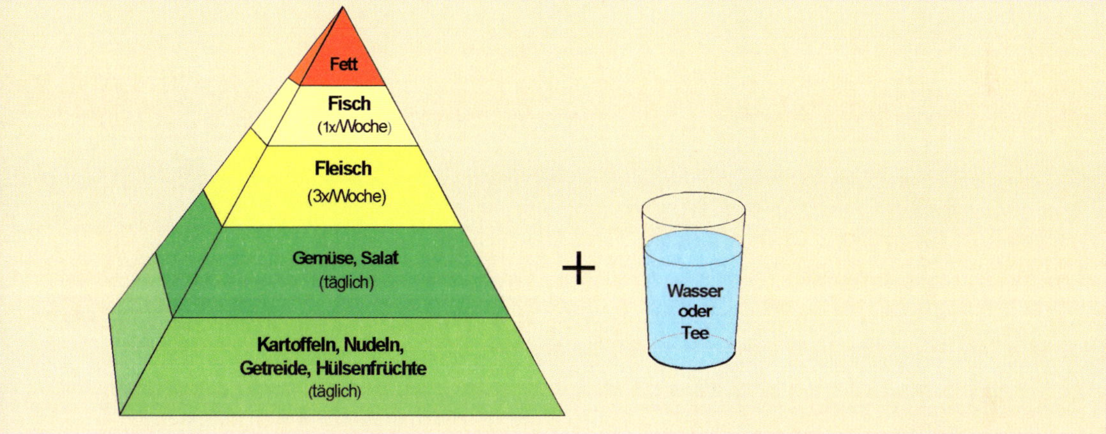

Das Mittagessen könnte z.B. aus einer kindgerechten Portion Reis oder Nudeln bestehen. Beachten Sie allerdings, dass der Magen Ihres Kindes nicht so viel Soße dazu verträgt.

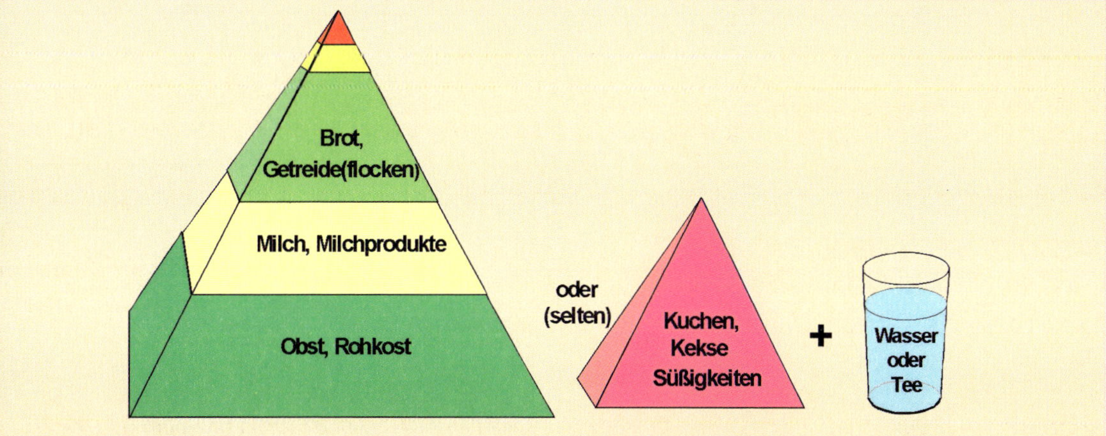

Die „Lust auf Süßes" ist bereits beim Kleinkind zu beobachten und wahrscheinlich angeboren. Dennoch sollten Süßigkeiten oder salzige Knabbereien zwischendurch eher die Ausnahme sein.

Blasenentzündung und Harnwegsinfektionen

Ursachen: Besiedlung mit Bakterien (Escherichia coli u.a.), eventuell auch angeborene Fehlbildung

Typische Beschwerden: Brennen und Schmerzen beim Wasserlassen, Druckgefühl in der Blase; Drang, auf die Toilette zu gehen, wobei nur eine geringe Urinmenge abgeht; Schmerzen im Unterbauch, Dunkelfärbung des Urins (bei schwerer Entzündung mit Blut und Eiter vermengt), gelegentlich Fieber

- Siehe auch Scheidenentzündung und Vulvitis (S. 107f.)

Sofortmaßnahmen – Was Sie gleich tun können

Ausreichend trinken

Achten Sie darauf, dass Ihr Kind oder der Jugendliche ausreichend trinkt. Das Kind wird sich vermutlich wehren, weil das Wasserlassen schmerzhaft ist. Viel Flüssigkeit aber ist bei bakterieller Entzündung wichtig, damit die Keime rasch ausgeschieden werden. Günstig sind stilles Mineralwasser, Blasentee (Fertigprodukt) und selbst zubereiteter harntreibender Kräutertee.

Medikamente

Harntreibend wirken Zubereitungen (vor allem Tees) aus Birkenblättern, Brennnesselkraut, Schachtelhalmkraut, Goldrutenkraut oder Orthosiphonblättern.

Wärme

Packen Sie Ihr Kind warm ein, legen Sie ihm eine Wärmflasche auf den Bauch oder zwischen die Beine. Das entspannt die Muskulatur und lindert die Schmerzen. Auch zur Vorbeugung ist Wärme sehr wichtig. Mädchen sind wegen der kürzeren Harnröhre häufiger von bakterieller Infektion betroffen als Jungen. Achten Sie deshalb darauf, dass Ihre Tochter im Bereich des Unterbauchs immer warm angezogen ist, dass sie, z. B. nach dem Schwimmen, trockene und warme Kleidung anzieht, im Winter warme Strümpfe und warme Schuhe trägt.

Babys und Kleinkinder

Angeborene Fehlbildungen im Bereich der Harn- und Geschlechtsorgane kommen gar nicht so selten vor. Durch ein Ultraschallscreening, z. B. im Rahmen der U5-Vorsorgeuntersuchung, kann der Kinderarzt eine Fehlbildung feststellen bzw. ausschließen. Anhaltende Bauchschmerzen beim Baby sind oft der erste Hinweis auf eine Fehlbildung oder Fehlfunktion. So kann z. B. ein Abflusshindernis im Bereich der Harnwege einen Harnstau und Schmerzen verursachen. Ein chirurgischer Eingriff ist dann meist unvermeidlich. Auch Gedeihstörungen und unklares Fieber können Hinweise auf Harnwegsinfektionen sein.

Grenzen der Selbstbehandlung

Bei Schmerzen, Fieber, Trübung oder Verfärbung des Urins (Blutbeimengung) sollten Sie mit Ihrem Kind zum Kinder- und Jugendarzt gehen. Warten Sie nicht zu lange, denn es können schädliche Keime aus der Harnblase in die Nieren aufsteigen und als Komplikation eine Nierenbeckenentzündung hervorrufen. In diesem Fall wird der Kinderarzt ein Antibiotikum verschreiben.

Sofort den Notarzt rufen

- Wenn Ihr Kind fiebert und schreit und überhaupt nichts mehr trinken will
- Wenn es keinen Urin mehr ausscheidet

AUS DER APOTHEKE

Eine Blasenentzündung wird durch Bakterien verursacht. Der Arzt wird Ihrem Kind daher möglicherweise ein rezeptpflichtiges Antibiotikum verordnen: bei Neugeborenen und jungen Säuglingen eher ein Cephalosporin, im späteren Säuglings- und Kleinkindalter auch Amoxycillin, Trimethoprim oder Trimethoprim/Sulfamethoxazol. Wenn der Harnwegsinfekt in kürzeren Abständen immer wieder auftritt, beispielsweise wegen Fehlbildungen der ableitenden Harnwege, werden eventuell Antibiotika wie Trimethoprim/Sulfamethoxazol oder Cephalosporine in niedrigen Dosen als Dauertherapie zur Vorbeugung verordnet (Rezidivprophylaxe). Möglich ist auch, das Immunsystem der Harnwege durch die Einnahme abgetöteter Darmbakterien- die Hauptverursacher von Harnwegsinfekten

– gezielt zu stimulieren. Die Behandlung wird nach einem bestimmten Therapieschema durchgeführt (während einer beschwerdefreien Phase) und dauert mehrere Monate. Wichtig ist, dass die Behandlungsvorschrift genau eingehalten wird. Eventuell kann aber ein chirurgischer Eingriff nötig werden.
Für ältere Kinder sind harntreibende Tees empfehlenswert. Sie enthalten Birkenblätter, Brennnesselkraut, Schachtelhalmkraut, Goldrutenkraut oder Orthosiphonblätter. Verzichten Sie jedoch auf Wacholderblätter – sie können die Nieren reizen. Zubereitungen aus Bärentraubenblättern, die gleichzeitig eine desinfizierende Wirkung haben, sind für Kinder unter zwölf Jahren generell nicht geeignet.
Pflanzenextrakte in Tropfenform sind für Kinder unter zwölf Jahren, meist wegen mangelnder Erfahrung, nicht zugelassen. Hier sollten Sie in der Apotheke nachfragen.

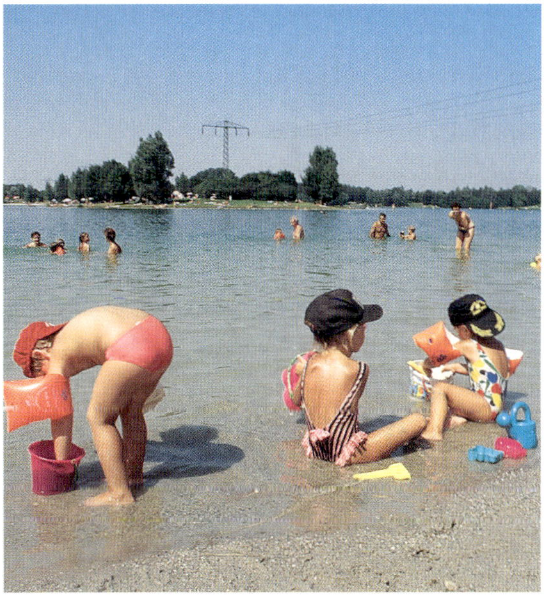

Bei Neigung zu Blasenentzündung müssen nasse Badeanzüge nach dem Schwimmen oder Baden gewechselt werden.

Synthetische Medikamente

• **Antibiotika (Rp):** Amoxycillin, Cephalosporine, Trimethoprim/Sulfamethoxazol

Phytopharmaka

• **Blasen- und Nierentees:** tassenfertiger Blasen- und Nierentee im Teebeutel

Homöopathika

Je nach den individuellen Beschwerden eignen sich die folgenden Homöopathika.
• **Nux vomica:** bei krampfartigen Schmerzen, die sich bei Wärme bessern; ist das Kind nervös und reizbar ist
• **Aconitum:** bei Blasenentzündung mit plötzlichem Beginn, hohem Fieber, kaltem Gesicht
• **Sarsaparilla:** bei starken Schmerzen am Ende des Wasserlassens (auffallend können Hautrisse an Händen und Füßen sein); dieses Mittel wird häufig bei Babys angewendet

NATURHEILKUNDE

Harntreibende Tees

Etwa ab dem Schulalter können Sie Ihrem Kind harntreibende Tees geben. Sie können jeweils aus den einzelnen Kräutern Birkenblätter, Brennnesselkraut, Schachtelhalmkraut, Goldrutenkraut oder Orthosiphonblätter einen Tee zubereiten. Besonders wirksam aber sind Mischungen (siehe Special Hausmittel, S. 16 ff.).

Bäder

Ein warmes Vollbad oder Sitzbad eignet sich unabhängig vom Alter für jedes Kind. Es lindert Schmerzen, wirkt entkrampfend und erleichtert das Wasserlassen (auch z. B. bei Harnverhaltung infolge einer Vorhautentzündung). Achten Sie darauf, dass das Wasser immer angenehm warm ist (ca. 35 bis 38 °C), trocknen Sie Ihr Kind gut ab, und packen Sie es dann ganz warm ein. Neben Fertigprodukten können Sie auch selbst ein Bad zubereiten. Wenn Ihr Kind allergiegefährdet ist, müssen Sie allerdings mit Kamille und Heublumen vorsichtig sein. Siehe Special Hausmittel
Tipp: Sie können die Zubereitungen auch für warme Umschläge verwenden. Dazu tauchen Sie eine Kompresse ein und betupfen damit den schmerzenden Urogenitalbereich.

Wärmeanwendungen

Die Wärmflasche ist eines der wichtigsten Utensilien, wenn Ihr Kind Blasenentzündung hat. Darüber hinaus sind weitere wärmende Auflagen zu empfehlen.
• **Infrarotbestrahlung:** Unterleib und Blasengegend Ihres Kindes 2-mal täglich 10 Minuten aus etwa 50 Zentimeter Entfernung bestrahlen.
• **Feuchtwarme Auflage:** Einen Waschlappen in heißes Wasser tauchen, auswringen und dem Kind auf

den Unterleib legen. Mit einem Baumwolltuch bedecken und darüber eine Wärmflasche legen. Entfernen, sobald das Kind es als unangenehm empfindet.

Tipp: Um die Wirkung zu verstärken, nehmen Sie anstelle von Wasser heißen Schafgarbentee.

Kartoffelauflage: siehe Special Hausmittel (S. 16ff.)

ERNÄHRUNG

Säfte

Bestimmte Fruchtsäfte erhöhen den Säuregehalt des Urins und erzeugen so ein Milieu, in dem sich schädliche Krankheitskeime nur noch schwer vermehren können. Günstig zur Vorbeugung von Blasenentzündung sind deshalb beispielsweise Preiselbeer-, Kirschen- und Johannisbeersaft, Zitronen-, Apfel-, Rote-Bete- und Traubensaft.

Kresse, Beeren und Kerne

Eine kleine Portion Salat aus Brunnen- oder Kapuzinerkresse wirkt keimtötend, harntreibend und blutreinigend (jedoch nicht zum Dauergebrauch geeignet). Himbeeren enthalten wertvolle Phenolsäure, die bei Blasenentzündung keimtötend wirkt. Auch sollten Sie Ihrem Kind täglich zwei Esslöffel Kürbiskerne zum Knabbern geben.

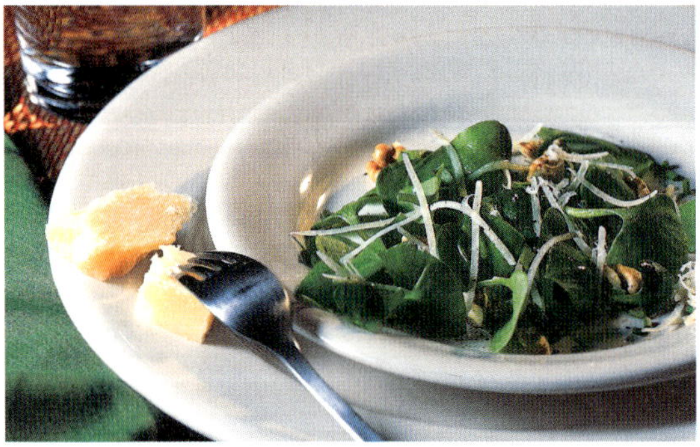

Brunnenkresse hat eine keimtötende Wirkung.

DAS KÖNNEN SIE NOCH TUN

Kleidung

Die Unterwäsche sollte nicht aus Synthetik, sondern aus (kochfester) Baumwolle sein. Zu enge Jeans oder Strumpfhosen können eine Reizung der Harnröhre zur Folge haben, und bauchfreie Blusen lassen gerade die empfindliche Bauch- und Nierenregion unbedeckt. Generell ist die Mode, wie sie jungen Mädchen diktiert wird, meist nicht blasenfreundlich. Versuchen Sie deshalb, mit Ihrer heranwachsenden Tochter einen vernünftigen Kompromiss zu finden.

Hygiene

Für die Reinigung des Schambereichs sollten keine parfümierten Seifen, sondern milde Lotionen oder Waschsyndets, eventuell auch nur klares Wasser oder gerbender Tee verwendet werden.

- Waschlappen und Handtuch (kochfest) sollten jedes Mal ausgewechselt werden, denn im feuchten Milieu vermehren sich die Keime.
- Halten Sie Ihr Kind zur alltäglichen Hygiene an: Bei Mädchen wird generell von vorn (Harnröhre) nach hinten (Darmausgang) oder auf »zweimal« gewischt. Bei Jungen wird der Penis nur mit klarem Wasser gereinigt (nicht an der Vorhaut manipulieren und nicht versuchen, sie gewaltsam zurückzuziehen). Übrigens führt Geschlechtsverkehr bei heranwachsenden jungen Frauen oft zu Blasenentzündung, weil durch die Bewegungen des Penis Keime in der Harnröhre »hochmassiert« werden (so genannte Flitterwochenkrankheit).

Tipps für den Alltag

- Bedenken Sie bitte, dass gerade kleine Kinder ihre Beschwerden noch nicht genau beschreiben und lokalisieren können. Symptome werden hier oft falsch gedeutet. Gehen Sie deshalb rechtzeitig mit Ihrem Kind zum Kinder- und Jugendarzt.
- Achten Sie darauf, dass Ihr Kind nicht auf feuchten oder kalten Flächen sitzt.

⊕ Das hilft

Trinken, trinken, trinken
Angemessene, warme Kleidung
Teemischungen mit harntreibender und entzündungshemmender Wirkung

⊖ Das schadet

Zu wenig Flüssigkeit
Zu enge Hosen, bauchfreie Kleidung, Synthetikwäsche
Nasse Kleidung am Körper
Falsche Intimhygiene
Kaltes Sitzen
Schulstress und Rollenkonflikte

Durchfall

Ursachen: Infektion (Bakterien, Viren oder Parasiten), Nahrungsmittelunverträglichkeit oder Allergie, Lebensmittelvergiftung, Stoffwechselstörungen, entzündliche Darmerkrankung, psychische Belastung
Typische Beschwerden: Entleerung von breiigem oder flüssigem Stuhl, öfter als 3-mal täglich, meist schmerzhaft; teilweise mit Beimengung von Schleim, Eiter oder Blut
• Siehe auch Milchunverträglichkeit (S. 199f.), Nahrungsmittelallergien (S. 201ff.), Gedeihstörungen (S. 89ff.) und Reisekrankheit (S. 101f.)

Sofortmaßnahmen – Was Sie gleich tun können

Viel trinken
Geben Sie Ihrem Kind ausreichend und vor allem das Richtige zu trinken. Bei Durchfall verliert der Körper sehr viel Flüssigkeit und Mineralsalze. Nichtbehandlung oder falsche Behandlung kann für den kleinen Organismus schnell lebensgefährlich werden. Geben Sie dem Kind, um Wasser und Mineralien zu ersetzen und damit ein Austrocknen zu verhindern, stilles Mineralwasser (mit hohem Gehalt an Natrium, Magnesium, Kalium und Kalzium, wenig Sulfat) sowie leicht gesalzene oder mit Traubenzucker gesüßte Tees bzw. Glukose-Elektrolyt-Getränke.

Teepause
Damit sich die Verdauungsorgane erholen können, sollten Sie dem Kind zwei- bis dreimal nacheinander nur Tee geben. Geeignet sind gerbstoff haltige Sorten, z. B. verdünnter Schwarztee oder grüner Tee, Eine strenge Diät ist in der Regel nicht notwendig. Die meisten Kinder haben keinen Appetit und setzen sich so selbst auf »schmale« Kost. Achten Sie nur auf Fettarmut bei der Nahrung. Bei einem gestillten Kind gibt es nichts Besseres, als weiter zu stillen (eventuell das Baby mehrmals anlegen).

Babys und Kleinkinder
Durchfall bei Babys und Kleinkindern muss sehr ernst genommen werden. Allerdings entleeren Säuglinge, die gestillt werden, oft mehrmals täglich dünnen gelben, nicht übel riechenden Stuhl, was völlig normal ist. Häufig werden beim Zahnen dünne Stühle beobachtet, die Ursache ist unklar.

Grenzen der Selbstbehandlung
Treten beim Säugling spritzende grüne Stühle auf, müssen Sie umgehend den Arzt aufsuchen (mögliche Virusinfektion). Dieser so genannte Rotavirus"ist sehr ansteckend und kann für Ihr Baby sehr gefährlich werden. Gehen Sie daher mit Ihrem Kind zum Kinderarzt, wenn beim Säugling der Durchfall länger als sechs Stunden, beim größeren Kind länger als zwei Tage anhält bzw. wenn er mit Fieber oder Erbrechen einhergeht.

Sofort den Notarzt rufen
- Bei Bewusstseinstrübung, massivem Kräfteverfall, hohem Fieber und Kreislaufproblemen
- Bei Durchfall während einer Fernreise oder innerhalb von 48 Stunden nach der Rückkehr aus einem infektionsgefährdeten Gebiet (Cholera, Typhus, Darmtuberkulose, Ruhr)

AUS DER APOTHEKE
Es gibt spezielle Glukose-Elektrolyt-Mischungen, die Sie, aufgelöst in Wasser, Ihrem Kind zu trinken geben können. Sie enthalten neben Traubenzucker u. a. Natriumchlorid, Kaliumchlorid oder Natriumhydrogenkarbonat. Damit die Flüssigkeit auch tatsächlich getrunken wird, stehen die Pulver in verschiedenen Geschmacksrichtungen zur Verfügung. Günstig für die Kleinsten sind auch Präparate mit lebenden Hefezellen, Saccharomyces boulardii, oder Milchsäurebakterien, Lactobacillen, die die Darmflora regenerieren. Bei älteren Kindern können Kohletabletten helfen, die gärende Flüssigkeit im Darm zu absorbieren. Das bei Erwachsenen beliebte, weil schnell wirksame Loperamid ist für Kinder unter zwölf Jahren nicht geeignet.
Stopfmittel wie Pektin oder Heilerde verhindern einen größeren Wasser- und Mineralienverlust. Sie können allerdings die Resorption anderer Medikamente verzögern und sollten deshalb in zeitlichem Abstand eingenommen werden. Ebenfalls aus der Gruppe der

Phytopharmaka bieten sich gerbstoffhaltige Präparate an. Gerbstoffe sind beispielsweise im Uzarawurzelstock enthalten. Sie schützen die Darmschleimhaut, binden Bakterien und sorgen für deren rasche Ausscheidung.

Synthetische Medikamente

- Glukose-Elektrolyt-Mischungen, Bakterienaufbereitungen
- **Adsorbenzien:** Kohlepräparate, pektinhaltige Präparate

Phytopharmaka

- Gerbstoffhaltige Präparate

Homöopathika

Es gibt eine Vielzahl homöopathischer Mittel bei Durchfall – je nach Krankheitszeichen.

- **Argentum nitricum:** beim Abstillen (Umstellungsstühle), bei Blähungen und lautem Aufstoßen
- **Arsen:** bei Brechdurchfall, Schwäche, Angst, Erschöpfung, Durst, Verlangen nach kleinen Schlucken
- **Bryonia:** bei Durchfall im Sommer, nach kalten Getränken
- **Chamomilla:** beim Zahnen, wenn eine Backe rot, eine weiß ist, wenn das Kind quengelt und schreit und Herumtragen gut tut
- **Dulcamara:** bei kaltem, nassem Wetter, nach Wetterwechsel, bei Hautveränderungen
- **Ferrum phosphoricum:** bei Infekt der oberen Luftwege, Fieber und Durchfall, wund machendem Stuhl ohne üblen Geruch
- **Natrium sulphuricum:** bei Stuhldrang vor allem morgens nach dem Aufwachen, wässrigem Stuhl mit Kotklümpchen, übel riechenden Blähungen
- **Staphisagria:** bei Blähungen, wenn das Aufstoßen erschwert ist sowie bei geschwollenem Zahnfleisch
- **Sulfur:** bei wund machendem Durchfall und geröteter Analregion
- **Veratrum album:** bei Brechdurchfall und rotem Gesicht, das beim Aufrichten blass wird

NATURHEILKUNDE

Teezubereitungen: siehe Special Hausmittel (S. 16ff.)
Bauchmassage: löst Verkrampfungen der Muskulatur, wirkt positiv aufs vegetative Nervensystem.

- **Anwendung:** Mit sanft kreisender Bewegung der flachen wärmenden Hand über den Bauch des Kindes streichen.

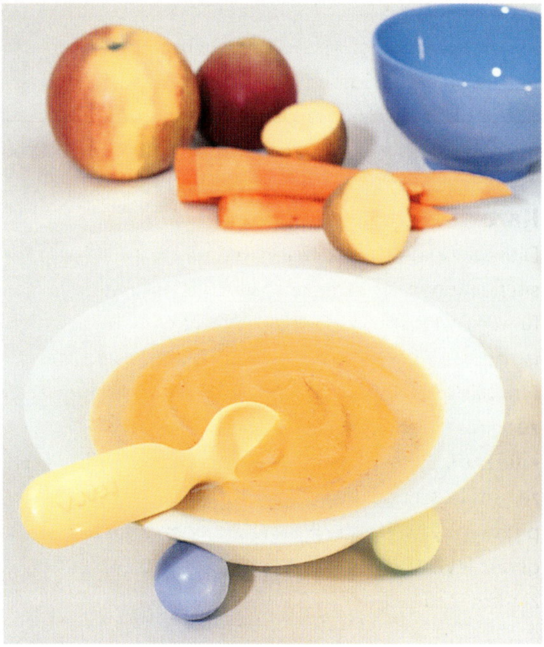

Bananen, Karotten und Äpfel »stopfen« bei Durchfall – aber nur, wenn sie zerdrückt bzw. gerieben sind.

ERNÄHRUNG

Heidelbeeren

Getrocknete oder erhitzte Heidelbeeren wirken zusammenziehend, entzündungshemmend und stopfend. Rohe Früchte sind nicht zu empfehlen, weil die Fruchtsäure die Beschwerden sogar verschlimmert. Auch sollten die Heidelbeeren nicht mit Industriezucker oder Honig, sondern besser mit Pektin und Äpfeln zubereitet werden.

- **Getrocknete Beeren:** Dem Kind vor jeder Mahlzeit 10 Gramm getrocknete Heidelbeeren geben. Das Kind soll sie gründlich kauen und einspeicheln, bis sie im Mund zu einer süßen, weichen Masse geworden sind.
- **Beerensud:** 3 Esslöffel getrocknete Beeren in 400 Milliliter Wasser 10 Minuten lang kochen, dann abseihen. Diesen Sud dem Kind löffelweise über den Tag verteilt geben oder in die Flaschennahrung mischen.

Bananen

Bananen »stopfen« und sind reich an wertvollem Kalium. Zerdrücken Sie eine reife Banane mit der Gabel, und geben Sie sie Ihrem Kind in kleinen Portionen.

Salz-Zucker-Lösungen

Wirksam ist die Fanconi-Lösung, die Sie Ihrem Kind

auch als »Zauberpunsch« verkaufen können.

- **Fanconi-Lösung:** 3 bis 5 Esslöffel Traubenzucker und 1/2 Teelöffel Salz in 300 Milliliter Orangensaft und 1 Liter dünnem Schwarztee auflösen und in kleinen Portionen dem Kind warm zu trinken geben.

Karottensuppe

Diese Suppe ist bei kleineren Kindern sinnvoll, wenn sie sie mögen. Karotten enthalten viel Beta-Karotin, das für die Regeneration der (Darm-)Schleimhaut wichtig ist, außerdem wertvolles Kalium, das nach dem meist erheblichen Verlust bei Durchfall dem Körper wieder zugeführt werden muss.

- **Rezept:** 2 geschälte Karotten in 1/4 Liter leicht gesalzenem Wasser oder Gemüsebrühe weich kochen, dann pürieren. Diese Suppe Ihrem Kind über den Tag verteilt geben, eventuell im Wechsel mit einer mit der Gabel zerdrückten Salzkartoffel.

Joghurt

Fettarmer Joghurt mit lebenden Milchsäurekulturen unterstützt den Aufbau einer gesunden Darmflora. »Süßen« Sie den Joghurt (Zimmertemperatur) mit einer pürierten reifen Banane oder Traubenzucker.

DAS KÖNNEN SIE NOCH TUN

Wärme

Um die Bauchmuskulatur zu entspannen, sollte Ihr Kind mit angezogenen Beinen auf der Seite liegen. (Vermutlich rollt es sich ganz von allein zusammen, weil es ihm in dieser Schonhaltung besser geht.) Legen Sie ihm in dieser Position eine Wärmflasche auf den Bauch, oder machen Sie eine feuchtwarme Auflage, die Sie zusätzlich mit einem trockenen Tuch und einer Wolldecke fixieren. Auf diesen Wickel können Sie noch zusätzlich die Wärmflasche auflegen.

Seelische Ursachen ergründen

Wenn Ihr Kind immer wieder Durchfall hat, bei der ärztlichen Untersuchung jedoch keine Organstörung festgestellt werden konnte, liegt die Ursache möglicherweise »tiefer«. Hat es Schulstress? Ist die familiäre Situation in irgendeiner Weise belastend? Reagiert es übersensibel auf Konflikte und Probleme? Auch das Reizkolon (Colon irritabile), bei dem situationsabhängig (z. B. vor Prüfungen) Durchfall auftritt bzw. ein Wechsel von Durchfall und Verstopfung, ist häufig psychosomatisch (Versagensangst).

Keine Milch, kein Fett, kein Ei

Geben Sie Ihrem Kind bei akutem Durchfall keinesfalls Milch, Fett, Ei und Produkte mit diesen Nahrungsbestandteilen.

- Eine vorrübergehende Unverträglichkeit entwickelt sich oft gegenüber Kuhmilch bzw. Milchzucker (Laktoseintoleranz) und gegenüber Klebereiweiß (bei Zöliakie). Hier sollten Sie durch eine Weglassprobe (mehrere Wochen das verdächtige Nahrungsmittel nicht mehr geben) für Klarheit sorgen bzw. den Auslöser vom Arzt austesten lassen. Wenn Sie beim Säugling allmählich mit dem Zufüttern beginnen, sollten Sie sich vor allem an die gut verträglichen Speisen halten: Karottenbrei, Tapiokamehl, Bananen, weiche Avocados, Pell- oder Salzkartoffeln.

Nutzen und Schaden von Antibiotika

Bei bakterieller Infektion wird der Arzt Ihrem Kind eventuell ein Antibiotikum verschreiben. Manche Antibiotika aber können die Darmflora, die ebenfalls mit Keimen (und zwar mit nützlichen Keimen) besiedelt ist, schädigen. Nach einer Antibiotikatherapie kann es manchmal sinnvoll sein, wieder eine gesunde Darmflora aufzubauen, z. B. durch Präparate mit lebenden Hefezellen (Saccharomyces boulardii). Auch wenn die stillende Mutter ein Antibiotikum nehmen muss, gelangt das Medikament über die Muttermilch in den Organismus des Kindes.

Kein Süßstoff

Kann es an Süßstoff liegen? Süßstoffe fördern nachweislich Durchfall.

⊕ Das hilft

Gerbstoffhaltige Tees
Salz-Traubenzucker-Lösungen bzw. Glukose-Elektrolyt-Getränke
Stillen, Schutz und Wärme

⊖ Das schadet

Kohlensäurehaltige Getränke
Industriekost
Psychische Belastung

Erbrechen und Übelkeit

Ursachen: entzündliche Magen-Darm-Erkrankung, Nahrungsmittel- oder Medikamentenunverträglichkeit, »verdorbener Magen«, Allergie, Stoffwechselerkrankung, Reiseübelkeit; beim Säugling außerdem falsches Füttern, Zwerchfellbruch oder angeborene Engstelle

Typische Beschwerden: Entleeren von Mageninhalt durch Speiseröhre und Mund, meist begleitet von Schweißausbruch, Schwächegefühl, Verlangsamung und Schwächerwerden des Pulses

• Siehe auch Reisekrankheit (S. 101f.) und Nahrungsmittelallergien (S. 201ff.)

Sofortmaßnahmen – Was Sie gleich tun können

Mineralien und Wasser

Durch Erbrechen verliert der Körper Flüssigkeit und Mineralsalze, die rasch wieder zugeführt werden müssen. Ansonsten besteht die Gefahr, dass Ihr Kind austrocknet. Geben Sie Ihrem Kind stilles Mineralwasser in kleinen Schlucken, verdünnten Schwarztee mit etwas Kochsalz und Traubenzucker (Traubenzucker lindert auch den Brechreiz) oder eine Glukose-Elektrolyt-Lösung (aus der Apotheke).

Zäpfchen

Bei starkem oder wiederholtem Erbrechen, wenn Ihr Kind auch keine Flüssigkeit mehr behält, der Allgemeinzustand aber noch stabil ist, können Sie Ihrem Kind ein Zäpfchen gegen das Erbrechen einführen. Nach etwa 30 Minuten geben Sie dem Kind dann Mineralwasser oder Tee.

Babys und Kleinkinder

Bei Säuglingen ist die Gefahr der Austrocknung besonders groß. Sie sollten deshalb nicht zu lange warten und bald (d. h. schon nach wenigen Stunden) zum Kinderarzt gehen. Gestillte Kinder sollten unbedingt weiter gestillt werden. Die so genannte Pylorushypertrophie ist eine angeborene Verdickung der Magenpförtnermuskulatur (es sind häufiger Jungen als Mädchen betroffen). In den ersten Lebensmonaten und sich rasch verschlechternd zeigen die Kinder ca. ein bis zwei Stunden nach den Mahlzeiten schwallartiges Erbrechen. Bisweilen kann man die verdickte Muskulatur sogar als Walze durch die Bauchhaut sehen. Die Kinder gedeihen schlecht und sind unruhig. Helfen kann nur eine Operation durch den Kinderchirurgen, der die Muskulatur spaltet und damit den Durchtritt erweitert.

Grenzen der Selbstbehandlung

Einmaliges Erbrechen ist kein Grund zur Sorge und sollte auch nicht bekämpft werden. Kinder können sich leichter als Erwachsene von Unverträglichem befreien, was prinzipiell ein positives Phänomen ist. Beobachten Sie Ihr Kind zunächst aufmerksam. Wenn es Fieber bekommt, wenn es auch Flüssigkeit nicht im Magen behält oder wenn sich der Allgemeinzustand verschlechtert, sollten Sie den Arzt um Rat fragen.

Sofort den Notarzt rufen

- Wenn Erbrechen nach einem Sturz oder einem Schlag auf den Kopf auftritt (Verdacht auf Gehirnerschütterung)
- Wenn Verdacht auf eine Vergiftung besteht
- Wenn Ihr Kind Bewusstseinsstörungen hat (Kollapsgefahr infolge starker Austrocknung)
- Wenn das Erbrochene hellrot verfärbt ist (Bluterbrechen)
- Wenn das Kind hohes Fieber hat

AUS DER APOTHEKE

Wie bei Durchfall ist es auch bei Erbrechen wichtig, verlorene Flüssigkeit, Zucker und Mineralien zu ersetzen. Hier bieten sich Glukose-Elektrolyt-Mischungen an, die es in der Apotheke in verschiedenen Geschmacksrichtungen gibt. Sie enthalten neben Glukose verschiedene wichtige Salze wie Natrium- und Kaliumchlorid und sorgen dafür, dass der Elektrolythaushalt des Kindes nicht aus den Fugen gerät. Bei schwerem Erbrechen können so genannte Antiemetika (von emesis = Erbrechen), wie beispielsweise Dimenhydrinat oder Diphenhydramin, in kindgerechten Dosen eingesetzt werden. Sie eignen sich im Übrigen auch zur Vorbeugung gegen Reisekrankheit. Am besten geben Sie Ihrem Kind ein Zäpfchen – wenn es nicht gleichzeitig unter Durchfall leidet –, damit das Medikament nicht gleich wieder aus dem Magen befördert wird. Stark wirksame Medikamente gegen Übelkeit und Erbrechen sind für Kinder nicht geeignet!

Lindernd bei Erbrechen, vor allem wenn der Mageninhalt schon entleert ist, sind Fertigtees aus Kamillenblüten oder Melissenblättern, die die Magenschleimhaut beruhigen. Ist dem Kind vor allem übel, kann ein Fencheltee helfen.

Synthetische Medikamente

- Glukose-Elektrolyt-Mischungen
- **Antiemetika:** Dimenhydrinat, Diphenhydramin

Phytopharmaka

- **Fertigtees:** Kamillen- oder Fencheltee, Verdauungstee (Varianten: Kamille, Fenchel, Tausendgüldenkraut)

Homöopathika

Um die Selbstheilung des Körpers zu unterstützen, eignen sich u.a. die folgenden Homöopathika.

- **Arsen:** bei Angst, Unruhe, großem Durst nach kleinen Schlucken, Erbrechen, das sich durch Trinken von Kaltem verschlechtert, Bauchschmerzen
- **China:** bei Erbrechen lange nach der Mahlzeit und Durchfall sofort nach der Mahlzeit, wenn Milch und Obst nicht vertragen werden
- **Ferrum metallicum:** bei Erbrechen gleich nach dem Essen oder nachts und bleichen Kindern
- **Ipecacuana:** bei Übelkeit und Würgreiz auch bei leerem Magen, bei auffallend sauberer Zunge
- **Nux vomica:** bei Erbrechen nach zu viel Essen, einigen Stunden nach dem Essen; Obst und Saures werden verlangt, aber nicht vertragen, das Kind ist übellaunig
- **Veratrum album:** bei Erbrechen und gleichzeitigem Durchfall, Erbrechen bei der kleinsten Bewegung; Gesicht ist rot und wird blass, wenn man das Kind hinsetzt

NATURHEILKUNDE

Fenchel

Der klassische Tee aus Fenchelsamen ist sehr bekömmlich und beruhigt die Schleimhaut. Ebenso geeignet sind Anis, Kümmel, Gänsefingerkraut, Engelwurz und Melisse.

- **Anwendung:** 1 Teelöffel zerkleinerte Fenchelsamen mit 1/4 Liter kochendem Wasser aufgießen, 10 Minuten lang zugedeckt ziehen lassen, dann abseihen. Dem Kind den Tee in kleinen Schlucken zu trinken geben.

ERNÄHRUNG

Zwieback und Haferschleimsuppe

Bei »verdorbenem Magen« oder Magenschleimhautentzündung ist es vernünftig, den Verdauungsorganen ein oder zwei Tage Ruhe zu gönnen (Teepause). Geben Sie Ihrem Kind dann lediglich ausreichend Flüssigkeit. Als erste Aufbaunahrung ist Tee mit Zwieback noch immer unübertroffen bekömmlich, außerdem können Sie Ihrem Kind eine Haferschleimsuppe zubereiten.

- **Rezept:** 20 Gramm Haferflocken in 1/4 Liter Salzwasser oder Gemüsebrühe aufkochen und 1 bis 2 Minuten lang unter ständigem Rühren leicht kochen lassen.

Basische Kost

Generell wird Ihr Kind basenreiche Nahrung besser vertragen als so genannte Säurebildner.

Füttern bzw. servieren Sie deshalb regelmäßig selbst gemachten Kartoffelbrei, Salzkartoffeln, Karottenbrei oder Karottensuppe, reife Bananen, Avocados oder einen geschälten, geriebenen und an der Luft leicht oxidierten Apfel. Karotten enthalten viel Beta-Karotin, das für die Regeneration der Schleimhaut wichtig ist, außerdem wertvolles Kalium, das nach dem meist erheblichen Verlust dem Körper wieder zugeführt werden muss.

- **Kartoffelrezept:** 250 Gramm mehlig kochende Kartoffeln schälen, in Stücke schneiden und in leicht gesalzenem Wasser weich kochen. Das Wasser abgießen, die Kartoffeln etwas abkühlen lassen, mit 1 Teelöffel zerlassener Butter und ca. 150 Milliliter Milch (bei Kuhmilchunverträglichkeit Sojamilch oder Ziegenmilch verwenden) pürieren.
- **Karottenrezept:** 2 geschälte Karotten in 1/4 Liter leicht gesalzenem Wasser oder Gemüsebrühe ganz weich kochen, dann pürieren. Diese Suppe geben Sie Ihrem Kind über den Tag verteilt, eventuell im Wechsel mit einer zerdrückten Salzkartoffel.

Wichtig: Kommt das Erbrechen gleichzeitig mit Durchfall, so sollten Sie Ihrem Kind keine zerdrückte Banane geben, weil sie eher schleimig ist und den Würgreiz auslöst.

DAS KÖNNEN SIE NOCH TUN

Gegen Helicobacter pylori vorgehen

Auch bei Kindern kommen Infektionen mit Helicobacter pylori vor. Dieses Bakterium ist beim Erwachsenen häufig Ursache von Magenschleimhautentzündung und Ulkuskrankheit. Bei immer wiederkehrenden Beschwerden muss der Arzt klären, ob Ihr Kind an dieser Infektion leidet.

Fanconi-Lösung

Mit dem nach dem Zürcher Kinderarzt Guido Fanconi benannten Rezept lässt sich aus Zutaten, die man in aller Regel zu Hause hat, ein Mineral-Glukose-Drink zubereiten.

• **Rezept:** 300 Milliliter Orangensaft in 1 Liter verdünnten Schwarztee geben, mit 3 bis 5 Esslöffeln Traubenzucker und 1/2 Teelöffel Salz verrühren. Dem Kind über den Tag verteilt zu trinken geben.

Traubenzucker

Lassen Sie bei Übelkeit Ihr Kind etwas Traubenzucker lutschen. Traubenzucker ist ein bewährtes Hausmittel.

Sodbrennen?

Weil beim Säugling die Muskulatur im Bereich des Mageneingangs noch nicht ausgereift ist, kann es durch zurückfließenden Magensaft (Reflux) zu Entzündungen im unteren Bereich der Speiseröhre kommen. Das Baby schreit nach der Mahlzeit, weil es ein schmerzhaftes Brennen spürt. Damit die Nahrung besser in Richtung des Magenausgangs fließen kann, sollten Sie Ihr Kind mit dem Oberkörper hochlagern und auf die rechte Seite drehen.

Es gibt auch für Kleinkinder Säure bindende Mittel (Antazida), die nach Rücksprache mit dem Kinderarzt gegeben werden. Da sich das Baby noch nicht mitteilen kann, sollten Sie zum Kinderarzt gehen, wenn Ihr Kind regelmäßig nach dem Trinken schreit.

Auch anhaltender nächtlicher Reizhusten kann ein Hinweis auf einen Reflux sein. Im Liegen erreicht der Magensaft den Kehlkopfbereich und kann einen Hustenreiz auslösen. Dieses Phänomen kann ebenfalls bei größeren Kindern beobachtet werden.

Tipps für den Alltag

• Bitte bedenken Sie, dass Sie, auch wenn die akute Phase vorüber ist, Ihrem Kind bekömmliche Kost geben sollten. Fastfood ist ungünstig, ebenso schwere und fettreiche Gerichte. Zu empfehlen sind Kartoffeln, Hafergerichte, gedünstetes Gemüse, reifes, süßes Obst, mageres Fleisch und Fisch. Ihr Kind sollte langsam essen und gründlich kauen.

• Auch Kinder leiden immer häufiger an »nervösem Magen«, einer Störung, für die sich keine organische Ursache feststellen lässt. Das Kind reagiert auf seelische Überlastung, Stress, Überforderung oder Versagensangst mit Erbrechen.

• Ihr Kind sollte sich täglich an der frischen Luft bewegen, das tut auch dem Magen gut.

• Kinder erbrechen sich auch, wenn sie z. B. eine Ohrenentzündung oder Blasenentzündung haben. Auch bei einer Hirnhautentzündung (Meningitis) ist Erbrechen eines der typischen Symptome, meist begleitet von Kopfschmerz, Nackensteifigkeit, Fieber und Bewusstseinsstörungen (bei Verdacht müssen Sie den Notarzt rufen).

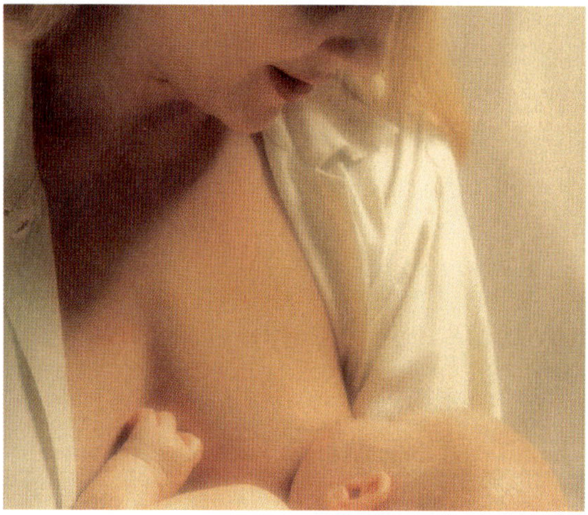

Bereits Säuglinge können unter Sodbrennen leiden. Legen Sie daher Ihr Baby nach dem Stillen mit erhöhtem Oberkörper hin.

⊕ Das hilft

Tee (z.B. aus Anis, Fenchel, Kümmel, Gänsefingerkraut, Engelwurz oder Melisse)
Wärme, Ruhe, Wickel
Viel trinken
Stillen
Leichte Aufbaukost

⊖ Das schadet

Zu fette und zu süße Nahrung
Flüssigkeitsmangel
Seelische Belastung

Gedeihstörungen

Ursachen: Nahrungsmittelunverträglichkeit, Allergie, Verwertungsstörung (z. B. Zöliakie), Fehl- oder Mangelernährung, Passagehindernis im Magen-Darm-Bereich (z.B. Pylorusstenose), häufiges Erbrechen, Morbus Crohn, chronische Krankheiten (z. B. CF = zystische Fibrose), Zöliakie

Typische Beschwerden: verzögertes Längenwachstum und nicht ausreichende Gewichtszunahme, greisenähnliches Gesicht mit gerunzelter Stirn, hängende Gesäßfalten, eventuell auch Hungerödem

- Siehe auch Milchunverträglichkeit (S. 199f.) und Nahrungsmittelallergien (S. 201ff.)

Sofortmaßnahmen – Was Sie gleich tun können

Perzentilenkurve

Durch Grafiken kann man das Wachstum von Kindern verdeutlichen und mit der durchschnittlichen Entwicklung vergleichen. Die Perzentilenkurve (im »gelben Heft« für Vorsorgeuntersuchungen, siehe auch S. 94) erfasst Körpergröße und Gewicht. Wenn das Wachstum Ihres Kindes nicht entlang der individuellen Kurve verläuft, sondern nach unten oder oben abknickt, sollten Sie zum Kinderarzt gehen.

Glutenverzicht

Etwa eins von 150 Kindern leidet an Zöliakie, einer chronischen Durchfallerkrankung, die durch Unverträglichkeit von Klebereiweiß (Gluten) hervorgerufen wird. Sie tritt etwa ab dem sechsten Monat (oder auch früher) auf; ab dem zweiten Jahr werden die Wachstumsstörungen offensichtlich. Klebereiweiß ruft im Darm eine Entzündung hervor, die die Schleimhaut schädigt und die Nährstoffaufnahme behindert. Bei glutenfreier Diät erholt sich die Schleimhaut rasch. Diese spezielle Kostform ist jedoch nicht nur eine Sofortmaßnahme, sondern muss, auch bei Beschwerdefreiheit, lebenslang beibehalten werden.

Verweigerung aus Trotz?

Im Alter zwischen ein und drei Jahren wird das Essen oft aus Trotz verweigert. Das Kind will dieses nicht und jenes nicht (eigentlich alles, was man ihm in guter Absicht vorsetzt). Viele Eltern müssen hier einen täglichen Machtkampf beim Essen durchstehen. Lassen Sie sich auf den Machtkampf gar nicht erst ein und bleiben Sie ruhig! Ein gesundes Kind verhungert nicht!

Babys und Kleinkinder

Säuglinge müssen in erster Linie ihr zentrales Nervensystem und das Gehirn ausbilden. Eine Unter- oder Fehlernährung in diesem Alter kann zu irreversiblen Schäden führen.

Grenzen der Selbstbehandlung

Wenn das Kind nicht zunimmt (das betrifft in ganz besonderem Maß Säuglinge), muss es sofort in kinderärztliche Behandlung kommen. Es gibt sehr viele verschiedene Ursachen für Gedeihstörungen, und allein der Arzt kann feststellen, ob eine körperliche Störung vorliegt oder ob es sich »nur« um ein gestörtes Essverhalten handelt. Therapeutische Konsequenzen (z. B. Diät bei Zöliakie) müssen rasch erfolgen und ebenfalls mit dem Arzt besprochen werden.

Hinweis

In den Medien häufen sich Meldungen über verwahrloste Kinder. Wenden Sie sich an das zuständige Jugendamt, wenn Sie den begründeten Verdacht haben, dass in Ihrem Umfeld krasses Fehlverhalten der Eltern vorliegt!

NATURHEILKUNDE

Appetitanregender Tee

Bitterstoffe sind bewährte Mittel, um den Appetit anzuregen. Aber wie der Name schon sagt: Sie schmecken bitter. Um den Geschmack etwas zu mildern, machen Sie am besten eine Teemischung mit aromatisierenden Pflanzen (siehe Special Hausmittel, S. 16ff.).

Ingwer

Zubereitungen aus Ingwerwurzel helfen bei Ernährungsstörungen, etwa bei Appetitlosigkeit, im Säuglingsalter.

- **Anwendung**: Je 10 Gramm zerkleinerten Ingwer, Kümmel, Sternanis sowie Gänsefingerkraut, je 15 Gramm Löwenzahnblätter und Melisse sowie

2 Nelken in ein Gefäß geben, 10 Esslöffel Honig einrühren und das Ganze in 1 Liter Apfelsaft aufkochen. Diese Mischung gut 2 Stunden lang abkühlen lassen, nochmals aufkochen, wieder 2 Stunden lang abkühlen lassen, ein 3. Mal aufkochen, dann abseihen. Dem Kind vor jeder Mahlzeit 1 Likörglas voll davon geben.

ERNÄHRUNG

Glutenfreie Kost

Vor der Behandlung einer Zöliakie steht die zweifelsfreie Diagnose durch eine Blutuntersuchung und eine Dünndarmbiopsie. In der Klinik, die diese Untersuchungen durchführt, wird in der Regel eine Diätassistentin die Ernährung ausführlich mit den Eltern besprechen. Die Diät bei Glutenunverträglichkeit (Gluten ist in den meisten Getreidearten enthalten) muss auch mit dem Kinder- und Jugendarzt abgesprochen werden.
Zu den bei der Zöliakie erlaubten und empfohlenen Grundnahrungsmitteln zählen: Reis, Mais, Hirse, Buchweizen, Amarant, Kartoffeln, Hülsenfrüchte, Milch und Milchprodukte, Fleisch, Fisch, Obst und Gemüse. Achten Sie bei der Verpackung auf die Aufschrift »glutenfrei« bzw. »gliadinfrei«. Es gibt einen speziellen Vertrieb von glutenfreien Lebensmitteln (auch über den Versandhandel).
Jede betroffene Familie erhält von der Klinik oder vom Kinder- und Jugendarzt eine spezielle Liste, in der Gluten in Nahrungsmitteln ausgewiesen ist. Das ist sehr wichtig, weil viele Fertigprodukte Gluten enthalten – Gleiches gilt übrigens für Medikamente.
Darüber hinaus kann die Deutsche Gesellschaft für Zöliakie, Stuttgart, helfen. Dass Sie für das betroffene Kind jetzt anders kochen müssen, sollten Sie nicht als Einschränkung, sondern als Bereicherung Ihres Speiseplans auffassen. Hierzulande leider zu wenig bekannt ist z. B. Maisgrieß (Polenta) als Beilage zu dunklem Fleisch, Hülsenfrüchten und Gemüse.

- **Polentarezept**: 300 Gramm feinen Maisgrieß in 1 Liter kochendes, leicht gesalzenes Wasser unter ständigem Rühren einrieseln lassen, 20 Gramm Butter unter den dünnflüssigen Grießbrei rühren und den Grieß bei schwacher Hitze 10 Minuten lang quellen lassen.

Frische Kräuter

Allein der Geruch frischer Gewürzkräuter macht Hunger und lässt die Verdauungssäfte fließen. Auch Kinder wollen schon mal ein deftiges, würziges und pikantes Essen haben. Verwenden Sie deshalb in der Küche möglichst oft viele frische Kräuter, beispielsweise Basilikum (zu Tomaten, Pizza, Nudeln), Rosmarin (zu Bratkartoffeln, Kräuteromelett), Schnittlauch oder Thymian (zu Kartoffelgerichten) sowie Ingwer (zu Auflauf oder glutenfreiem Pudding).

DAS KÖNNEN SIE NOCH TUN

Erhöhter Bedarf nach/bei Krankheit?

Ganz allgemein muss das Kind in der Genesungsphase nach jeder überstandenen Erkrankung ein Nahrungsdefizit nachholen. Bei bestimmten Krankheiten besteht dauerhaft ein erhöhter Kalorienbedarf, so z. B. bei Schilddrüsenüberfunktion, chronischen Krankheiten (z. B. rheumatischen Erkrankungen, Nierenerkrankungen oder Mukoviszidose). Ob verminderte Nahrungsaufnahme, eine Verwertungsstörung oder erhöhter Kalorienbedarf die Ursache ist, kann letztlich nur der Arzt feststellen.

Kann es ein Bandwurm sein?

Selten kann auch einmal ein Bandwurm hinter den vermeintlichen Gedeihstörungen stecken (siehe dazu S. 112f.).

Ernährungsprotokoll

Machen Sie ein möglichst genaues Ernährungsprotokoll, in dem Sie notieren, zu welcher Tageszeit Ihr Kind etwas gegessen und getrunken hat. Der Arzt oder eine Ernährungsfachkraft kann daraus die genaue Kalorienzufuhr errechnen. Möglicherweise wird mit einem solchen Protokoll auch offensichtlich, dass das Kind zwar in der Tat zu wenig isst, gleichzeitig aber so viel Fruchtsaft trinkt oder Milchfläschchen bekommt, dass es einfach satt ist. Wenn das Kind ständig auffallend viel Durst hat, könnte dies auch durch eine Zuckerkrankheit (Diabetes mellitus) verursacht sein. Auch dies sollten Sie dem Arzt mitteilen, damit er eine entsprechende Diagnostik durchführen kann.

Pubertätsmagersucht

Eine häufige psychisch bedingte Essstörung ist die Pubertätsmagersucht (Anorexia nervosa). Zu Beginn der Pubertät verringern die betroffenen Mädchen die Nahrungsaufnahme drastisch. Grund dafür sind ein übertriebenes Schlankheitsideal und eine verzerrte

Selbstwahrnehmung. Dies kann auch mit Phasen übermäßiger Nahrungsaufnahme und anschließend selbst herbeigeführtem Erbrechen einhergehen (Bulimia nervosa). Eine psychotherapeutische Behandlung ist hier in jedem Fall ratsam (siehe dazu S. 225ff. und S. 245f.).

Stressfreies Essen

Sorgen Sie für eine freundliche, entspannte Atmosphäre beim Essen sowie für geregelte Mahlzeiten. Auch wenn Sie berufstätig sind, sollten Sie es sich so einrichten, dass Sie mit dem Kind wenigstens eine gemeinsame Mahlzeit täglich einnehmen. Treiben Sie keine Machtspiele beim Essen; das erzeugt nur Trotzreaktionen. Seien Sie Ihrem Kind ein Vorbild, was die Esskultur anbelangt. Wenn Sie beim Essen lesen oder fernsehen oder in Eile Ihr Essen verschlingen, wirkt das auf Ihr Kind zurück.

Übersättigt?

Industrienahrung enthält Geschmacksverstärker und künstliche Zusatzstoffe. Diese geben den Produkten oft den besonderen »Kick«, d.h., das Produkt schmeckt teilweise wesentlich intensiver als das vergleichbare Naturprodukt – eine fatale Entwicklung für die Geschmacksnerven.
Vollwertiges naturnahes Essen schmeckt dann mit der Zeit »langweilig« für Ihr Kind. Achten Sie auch darauf, dass Ihr Kind zwischen den Mahlzeiten nicht zu viele Süßigkeiten und zu viel Salzgebäck zu sich nimmt, den mit solch starken Reizen ist die Appetitlosigkeit vorprogrammiert.

⊕ Das hilft

Klarheit über die Ursache
Gute Stimmung bei Tisch
Große Geschmacksvielfalt

⊖ Das schadet

Machtkampf
Ablenkung (z. B. Fernseher)
Schlechtes Vorbild
Schlechte Stimmung beim Essen
Zu viel »Theater« um das Essen

Zu dick, zu dünn?

Unsicherheit rund ums Essen – das ist ein häufig anzutreffendes Problem. Viele Eltern, vor allem Eltern von jüngeren Kindern, haben die Sorge, ihre Kinder könnten mangelernährt oder gar fehlernährt sein. »Isst mein Kind auch richtig?« oder »Entwickelt sich mein Baby normal?« sind die häufigsten Fragen besorgter Eltern in Kinder- und Jugendarztpraxen. Diese Fragen haben heutzutage durchaus ihre Berechtigung, denn immer mehr Kinder und Jugendliche neigen zu Übergewicht.

Volkskrankheit Nr. 1: Übergewicht

Betrachtet man die Gesundheitssituation unserer Bevölkerung, ist das größte Problem das Übergewicht, mit allen daraus resultierenden Erkrankungen wie etwa Diabetes, Herz-Kreislauf-Erkrankungen, Leberfettung und vielen anderen Zivilisationskrankheiten.
Die Hauptaufgabe in der Ernährungserziehung sollte demnach das Verhindern von Essstörungen und daraus resultierendem Übergewicht bzw. schließlich gar Fettsucht sein.

Wie Kleinkinder essen

Bei den Eltern der Kleinkinder und Kindergartenkinder ist die Sorge um schlechte Ernährung am größten. Dazu sollten die Eltern ein paar Fakten kennen, die sie sicherlich beruhigen.

- Nicht zu jeder Mahlzeit essen die Kinder gleich gut. Es kann vorkommen, dass Kinder eine Mahlzeit regelrecht ausfallen lassen. Als Eltern sollten Sie deshalb nicht gleich nervös werden – bei der nächsten Mahlzeit wird das Kind dann sicherlich wieder kräftig zuschlagen. Voraussetzung für diese »natürliche Balance« ist allerdings, dass das Kind in der Zwischenzeit nicht nascht. Wenn das Kind nämlich weiß, dass es, wenn es nichts isst, anschließend eine Süßigkeit bekommt, wird es natürlich immer auf die Süßigkeit warten.

- Ein gesundes Kind isst niemals zu wenig, das gibt es gar nicht. Der Instinkt für die richtige Ernährung ist den Kindern quasi mitgegeben. Ziel der Erziehung muss daher sein, diesen Instinkt nicht zu zerstören. Ein Kind sollte spüren können, wann es hungrig oder wann es satt ist.

Info: Bei einem Versuch mit Krabbelkindern hat man den Kindern die vielfältigsten Nahrungsmittel zur freien Verfügung angeboten. Bei der Analyse der durch die Kinder selbst zusammengestellten Nahrung ergab sich ein völlig ausgewogenes Bild. Sie griffen nicht nur nach Süßem, was man vielleicht vermuten würde, sondern sie haben sich ernährungsphysiologisch korrekt ernährt. Interessanterweise waren die Diäten der einzelnen Kinder völlig unterschiedlich und unvorhersehbar, aber auf jedes einzelne Kind abgestimmt.

- Lehnt ein Kind eine Speise ab, sollte man es nie zwingen, sie zu essen, denn schon die Kinder wissen, was für sie gut ist und was nicht – vorausgesetzt, man hat ihnen ihren Instinkt noch nicht »wegerzogen«.
- Auch Kleinkinder haben schon Freude an Geschmacksvielfalt. Es ist keineswegs so, dass Kindern nur Süßes, Pudding, Nudeln aller Art etc. munden, sondern den Kleinen schmeckt auch einmal etwas Scharfes, Saures oder Frisches gut. Oft trauen sich die Eltern nicht, den Kindern so etwas »Exotisches« anzubieten, weil sie meinen, es schmecke den Kindern sowieso nicht. Das ist falsch. Allerdings sollte man ganz kleinen Kindern noch nichts Scharfes wie Senf oder Knoblauch geben, da ihr Magen-Darm-Trakt darauf noch nicht ausgerichtet ist.
- Die Sensoriker, die Geschmacksforscher, haben herausgefunden, dass Menschen ein Geschmackserlebnis bis zu zehnmal und mehr haben müssen, um entscheiden zu können, ob ihnen etwas schmeckt oder nicht. Dieses Verhalten stammt noch aus archaischer Zeit, als für unsere Vorfahren das vorsichtige Probieren unbekannter Nahrungsmittel lebensrettend war. Andernfalls hätte sich der Mensch eventuell vergiftet. Das ablehnende Verhalten eines Kindes auf bestimmte Lebensmittel hat also auch spezielle, nämlich psychophysiologische Ursachen.

Andere Länder, andere Kindersitten

Man weiß, dass Kinder, die aus anderen Esskulturen stammen (in denen eben auch Kindern schon mehr Vielfalt angeboten wird als bei uns), tatsächlich weniger gesundheitliche Folgeschäden haben als unsere Kinder. Das gilt beispielsweise für Frankreich oder auch Italien. Deshalb sollte man den Familienernährungsplan nicht so sehr auf die Lieblingsspeisen der Kinder einstellen, denn sonst lernen die Kinder keine neuen Speisen kennen und langweilen sich mit dem schmalen Spektrum, das sie angeboten bekommen.

Fazit

Eltern sollten Vielfalt auf den Esstisch bringen und die Kinder ermutigen, immer wieder zumindest einmal vom Essen zu probieren, um festzustellen, ob es ihnen schmeckt oder nicht – aber bitte ohne Zwang.

»Schrille« Aromen

Kinder, die als Kleinkinder langweilig ernährt wurden, sehnen sich später nach »schrillen Aromen«. Gemeint sind damit Hamburger, Ketchup, Chips & Co. Auch das ist ein Forschungsergebnis im Bereich der Sensorik. Dass Kinder mit einer solchen Ernährung dann schnell in Gefahr kommen, zu dick zu werden, ist leicht nachvollziehbar. Die beste Vorsorge ist deshalb eine möglichst bunte Speisenpalette – und zwar von klein auf, außer im ersten Lebensjahr, wenn die Speisen langsam zum Gewöhnen zugeführt werden und in der Regel nicht gewürzt sind.

Auch hier ist übrigens der voll gestillte Säugling im Vorteil, denn die Muttermilch schmeckt, je nachdem, was die Mutter gegessen hat, unterschiedlich – der Beginn verschiedener Geschmackserlebnisse.

Eltern von Kleinkindern sind deshalb aufgefordert, ihren Kindern sämtliche Geschmackserlebnisse anzubieten – von einer guten Süßspeise bis hin zu verschiedenen Gemüsesorten möglichst alles.

Ernährung in der Trotzphase

Mit zwölf Monaten, also etwa gleichzeitig mit dem Beginn des Mitessens am Familientisch, beginnt die Trotzphase. Es dauert oft nicht lange, bis viele kleine Kinder merken, dass man Eltern mit bockigem Verhalten am Esstisch ganz besonders gut ärgern kann. Schließlich ist es schon verletzend, wenn die so liebevoll eigens für den kleinen Liebling zubereitete Speise verschmäht wird. Oft können Eltern schwer trennen, ob das Kind

am Esstisch bockt oder ob es gerade wirklich keinen Hunger hat.
Als Hauptregel sollte gelten, dass das Essen von Streitereien aller Art frei sein sollte. Will ein Kind nicht essen, sollte man darauf gar nicht weiter eingehen. Ein gesundes Kind verhungert nicht! Bei der nächsten Mahlzeit wird es vermutlich wieder etwas essen. Trotzphase ist Trotzphase; das gemeinsame Essen ist – und dies sollte es bleiben – ein schönes Beisammensein mit vielen verschiedenen Geschmackserlebnissen.

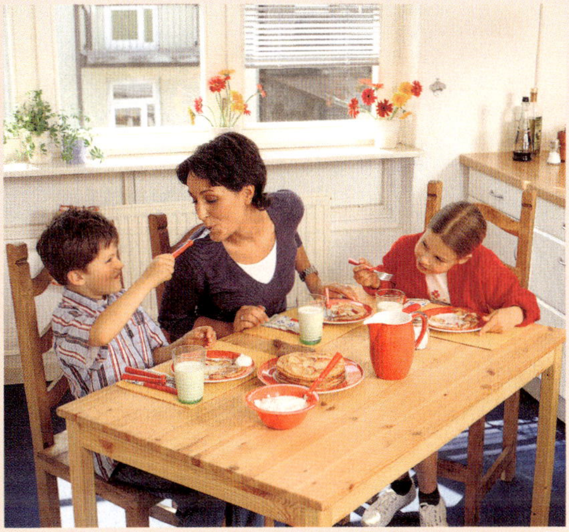

Die Zahl übergewichtiger Kinder nimmt zu: Machen Sie Ihren Kindern früh gesunde Ernährung schmackhaft.

Keine zu starke Bevormundung

Eltern sollten Kleinkinder in ihren Essensentscheidungen nicht zu stark einengen. Durch zu viel Druck kann ein dem Körper eigener Instinkt für richtige und ausreichende Ernährung gestört werden. Die Folge würde nicht Untergewicht sein, sondern das Ganze würde viel wahrscheinlicher später zu Übergewicht führen.
Ein gestörtes Essverhalten kann auch zu den beiden Krankheitsbildern Anorexie (Magersucht) und Bulimie (Ess-Brech-Sucht) führen – und bisweilen tödlich ausgehen (siehe zu Magersucht S. 245f. und zu Bulimie S. 225ff.).

Die Eltern als Essensvorbilder

Kinder, die erleben, dass ihre Eltern mit Freude und Genuss essen, haben sicherlich einen ganz anderen Bezug zur Ernährung als Kinder, deren Eltern selbst wenig Muße bei den Mahlzeiten entwickeln.

- **Stimmung**: Am Esstisch sollte immer eine positive Stimmung herrschen. Streitereien, die sicherlich nicht immer zu verhindern sind, sollten nicht beim Essen ausgetragen werden. Man weiß, dass Nahrungsmittelaversionen ganz plötzlich und nachhaltig entstehen können, weil bei Tisch eine emotional negative oder sogar Angst einflößende Situation herrschte.
- **Essen plus…:** Das gemeinsame Essen sollte ein kleiner Höhepunkt im Tagesablauf sein. Die Chance, gemeinsam am Tisch zu sitzen und bei einem wohlschmeckenden Essen zusammenzusein, sollte jeder ergreifen können. Kinder, auch wenn sie noch so klein sind, finden die eigentliche »Nahrungsaufnahme« bereits langweilig. Auch sie werden besser und viel lieber in netter Gesellschaft essen als allein oder mit einer muffigen Mama. Den größeren Kindern kann bei den gemeinsamen Mahlzeiten auch angeboten werden, von sich zu erzählen. Macht man aus dem Essen ein kleines Familienfest mit guter Laune, haben die Kinder sicher gute Voraussetzungen, den richtigen Umgang mit dem Thema zu lernen.

Perzentilenkurven

Wenn sich Eltern Sorgen über Wachstum und Gewichtsverlauf ihres Kindes machen, können sie jederzeit in dem »gelben Vorsorgeheft«, das sie nach der Geburt des Kindes erhalten, bei den so genannten Perzentilenkurven nachsehen. Man kann dort ablesen, wie das Kind im Vergleich zu anderen Kindern gewachsen ist oder wie es an Gewicht zugenommen hat (siehe nächste Seite).
Bei jeder Vorsorgeuntersuchung werden vom Kinderarzt Größe, Gewicht und Kopfumfang dokumentiert. Normal ist es, wenn ein Kind entlang einer Linie wächst bzw. zunimmt. Das ist dann die diesem Kind eigene Linie, sein Wachstumskanal. Auffällig wäre es, wenn das Kind seinen Kanal verlässt, die Kurve nach oben oder unten abknicken würde. In diesem Fall würde der Kinder- und Jugendarzt nach den Ursachen suchen müssen.
Wie der Name »Perzentilenkurve« schon sagt, beziehen sich die Kurven auf Prozentangaben. Die mittlere Kurve besagt, dass 50 Prozent aller gesunden Kinder kleiner oder gleich groß sind, aber 50 Prozent aller Kinder sind größer. Die unterste Linie ist die dritte Perzentilenkurve. Wer mit seiner Größe auf ihr liegt, gehört zu den

drei Prozent gesunden kleineren Kindern. Drei Prozent der Kinder sind sogar noch kleiner, aber 97 Prozent sind eben größer. Die Angaben beziehen sich immer auf gesunde Kinder! Für Kinder aus anderen Kulturen gibt es eigene Perzentilenkurven. In südlicheren Ländern sind die Menschen etwas kleiner, in nördlicheren Ländern etwas größer als wir.

Was tun bei Übergewicht?

Bei bestehendem Übergewicht ist die Umstellung der Ernährung von zu fett auf ballaststoffreich und gesund der wichtigste Schritt. Dabei muss immer auch die Familie mitziehen. Das kann sich leider manchmal als sehr schwierig erweisen. Ist das Kind oder vor allem der Jugendliche motiviert, Gewicht zu verlieren, so kann auch eine sechswöchige Kur in speziellen Fachkliniken für Kinder oder Jugendliche nötig sein. Diese nützt jedoch langfristig nichts, wenn alte Gewohnheiten zu Hause gleich wieder aufgenommen werden.

Sport und Bewegung

Bewegungsarmut spielt schon bei den Kindern eine große Rolle in Bezug auf Übergewicht. Die Fernsehangebote decken inzwischen den Tagesbedarf jeder Altersgruppe ab. Ein Kind kann, ohne sich langweilen zu müssen, bequem den ganzen Tag im Kinderzimmer verbringen. Gerade da liegt die große Gefahr für Übergewicht und Herz-Kreislauf-Erkrankungen im Erwachsenenalter. Keine Diät, nur die ausgewogene, richtige, fettarme Ernährung und die ausreichende Bewegung machen fit statt fett. Und vorbeugen ist besser als behandeln. Deshalb: Treiben Sie gemeinsam mit Ihren Kindern Sport. Zusätzlich noch eine Mitgliedschaft in einem Sportverein, ein Sonntag an der frischen Luft mit viel Bewegung – das macht Kindern Spaß. Überwinden Sie also Ihre eigene Bequemlichkeit!

Jedes Kind hat eine andere Figur

Zuletzt muss noch darauf hingewiesen werden, dass die Figur eines Menschen angeboren ist. Wie breit ein Kind oder später der Erwachsene ist, erbt der Mensch von seinen Eltern. Kleine Eltern werden nie ein auffällig großes Kind haben, es sei denn, es ist krank. Hat ein Kind einen eher breiten Habitus, ist aber gesund und wächst entlang seinem Kanal in den Perzentilenkurven mit Länge und Gewicht, besteht kein Grund zur Sorge. Dieses Kind hat kein Übergewicht. Ein eher zierliches Kind von zierlichen Eltern, das in seinem Kanal wächst und zunimmt, ist sicherlich gesund, auch wenn es gemessen an den anderen Kindern eher untergewichtig erscheint. Diese individuellen Unterschiede müssen immer berücksichtigt werden.

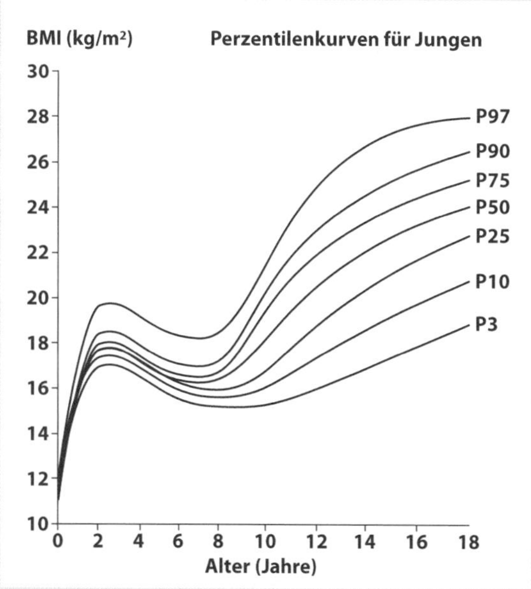

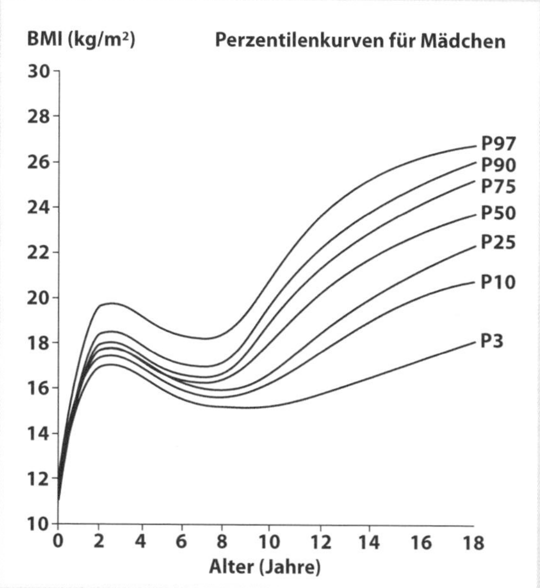

Der BMI rechnet sich so: Körpergewicht in Kilogramm geteilt durch Körpergröße in Meter zum Quadrat.
(z.B. 65 kg : 1,68m x 1,68m =65 kg : 2,82 = 23,04 BMI)

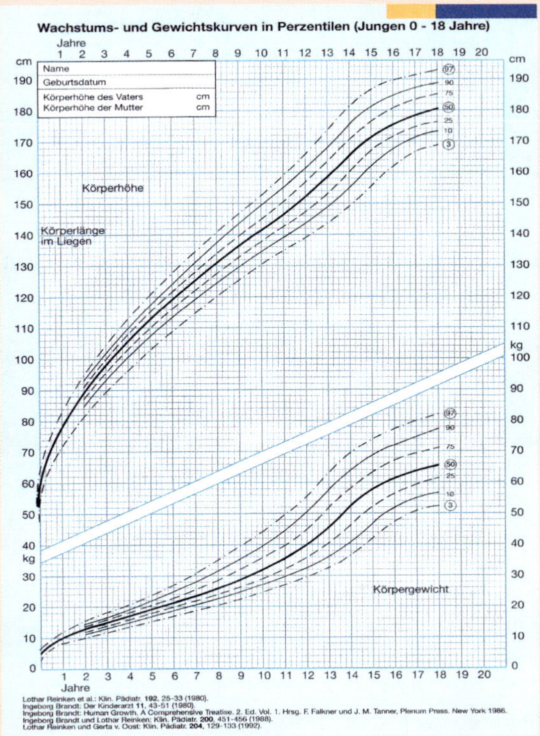

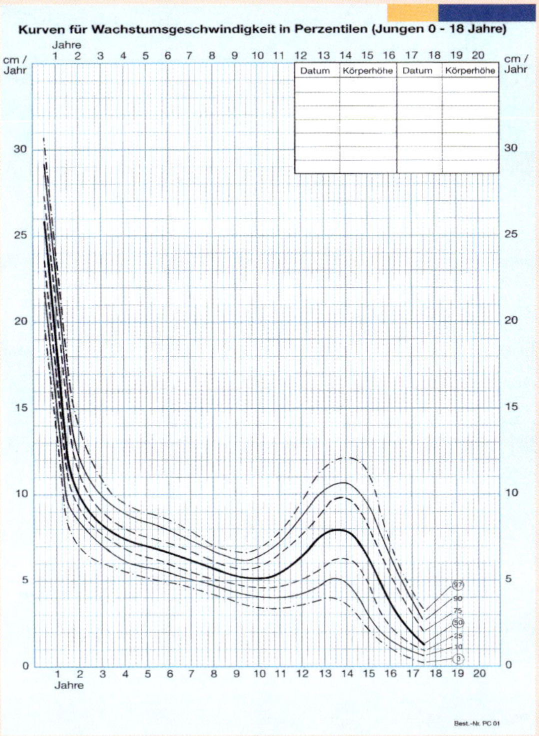

Liegt Ihr Kind bei der 50er Perzentile, sind 50 Prozent aller Kinder kleiner als Ihres, aber 50 Prozent auch größer – Ihr Kind befindet sich damit genau im Normbereich.

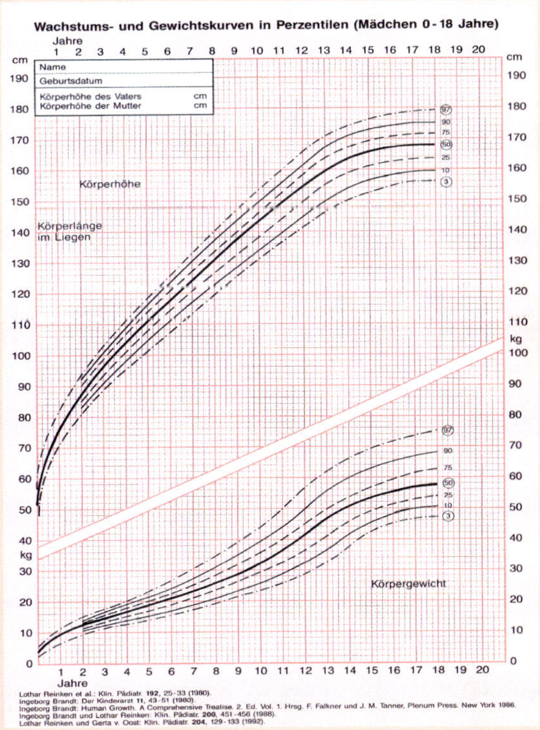

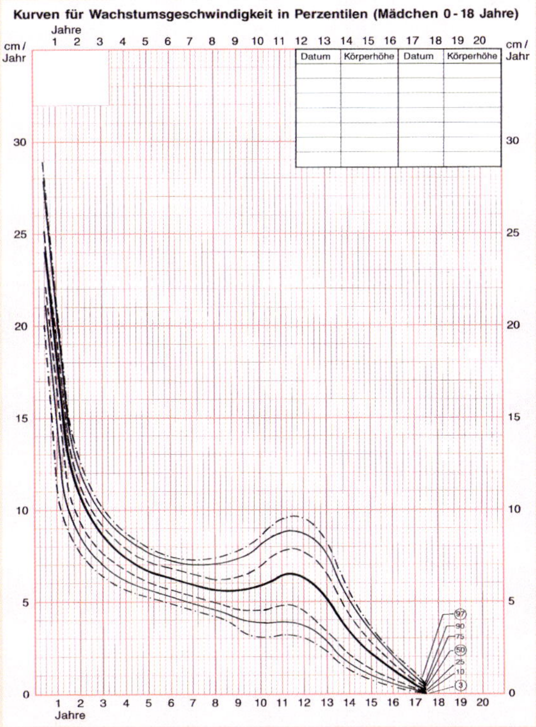

Hodenentzündung, Hodenschwellung, Hodenhochstand

Ursachen: Hodenentzündung verursacht durch Viren (vor allem Mumps), Bakterien; Hodenschwellung verursacht durch Entzündung, Torsion, Tumor, Gefäßfehlbildung, offenen Processus vaginalis (= Hydrozele); »Wasserbruch« (Hydrocele testis) als meist harmlose Schwellung; Hodenhochstand ist angeboren
Typische Beschwerden: Bauchweh, Übelkeit, Erbrechen, ziehende Schmerzen in Hoden und Leistengegend, Rötung, Schwellung auch der umgebenden Lymphknoten, Fieber; leeres Hodensäckchen

Sofortmaßnahmen – Was Sie gleich tun können

Hochlagerung

Wenn Sie den entzündeten Hoden hochlagern, tritt rasch Schmerzlinderung ein, das schmerzhafte Ziehen wird leichter. Zum Hochlagern eignet sich eine Mullbinde, ein kleines Kissen (Nähkissen) oder ein Papiertaschentuch. Bei akuter Entzündung ist Bettruhe angezeigt.

Babys und Kleinkinder

Eine meist harmlose Schwellung ist der »Wasserbruch« (Hydrocele testis). Dabei hat sich Flüssigkeit aus dem Bauchraum um den Hoden gesammelt. Meist wird diese vom Körper wieder aufgenommen. Eine Operation ist nur selten und nicht vor dem sechsten Lebensmonat nötig.
Angeborener Leistenhoden, Hodenhochstand und Pendelhoden sind unterschiedliche Ausprägungen des so genannten Maldescensus testis. Hiervon sind rund drei von 100 männlichen Neugeborenen betroffen. Während des ersten Lebensjahres wandert bei einem Teil der männlichen Babys noch der Hoden in den Hodensack. Im Alter von einem Jahr sollte er dort sein, da sonst die Samenproduktion geschädigt wird. Auch das Risiko eines bösartigen Tumors ist bei Maldescensus testis um ein Vielfaches erhöht. Wandert der Hoden nicht von selbst innerhalb des ersten Lebensjahres, muss mit Hormongaben nachgeholfen oder durch einen operativen Eingriff der Hoden im Hodensack fixiert werden. Dies sollte spätestens bis zum 2. Geburtstag geschehen sein!
Der Pendelhoden (Wanderhoden) dagegen bedarf keiner Therapie. Hier gleitet nach Reizung des Hodenhebermuskels (z. B. durch Kälte) der Hoden in den Leistenkanal hinauf, er kann von dort aber problemlos wieder in das Säckchen zurückgeholt werden. Ein Pendelhoden kann sich zu einem Gleithoden entwickeln, der dann allerdings behandelt werden muss wie ein primärer Hodenhochstand.

Grenzen der Selbstbehandlung

Es kann bei kleinen und heranwachsenden Jungen zu einer Verdrehung des Samenstrangs (Hodentorsion) kommen, die binnen vier bis sechs Stunden operiert werden muss. Hier müssen Sie rasch handeln, denn wenn nicht rechtzeitig eine Operation erfolgt, kommt es zur Mangeldurchblutung und zum Absterben des Hodengewebes. Typische Symptome sind plötzlich einsetzende Schmerzen und rasche Schwellung, oft begleitet von Bauchschmerzen, jedoch ohne Fieber.

Sofort den Notarzt rufen

- Bei plötzlich einsetzenden Schmerzen
- Bei rascher und starker Schwellung

AUS DER APOTHEKE

Hodenentzündungen können virale (Mumps) oder auch bakterielle Ursachen haben. Eine bakterielle Hodenentzündung muss mit Antibiotika behandelt werden, die Ihnen der Kinderarzt verschreibt.
Bei Hodenhochstand werden Hormone in Spritzenform oder als Nasenspray verordnet, die genau nach Vorschrift verabreicht werden müssen.

Homöopathika

Ein angeborener Hodenhochstand kann nur konstitutionell unterstützend behandelt werden. Die Hauptmittel sind Aurum metallicum und Jodum.

- **Aurum metallicum/Jodum**: bei Hodenschmerzen im Rahmen einer Entzündung, vor allem rechts, die sich durch Gehen und zu enge oder drückende Kleidung verschlimmern

NATURHEILKUNDE

Abschwellende Sitzbäder

Entzündungshemmend und abschwellend wirken vor allem Sitzbäder mit Moorschlamm (antibakteriell) und Eichenrinde (gerbend und zusammenziehend). Das Badewasser selbst sollte nicht zu warm sein, trotzdem darf Ihr Kind keinesfalls frieren (Raum gut heizen). (Siehe Special Hausmittel, S. 16ff.)

Retterspitz

Retterspitzlösung (aus der Apotheke) enthält u.a. Arnika- und Rosmarinextrakte. Sie wirkt antibakteriell, entzündungshemmend und abschwellend.

- **Anwendung**: Eine Baumwollkompresse oder ein Taschentuch mit Retterspitzlösung (gemäß Dosierungsanleitung) tränken, dem Kind auf den Hodenbereich legen, bis die Flüssigkeit verdunstet ist.

DAS KÖNNEN SIE NOCH TUN

Tipps zur Vorbeugung

- Hodenprellung und Hodenschwellung können nach dem Sport auftreten. Besonders groß ist die Gefahr bei Kampfsportarten wie Judo, Taekwondo oder Eishockey. Hiersollte der Genitalbereich geschützt werden.
- Ziehen Sie Ihrem Sohn grundsätzlich Unterhosen an, die die Hoden stützen.

⊕ Das hilft

Bettruhe und Hochlagerung
Stützende Unterhosen, abschwellende Bäder

⊖ Das schadet

Ungeschützter (Kampf-)Sport
Radfahren und Reiten bei akuter Entzündung

Leistenbruch und Nabelbruch

Ursachen: angeboren, Bindegewebsschwäche (vermehrt betroffen sind ehemalige Frühgeborene), erhöhter Druck im Bauchraum (etwa durch Verstopfung, chronischen Husten)

Typische Beschwerden: Vorwölbung, meist keine Schmerzen, bei Brucheinklemmung heftige Schmerzen

Sofortmaßnahmen – Was Sie gleich tun können

Was ist passiert?

Durch eine Lücke in der Bauchwand (Bruchpforte) werden Teile des Darms oder des großen Bauchnetzes sackartig nach außen gestülpt und wölben sich sichtbar und tastbar vor. Bei Verdacht auf einen Bruch müssen Sie möglichst rasch zum Kinderarzt.

Leistenhernie

Als erstes Zeichen bemerken Sie vermutlich beim Wickeln eine Schwellung im Dreieck zwischen Bauch und Oberschenkel. Leistenbrüche können grundsätzlich in jedem Lebensalter auftreten, Jungen sind allerdings häufiger betroffen als Mädchen. Leistenbrüche sowie Brüche entlang der Mittellinie des Bauches müssen immer operiert werden.

Nabelhernie

Nabelbrüche sind fast immer angeboren. Dabei bildet der Nabel selbst die Bruchpforte. Meist schließt sich aber die Bruchpforte bis zum dritten Lebensjahr von allein. Nur in Ausnahmefällen ist hier eine Operation erforderlich.

Babys und Kleinkinder

Ehemalige Frühgeborene haben häufiger Hernien (Eingeweidebrüche). Wenn das Kind anfängt, durch Strampeln und Krabbeln seine Bauchmuskulatur zu trainieren, schließt sich die Bruchpforte der Nabelhernie meist von allein. Beim Leistenbruch ist dies leider nicht der Fall.

Grenzen der Selbstbehandlung

Die Grenzen sind wegen der möglichen Komplikationen leider sehr eng, weshalb jeder Bruch, ohne Ausnahme, unbedingt vom Arzt beurteilt werden sollte.

Sofort den Notarzt rufen

- Wenn Ihr Kind plötzlich starke Schmerzen hat
- Bei Verdacht auf eine Brucheinklemmung

Homöopathika

Eine unterstützende konstitutionelle Therapie ist sinnvoll, sie kann aber keinesfalls die Operation ersetzen. **Nux vomica** ist das wichtigste homöopathische Mittel bei Eingeweidebrüchen.

DAS KÖNNEN SIE NOCH TUN

Geregelte Verdauung

Bei Verstopfung muss Ihr Kind vermehrt die Bauchpresse einsetzen; dadurch steigt der Druck im Bauchraum und infolgedessen auch das Risiko eines Eingeweidebruchs. Achten Sie deshalb darauf, dass es regelmäßig weichen Stuhlgang hat. Ihr Kind sollte ausreichend trinken, möglichst keine Colagetränke (da diese stopfen), sondern Tees und stilles Mineralwasser. An Nahrungsmitteln sind zu empfehlen: Milchprodukte mit lebenden Kulturen (Joghurt, Dickmilch, Kefir), täglich eine kleine Portion Pflaumenmus, frisches Obst (außer Bananen), Salat und Gemüse. Bedenken Sie, dass Kartoffeln und Möhren leicht stopfend wirken können.
Leider gibt es bei Leisten- oder Nabelhernien nur eingeschränkt Möglichkeiten, wie Sie Ihrem Kind helfen können. Früher gab es Bruchbänder, Nabelbinden und andere Hilfsvorrichtungen. Das wird heute nicht mehr empfohlen. Wenn nämlich Darm- oder Bauchnetzteile vorgefallen sind, können sie sich erst recht in diesen Bruchbändern »verstricken«. Außerdem wird dadurch die Bauchmuskulatur noch schwächer und übernimmt noch weniger Stützfunktion. Wichtig ist deshalb, die ärztlichen Maßnahmen zu unterstützen, die ganz natürliche Entwicklung Ihres Kindes zu fördern und die Bauchmuskulatur zu stärken.

Gymnastik bei Nabelbruch

Wenn der Säugling heranwächst, entwickelt sich auch die Bauchmuskulatur so gut, dass die Wölbung wieder zurücktritt und die Nabelbruchpforte sich schließt. Auch bei einem Nabelbruch sollten Sie deshalb den natürlichen Bewegungsdrang des kleinen Kindes unterstützen. Zeigen Sie ihm bestimmte Haltungen und Bewegungen, es wird sie dann auch selbst ausprobieren wollen.
Zeigen ist besser als führen, denn es fördert Aktivität und Entdeckungsdrang. Im Folgenden einige Vorschläge, wie Sie die Entwicklung der Bauchmuskulatur Ihres Kindes fördern können.

- **Ab dem 2. Lebensmonat:** Lassen Sie nach dem Entfernen der schmutzigen Windel das Kind (im gut geheizten Raum) eine halbe Stunde ohne das beengende Paket »turnen«. Führen Sie ihm (in Rückenlage) Arme und Hände senkrecht über den Kopf, dann wieder seitlich. Zeigen Sie Ihrem Kind, wie es beide Beine anzieht und wieder streckt, kreuzen Sie die Beine, und führen Sie sie gegenläufig zum Bauch und wieder weg.
- **Ab dem 4. Lebensmonat:** Legen Sie Ihr Kind bäuchlings auf eine dicke, weiche Decke auf den Boden, Sie selbst liegen 1 Meter entfernt ebenfalls auf dem Bauch. Stützen Sie sich auf die Ellbogen, und zeigen Sie Ihrem Kind, wie das geht. Fördern Sie die Bauchlage. Sie ist generell günstig, denn sie regt das Kind an, Arme und Beine zu bewegen, sich mit den Armen aufzustützen und später auch zu krabbeln.
- **Ab dem 6. Lebensmonat:** Ihr Kind lernt, sich vom Rücken seitlich in die Bauchlage zu drehen. Es stützt sich in der Bauchlage mit beiden Händen auf. Zeigen Sie ihm das Robben vorwärts und rückwärts. Halten Sie ein Spielzeug oder einen Luftballon über seinen Kopf, so dass es danach greifen und ihn auch fassen kann (Erfolgserlebnis!).
- **Ab dem 12. Lebensmonat:** Wenn Ihr Kind stehen kann, sollten Sie im Kinderzimmer auf seiner Armhöhe eine Griffleiste anbringen, so dass es sich daran festhalten und erste selbstständige Schritte machen kann.

Bewegung ist gut

Falsch wäre es, die Kinder »schonen« zu wollen. Körperliche Bewegung kräftigt die Muskulatur und sorgt auch für eine bessere Verdauung und regelmäßigen Stuhlgang.

⊕ Das hilft

Regelmäßige Verdauung
Kräftige Bauchmuskulatur, kräftiges Bindegewebe

⊖ Das schadet

Chronische Verstopfung
Zu wenig körperliche Bewegung

Magenbeschwerden

Ursachen: Schleimhautentzündung, falsches Füttern, Nahrungsmittel- oder Medikamentenunverträglichkeit, angeborene Engstelle, Stoffwechselstörung, psychische Probleme
Typische Beschwerden: Übelkeit und Erbrechen, (stechende) Schmerzen in der Magengegend, Druck- und Völlegefühl, bisweilen auch Sodbrennen
• Siehe auch Bauchschmerzen (S. 69ff.), Erbrechen und Übelkeit (S. 86ff.) sowie Reisekrankheit (S. 101f.)

Sofortmaßnahmen – Was Sie gleich tun können

Schonung
Akute entzündliche Magenbeschwerden, sofern sie harmlos sind, bessern sich nach einer eintägigen Teepause (nichts essen, nur reichlich Tee und Heilwasser trinken) von allein. Grundsätzlich gilt: Ihr Kind sollte bei einem empfindlichen Magen alle Speisen und Getränke nicht kalt, sondern bei Zimmertemperatur oder erwärmt zu sich nehmen.

Kamillentee
Er lindert Schmerzen und Krämpfe, wirkt entzündungshemmend und unterstützt die Regeneration der Magenschleimhaut.
- **Anwendung**: 1 Teelöffel Kamillenblüten mit 1/4 Liter kochendem Wasser aufgießen und 10 Minuten lang ziehen lassen.

Apfel
»An apple a day keeps the doctor away« (»Wer täglich einen Apfel isst, braucht keinen Arzt«) – an diesem Spruch ist viel Wahres. Ein süßer geschälter, in Spalten geschnittener oder geraspelter Apfel, den man ein wenig an der Luft braun werden (oxidieren) lässt, ist nicht nur bekömmlich, sondern auch eine echte Wohltat für den Magen. Er versorgt mit wertvollen Mineralien, beruhigt die Magenschleimhaut, lindert Übelkeit und neutralisiert Säuren. Bei empfindlichem Magen sollte die erste Mahlzeit am Morgen ein geriebener Apfel sein.

Babys und Kleinkinder
Beschwerden, die speziell im Magen lokalisierbar sind, kommen bei Babys und Kleinkindern selten vor. Ihr Kind wird vermutlich generell über Bauchschmerzen klagen. Hinter diesem Symptom können sich auch Erkrankungen außerhalb des Magen-Darm-Bereichs verbergen, z. B. eine Gehirnhautentzündung (Meningitis).

Schulkinder
Auch Schulkinder leiden schon an Reizmagen oder Magenschleimhautentzündung (Gastritis). Hier spielen möglicherweise psychische Faktoren (Stress, Überlastung, familiäre Konflikte) eine Rolle. Ursache kann auch eine Infektion mit dem Bakterium Helicobacter pylori sein, die speziell behandelt werden muss.

Grenzen der Selbstbehandlung
Gehen Sie bei chronischen Beschwerden mit Ihrem Kind zum Kinderarzt. Auch wenn ein »verdorbener Magen« sich nicht wieder eingerenkt hat, ist ärztliche Hilfe ratsam. Legen Sie möglichst ein »Protokoll« vor, aus dem hervorgeht, wovon sich Ihr Kind ernährt und welche eventuell magenschädigenden Zutaten Sie in der Küche verwenden (Essig, scharfe Gewürze).

Sofort den Notarzt rufen
- Bei Bluterbrechen
- Bei starken Schmerzen

AUS DER APOTHEKE
Werden Magenschmerzen durch eine Magenschleimhautentzündung verursacht – das ist meist bei älteren Kindern der Fall –, wird medikamentös die Magensäuresekretion verhindert. Der Arzt kann dann Säure hemmende Arzneimittel verordnen. Eine Vielzahl der für Erwachsene empfohlenen Medikamente ist für Kinder, meist wegen mangelnder Erfahrung, nicht geeignet. In höherem Lebensalter können H2-Blocker wie Ranitidin gegeben werden. Auch Sucralfat, ein schleimhautschützendes Mittel, wird gelegentlich verordnet (es kann jedoch Verstopfung verursachen).
Selten werden bereits im Kindesalter Magengeschwüre beobachtet. Die Behandlung ist hier weitgehend mit der bei Gastritis vergleichbar. Wenn Kinder unter Sodbrennen leiden, können Antazida in entsprechender

Dosierung gegeben werden. Eine ärztliche Abklärung der Ursache vorab ist jedoch immer erforderlich. Auch hier kann ein Helicobacter pylori die Ursache sein! Wenn sich keine organische Ursache der Oberbauchbeschwerden feststellen lässt (häufig bei Schulkindern), spricht man von Dyspepsie. Hier helfen pflanzliche Mittel, die neben Fenchel, Kümmel oder Anis zusätzlich Kamille, Pfefferminze oder Süßholzwurzel enthalten, besonders gut. Gegen Magenschleimhautentzündung wirken Kamillenextrakte, am besten in Form einer »Rollkur«.

Synthetische Medikamente

- H2-Blocker (Rp)
- Schleimhautschützende Mittel (Rp)
- **Antazida:** Magaldrat , Aluminium-Magnesium-Silikathydrat, basisches Pulver

Phytopharmaka

- Präparate gegen Dyspepsie
- **Fertigtees:** Kamillen- oder Fencheltees, Verdauungstee (Kamille, Fenchel, Tausendgüldenkraut)

Homöopathika

Je nach Ursache und Art der Magenbeschwerden können die folgenden Mittel helfen.

- **Anacardium:** bei Nüchternschmerzen, wenn Trinken und Essen nur kurzfristig Besserung verschaffen, bei Hautausschlag
- **Colocynthis:** bei starken Magenschmerzen, wenn jede Nahrungsaufnahme, vor allem kaltes Wasser, die Schmerzen verschlimmert
- **Veratrum album:** bei kolikartigen Schmerzen, Erschöpfung, Durchfall und Erbrechen

NATURHEILKUNDE

Verschiedene Tees können sehr hilfreich sein. (Siehe Special Hausmittel, S. 16ff.)

Heilerde

Bei Schleimhautentzündung und zur Pufferung von vermehrter Säureproduktion ist die Einnahme von Basenpulver oder von Heilerde sinnvoll. Basenpulver geben Sie Ihrem Kind nach Dosierungsanleitung auf dem Beipackzettel. Ebenfalls sehr wirksam (jedoch nicht gleichzeitig zu verabreichen) ist Heilerde.

- **Anwendung:** 2-mal täglich 1 Teelöffel Heilerde zur innerlichen Anwendung in 1/2 Glas Wasser verrühren und dem Kind zu trinken geben. Wahlweise kann Ihr Kind auch Heilerdekapseln einnehmen.

Akupressur

Stressbedingte Magenbeschwerden Ihres Kindes können Sie mit Akupressur gut behandeln.

- **MA 44:** Dieser Punkt des Magenmeridians befindet sich auf dem Fußrücken zwischen der 2. und 3. Zehe, etwas auf der Außenseite der 2. Zehe. Üben Sie etwa 1 Minute lang sanften Druck mit dem Zeigefinger auf diesen Punkt aus.
- **MA 36:** Dieser Magenpunkt befindet sich an der Außenseite des Schienbeins, etwa 3 Fingerbreit unterhalb der Kniescheibe. Akupressieren Sie diesen Punkt in sanften kreisenden Bewegungen gegen den Uhrzeigersinn etwa 3 Minuten lang.

ERNÄHRUNG

Kartoffeln

Kartoffeln sind ein wichtiges basisches Lebensmittel und puffern wirksam die aggressive Magensäure. Die Kartoffeln sollten jedoch möglichst naturbelassen zubereitet sein, z. B. als Pellkartoffeln, Salzkartoffeln oder hausgemachter Kartoffelbrei. Auch das Kauen einer geschälten rohen Kartoffelscheibe hat sich bewährt.

Leinsamenbrei

Bei einer Magenschleimhautentzündung können Sie, ergänzend zu den ärztlichen Maßnahmen, für Ihr Kind einen schleimstoffhaltigen Leinsamenbrei zubereiten.

- **Anwendung:** 1 Teelöffel Leinsamen über Nacht in 1 Tasse kaltem Wasser einweichen, auf Zimmertemperatur erwärmen und dem Kind löffelweise zu essen geben.

Basenreiches Essen

Wichtig sind Kartoffeln, Möhren und grüne Gemüsesorten, frische Kräuter, süßes Obst, Kerne, Nüsse und naturbelassenes Pflanzenöl. Bereiten Sie die Speisen möglichst frisch zu, und verzichten Sie auf Fertignahrung. Einschränken sollten Sie den Verzehr von tierischem Eiweiß, gehärteten Fetten und Zuckerraffinade.

DAS KÖNNEN SIE NOCH TUN

Warme Auflagen

Wärmeanwendungen entspannen die Bauchmuskulatur, lindern Schmerzen und fördern die Verdauung.

Insbesondere bei nervlich bedingten Beschwerden helfen Auflagen mit Melissenöl. (Siehe Special Hausmittel, S. 16ff.)

Entspannungsübungen

Entspannung ist vor allem bei dyspeptischen Magenbeschwerden sinnvoll, wenn also der Arzt keine organische Ursache festgestellt hat. Sie sollte täglich und regelmäßig durchgeführt werden. Autogenes Training kann man bereits mit Schulkindern üben (siehe das Special S. 298ff.). Ebenfalls ab dem Schulalter eignet sich die folgende einfache Übung.

- **Anwendung:** Ihr Kind liegt in warmer und bequemer Kleidung auf dem Rücken. Es atmet langsam durch die Nase ein und tief in den Bauch. Legen Sie Ihre Hand auf seinen Oberbauch, um den Atem zu spüren. Das Kind soll selbst dem Atem nachfühlen und spüren, wie es mit dem Einatmen Energie aufnimmt, mit dem Ausatmen Belastendes abgibt.

⊕ Das hilft

Leichte basenreiche Kost, mehr kleinere Essensportionen
Wärme, Entspannung

⊖ Das schadet

Scharfe Gewürze, große fettreiche Mahlzeiten
Angst, Stress, Konflikte, Süßes

Reisekrankheit

Ursachen: übermäßige Reizung des Gleichgewichtsorgans im Ohr durch Fahrt oder Flug
Typische Beschwerden: Übelkeit, Erbrechen, Schwindel, Durchfall, Schweißausbruch, Erschöpfung

- Siehe auch Erbrechen und Übelkeit (S. 86ff.)

Sofortmaßnahmen – Was Sie gleich tun können

Medikamente

Für Kinder über sechs Jahren eignen sich Medikamente in Kaugummiform; der Wirkstoff wird über die Mundschleimhaut aufgenommen und gelangt innerhalb kurzer Zeit ins Blut. Bei den ganz Kleinen sollten Sie es mit Zäpfchen versuchen.

Öfter Pause machen

Bei Autofahrten ist es wichtig, regelmäßig Pausen zu machen. Ihr Kind soll frische Luft schnappen, laufen und herumtollen.

Sitzplatz

Kinder dürfen im Auto nicht auf den Beifahrersitz (obwohl einem dort weniger leicht übel wird). Auch auf der Rückbank geht Sicherheit vor Bewegungsfreiheit; Ihr Kind muss deshalb angeschnallt sein. Manche Kinder fühlen sich dadurch beengt, was die Übelkeit noch verschlimmert. Der mittlere Sitzplatz der Rückbank hat den Vorteil, dass Ihr Kind nach vorn durch die Scheibe schauen kann. So ist die Übereinstimmung zwischen Gleichgewichtswahrnehmung und tatsächlichem Sehen größer, und das Gleichgewichtsorgan kommt weniger aus dem Takt. Wenn Sie Ihr Kind dann noch motivieren können, auf die Geschehnisse auf der Straße zu achten, oder wenn Sie eine lustige Geschichte erzählen, vergeht hoffentlich die Übelkeit ganz.

Kauen und Lutschen

Geben Sie Ihrem Kind rohen Ingwer zu kauen oder Präparate mit Ingwerextrakt . Sehr hilfreich ist auch ein Stück Traubenzucker.

Babys und Kleinkinder

Es gibt Babys, die ohne die geringsten Beschwerden praktisch von Geburt an gern reisen, und andere, die das leider überhaupt nicht vertragen.

Grenzen der Selbstbehandlung

Wenn Ihr Kind ständig starke Beschwerden hat, sollten Sie es von einem Kinderarzt untersuchen lassen. Wenn Übelkeit, Erbrechen und Durchfall auch nach der Reise nicht aufhören, sollten Sie ebenfalls zum Arzt gehen (Verdacht auf Infektion).

AUS DER APOTHEKE

Kinder, denen auf Reisen übel wird, können vorbeugend mit Medikamenten gegen Erbrechen und Übelkeit behandelt werden. Sie enthalten Antiemetika wie Dimenhydrinat oder Diphenhydramin. Für kleinere Kinder eignen sich kindgerecht dosierte Zäpfchen, für ältere auch Tabletten in entsprechender Dosierung. Dimenhydrinat gibt es auch als Kaugummi.

Synthetische Medikamente

- **Antiemetika:** Dimenhydrinat, Diphenhydramin

Phytopharmaka

Eines der wenigen bewährten pflanzlichen Mittel ist der Ingwerwurzelstock. Die Präparate sind für Kinder unter sechs Jahren allerdings ungeeignet.

Homöopathika

Je nach Art der Beschwerden eignen sich die folgenden Homöopathika.

- **Arsen:** bei Übelkeit mit Angst und Schwäche, Durst nach kleinen Schlucken, Ekel bei Geruch und Anblick von Essen
- **Colchicum:** bei starker Geruchsempfindlichkeit, wenn sich die Übelkeit beim Anblick von Essen sowie durch Schlafmangel verschlimmert, bei innerer Kälte, wenn frische Luft gut tut
- **Nux vomica:** bei Erbrechen, das durch innere Abwehr, Wut oder Ärger verursacht ist
- **Okoubaka:** zur Vorbeugung von Reiseübelkeit
- **Petroleum:** bei Übelkeit, solange das Fahrzeug in Bewegung ist, bei Appetit und Bedürfnis nach Nahrungsaufnahme (die auch tatsächlich Besserung bringt), Schwindel und plötzlichem Erbrechen beim Aufstehen, Aufblicken oder in der Kopftieflage
- **Tabacum:** bei Übelkeit mit kaltem Schweiß und vermehrtem Speichelfluss, wenn es beim Fahren hilft, die Augen zu schließen, und frische Luft gut tut

NATURHEILKUNDE

Zimttee

Zimt lindert Erbrechen, Durchfall und Erschöpfung und ist auch ein bewährtes Mittel gegen Reiseübelkeit. Sie sollten Zimttee in der Thermoskanne dabeihaben.

- **Zubereitung:** 1 Teelöffel getrocknete Zimtrinde mit 1/4 Liter kochendem Wasser übergießen und 15 Minuten lang ziehen lassen. Dem Kind in kleinen Schlucken zu trinken geben. Bei Bedarf mit Traubenzucker süßen.

DAS KÖNNEN SIE NOCH TUN

Riechfläschchen

Aromatherapie wirkt über das vegetative Nervensystem auf den gesamten Organismus ausgleichend. Bei Reisekrankheit sind die ätherischen Öle von Kamille, Lemongras, Melisse, Neroli und Sandelholz besonders zu empfehlen. Sie können die einzelnen Öle auf ein Taschentuch träufeln oder ein Riechfläschchen zubereiten.

- **Riechfläschchen:** 20 Milliliter Sonnenblumenöl in ein dunkles Glasfläschchen geben, mit 3 Tropfen Basilikumöl, 2 Tropfen Lemongrasöl und 1 Tropfen Neroliöl mischen. Das Fläschchen gut schütteln, kühl lagern und es dem Kind während der Fahrt ab und zu zum Riechen geben.

Tipps zur Vorbeugung

- Ihr Kind sollte vor Reiseantritt nur leicht Verdauliches essen. Tabu sind Fettes und blähendes Essen wie (z. B. Kohl, Hülsenfrüchte).
- Bei Schiffsreisen sollte Ihr Kind an Deck bleiben und nicht auf die »unübersehbare« Wasserfläche blicken, sondern versuchen, einen festen Punkt in der Ferne zu fixieren.
- Bei jedem Fahrzeug ist der günstigste Sitzplatz dort, wo man die Bewegungen am wenigsten spürt, d.h. in Bus und Auto vorn, auf dem Schiff in der Mitte, im Flugzeug im Bereich der Tragflächen.
- Zur Vorbeugung auf Reisen sehr hilfreich: Traubenzucker.

⊕ Das hilft

Pausen und frische Luft
Ingwer, Apfelscheiben
Traubenzucker
Öfter lüften und Sonnenschutz im Auto

⊖ Das schadet

Falscher Sitzplatz, zu üppiges Essen
Lesen oder Blick nach hinten
Rauchen der Eltern im Auto

Reisen mit Kindern

Gemeinsam Ferien zu machen ist für Familien mit Kindern heute schon fast eine Selbstverständlichkeit. Die Tourismusbranche hat längst für alle Altersstufen Programme entwickelt, so dass meistens für jeden Geldbeutel eine Reise gefunden werden kann. Das verführt sehr leicht dazu, auch »Last Minute« noch mit ganz kleinen Kindern verreisen zu wollen, weil das Angebot so verlockend ist. Doch dann bleibt die Gesundheit auf der Strecke.

Gerade auf Reisen mit Kindern und vor allem mit kleinen Kindern sollten Sie sich gut vorbereiten und die rechtzeitige Gesundheitsvorsorge nicht vergessen. Setzen Sie Ihre Kinder bitte keinen unnötigen Risiken aus. Manchmal heißt Reisen mit Kindern auch, auf besonders abenteuerliche Touren zu verzichten. Wenn Sie einige Grundregeln beachten, wird der Urlaub mit der ganzen Familie zu einem angenehmen Erlebnis, an das sich alle gern erinnern.

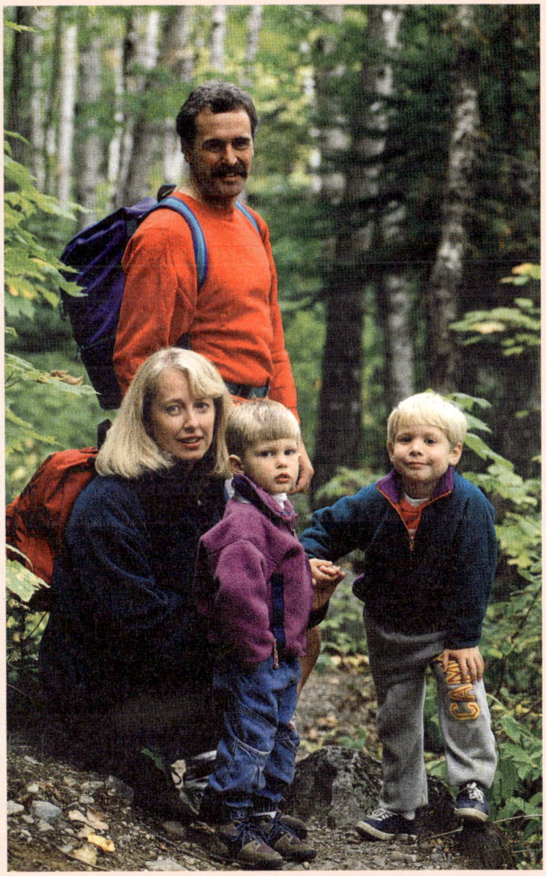

Mit ein wenig Phantasie und Planung wird der gemeinsame Urlaub sicherlich ein Vergnügen für Groß und Klein.

Wer braucht Ferien?

Kleine Kinder müssen sich noch nicht erholen, für sie ist jeder Tag ein »Urlaubstag«. Aber bereits Schulkinder freuen sich auf den Urlaub und genießen die »arbeitsfreie« Zeit. Dabei haben Kinder und Erwachsene ganz unterschiedliche Vorstellungen von den Inhalten der Ferien. Wollen Kinder eher ihrem Bewegungsdrang nachgeben, neue Dinge entdecken, spielen und andere Kinder kennen lernen, so suchen Erwachsene eher Ruhe und gezielte Sportmöglichkeiten, wollen Besichtigungen durchführen und gemütlich und ausführlich das Essen genießen. Die verschiedenen Wünsche unter einen Hut zu bringen ist nicht immer einfach.

Im Extremfall ist es sogar sinnvoller, wenn Sie sich als Eltern einen kurzen Urlaub allein gönnen und Ihr Kind in seiner gewohnten Umgebung bei einer vertrauten Person zu Hause lassen.

Familienurlaub

Die heutige schnelllebige Zeit lässt im normalen Alltag oft wenig Möglichkeiten für gemeinsame Unternehmungen. Daher ist ein Familienurlaub der ideale Rahmen, sich wieder gegenseitig näher zu kommen und miteinander zu reden. Spielen Sie mit Ihren Kindern, entdecken Sie gemeinsam die neue Umgebung, bereiten Sie den Urlaub gemeinsam vor! Sie glauben gar nicht, was Sie von Ihren Kindern alles lernen können! Dadurch werden die innerfamiliären Bindungen gestärkt, das Zusammengehörigkeitsgefühl wird untermauert.

Ob Sie nun in einen Club fahren oder eine Ferienwohnung mieten – achten Sie auf familiengerechte Unterbringung. Nutzen Sie die Möglichkeiten zu getrennten Aktivitäten genauso wie zu gemeinsamen Unternehmungen. Dann können alle Familienmitglieder je nach Alter auf ihre Kosten kommen und der

Familie während der gemeinsamen Zeit ihre Erlebnisse berichten.

Kurzurlaub

Planen Sie einen Kurzurlaub von wenigen Tagen bis zu einer Woche, so sollten Sie Ihren Säugling oder Ihr Kleinkind zu Hause bei einer vertrauten Person lassen und die Zeit allein genießen – und zwar ohne schlechtes Gewissen. Sie als Eltern benötigen auch hin und wieder eine Auszeit, die wiederum der ganzen Familie gut tut. Schulkinder und Jugendliche finden es hingegen sehr spannend, z. B. eine neue Stadt kennen zu lernen.

Auslandsaufenthalt

Manchmal kann es auch nötig sein, aus beruflichen Gründen für längere Zeit ins Ausland zu gehen, eventuell auch in Gebiete, in denen Krankheiten, wie z. B. Malaria, auftreten. Hier sollten Sie unbedingt Ihren Arzt zurate ziehen und sich ganz besonders von Ihrem Kinder- und Jugendarzt über die notwendigen Maßnahmen informieren lassen. Man denkt oft nur an mögliche Risiken, wenn die Tropen oder das ferne Ausland zur Sprache kommen. Aber auch in Europa gibt es Krankheitsrisiken, die z.B. eine rechtzeitige Impfung erfordern: so die Diphtherie in den GUS-Staaten, die FSME in Südschweden oder Ungarn und Hepatitis A in Südeuropa, Kleinasien und grundsätzlich bei Fernreisen.

Jahresurlaub

Planen Sie den Jahresurlaub für zwei bis vier Wochen, so erfordert dieser die intensivste Vorausschau. Bedenken Sie bei der Planung bitte immer die folgenden Punkte.

- **Jahreszeit:** Mit Kleinkindern sollten Sie den Hochsommer in südlichen Ländern meiden. Nutzen Sie außerdem die noch preisgünstigere Vor- oder Nachsaison. Stabile Wetterlagen sind gesünder als krasse Klimawechsel. Die Tropen und Subtropen belasten den kindlichen Organismus sehr stark.
- **Reiseziel:** Dieses ist abhängig vom Alter des Kindes. Säuglinge können ab dem vierten Lebensmonat verreisen; gemäßigtes Klima und eine Höhe bis zu 1500 Metern sind verträglich. Kleinkinder wollen ihren Bewegungstrieb ausleben. Dazu sind Aufenthalte am Meer, auf dem Bauernhof und in den Mittelgebirgen sehr gut geeignet. Der Bauernhof bietet viele Vorteile für Kinder aus der Stadt. Sie haben die Möglichkeit, viele verschiedene Tiere kennen zu lernen, mit ihnen zu spielen, und sie erfahren dabei eine Menge über die Natur. Wissenschaftler haben herausgefunden, dass Kinder, die auf Bauernhöfen aufwachsen und von klein auf mit Tieren und »Dreck« in Kontakt kommen, gesünder sind als Altersgenossen, die in der Stadt leben. Natürlich darf – leider – ein Kind, das an Tierhaarallergien und Asthma bronchiale leidet, nicht auf einem Hof mit Tieren Ferien machen.
Einige Länder, vor allem südliche, sind besonders kinderfreundlich. Dort können die Kleinen toben, ohne ständig ermahnt zu werden. Damit ist jedoch nicht gemeint, dass es nun gar keine Grenzen und Regeln mehr geben muss. Auch in einem fremden Land sollten die örtlichen Gepflogenheiten respektiert werden. Darum benötigen Kleinkinder natürlich Aufsicht – vor allem beim Spielen am Wasser. Je älter ein Kind ist, umso wichtiger werden Spielkameraden am Ferienort. Je älter ein Kind oder Jugendlicher ist, umso wichtiger werden Sportangebote, Abenteuerferien und wiederum der Kontakt zu Gleichaltrigen. Lassen Sie ältere Kinder bei der Auswahl des Urlaubsorts mitentscheiden. Das stärkt schon vor den Ferien die Gemeinsamkeit.

Reiseapotheke (Grundbedarf)

- Medikamente, die regelmäßig genommen werden
- Fieberthermometer, fiebersenkende Mittel als Zäpfchen, Saft (Parazetamol, Ibuprofen)
- Abschwellende Nasentropfen, Ohrentropfen
- Mittel gegen Durchfall und Erbrechen (Elektrolytlösungen als Pulver, Zäpfchen gegen Erbrechen, Saccharomyces bulardii gegen Durchfall; keine Mittel, die die Darmtätigkeit stoppen, wie z. B. Imodium®!)
- Moskitonetz, Mückenschutz, Antihistaminika in Form von Salbe, Gel und Tropfen
- Zeckenzange, Schere, Pinzette, Hautdesinfektionsmittel, Pflaster
- Antibiotikum (bei Kindern mit häufigen bakteriellen Infektionen, z. B. Ohrenentzündungen, gibt der Arzt ein Ärztemuster mit)

- **Reisedauer:** Hier gilt: Je jünger das Kind, desto länger sollte der Aufenthalt an einem fremden Ort dauern. Bitte unternehmen Sie keine Kurzurlaube mit

Kleinkindern und Säuglingen. Kinder in diesem Alter gewöhnen sich schlechter an neue Geräusche und eine andere Umgebung. Um sich geborgen und sicher zu fühlen, brauchen sie Gewohnheiten, die man bei längerem Verweilen meist ohne große Probleme fortführen kann. Insbesondere der Schlafrhythmus kann gravierend gestört werden, so dass letztendlich weder Sie noch das Kind die Ferien genießen können. Ein Erholungsurlaub mit Kindern sollte wenigstens 14 Tage, besser noch vier Wochen betragen. Letzteres lässt sich in den meisten Familien leider nicht in die Praxis umsetzen. Deswegen ist die gute Planung ganz besonders wichtig, bei der auch die ersten drei Tage als »Krisentage« mit eingeplant werden sollten. Diese Tage sind zur Eingewöhnung sehr wichtig – für Groß und Klein.

Reisemittel

Wie Sie am besten an Ihren Urlaubsort gelangen, müssen Sie von Fall zu Fall entscheiden. Das ideale Transportmittel gibt es sicher nicht. Auto, Bahn und Flugzeug haben ihre Vor- und Nachteile. Je nachdem, was Sie wählen, sollten Sie für die wichtigsten Transportmittel folgende Punkte beachten, damit nicht schon der Beginn der Reise in Stress ausartet.

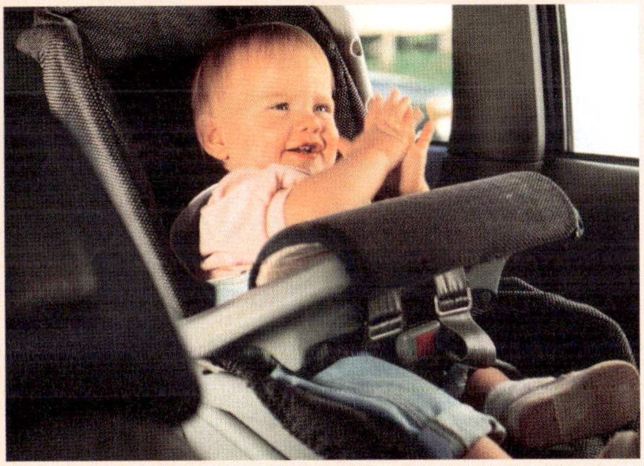

So macht die Fahrt in den Urlaub richtig Spaß: Kinder brauchen Sicherheit und Unterhaltung.

- **Auto:** Hier können Sie gern während der frühen Morgenstunden starten, wenn die Kinder noch ein wenig schlafen. Dazu sollte aber der Fahrer ausgeruht sein. Meiden Sie möglichst Staustrecken, und fahren Sie nicht unmittelbar nach Arbeitsschluss los. Planen Sie bitte für sich und Ihre Kinder genügend Pausen ein. Das gilt nicht nur für die Hin-, sondern vor allem auch für die Rückfahrt. Sonst ist die Erholung sehr

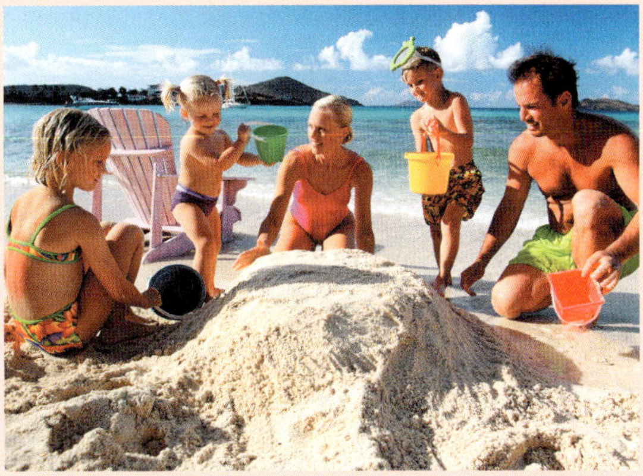

Für Eltern Entspannung, für Kinder Erlebnis – Kinder haben eigene Bedürfnisse im Urlaub.

schnell wieder vorbei. Denken Sie an ausreichende und altersentsprechende Kinderrückhaltevorrichtungen. Hinter diesem langen Wort verbergen sich geeignete Autositze, in denen ein Kind wirklich sicher untergebracht ist. Reist ein Säugling mit, so müssen mehr Pausen eingelegt werden, damit der Rücken des Kindes entlastet wird. Denn die handelsüblichen Kindersitze sind eigentlich für kleine Säuglinge zu groß. Trotzdem sind sie darin besser aufgehoben als in einer Babytragetasche.

Denken Sie an ausreichend Proviant und Getränke in bruchsicheren Behältnissen. Spielzeug und Kassetten beschäftigen die Kleinen. Lassen Sie Ihr Kind selbst eine Spielzeugtasche packen. Ganz abgesehen davon ergeben sich im Lauf der Fahrt viele Spiele, die Sie gemeinsam spielen können (»Ich sehe was, was du nicht siehst!«; »Wie viele rote Autos fahren vorbei?« etc.). Sonnenblenden an den Seitenscheiben halten Sonnenstrahlen ab. Eine Klimaanlage ist zwar sehr angenehm, aber nicht in jedem Wagen vorhanden. Lüften Sie daher regelmäßig, und machen Sie lieber alle Fenster kurz auf, als dass ständig der Fahrtwind ins Auto weht. Es kommt sonst sehr leicht zu Erkältungen und Muskelverkrampfungen; das Kind klagt über einen »steifen Hals«.

Auch wenn Sie Raucher sind: Vermeiden Sie bitte, während der Fahrt mit Kindern im Wagen zu rauchen. Deutlicher ausgedrückt: Es herrscht im Wagen Rauchverbot!

- **Flugzeug:** Der Flieger bringt Sie in kurzer Zeit in die Sonne und ans Meer. Bevorzugen Sie mit kleinen Kindern kurze Flugzeiten bis zu drei Stunden. Sollten

Langstreckenflüge nötig sein, sollte Ihr Kind immer wieder die Möglichkeit haben zu schlafen. Planen Sie dann ein bis zwei Tage mehr ein, wenn möglich. Ihr Sprössling wird mit der Zeitumstellung deutlich mehr Probleme haben.
Da in der Flugzeugkabine eine sehr geringe Luftfeuchtigkeit herrscht, können Kinder über ihre Haut relativ rasch viel Flüssigkeit verdunsten. Darum sollten Sie Ihrem Kind regelmäßig Tee oder Wasser zu trinken geben. Packen Sie auch eine Tube mit Feuchtigkeitscreme ins Handgepäck. Zum Ausgleich des Ohrdrucks empfiehlt sich, einem Säugling die Brust oder die Flasche beim Starten und Landen zu geben. Größere Kinder können wie Erwachsene Kaugummi kauen. Abschwellende Nasentropfen und Schmerzzäpfchen gehören ebenfalls ins Handgepäck, falls der Druck in den Ohren Schmerzen verursacht.
Die Flugkabine hat eine relativ niedrige Temperatur. Daher sollten Säuglinge eine leichte Mütze gegen Auskühlung tragen.

Wann zum Arzt im Ausland?

Auch am Ferienort kann Ihr Kind plötzlich krank werden. Erkundigen Sie sich am besten schon bei der Ankunft, wo der nächste Arzt zu finden ist. Bei den folgenden Symptomen sollten Sie mit dem Kind einen Arzt aufsuchen:

- Beeinträchtigung des Allgemeinbefindens
- Anhaltende Schmerzen
- Anhaltendes Fieber
- Anhaltendes Erbrechen
- Anhaltende Durchfälle
- Hautblutungen
- Schlecht heilende Wunden
- Nahrungs- und Flüssigkeitsverweigerung

Mit kranken Kindern reisen

Akut erkrankte Kinder sollten nicht reisen. Darum empfiehlt es sich, immer eine Reiserücktrittsversicherung abzuschließen, denn Kinder werden oft sehr plötzlich krank. Sie brauchen dann Ruhe und ihre gewohnte Umgebung. Erkrankt ein Kind an einer Mittelohrentzündung, so darf es nicht fliegen. Bei entsprechender Behandlung fühlt sich das Kind aber nach wenigen Tagen wieder wohl, so dass Sie die ursprünglich geplante Flugreise durchaus in eine Reise in die nähere Umgebung mit dem Auto umpolen können.
Bedenken Sie bitte, dass die Einnahme eines Antibiotikums die Sonnenempfindlichkeit der Haut verstärkt. Ihr Kind kann dann leichter einen Sonnenbrand bekommen. Darum den Sonnenschutz nicht vergessen!
Auch ansteckende Krankheiten, z. B. Windpocken, können einen Strich durch die Rechnung machen. Keine Reisegesellschaft wird ein Kind mit »blühenden« Windpocken mitnehmen, da sie bekanntlich sehr ansteckend sind. Dann heißt es umdisponieren. Nach den durchgemachten Windpocken ist die Haut ebenfalls sehr empfindlich gegen Sonneneinstrahlung; darum auch hier Vorsicht!
Jede fieberhafte Erkrankung Ihres Kindes sollte Sie veranlassen, Ihre Reisepläne zu ändern und mit Ihrem Kinder- und Jugendarzt Kontakt aufzunehmen. Er wird Ihnen sagen können, wann Sie mit dem Kind wieder reisen können.
Kinder, die an einer chronischen Krankheit leiden, etwa Diabetes mellitus, Asthma oder Epilepsie, können natürlich mit ihren Eltern verreisen. Sorgen Sie dafür, dass Sie genügend Medikamente für Ihr Kind mitnehmen, die Ihnen Ihr Arzt verordnet. Sinnvoll ist es auch, sich schon im Vorfeld zu erkundigen, wo am Urlaubsort ein Arzt erreichbar ist. Lassen Sie sich von Ihrem Arzt einen kurzen Bericht über die Erkrankung Ihres Kindes mitgeben, damit der Kollege am Urlaubsort im Notfall gezielt helfen kann. Für Insulin oder andere empfindliche Medikamente, auch für Zäpfchen, empfiehlt sich eine kleine Kühlbox.
Reisen Sie mit Ihrem behinderten Kind, sollten Sie unbedingt bei der Buchung herausfinden, ob das gewählte Ziel behindertengerecht ausgestattet ist, z. B. für einen Rollstuhl.

Impfungen nicht vergessen!

Kontrollieren Sie rechtzeitig den Impfstatus Ihres Kindes, und lassen Sie eventuelle Auffrischimpfungen oder notwendige Reiseimpfungen durchführen. Machen Sie eine Kopie des Impfpasses, und nehmen Sie diese mit.
Bei allen Vorsichtsmaßnahmen: Das Wichtigste ist, dass der Familienurlaub Spaß macht und Erholung bringt. Wenn Sie vor Reiseantritt richtig planen und handeln, steht dem nichts im Weg. Gute Reise!

Scheidenentzündung und Vulvitis

Ursachen: Infektion mit Pilzen oder Bakterien – auch mit Würmern, chemische oder mechanische Reizung, Stoffwechsel- oder Hormonstörung

Typische Beschwerden: Juckreiz, Ausfluss, Rötung, Schwellung oder Bläschen im Bereich der Scheide, brennender Schmerz beim Wasserlassen

- Siehe auch Blasenentzündung und Harnwegsinfektionen (S. 80ff.)

Sofortmaßnahmen – Was Sie gleich tun können

Sitzbäder

Lindernd wirken entzündungshemmende und gerbende Sitzbäder mit Ringelblume, Eichenrinde oder Kamille (Vorsicht: Allergie!). In Apotheken sind Fertigextrakte erhältlich. Sie können auch einen frischen Aufguss aus den Kräutern bereiten.

Fremdkörper?

Ist die Ursache für die Entzündung ein Fremdkörper, den Ihre Tochter versehentlich in die Scheide eingeführt hat? Gehen Sie im Zweifelsfall mit Ihrer Tochter zum Kinder- und Jugendgynäkologen.

Analhygiene

Scheidenentzündung tritt keineswegs erst bei der geschlechtsreifen Frau auf. Auch kleine Mädchen haben oft eine Infektion des äußeren Genitalbereichs. Hauptursache ist hier falsche Intimhygiene. Zeigen Sie Ihrer Tochter frühzeitig, wie sie sich den Po richtig sauber macht, nämlich immer von vorn (Harnröhrenmündung) nach hinten (Darmausgang). Nur so werden keine Darmbakterien (oder manchmal Würmer) in den Genitalbereich oder die Harnröhre verschleppt.

Babys und Kleinkinder

Beim neugeborenen Mädchen ist ein Scheidenausfluss, der auch sehr massiv sein kann, ganz normal. Ursache sind Hormone, die das Neugeborene über die Muttermilch aufnimmt. Bei manchen weiblichen Neugeborenen tritt sogar in den ersten 14 Lebenstagen eine leichte Blutung auf (wie eine Abbruchblutung), die ebenfalls durch Hormone der Mutter hervorgerufen wird.

Grenzen der Selbstbehandlung

Gehen Sie mit Ihrem Kind rasch zum Kinder- und Jugendarzt. Eine bakterielle Entzündung oder Pilzinfektion muss medikamentös behandelt werden. Ein Fremdkörper muss vom Arzt entfernt werden.

AUS DER APOTHEKE

Medikamente gegen Scheidenentzündung stehen als Vaginalzäpfchen oder Vaginalovula zur Verfügung, die direkt in die Scheide eingeführt werden. Die »Vulvitis« die Entzündung des äußeren Genitals wird ebenfalls mit örtlichen wirkenden Medikamenten behandelt. Manchmal steckt eine Streptokokkeninfektion dahinter, dann ist ein Antibiotikum notwendig, wenn ein Abstrich diesen Verdacht bestätigt.

Bei kleinen Mädchen wird der Arzt eine Scheidenentzündung möglichst sanft behandeln. Präparate mit Milchsäurebakterien, die die Scheidenflora wiederherstellen, bieten sich hier an. Sie müssen im Kühlschrank aufbewahrt werden. Auch desinfizierende Präparate mit Povidon-Jod können eingesetzt werden. Bei älteren Kindern und Jugendlichen werden gezielt die Erreger behandelt. Meist sind es Pilze, gegen die Antimykotika wie Clotrimazol, Miconazol oder Nystatin wirken. Bei Würmern wird der Arzt ein Medikament verschreiben.

Synthetische Medikamente

- Präparate mit Milchsäurebakterien
- **Desinfizienzien:** Povidon-Jod
- **Antimykotika:** Clotrimazol, Miconazol, Nystatin
- **Antibiotika**
- **Gerbstoff:** Eichenrindenextrakt

Homöopathika

Das Homöopathikum bei Scheidenentzündung stammt aus dem Bienengift.

- **Apis:** wenn Harnröhrenmündung, Klitoris und Scheideneingang gerötet und geschwollen sind und wenn kalte Auflagen lindern

NATURHEILKUNDE

Kräutersitzbad

Ein Aufguss aus Ringelblume, als Sitzbad angewendet, wirkt kühlend und entzündungshemmend.

- **Anwendung:** 2 Esslöffel Ringelblumenblüten mit 1 Liter Wasser aufgießen und 10 Minuten lang ziehen lassen. Auf etwa 37 °C abkühlen lassen und die Tochter ein 10-minütiges Sitzbad machen lassen.

Gerbstoffe

Ein mild gerbendes Sitzbad aus Eichenrinde wirkt entzündungshemmend.

DAS KÖNNEN SIE NOCH TUN

Tipps zur Vorbeugung

- Ihre Tochter sollte Unterwäsche aus Baumwolle tragen und täglich wechseln. Slipeinlagen mit Plastikfolie sind ungünstig, luftdurchlässige Einlagen sind besser.
- Seifen und Intimsprays machen anfälliger für Entzündungen. Günstiger ist Waschen mit klarem Wasser (oder Syndets). Waschlappen und Handtuch müssen regelmäßig erneuert werden.
- Bei genereller Störung des Säure-Basen-Haushalts ist Ihr Kind anfälliger für Infektionen und Entzündungen. Durch eine eine Behandlung der Darmflora mit physiologischen Keimen (Eubionten) lässt sich diese stabilisieren.

Das hilft

Vitaminreiche Ernährung, Bewegung und Luftbäder

Das schadet

Falsche Intimhygiene, Unterwäsche aus Synthetik

Verstopfung

Ursachen: zu geringe Trinkmenge, Bewegungsmangel, Ernährungsfehler, Medikamente
Typische Beschwerden: harter Stuhl, schmerzhafte und seltene Darmentleerung
• Siehe auch Bauchschmerzen (S. 69ff.)

Sofortmaßnahmen – Was Sie gleich tun können

Glyzerin

Glyzerin macht den Kot weicher und erleichtert die Darmentleerung. In der Apotheke sind Zäpfchen und Miniklistiere erhältlich.

Wärme

Eine Wärmflasche auf dem Bauch, warme Wickel regen die Darmtätigkeit an.

Ernährung

Stopfende Nahrungsmitteln sind Karotten, Bananen, Schokolade, Kakao- und Colagetränke. Diese sollten bei Verstopfung weggelassen werden. Günstig sind Pflaumenmus, Birnen, Feigen, Datteln und Leinsamen – und viel Flüssigkeit.

Nach Antibiotika?

Verstopfung kann als Nebenwirkung nach einer Antibiotikabehandlung auftreten. Wenn Ihr Kind mit einem Antibiotikum behandelt werden musste, sollten Sie anschließend durch Ernährung mit milchsauren Lebensmitteln den Aufbau einer gesunden Darmflora unterstützen.

Babys und Kleinkinder

Bei gestillten Säuglingen kann die Stuhlhäufigkeit erheblich variieren: Von mehrmals täglich bis einmal pro Woche ist alles normal. Achten Sie darauf, dass Ihr Kind ausreichend Flüssigkeit bekommt.

Grenzen der Selbstbehandlung

Wenn die Selbstbehandlung keine Besserung bringt sollten Sie die Ursache vom Kinderarzt klären lassen.

Sofort den Notarzt rufen

- Bei heftiger Kolik und starker Abwehrspannung der Bauchdecke
- Bei Verdacht auf Darmverschluss
- Bei Ohnmachtsanfall

AUS DER APOTHEKE

Bei Säuglingen und Kleinkindern lässt sich Verstopfung am besten mit glyzerinhaltigen Klistieren oder Zäpfchen behandeln. Sie verbessern die Gleitfähigkeit des Darms und sorgen dafür, dass der Darminhalt besser »rutscht«. Bei Kleinkindern können auch paraffinhaltige Präparate verwendet werden, die als Gleitmittel wirken. Auch mit Milchzucker oder milchzuckerhaltigen Sirupen können Sie den Darm wieder auf Vordermann bringen. Sie wirken osmotisch, sorgen also dafür, dass der Darminhalt nicht zu viel Wasser verliert.
Nicht geeignet für Kinder, bei Jugendlichen jedoch durchaus einsetzbar sind diphenolische Abführmittel mit Bisacodyl oder Natriumpicosulfat (gibt es auch in Tropfenform). Die Mittel dürfen aber keinesfalls dauerhaft eingenommen werden.
Pflanzliche Mittel sind gegen Verstopfung im Kindesalter wenig geeignet. Dies gilt für Flohsamen ebenso wie für anthrachinonhaltige Pflanzenextrakte (z. B. Sennesblätter, Faulbaumrinde oder Rhabarberwurzel).

Synthetische Medikamente

- Gleitmittel mit Glyzerin, Gleitmittel mit Paraffin
- **Osmotisch wirkende Abführmittel:** milchzuckerhaltige Präparate
- **Diphenolische Abführmittel:** Bisacodyl

Homöopathika

Verstopfung muss individuell behandelt werden. Die folgenden Mittel stellen nur eine Auswahl dar.

- **Alumina:** bei klebrigem Stuhl, der schwer abzuwischen ist, wenn die Entleerung auch von weichem Stuhl Probleme macht
- **Bryonia:** bei sehr dunklem Stuhl mit vielen kleinen Knöllchen
- **Calcium carbonicum:** bei Verstopfung ohne Unwohlsein, bei insgesamt eher gemütlichen, dicklichen Kindern
- **Lycopodium:** bei Schmerzen vor der Entleerung, hartem, trockenem Stuhl und insgesamt schwierigen Kindern
- **Nux vomica:** bei vergeblichem Drang zur Entleerung, die unvollständig ist, wenn der Stuhl aus vielen kleinen Knöllchen besteht und dunkel und hart ist, bei insgesamt übellaunigen Kindern
- **Silicea:** beim Gefühl, dass der Stuhl wieder in den Darm zurückschlüpft

NATURHEILKUNDE

Bauchmassage

Streicheleinheiten tun auch dem Bauch gut. Dadurch wird die Darmmotorik angeregt.

- **Anwendung:** Mit leichten sanften Streichbewegungen mit der flachen Hand im Uhrzeigersinn etwa 10 Minuten lang den Bauch des Kindes massieren.

Feuchtwarme Bauchwickel: siehe Special Hausmittel (S. 16ff.)

ERNÄHRUNG

Trockenobst

Ein einfaches, natürliches und sehr wirksames Mittel gegen Verstopfung ist eingeweichtes Dörrobst.

Leinsamen

Leinsamen quillt im Darm auf und weicht durch seine Schleimstoffe den Stuhl auf. Wichtig ist, dass Ihr Kind ausreichend Flüssigkeit dazu trinkt.

- **Leinsamentee:** 1 Teelöffel ganzen Leinsamen mit 1/4 Liter kaltem Wasser übergießen und unter mehrmaligem Rühren 30 Minuten lang stehen lassen. Dann abseihen, erwärmen und dem Kind zu trinken geben.
- **Anwendung:** Abends 5 Dörrpflaumen und 1 getrocknete Feige in eine Tasse geben und mit Wasser gut bedecken. Über Nacht stehen lassen, am nächsten Morgen abseihen und dem Kind dann vor dem Frühstück die Flüssigkeit zu trinken und die Früchte zu essen geben.

Wasser und Salz

Geben Sie Ihrem (älteren) Kind morgens auf nüchternen Magen 1 Glas Heilwasser angewärmt zu trinken. Eventuell geben Sie, um den Darm zusätzlich anzuregen, 1 Teelöffel Karlsbader Salz zu.

Sauerkraut

Geben Sie Ihrem Kind mehrmals täglich eine kleine Portion Sauerkraut. Die Milchsäurebakterien sorgen für eine gesunde Darmflora, durch die Faserstoffe wird der Darm auf milde Weise »durchgebürstet«.

Holunderbeeren

Ein Aufguss aus Holunderbeeren regt die Darmtätigkeit an und wirkt mild abführend.

- **Anwendung:** 1 Teelöffel getrocknete Holunderbeeren mit 1 Tasse kaltem Wasser übergießen und über

Nacht stehen lassen. Am nächsten Morgen aufkochen, abkühlen lassen und abseihen. Geben Sie dem Kind morgens und abends 1 Tasse Tee zu trinken.

Joghurt, Buttermilch & Molke

Mild gesäuerte Milchprodukte sollten einen festen Platz auf dem Speiseplan Ihres Kindes haben, denn sie sind unentbehrlich für eine gesunde Darmflora. Geben Sie Ihrem Kind täglich ein Glas Buttermilch, Kefir oder Molke, oder bereiten Sie das Müsli mit Joghurt zu.

Milde Ballaststoffe

Es kann sein, dass Presssaft von Obst und Gemüse die Verdauung nicht anregt, sondern sogar eher stopft. Hier ist es günstiger, die Lebensmittel zusammen mit den verdauungsfördernden Randschichten zuzubereiten. Wenn Ihr Kind einen reizempfindlichen Darm hat, sollten Sie – vorübergehend – ungeschältes erhitztes Obst sowie Gemüse in pürierter Form servieren. Zu empfehlen sind vor allem Apfelmus, Tamarindenmus, Erbsen und Lauch.

DAS KÖNNEN SIE NOCH TUN

»Lernverstopfung«

Wenn Kinder trocken werden, kann es sein, dass die Kinder sich bei der Darmentleerung schwer tun und sich aus Scham verstecken wollen. Oft sind es Kot-spuren in der Hose, die darauf hindeuten, dass der Darm voll ist.

In diesem Alter kann es zu einer Art »Lernverstopfung« kommen. Schenkt man ihr nicht zu viel Aufmerksamkeit und lässt das Kind in Ruhe trocken werden, so ist dieser Zustand bald vorbei. Ansonsten kann eine einmalige, konsequente und vollständige Entleerung des Darms sinnvoll sein (z. B. mit milchzuckerhaltigen Präparaten), so dass sich der ausgeleierte Darm nicht mehr so schnell verstopft.

Milchunverträglichkeit?

Bisweilen kann sich hinter chronischer Verstopfung auch eine Milchunverträglichkeit verbergen. Versuchen Sie, Ihrem Kind zwei Wochen lang keine Milchprodukte zu geben; vielleicht löst sich dann das Problem in Wohlgefallen auf. Generell sollten Sie bedenken, dass Milch kein Getränk wie Wasser ist und deshalb nicht im Übermaß genossen werden sollte. Falls Sie den Verdacht haben, dass Ihr Kind eine allergische Disposition auf Milchprodukte hat, sollten Sie den Kinderarzt aufsuchen.

Tipps für den Alltag

- Insgesamt die Ernährung Ihrer Familie umstellen – hin zu gesunder und leichter Vollwertkost, viel Salat, Gemüse, Obst, Hülsenfrüchte und Vollwertgetreide.
- Beim übergewichtigen Kindern ist eine Diät unter ärztlicher Aufsicht mit langfristiger Ernährungsumstellung sinnvoll.

⊕ Das hilft

Faserstoffreiche Ernährung
Milchsaure Produkte
Viel Flüssigkeit
Viel Bewegung

⊖ Das schadet

Konservenkost und Fastfood
Bewegungsmangel
Eventuell Milch

Vorhautentzündung und Vorhautverengung

Ursachen: Vorhautentzündung durch Verengung, Fremdkörper, Infektion, Pilzbefall; »Sandkastenbalanitis« (Entzündung durch Verunreinigungen, etwa Sandkörner etc.); Vorhautverengung: angeboren

Entzündung – typische Beschwerden: Rötung, Schwellung und Schmerz im vorderen Penisbereich

Verengung – typische Beschwerden: Harnentleerungsstörung, sackartig aufgetriebene Vorhaut

▶▶▶

Sofortmaßnahmen – Was Sie gleich tun können

Heilkräuter
Kräuterextrakte oder -aufgüsse wirken entzündungshemmend und schmerzlindernd. Bewährt haben sich hier Kamille und Ringelblume (Calendula) sowie das gerbende Eichenrinden-Sitzbad.

Salben
Normalerweise genügt es, wenn eine Vitamin-B-haltige Wundsalbe aufgetragen wird. Bei eitriger Entzündung, die meist durch Fremdkörper, wie z. B. Sandkörner oder Schmutzpartikel, verursacht ist, verschreibt der Kinderarzt eventuell eine antibiotische Salbe, die drei bis fünf Tage lang örtlich aufgetragen wird.

Babys und Kleinkinder
Bei neugeborenen Jungen bedeckt normalerweise die Vorhaut vollständig die Eichel, und beide sind auch miteinander verklebt. Ärzte sprechen hier von einer physiologischen Phimose (von normaler Verengung). Ab dem zweiten Lebensjahr löst sich diese Verklebung in der Regel von allein. Jeder Versuch, die Vorhaut gewaltsam zurückzuziehen, schadet Ihrem Kind, weil er Schleimhauteinrisse, Entzündungen, Narbenbildung und somit eine echte Phimose (mit Harnentleerungsstörung und aufgetriebener Vorhaut) nach sich ziehen kann.

Grenzen der Selbstbehandlung
Manipulieren Sie nicht am Penis Ihres Kindes, sondern gehen Sie rechtzeitig zum Kinderarzt. Eine echte Phimose muss operativ behandelt werden. Der Eingriff wird ambulant vorgenommen, so dass Sie das Kind gleich wieder mit nach Hause nehmen können. Die Operation (eine Zirkumzision) erfolgt meist vor dem sechsten Lebensjahr und dient dazu, Komplikationen zu verhindern und das Risiko von Peniskrebs zu verringern.

AUS DER APOTHEKE
Kinderärzte empfehlen pflanzliche oder Vitamin-B-haltige Salben, bei eitriger, bakterieller Entzündung auch eine antibiotisch wirkende Salbe, bei Verklebungen helfen östrogenhaltige Cremes. Die Präparate werden jeweils nach dem Urinieren, Reinigen und gründlichen Trockentupfen des Penis dünn aufgetragen.
Kräuterextrakte aus Eichenrinde wirken entzündungshemmend und gerbend und sind einfacher in der Anwendung als der jeweilige Kräuteraufguss.

Synthetische Medikamente
- **Wundsalbe:** Vitamin-B- bzw. Panthenolpräparate
- Gerbstoffpräparate als Cremes und Lotionen
- Östrogenhaltige Cremes
- Antibiotikahaltige Augensalben (wegen der kleineren Öffnung der Tuben)

Phytopharmaka
- Eichenrindenextrakte

Homöopathika
Je nach Ursache und individuellen Beschwerden eignen sich die folgenden Homöopathika.
- **Apis:** bei Schwellung, Rötung und Überwärmung, wenn kalte Auflagen lindernd wirken
- **Arnica:** wenn die Phimose operiert werden musste; gleich nach dem Aufwachen geben
- **Cantharis:** wenn das Gefühl besteht, als würde kochend heißes Wasser durch die Harnröhre laufen
- **Cinnabaris:** bei Eiterbildung unter der Vorhaut

NATURHEILKUNDE

Kräuterwaschungen
Verschiedene Heilkräuter haben sich zur Linderung von Entzündungen besonders bewährt: Kamille, Calendula (Ringelblume), Hamamelis (Zaubernuss) und die gerbende Eichenrinde. Bitte bedenken Sie, dass manche Menschen auf Korbblütler allergisch reagieren.
- **Eichenrindenwaschung:** 2 Teelöffel Eichenrinde in 1/4 Liter kaltem Wasser ansetzen, einige Stunden stehen lassen, dann aufkochen und 10 Minuten lang ziehen lassen. Auf Körpertemperatur abkühlen lassen und den Penis damit waschen bzw. mit einer mit dem Sud angefeuchteten Kompresse betupfen.

DAS KÖNNEN SIE NOCH TUN

Tipps zur Vorbeugung
- Entfernen Sie Absonderungen der Talgdrüsen und Zellreste an der Vorhaut sorgfältig mit etwas Wasser

oder Kamillentee. Betupfen Sie den Penis mit einem Waschlappen oder einem feuchten Leinentuch.

- Ihr Sohn sollte seinen Penis beim Wasserlassen nicht mit verschmutzten Händen berühren.

Bei Anfälligkeit für bakterielle und eitrige Entzündung sollte er sich die Hände vor und nach dem Urinieren waschen.

- Wechseln Sie die Windeln häufig. Lassen Sie Ihren Sohn möglichst oft ohne Windeln herumlaufen, denn auch Licht, Luft und Wasser fördern die Heilung.
- Beim älteren Kind sollte die Unterwäsche kochfest sein und täglich gewechselt werden.
- Es ist Aufgabe des Kinderarztes, bei der Vorsorgeuntersuchung zu prüfen, wie weit sich die Vorhaut schon zurückziehen lässt. Sie selbst sollten dies nur in dem Maß durchführen, wie es ohne Widerstand möglich und für die Intimhygiene notwendig ist. Am besten lässt sich das während eines warmen Bades bewerkstelligen.

Zeigen Sie Ihrem Sohn auch, wie er sich selbst Vorhaut und Eichel reinigen kann.

- Leidet Ihr Kind häufiger unter Entzündungen der Vorhaut, können sich auf Dauer zusätzlich narbige Veränderungen entwickeln und dadurch wird ein Zurückschieben der Vorhaut unmöglich gemacht. Dann wird das Wasserlassen sehr schmerzhaft und schlimmstenfalls bläht sich die Vorhaut wie ein Ballon auf. Hier sollte beizeiten eine Operation durchgeführt werden, um dem Kind unnötige Schmerzen zu ersparen!

⊕ Das hilft

Waschungen mit entzündungshemmenden Kräutern
Häufig Windeln wechseln
Nicht an der Vorhaut manipulieren
Behutsame und sorgfältige Intimhygiene

⊖ Das schadet

Parfümierte Seifen
Gewaltsames Zurückziehen der Vorhaut

Würmer

Ursachen: in der Regel Befall mit Wurmeiern in den Verdauungsorganen, die im feuchtwarmen Klima des Darms gut gedeihen; Befall mit Maden- und Spulwürmern durch ungewaschenes Obst, Gemüse und Salate sowie durch stuhlbeschmutzte Finger; Befall mit Bandwürmern durch den Genuss von rohem oder nicht durchgegartem Fleisch
Typische Beschwerden: Juckreiz am After, Bauchschmerzen, Kopfschmerzen, Schlafstörungen, blasses Aussehen, schlechtes Allgemeinbefinden, Hunger oder Appetitlosigkeit, Abgang von Bandwurmgliedern im Stuhl; bei Mädchen auch Juckreiz im Genitalbereich

- Siehe auch Bauchschmerzen (S. 69ff.) und Appetitlosigkeit (S. 68f.)

Sofortmaßnahmen – Was Sie gleich tun können

Antiwurmmittel

Je nachdem, um welchen Wurm es sich handelt, muss mit einem anderen Medikament behandelt werden. Die Wirkstoffe fasst man unter dem Oberbegriff »Anthelminthika« zusammen. Die Medikamente gibt es meist als Tabletten oder als Saft (für kleinere Kinder am besten geeignet).

Babys und Kleinkinder

Babys und Kleinkinder (unter drei Jahren) sollten nur unter der Kontrolle des Kinderarztes oder eines Facharztes mit Antiwurmmitteln behandelt werden. Bei ihnen besteht die Gefahr von schweren Organschädigungen, wenn die Medikamente nicht richtig dosiert werden.

Grenzen der Selbstbehandlung

Bei Verdacht auf Wurmbefall muss sofort der Kinderarzt aufgesucht werden, weil es möglicherweise zu Komplikationen kommen kann. Es existiert auch kein geeignetes Hausmittel, das die Antiwurmmittel ersetzen könnte.

AUS DER APOTHEKE

Gegen Madenwürmer wird je eine Dosis Pyrvinium im Abstand von zwei Wochen gegeben. Gegen Spulwürmer hilft Pyrantel oder Mebendazol. Niclosamid ist der Wirkstoff gegen Bandwürmer. Die Behandlung muss nach einem genau vorgeschriebenen Schema durchgeführt werden, um Rückfälle zu vermeiden. Gegen den Juckreiz am After helfen Calendulaöl oder Hamamelissalbe.

Synthetische Medikamente

- **Präparate gegen Maden- und Spulwürmer**: Pyrvinium, Mebendazol (Rp), Pyrantel (Rp)
- **Präparat gegen Bandwürmer (Rp)**: Niclosamid

Homöopathika

Das folgende homöopathische Mittel kann bei Wurmbefall bisweilen helfen.

- **Cina**: 3 Tage lang 3-mal täglich 5 Globuli

NATURHEILKUNDE

Bärlauch

Ein altbekanntes Mittel in der Naturheilkunde zur Wurmbehandlung ist der Bärlauch. Er kann begleitend und unterstützend zu einer Therapie mit synthetischen Antiwurmmitteln eingesetzt werden. Die Behandlung kann die Würmer nicht sicher abtöten. Sprechen Sie die Anwendung am besten mit Ihrem Kinderarzt ab.

- **Anwendung**: Die Zwiebeln der Heilpflanze zerdrücken und in Milch einlegen. Das Kind diesen Sud schluckweise trinken lassen.

ERNÄHRUNG

Den Stuhlgang fördern

Zur Unterstützung der medikamentösen Therapie sollte die Ernährung den Stuhlgang fördern, damit die abgestorbenen Wurmreste möglichst schnell aus dem Darm befördert werden.

- Ihr Kind sollte deshalb vor allem ballaststoffreiche Nahrungsmittel essen: beispielsweise Vollkornbrote, Hülsenfrüchte, Obst und Gemüse.
- Außerdem sollte viel Flüssigkeit aufgenommen werden. Zwei bis drei Liter können Kinder und Jugendliche pro Tag ruhig trinken.
- Sauerkraut als Beilage oder Sauerkrautsaft regen die Verdauung an und dienen dem Aufbau einer gesunden Darmflora.

DAS KÖNNEN SIE NOCH TUN

Hohe Hygienestandards

Kinder werden besonders leicht von Würmern befallen und wie Erwachsene auch mit Antiwurmmitteln behandelt. Fast überall – auf dem Spielplatz, von einem wurmbefallenen Hund, bei einem Spaziergang im Wald, im Kindergarten oder in der Schule – kann sich Ihr Kind die Wurmeier einfangen. Auch der Genuss von nicht ganz durchgebratenem Fleisch (z. B. beim Grillen) oder von ungeputztem Obst kann mit einem Wurmbefall bestraft werden. Deshalb sollten Sie vor allem bei Kindern hohe Hygienemaßstäbe durchsetzen.

- Inspizieren Sie den Spielplatz Ihres Kindes. Spielplätze, die von Hunde- oder Katzenkot verunreinigt sind, sollten besser gemieden werden.
- Am besten schneiden Sie Ihrem Kind die Fingernägel immer kurz. Und vor dem Essen gilt: Hände waschen!
- Die Spielsachen Ihres Kindes sollten öfter gründlich mit heißem Wasser und Spülmittel gewaschen werden. Das Stofftier zum Schmusen sollte auch öfter mal in die Waschmaschine wandern.
- Achten Sie vor allem im Urlaub darauf: kein rohes Fleisch, keine rohen Fische oder Meerestiere essen!
- Stuhlproben, die im Labor untersucht werden sollen, bringen selten ein sicheres Ergebnis und sind darum in den meisten Fällen überflüssig.

Spulwürmer sieht man, sie haben Ähnlichkeit mit hellgelben Regenwürmern.

Madenwürmer sind reiskorngroß, weißlich und in der Regel auf dem Stuhl oder am After sichtbar.

⊕ Das hilft

Antiwurmmittel,
Ausreichende Hygiene
Ergänzend Bärlauch
Ballaststoffreiche Ernährung
Obst und Gemüse immer gut waschen
Verdauung fördern

⊖ Das schadet

Mangelnde Hygiene
Ungewaschenes Obst und Gemüse
Rohes Fleisch oder roher Fisch

Hautprobleme

Der schnelle Diagnoseüberblick

Die folgenden Kurzbeschreibungen von Symptomen und Symptomenkomplexen sollen Ihnen die Diagnose bei Ihrem Kind erleichtern. Gleichzeitig führen sie mit Seitenverweisen zur entsprechenden Erkrankung – sowohl in diesem Kapitel als auch eventuell in einem anderen Kapitel (siehe hierzu »Ähnliche Beschwerden«). Auf diesen Seiten finden Sie auch bereits Warnhinweise, wann Sie mit Ihrem Kind (sofort) zum Arzt gehen müssen.

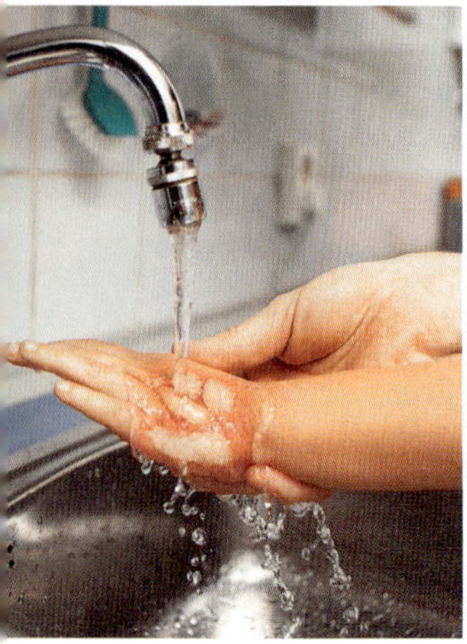

Ekzemartige Erkrankungen und Warzen

Vorwiegend im Gesicht, an Schultern, Brust und Rücken auftretende Mitesser, Eiterpickel, harte, oft juckende Knötchen oder nässende Schwellungen der Haut; bei schwerer Akne entzündliche Knoten und Abszesse → **Akne** (S. 116ff.)

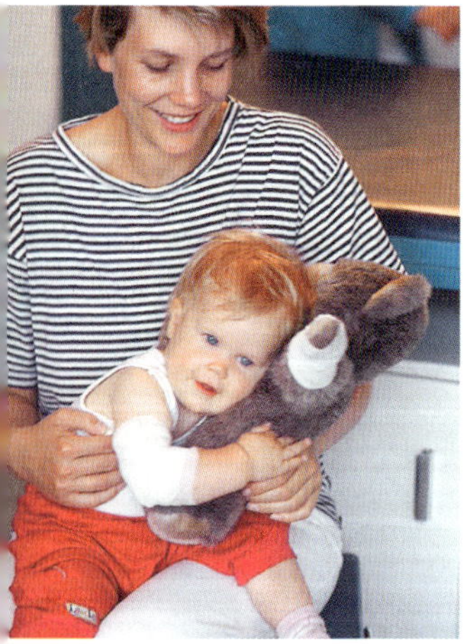

Juckender Hautausschlag mit Pusteln und Bläschen z. B. an Knie- oder Ellenbeuge, Fußsohle, aber auch über den ganzen Körper verteilt; häufig chronisches Ekzem mit Krusten und Schwielen → **Ekzeme** (S. 121ff.)

Meist in Schüben, aber auch chronisch auftretende Hautrötungen mit silbrig weißen Schuppen, meist an Ellbogen und Knie, auch im Kreuzbeinbereich und am behaarten Kopf; bei schwerem Verlauf am ganzen Körper; auch Befall der Finger- und Zehennägel sowie Gelenkbeschwerden → **Schuppenflechte** (S. 138ff.)

Auftreten von harten, abgegrenzten Hautauswüchsen (kleinere und größere Knoten), in verschiedenen Formen und Farbabstufungen sowie mit meist höckriger Oberfläche; manchmal in Gruppen zusammenstehend; sehr selten Juckreiz → **Warzen** (S. 144f.)

Wann zum Arzt?

- Bei ansteckenden Dellwarzen (halbkugeligen Warzen mit Eindellung)
- Bei auffälligen Veränderungen von Warzen oder anderen Hauterscheinungen (wie z. B. Furunkeln im Gesicht)

Juckreiz, Nesselsucht, Herpes

Ständig oder phasenweise an bestimmten Körperstellen bzw. am ganzen Körper auftretende Hautreizung von unterschiedlicher Intensität → **Juckreiz** (S. 128f.)

Zu Beginn Spannungsgefühl und leichtes Prickeln auf den Lippen, dann Bildung von (manchmal schmerzhaften) Bläschen auf den Lippen; oft im Zusammenhang mit Fieber → **Herpes (Fieberbläschen)** (S. 127f.)

Rote oder weiße heftig juckende, zusammenstehende Flecken (Quaddeln), manchmal Gewebeschwellungen (Ödeme), Übelkeit und Kreislaufbeschwerden; selten auch Krankheitsschübe → **Nesselsucht** (S. 137f.)

! Nesselsucht kann auch mit einer Allergie oder einer Gürtelrose verwechselt werden. Lassen Sie die Symptome vom Arzt abklären.

Wann zum Arzt?

- Bei ständigem Juckreiz
- Zur Abklärung einer Nesselsucht

Milchschorf und Windeldermatitis

Bei Milchschorf Rötungen, Schuppen- und Krustenbildung auf der behaarten Kopfhaut und im Gesicht (Wangen) mit Juckreiz; bei Kopfgneis harmlose talgige Schuppung der Kopfhaut mit gelben bis braunen Schuppen → **Milchschorf und Kopfgneis** (S. 132ff.)

Rötung, Nässen und Schuppung der Haut in der Windelregion des Babys; in schwereren Fällen Blasen und Pusteln mit Eiter; in seltenen Fällen Ausbreitung der Hautentzündung auch auf andere Körperbereiche → **Windeldermatitis** (S. 146f.)

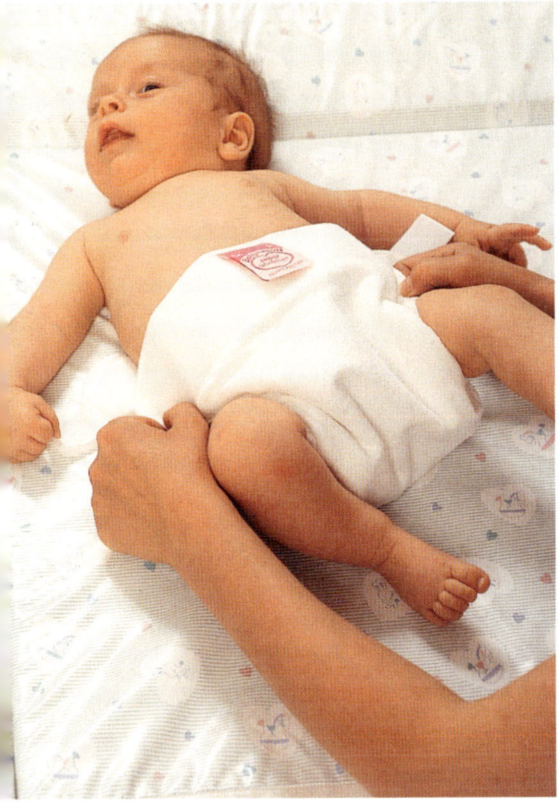

Hautveränderung aufgrund äußerer Einwirkungen

Meist großflächige Rötung der Haut mit Berührungsempfindlichkeit, im Anschluss an die akute Phase Juckreiz; bei schwerem Sonnenbrand auch Schwellungen und Blasenbildung mit Fieber sowie schlechtem Allgemeinbefinden → **Sonnenbrand** (S. 141ff.)

Zu Beginn schmerzhafte Schwellungen mit Erwärmung, später blaurote Verfärbungen der Haut; Schmerzen bei Berührungen, Bewegungen bzw. Belastungen; bisweilen auch Schonhaltung → **blaue Flecke (Blutergüsse)** (S. 119f.)

ÄHNLICHE BESCHWERDEN

- Thermische Schädigungen der Haut → **Erfrierungen, Unterkühlung** (S. 132f.), → **Verbrennungen, Verbrühungen** (S. 307f.), → **Sonnenallergie** (S. 208f.)

Wann zum Arzt?

- Bei Erfrierungen und Verbrennungen höheren Grades (Blasen auf der Haut etc.)
- Bei Verdacht auf Kindesmisshandlung (Blutergüsse)

Hauterkrankungen durch Parasiten und Pilze

Hautausschlag mit Rötung, ekzemartigen Erscheinungen bzw. kleinen Knötchen, anfangs an den Fingerseitenflächen, an den Beugeseiten der Handgelenke, den Fußknöcheln sowie im Genitalbereich; einhergehend mit starkem Juckreiz; bei Babys sind auch Handflächen, Fußsohlen, Gesicht und Kopfhaut von Ausschlag betroffen → **Krätze** (S. 130f.)

Ekzemartiger Hautausschlag mit Rötung, Blasenbildung, Pusteln, Schuppen und Krusten vorwiegend der Kopfhaut (Kopfläuse), aber auch anderer Körperbereiche, z. B. Schamhaare (Filzläuse, Kleiderläuse); meist sehr starker Juckreiz → **Läuse** (S. 132f.)

Leicht gerötete, sich schuppende Hautveränderungen, in der Regel zwischen den Zehen, aber auch an den Fußsohlen, starker Juckreiz → **Fußpilz** (S. 124f.)

! Sie müssen bei Hautproblemen nicht gleich zum Dermatologen. Sie können zunächst Ihren Kinder- und Jugendarzt aufsuchen.

Wann zum Arzt?

- Bei jedem Parasitenbefall
- Bei hartnäckigem Fußpilzbefall

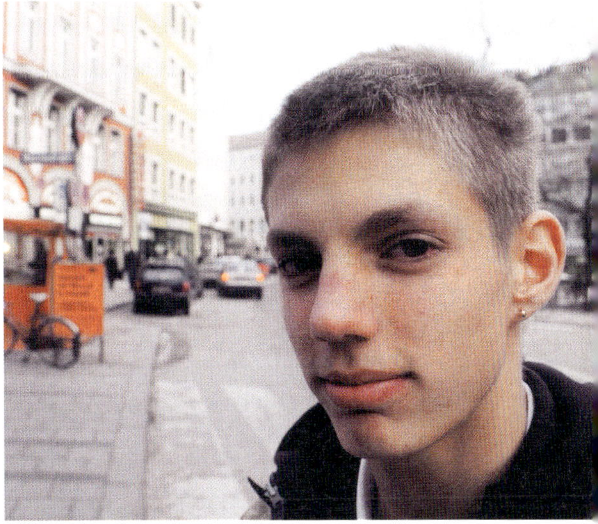

Akne

Ursachen: durch hormonelle Prozesse bedingte übermäßige Fettabsonderung der Haut, was zu Verstopfungen und Entzündungen der Talgdrüsen führt; tritt sehr häufig während der Pubertät auf (hormonelle Umstellungsphase) bzw. – vorübergehend – nach der Geburt des Kindes als Säuglingsakne
Typische Beschwerden: vorwiegend im Gesicht, an Schultern, Brust und Rücken auftretende Mitesser, Eiterpickel, harte, oft juckende Knötchen oder nässende Schwellungen der Haut; bei schwerer Akne entzündliche Knoten und Abszesse am ganzen Körper (mit Gefahr der Narbenbildung)
• Siehe auch Ekzeme (S. 121ff.)

Sofortmaßnahmen – Was Sie gleich tun können

Schälmittel
Akne wird in erster Linie äußerlich behandelt. Mit Salben, Gelen oder Cremes, die im Gesicht, auf den Schultern oder der Rückenpartie aufgetragen werden, versucht die Medizin, den Pickeln und Komedonen (Mitessern) zu Leibe zu rücken. Bei mittelschwerer und schwerer Akne kommen so genannte Schälmittel zum Einsatz.

Hautpflege
Reinigung und Pflege der Haut sind bei Akne besonders wichtig. Hierzu eignen sich vor allem duft- und seifenfreie Waschlotionen sowie Syndets (synthetische Detergenzien). Zur Abdeckung der Haut sind pigmenthaltige Emulsionen (z. B. lutsinegetönte Tagescremes) empfehlenswert – nicht nur für Mädchen, auch für Jungen.
• **Hinweis**: Vorsicht bei Kosmetika! Viele der handelsüblichen Produkte zur Abdeckung können eine Akne noch verschlimmern. Reden Sie mit Ihrer Tochter darüber. Nie vergessen: Wenn geschminkt wird, dann muss man sich auch abschminken.

Quarkpackung
Quarkpackungen werden in erster Linie bei entzündlichen Hauterkrankungen angewendet. Sie eignen sich auch für entzündete Mitesser oder Pusteln.
• **Anwendung**: Zimmerwarmen Magerquark etwa fingerdick direkt auf die betroffenen Hautstellen auftragen oder ein Mulltuch oder Leinentuch damit bestreichen; dieses dann einschlagen und auf die betroffenen Stellen legen.
30 Minuten lang einwirken lassen, dann die Haut mit lauwarmem Wasser abwaschen.

Babys und Kleinkinder
Bei Neugeborenen können etwa zwei bis sechs Wochen nach der Geburt Pickel auftreten; es handelt sich dabei um die so genannte Säuglingsakne. Sie entsteht durch mütterliche Hormone, die nach der Durchtrennung der Nabelschnur nun langsam aus dem Körper des Kindes verschwinden, und vergeht in den allermeisten Fällen von selbst. Sie sollten möglichst nicht eincremen; nur bei stark ausgeprägter Akne. Dann helfen Zinkoxydsalbe und Vaseline im Verhältnis 1:2.

Grenzen der Selbstbehandlung
Pickel und Mitesser sollten nicht selbst ausgedrückt werden (höchstens von einer Fachkosmetikerin). Unsachgemäßes Vorgehen kann zur Verschlimmerung der Entzündung oder zur Narbenbildung führen. Bei starken Entzündungen sollten Sie unbedingt den Kinder- und Jugendarzt aufsuchen. Die medikamentöse Aknebehandlung ist recht erfolgreich.

AUS DER APOTHEKE
Bei leichter und mittelschwerer Akne genügen meist Medikamente, die leichte Schälmittel wie Benzoylperoxid oder Azelainsäure enthalten. Sie wirken gegen die Verhornungsstörung der Haut. Der Talg kann abfließen, die Talgdrüsen sind nicht mehr verstopft, und Pickel können nicht mehr entstehen. Etwas Durchhaltevermögen ist bei der Therapie allerdings erforderlich. Die Wirkung setzt erst nach einigen Wochen ein. In der ersten Zeit kann sich die Haut röten und schuppen – ein erstes Zeichen dafür, dass die Therapie wirkt. Sind die Hautrötungen jedoch sehr stark, sollte auf eine niedrigere Dosis umgestellt werden. Auch salizylsäurehaltige Zubereitungen in einer Konzentration von 5 bis 10 Prozent können die Mitesser »auflösen« (komedolytischer Effekt).

Bei schwerer Akne kommen stark wirksame, verschreibungspflichtige Schälmittel wie Vitamin-A-Säure, Tretinoin oder Isotretinoin zur Anwendung. Bei entzündlicher Akne kann der Kinder- und Jugendarzt auch Antibiotika wie Clindamyzin, Erythromyzin zur äußerlichen oder Minocyclin zur innerlichen Anwendung verordnen. Dann muss der Jugendliche die Sonne meiden. Die so genannte Säuglingsakne muss nicht medikamentös behandelt werden.

Synthetische Medikamente

- **Leichte Schälmittel:** Benzoylperoxid, Azelainsäure (Rp)
- **Starke Schälmittel (Rp):** Acitretin, Isotretinoin , Vitamin-A-Säure
- **Antibiotika (Rp):** Erythromyzin, Clindamyzin, Minocyclin

Homöopathika

Die folgenden homöopathischen Mittel können bei Akne hilfreich sein.

- **Medorrhinum:** bei groben Hautporen, wenn die Haut grob verdickt und schmutzig wirkt, bei sehr fettiger Haut und auffällig starkem Schweißgeruch
- **Natrium muriaticum:** bei fettiger Haut, die um Augen und Stirn glänzt, übriges Gesicht ist aber trocken und schuppig; im psychischen Bereich auffällig: ein Verharren bei alten unangenehmen Dingen
- **Sulfur:** bei trockener, rauer und schuppiger Haut, aber glänzender Nasenspitze, wenn Wasser und Wärme das Hautbild verschlechtern
- **Silicea:** bei sich langsam entwickelnden Pickeln, die lang bis zur Eiterung brauchen
- **Pulsatilla:** bei Akne, die sich um die Menstruation verschlechtert; bei schwacher und unregelmäßiger Blutung

NATURHEILKUNDE

Teebaumöl

Das australische Teebaumöl wirkt antiseptisch und antibakteriell. Es eignet sich zum Betupfen von entzündeten Mitessern und Pickeln.

Vorsicht: Allergische Reaktionen sind möglich (auf der Haut des Unterarms testen).

Aloesaft

Aloe vera gehört zur Gattung der Liliengewächse. Die Heilpflanze wird aufgrund ihrer antibakteriellen und entzündungshemmenden Eigenschaft zur Wundheilung und als natürliches Mittel zur Aknebehandlung eingesetzt.

Die Tinktur wird direkt auf die betroffenen Hautstellen aufgetragen. In Apotheken und Reformhäusern sind entsprechende Tinkturen erhältlich. Sie können Aloepflanzen auch selbst im Garten ziehen, wobei nur der Milchsaft der Blätter angewendet wird.

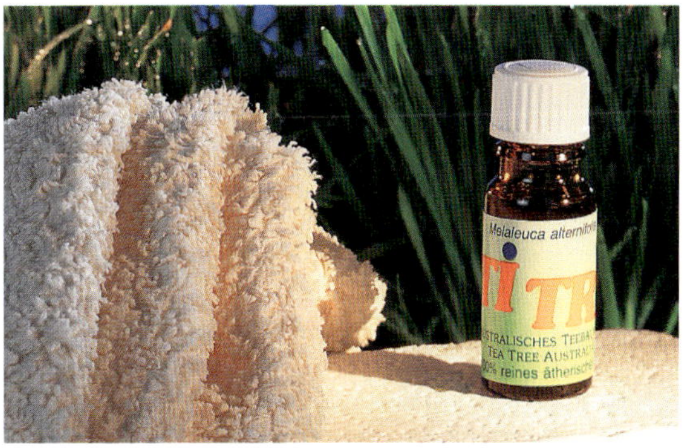

Teebaumöl wirkt antiseptisch und antibakteriell bei Hautunreinheiten.

Gänseblümchentinktur

Zur schonenden Aknebehandlung ist eine Tinktur aus Gänseblümchen empfehlenswert. Insbesondere die reichlichen Gerbstoffe des Gänseblümchens ziehen das Gewebe zusammen und hemmen dadurch die Entzündungsreaktion.

- **Anwendung:** 100 Gramm Gänseblümchenblüten in 100 Milliliter 70-prozentigem Alkohol ansetzen. Den Ansatz 3 bis 4 Wochen lang stehen lassen – möglichst an einer sonnigen Stelle. Die Lösung nach dem Abseihen ohne Verdünnung auf die betroffenen Hautstellen auftragen.

ERNÄHRUNG

Vollwerternährung

Laut medizinischer Lehrmeinung hat falsche Ernährung auf die Entstehung und den Verlauf von Akne keinen Einfluss. Dennoch stellen Betroffene immer wieder fest, dass sich die Akne bessert, wenn sie bestimmte Nahrungsmittel meiden (z. B. Zucker oder zu viel Fett). Auf jeden Fall schadet es nicht, wenn bei Ihrem Kind gesunde Ernährung auf dem Speiseplan steht. Dabei sollten Nahrungsmittel bevorzugt werden, die vitaminreich sind (Obst und Gemüse) und viele Ballaststoffe

(Vollkornprodukte, Hülsenfrüchte) enthalten; außerdem ist eine ausreichende Flüssigkeitszufuhr wichtig: Zwei bis drei Liter sollten Jugendliche pro Tag trinken (am besten Kräutertees und Mineralwasser).

B-Vitamine

Die Vitamine der B-Gruppe sind für Haut und Haare wichtig. Eine ausreichende Versorgung mit B-Vitaminen (z.B. in Vollkornprodukten, Sojaprodukten, Weizenkeimen, Sonnenblumenkernen, aber auch in Milch und Käse, Fisch und Fleisch) fördert die Entwicklung einer gesunden Haut.

DAS KÖNNEN SIE NOCH TUN

Blutreinigungstees können begleitend helfen, ebenso Umschläge mit essigsaurer Tonerde. (Siehe Special Hausmittel, S. 16ff.)

Klimakur

Wenn Ihre Tochter oder Ihr Sohn an Akne leidet, kann auch eine Klimakur helfen. Diese Kurform nutzt die klimatischen Bedingungen eines Reizklimas (Meer, Gebirge), um Selbstheilungsprozesse in Gang zu setzen oder zu fördern. Zur Behandlung von Akne eignet sich vor allem das Klima am Meer, weil der Salzgehalt des Meerwassers, die UV-Strahlung der Sonne, der Jodgehalt der Luft und der starke Wind einen ausgeprägten Reiz darstellen, der sich positiv auf den Zustand der Haut auswirken kann.

Thalassotherapie

Auch eine Thalassotherapie kann bei Akne helfen. Die Thalassotherapie (griechisch: thalassa = Meer) wird bei vielen Hauterkrankungen, aber auch bei rheumatischen Beschwerden, Venenproblemen oder Kreislaufbeschwerden eingesetzt. Sie nutzt die natürlichen Heilfaktoren des Meerwassers (Salz- und Mineralstoffgehalt, Algen, Plankton). In Apotheken und Reformhäusern gibt es mittlerweile verschiedene Badeprodukte auf Algen- und Meersalzbasis für die Anwendung zu Hause zu kaufen.

Bewegung/Sport

Sorgen Sie dafür, dass Ihre Tochter oder Ihr Sohn ausreichend Sport treibt. Durch eine regelmäßige sportliche Betätigung wird Akne indirekt bekämpft. Körperliche Aktivitäten bringen den Stoffwechsel in Schwung, wodurch die Haut besser mit Nährstoffen und Sauerstoff versorgt wird. Außerdem: Frische Luft und etwas Sonne tun der Haut gut.

Hautpflege bei Akne

Eine konsequente und richtige Hautpflege ist bei Akne besonders wichtig. Im Folgenden einige Tipps.

- Beim Waschen sollte Ihr Sohn/Ihre Tochter jedes Mal einen frischen Waschlappen verwenden. Die von Akne betroffenen Hautstellen sollten nicht mit einem normalen Handtuch (außer es wird immer ein frisches verwendet), sondern mit Papiertüchern abgetrocknet werden.
- Das Gesicht sollte mit lauwarmem Wasser und gegebenenfalls mit so genannten Syndets (seifenfreien Waschstücken) bzw. sanften Waschlotionen (pH-Wert im leicht sauren Bereich) gereinigt werden.
- Ihr Kind sollte sich öfter die Haare waschen. Außerdem sollten möglichst keine Haare ins Gesicht hängen.
- Auf alkoholhaltige Lösungen zur entfettenden Gesichtspflege sollte prinzipiell verzichtet werden. Tipp fürs Schminken: Nur getönte Tagescremes statt des herkömmlichen Make-ups benutzen. Wenn möglich, ökologisch hergestellte Kosmetika benutzen.
- Mitesser und Pickel niemals ausdrücken! Allenfalls sollte dies nur eine Kosmetikerin tun, um das Aussehen zu verbessern. Die Kosmetikerin muss eine spezielle Ausbildung zur medizinischen Kosmetik aufweisen!

⊕ Das hilft

Schälmittel
Vitamine (vor allem B-Vitamine) und
Spurenelemente (vor allem Zink)
Individuelle Hautpflege
Bierhefe (enthält viele B-Vitamine)
Viel frische Luft, aber Sonne nur in Maßen

⊖ Das schadet

Ausdrücken von Mitessern und Pickeln
Falsches Make-up
Zu hoher Zuckerkonsum
Genussgifte wie Alkohol,
Nikotin und Kaffee
Stress, Schulprobleme

Blaue Flecke (Blutergüsse)

Ursachen: Austreten von Blut ins Bindegewebe, Muskelgewebe oder in ein Gelenk, meist begleitet von einer sichtbaren Schwellung; häufigste Ursache für einen Bluterguss (Hämatom) ist Gewalteinwirkung von außen durch Stoß, Quetschung, Schlag, Prellung, Verstauchung oder Knochenbruch

Typische Beschwerden: zu Beginn schmerzhafte Schwellungen mit Erwärmung, später blaurote Verfärbungen der Haut; Schmerzen bei Berührungen, Bewegungen bzw. Belastungen

• Siehe auch Prellungen, Zerrungen (S. 154f.) und Muskelkater (S. 153f.)

Sofortmaßnahmen – Was Sie gleich tun können

Kühlung

Bei Blutergüssen, aber auch bei Schwellungen oder Prellungen wirken Kälteanwendungen schmerzlindernd und entschwellend. Empfehlenswert sind in diesem Zusammenhang kalte Umschläge, Hot-Cold-Packs (Kompressen mit einer nicht härtenden, synthetischen Flüssigkeit, die Sie im Kühlschrank kühlen können), Vereisungssprays und Eisbeutel.

- **Kühlendes Nass:** Bei einer akuten Verletzung sollten Sie den betroffenen Körperteil des Kindes eine Zeit lang unter fließend kaltes Wasser halten.
- **Vereisungssprays:** Bei Sportverletzungen bringen so genannte Vereisungssprays eine Zeit lang die notwendige Kühlung.
- **Hot-Cold-Packs:** Sie bringen, wenn sie im Kühlschrank ständig aufbewahrt werden, sofortige Kühlung bei einem Bluterguss. (Sie können jedoch genauso gut als Wärmeauflage eingesetzt werden.)

Umschlag mit Essigwasser

Ein Umschlag mit Essigwasser kann eine Anschwellung vermeiden helfen.

- **Anwendung:** 2 Teile kaltes Wasser und 1 Teil Essig oder Obstessig mischen. Ein Taschentuch oder Leinentuch damit anfeuchten, auf den Bluterguss legen und eventuell mit einem Schal oder einem weiteren Tuch fixieren.

Babys und Kleinkinder

Kinder fallen hin, sie stoßen sich an, sie fallen von irgendwo herunter … Kleinere Kinder wollen bei Verletzungen getröstet werden. Nehmen Sie das Kind in den Arm, damit es sich wieder sicher fühlt. Die weitere Behandlung, etwa kühlende Umschläge, lässt sich auch gut mit dem Erzählen einer kleinen Geschichte verbinden.

Grenzen der Selbstbehandlung

Bei starken, anhaltenden Schmerzen müssen Sie mit Ihrem Kind unbedingt zum Arzt gehen. Möglicherweise ist der blaue Fleck nur das oberflächliche Anzeichen eines Bänderrisses, einer Gelenkkapselverletzung o.Ä.

Sofort den Notarzt rufen

- Bei Blutergüssen bzw. Prellungen im Kopfbereich, die mit Übelkeit, Erbrechen oder sogar Bewusstlosigkeit einhergehen (Verdacht auf Gehirnerschütterung, innere Verletzungen bzw. innere Blutungen)

Hinweis

Wenn Kinder, etwa Spielkameraden Ihres Kindes, ohne eine sinnvolle Erklärung viele Blutergüsse am Körper aufweisen, kann dies auch ein Hinweis auf Misshandlung sein. Bitte schauen Sie nicht weg, sondern informieren Sie das Jugendamt.

AUS DER APOTHEKE

Kühlende Gele und so genannte Sportsalben wirken gegen Schmerzen und können auch Schwellungen verhindern. Unterstützend lässt sich ein homöopathisches Komplexmittel einsetzen.

Synthetische Medikamente

- Sportsalben

Phytopharmaka

- Salben mit Arnika, Ringelblume, Rosskastanie und Hamamelis

Homöopathika

Das homöopathische Mittel zum sofortigen Einsatz bei Bluterguss ist Arnica. Unterstützend kann ein Komplexmittel (Traumeel®) gegeben werden.

- **Arnica:** zunächst alle 5 Minuten 5 Globuli, dann alle 15 Minuten 5 Globuli unter der Zunge zergehen lassen (etwa 1 Stunde lang)

NATURHEILKUNDE

Kompresse mit Arnikatinktur

Bei Blutergüssen haben sich Arnika und Johanniskrautöl gut bewährt. (Siehe Special Hausmittel, S. 16ff.)

Umschläge mit Teebaumöl

Das australische Teebaumöl hilft ebenfalls, die Schmerzen bei Blutergüssen zu lindern. Zusätzlich führt es zur schnelleren Regeneration der Haut.

- **Anwendung:** Ein Leinentuch in kaltem Wasser tränken, 5 bis 10 Tropfen Teebaumöl darauf geben und + 30 Minuten lang auf den Bluterguss auflegen.

DAS KÖNNEN SIE NOCH TUN

Sicherheit bei Spiel und Sport

Kinder toben und spielen, klettern auf Mauern und Bäume und entdecken die Welt – und blaue Flecke gehören schon mal dazu. Kleinere Kinder müssen Sie stärker schützen; bei größeren Kindern darf es auch ein Appell an die Vernunft sein.

- Wenn Sie kleinere Kinder haben, sollten Sie scharfe Kanten und Ecken in der Wohnung abpolstern. Achten Sie vor allem darauf, dass Kleinkinder nicht irgendwo hochklettern oder hinunterstürzen (Treppe) können. Bringen Sie gegebenenfalls Holzgitter an.
- Vor der sportlichen Betätigung (z. B. vor dem Fußballspiel) sollte Ihr Kind sich immer ausreichend aufwärmen (z. B. durch Warmlaufen und Gymnastik); dies verringert die Verletzungsanfälligkeit deutlich.
- Auch auf die richtige Schutzkleidung beim Sport (Helm, Knieschützer, Schulterpolster) kommt es an – gerade bei »coolen« Sportarten wie Inlineskating oder Skateboardfahren, bei denen die Verletzungsgefahr besonders groß ist.

⊕ Das hilft

Kälteanwendungen, Sportsalben
Richtige Ausrüstung bei Sport und Spiel
Ausreichendes Aufwärmprogramm beim Sport
Vorsicht und Umsicht

⊖ Das schadet

Überforderung beim Sport, Leichtsinn
Schlechte Ausrüstung und
Sicherheitsmängel (z.B. beim Radfahren)

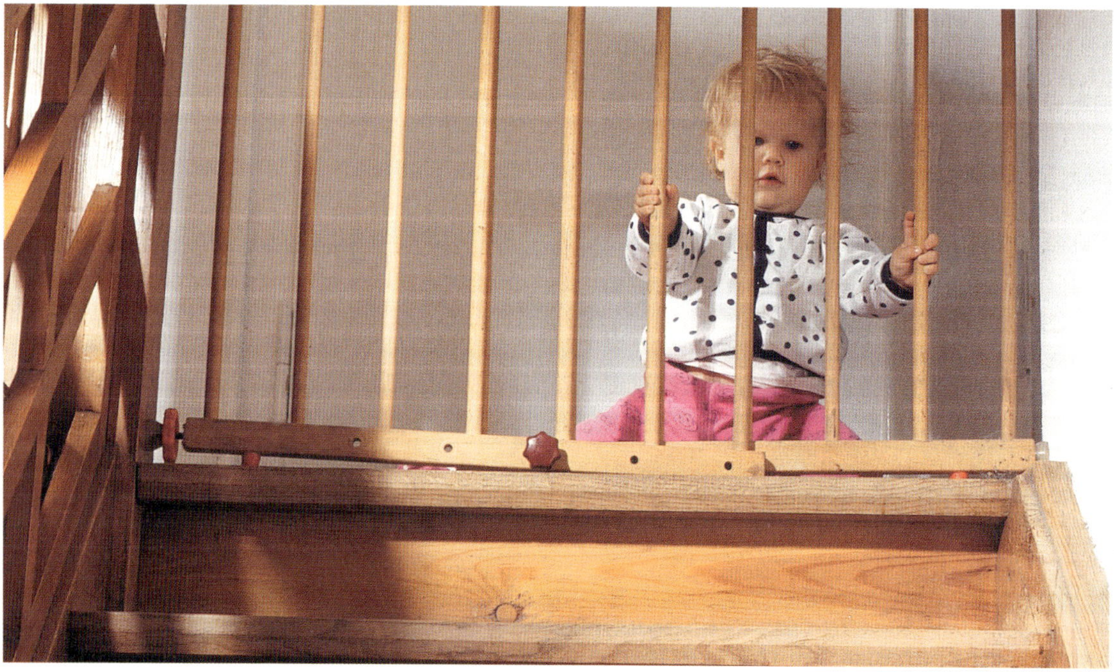

Neugier führt oft zu Unfällen! Ein Schutzgitter kann Schlimmeres verhindern.

Ekzeme

Ursachen: Sammelbegriff für viele Hauterscheinungen; extreme Trockenheit der Haut, bakterielle Auslöser (bei Pyodermie) oder allergische Reaktion, d.h. Überempfindlichkeit auf bestimmte Reizstoffe (z. B. Chemikalien); auch so genanntes Kontaktekzem (z. B. Nickel bei Modeschmuck)
Typische Beschwerden: juckender Hautausschlag mit Schuppen, Pusteln und Bläschen an bestimmten Hautbereichen, z. B. Knie- oder Ellenbeuge, Fußsohle, aber auch über den ganzen Körper verteilt; häufig tritt auch ein chronisches Ekzem mit Krusten und Schwielen auf
- Siehe auch Akne (S. 116ff.), Neurodermitis (S. 204ff.) und Schuppenflechte (S. 138ff.)

Sofortmaßnahmen – Was Sie gleich tun können

Medikamente
Bei allergisch bedingten Ekzemen kommen Antihistaminika in Form von Salben oder Gelen, eventuell auch zum Einnehmen in Betracht. Bei schweren Fällen kommt Kortison oder neuere Chemotherapeutika (Tacrolimus oder Pimecrolimus) zum Einsatz. Bei bakteriell superinfizierten Ekzemen werden antibiotische Salben verschrieben. Vor einer Behandlung mit Medikamenten muss immer die Diagnose stehen, da Ekzeme ganz unterschiedliche Ursachen haben können. Und nicht jedes kleine Ekzem ist gleich eine Neurodermitis!

Allergene meiden
Wenn eine Kontaktallergie (Kontaktekzem) besteht, muss das Allergen gemieden werden, also z. B. keine Metallknöpfe mehr auf der nackten Haut tragen, das Parfüm wechseln oder auf bestimmte Kosmetika verzichten. Das häufigste Kontaktallergen ist Nickel (in Modeschmuck und Jeansknöpfen).

Allergietest
Wenn der Verdacht besteht, dass Ihr Kind ein Kontaktekzem hat, sollte dies vom Kinderarzt in Zusammenarbeit mit einem Hautarzt abgeklärt werden. Dies geschieht durch spezielle Allergietests, mit denen festgestellt werden kann, welche Substanzen für die Überreaktion verantwortlich sind. Ist das Allergen (oder die Allergene) einmal gefunden, wird ein Allergiepass erstellt, der möglichst immer mitgeführt werden sollte. Sie sollten dann alle Vorsichtsmaßnahmen ergreifen, damit Ihr Kind mit dem allergieauslösenden Stoff nicht mehr in Berührung kommt.

Babys und Kleinkinder
Bei einer Dermatitis seborrhoides, die in den ersten sechs Lebensmonaten vorkommen kann, helfen medizinische Ölbäder, die einen Schutzfilm auf der Haut bilden und die Regeneration der eigenen Schutzschicht fördern. Sie können auch Penatencreme und Vaseline im Verhältnis 1:2 mischen und auftragen.

Grenzen der Selbstbehandlung
Starke allergische Reaktionen mit Ödemen (Wassereinlagerungen im Gewebe) oder heftig juckendem Hautausschlag müssen unbedingt mit dem Kinderarzt abgeklärt werden. Gleiches gilt bei zusätzlichen Symptomen wie Fieber, Atemnot, Übelkeit und Erbrechen. Sie können Anzeichen einer anderen Erkrankung sein. Nur ein Arzt kann hier die richtige Diagnose stellen.

Sofort den Notarzt rufen
- Bei Anzeichen eines allergischen Schocks (Atemnot, Blutdruckabfall, Schweiß, Herz-Kreislauf-Störungen)

AUS DER APOTHEKE
Wie Ekzeme medikamentös behandelt werden, hängt von deren Ursache ab. Medizinische Ölbäder eignen sich bei Ekzemen, die als Folge einer extrem trockenen Haut entstehen. Hat das Ekzem dagegen allergische Ursachen, können Antihistaminika wie Chlorphenoxamin, Dimetinden als Salbe oder Gel aufgetragen werden.

Bei Säuglingen und Kleinkindern sollten die Salben und Gele nicht großflächig aufgetragen werden. Hat sich das Ekzem ausgebreitet oder ist an verschiedenen Stellen lokalisiert, können Antihistaminika in Saft- oder Tablettenform wie Astemizol, Cetirizin, Ketotifen oder Loratadin eingenommen werden – allerdings bei Säuglingen und Kleinkindern nur unter ärztlicher Aufsicht.

Bei Kindern muss unbedingt der Kinder- und Jugendarzt konsultiert werden. Dies gilt auch für Jugendliche, wenn die Ursache des Ekzems noch nicht geklärt ist. In schweren Fällen kann der Arzt auch kortikoidhaltige Zubereitungen verordnen. Hier stehen inzwischen niedrig dosierte Präparate speziell für Kinder zur Verfügung. Hydrokortison ist das leichteste Mittel, das in der Regel bei Kindern zur Anwendung kommt. Häufig werden die Salben auch in der Apotheke mit einer entsprechenden wirkstofffreien Basiscreme verdünnt. Kortikoidhaltige Salben sollten jedoch nicht über einen längeren Zeitraum im Gesicht eingesetzt werden. Am besten wirken sie, wenn sie abends aufgetragen werden. Bewährt haben sich inzwischen auch die neueren Mittel, wie Pimecrolimus und Tacrolimus. Immer sollte die Behandlung zusammen mit Ihrem Arzt erfolgen!
Unterstützt werden kann die Behandlung chronischer Ekzeme durch Extrakte aus dem Bittersüßen Nachtschatten. Diese wirken juckreizstillend und entzündungshemmend.

Synthetische Medikamente

- **Antihistaminika (äußerlich):** Dimetinden, Chlorphenoxamin
- **Antihistaminika (innerlich):** Ketotifen, Loratadin, Cetirizin
- **Glukokortikoide (Rp):** Hydrokortison 0,5% oder 1%, Betamethason, Dexamethason, Prednicarbat, Triclosan
- **Chemotherapeutika:** Pimecrolimus, Tacrolimus

Phytopharmaka

- **Medizinische Ölbäder:** Sojabohnenöl, Erdnussöl, Sojaöl plus Lezithin, Mandelöl
- Präparate aus Bittersüßextrakten

Homöopathika

Die folgenden homöopathischen Mittel helfen gegen Ekzeme.

- **Arsen:** bei trockenem, schuppendem Hautausschlag auf rotem Grund; wenn der Juckreiz bei Kälte schlimmer und bei Wärme besser wird
- **Graphit:** bei klebrigem honigfarbenen Sekret und Borkenbildung ohne Juckreiz, bei Rissen hinter den Ohren
- **Sulfur:** bei trockener, rissiger Haut und starkem Juckreiz, wenn Wärme, vor allem Bettwärme, die Beschwerden verschlechtert; Kinder wirken immer schmutzig

NATURHEILKUNDE

Nachtkerzenöl

Das Öl der Nachtkerze ist reich an Linolsäure und enthält zusätzlich etwa zehn Prozent Gamma-Linolensäure (eine ungesättigte Fettsäure). Aufgrund dieser Inhaltsstoffe werden vermehrt entzündungshemmende Substanzen im Körper gebildet, die den Entzündungsprozess positiv beeinflussen können. Nachtkerzensamenöl eignet sich als zusätzliche Therapie gut bei Kindern, die an einem chronischen Ekzem leiden. Das Öl wird meist innerlich (in Kapselform) zur Behandlung angeboten. Inzwischen gibt es sehr gute Lotionen, Salben und Cremes mit »Omega«-Zusatz. Es wirkt gegen die Barrierestörung der Haut.

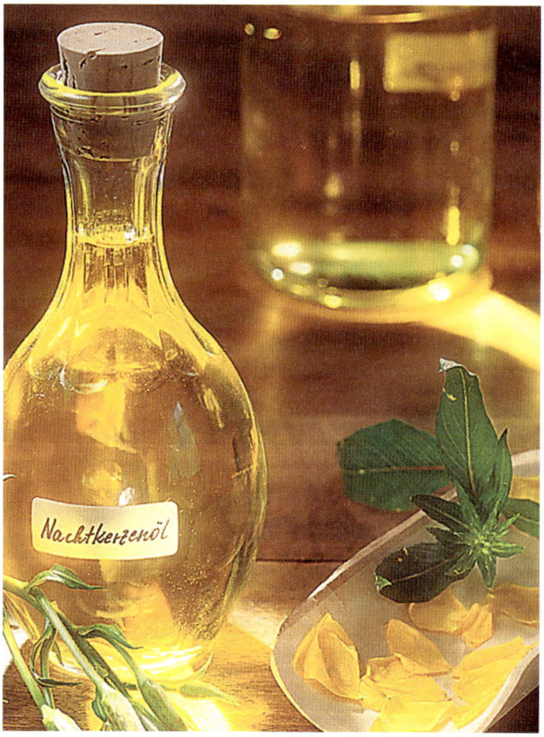

Die Samen der Nachtkerze enthalten 15 Prozent reines, goldgelbes Öl, das die Elastizität sowie die schützende Barriere der Haut verbessert.

Eichenrindenumschlag

Ein bewährtes Heilmittel bei Ekzemen ist ein Umschlag mit einem Sud aus Eichenrinde. Die Gerbsäuren der Eiche wirken entzündungshemmend, juckreizstillend und entschwellend. (Siehe Special Hausmittel, S. 16ff.)

Australisches Teebaumöl

Bei hartnäckigen Ekzemen hat sich bisweilen das australische Teebaumöl bewährt. Allerdings reagieren manche Menschen allergisch auf die Terpinenanteile. Testen Sie es erst in der Ellenbeuge Ihres Kindes.

- **Anwendung:** Teebaumöl in etwas Wasser verdünnen und eine Auflage damit tränken oder – bei kleineren Flächen – einfach pur auf die betroffenen Hautstellen geben.

ERNÄHRUNG

Unverträgliche Lebensmittel meiden

Oft spielen bei einem allergischen Ekzem bestimmte Nahrungsmittel als Allergieauslöser eine Rolle. Dies können beispielsweise Schaltiere (Krebs, Hummer), Kuhmilch, Erdbeeren, Nüsse, Eier oder Getreideprodukte sein. Sie können in diesem Zusammenhang durch das zeitlich begrenzte Weglassen eines im Verdacht stehenden Nahrungsmittels testen, ob dieses bei Ihrem Kind die Hautprobleme verursacht. Bessert sich das Befinden Ihres Kindes, wenn es ein bestimmtes Nahrungsmittel nicht isst, sind Sie auf dem richtigen Weg. Außerdem sollten Sie Ihrem Kind eine gesunde, ausgewogene Ernährung bieten, die sowohl vitaminreich (Obst und Gemüse) als auch ballaststoffreich (Vollkornprodukte, Hülsenfrüchte) ist.

Hautvitamine

Vor allem die Vitamine des B-Komplexes sind für Haut und Haare besonders wichtig. Eine ausreichende Versorgung mit B-Vitaminen fördert die Entwicklung einer gesunden Haut. Sie kommen insbesondere in Sojaprodukten, Bierhefe (gibt es als Flocken fürs Müsli), Vollkornbrot, Weizenkeimen, Kürbis- und Sonnenblumenkernen, aber auch in Milchprodukten, Fisch und Fleisch vor. Aber auch Vitamin A ist ein wichtiges Haut- und Schleimhautvitamin. Seine Vorstufe, das Beta-Karotin, kommt u.a. in Karotten, Brokkoli, Mangold, Tomaten, Paprika, Spinat und Grünkohl vor.

DAS KÖNNEN SIE NOCH TUN

Mehr Bewegung

Ihr Kind sollte sich ausreichend bewegen. Durch eine regelmäßige sportliche Betätigung können Hautprobleme deutlich gemildert und sogar gebessert werden. Sport bringt den Stoffwechsel wieder in Schwung; dadurch wird die Haut besser mit dem notwendigen Sauerstoff und ausreichend mit Nährstoffen versorgt. Außerdem kommen bei Sport im Freien Licht und Luft an die Haut – was der Haut eigentlich immer gut tut.

Tipps für den Alltag

- Bei Ekzemen ist eine regelmäßige Basis-Hautpflege sehr wichtig. Sie sollte dabei auf den Hauttyp Ihres Kindes abgestimmt sein.
- Medizinische Gele, Salben und Cremes mit Harnstoff (Urea), Zinkoxid oder Omega-Fettsäuren entfalten regenerative und heilende Wirkung. Sie sind rezeptfrei in jeder Apotheke erhältlich. Die speziellen Dosierungsvorschriften für Kinder und Jugendliche sollten Sie dabei unbedingt beachten.
- Ihr Kind sollte sich öfter an der frischen Luft aufhalten. Frische Luft und (mäßige) Sonnenbestrahlung tun der Haut immer gut.
- Nach dem Schwimmen in chlorhaltigen Bädern sofort mit Duschöl abduschen und eincremen.
- Bei Kontaktekzemen**:** Auf Modeschmuck aus Nickel und anderen (unechten) Metalllegierungen (z. B. bei Ohrringen) sollte Ihr Kind lieber verzichten. Auch von Piercing ist abzuraten.
- Manchmal deuten Ekzeme auf psychische Ursachen hin. Denken Sie einmal darüber nach, ob dies bei Ihrem Kind zutreffen könnte.

⊕ Das hilft

Antihistaminika
Allergieauslöser meiden
Umschläge und Auflagen
Einreibungen mit Lavendelöl
Intensive Hautpflege
Gesundheitskur mit Rotbuschtee

⊖ Das schadet

Ungenügende Hautpflege
Kontakt mit Allergenen
Bestimmte Nahrungsmittel
Stress
Schlafmangel

Fußpilz

Ursachen: Pilzinfektion, meist durch Trichophyten oder Epidermophyten (so genannte Fadenpilze); begünstigt durch Abwehrschwäche der Haut, z. B. bei Schweißfüßen, Hautverletzungen (Hautrissen), Infekten und allgemeiner Immunschwäche

Typische Beschwerden: leicht gerötete, sich schuppende Hautveränderungen in der Regel zwischen den Zehen, aber auch an den Fußsohlen, einhergehend mit starkem Juckreiz

- Siehe auch Windeldermatitis (S. 146f.), Mundsoor (S. 42f.) und Juckreiz (S. 128f.)

Sofortmaßnahmen – Was Sie gleich tun können

Antipilzmittel

Es gibt (in der Apotheke) eine ganze Reihe von Medikamenten (Antimykotika), die gegen Pilze wirken und auch für kleinere Kinder geeignet sind. Sie sollten etwa vier Wochen lang konsequent angewendet werden und nach dem Verschwinden der Symptome nochmals zwei Wochen.

Die richtige Fußhygiene

Zur Unterstützung der Behandlung und zur Vermeidung von Pilzinfektionen ist eine konsequente und regelmäßige Fußpflege sehr wichtig.

- Die Schuhe des Kindes sollten aus atmungsaktivem Material bestehen und häufiger gewechselt werden.
- Socken oder Strümpfe sollten täglich gewechselt werden, damit der Fußpilz keine Chance hat, sich dorthin zurückzuziehen. Strümpfe und Socken sollten möglichst aus Baumwolle sein.
- Die Zehenzwischenräume sollten nach dem Baden oder Duschen immer gründlich abgetrocknet werden. Gegebenenfalls kann man sie trocken föhnen.

Babys und Kleinkinder

Babys, die an Windeldermatitis oder Mundsoor leiden, können diese Pilzinfektionen unter Umständen auch auf die Füßchen übertragen. Dies kommt zwar selten vor, sollte jedoch vorbeugend durch eine gute (Windel-)Hygiene vermieden werden.

Grenzen der Selbstbehandlung

Fußpilz kann normalerweise selbst behandelt werden. Wenn er jedoch nicht abheilt oder sich sogar ausweitet, muss der Kinder- und Jugendarzt aufgesucht werden. Auch wenn zusätzliche Symptome auftreten sollten, ist eine ärztliche Diagnose erforderlich.

AUS DER APOTHEKE

Wenn sich Ihr Kind einen Fußpilz eingefangen hat, werden vom Kinderarzt normalerweise Antimykotika mit den Wirkstoffen Bifonazol, Miconazol und Clotrimazol verschrieben. Diese Mittel, die als Salben, Cremes, Sprays und Puder erhältlich sind, werden auf die betroffenen Hautstellen möglichst dünn aufgetragen. Falls die betroffenen Stellen bereits nässen, sollte Puder verwendet werden.

Synthetische Medikamente

- **Antimykotika:** Bifonazol, Miconazol, Clotrimazol
- Gerbstoffpräparate als Cremes und Lotionen

Phytopharmaka

- Extrakt aus Eichenrinde (Badezusatz)

Homöopathika

Die folgenden homöopathischen Mittel helfen Ihrem Kind bei Fußpilz.

- **Sulfur:** bei sehr starkem Juckreiz
- **Thuja:** bei starkem Juckreiz und nässendem Hautausschlag

NATURHEILKUNDE

Wechselfußbäder

Wechselfußbäder sorgen für eine gute Durchblutung der Füße und stärken das Immunsystem. (Siehe Special Hausmittel S. 16ff.)

Backpulverpaste

Ein altes Hausmittel bei Fußpilz ist ganz normales Backpulver.

• **Anwendung:** Backpulver mit etwas lauwarmem Wasser verrühren, bis sich eine streichfähige Masse bildet. Diese Paste auf die betroffenen Stellen auftragen. Etwa 10 bis 15 Minuten lang einwirken lassen und dann mit warmem Wasser wieder abspülen. Anschließend die Zehenzwischenräume gut abtrocknen und mit Puder bestreuen.

DAS KÖNNEN SIE NOCH TUN

Die Füße nicht vernachlässigen

Vorbeugung gegen Fußpilz bedeutet, auf eine konsequente Fußhygiene zu achten.

• Die Füße sollten jeden Tag gewaschen werden; die Zehennägel sollten kurz geschnitten sein.

• Nach dem Duschen oder Baden sollte sich Ihr Kind immer gut abtrocknen – vor allem die Zwischenräume der Zehen.

• Nicht nur benutzte Socken und Strümpfe sind ein Ansteckungsherd für Fußpilz, sondern auch benutzte Handtücher. Sie sollten nach einmaligem Gebrauch

• In öffentlichen Bädern sollten Kinder möglichst nicht barfuß laufen, sondern Badeschuhe tragen. Desinfektionsanlagen sollten auch benutzt werden.
gewaschen werden.

• **Tipp bei Schweißfüßen:** Socken pudern.

⊕ Das hilft

Antimykotika
Konsequente Fußhygiene
In Schwimmbädern Badeschuhe tragen
Atmungsaktive Schuhe

⊖ Das schadet

Synthetiksocken
Gummistiefel
Zu langes Tragen von Schuhen und Strümpfen

Empfindliche Kinderhaut

Die Haut ist unser größtes Organ! Bei Kindern – vor allem die Haut von Babys und Kleinkindern – ist sie noch nicht vollständig entwickelt; deshalb sind auch ihre Schutzfunktionen noch nicht so ausgebildet wie bei Erwachsenen. Die empfindlichere Kinderhaut benötigt also eine besondere Pflege.

Baby- und Kinderhaut

Die beiden obersten Hautschichten sind bei Kindern wesentlich dünner und pigmentärmer als bei Erwachsenen. Die Haut hat weniger Talgdrüsen, die zudem noch nicht vollständig entwickelt sind. Sie erhalten erst während der Pubertät unter dem Einfluss der Geschlechtshormone ihre ganze Leistungs- und Funktionsfähigkeit.

Auch die Schweißbildung ist bei Kindern noch wesentlich geringer als im Erwachsenenalter, und die Besiedelung mit natürlichen gesunden Hautkeimen geschieht erst nach und nach. Deshalb ist der Säureschutzmantel noch nicht so gut aufgebaut wie bei der Haut eines Erwachsenen. Die Kinderhaut ist folglich gegenüber vielen äußeren Einflüssen wesentlich empfindlicher. Wegen der dünnen Haut und der schwächeren Pigmentierung ist die Kinderhaut vor allem schlechter gegen die UV-Strahlung der Sonne geschützt (siehe dazu das Special »Nie ohne Sonnenschutz« S. 143f.).

Weil die Widerstandskraft geringer ist, kommt es leichter zu Verletzungen. Außerdem hat ein Kind im Verhältnis zur Körpergröße eine relativ große Körperoberfläche (und Hautfläche), weshalb auch die Gefahr der Auskühlung und des Wasserverlustes größer ist als bei Erwachsenen.

Zu intensives Waschen schadet der Babyhaut

Insbesondere Babys und Kleinkinder sollten nicht zu häufig gewaschen werden. Sie müssen Ihr Baby nicht jeden Tag baden. Es würde auch genügen, es einmal pro Woche zu baden und dabei die Haare vorsichtig zu waschen.

- **Babybad:** Die Temperatur für ein Babybad sollte ca. 35 bis 37 °C betragen. Auch die Raumtemperatur sollte angenehm sein. Bevor Sie das Kind in die Wanne legen, sollten Sie schon ein großes weiches Handtuch bereitgelegt haben. Kopf und Gesicht des Kindes sollten immer aus dem Wasser gehalten werden; nur zum Haarewaschen lassen Sie mit der hohlen Hand sanft Wasser über den Hinterkopf laufen. Wickeln Sie das Kind nach dem Bad ins Handtuch, aber rubbeln Sie es nicht damit ab. Tupfen Sie alle Hautfalten trocken, bevor der Säugling wieder angezogen wird.
- **Waschung**: Säuglinge und Babys, die noch nicht krabbeln, machen sich auch nicht sonderlich »schmutzig«. Abgesehen vom Windelbereich (zur Windelpflege siehe rechts) müssen nur Gesicht und Hals, Hände und Füße öfter gereinigt werden. Dazu genügen eine Schüssel mit warmem Wasser und ein weicher Waschlappen. Mit dem angefeuchteten Lappen reinigen Sie sanft die Augenpartie (von außen nach innen), den Mundbereich, das Außenohr (bitte nicht innen putzen) und das Äußere der Nase (nicht in den Nasenlöchern). Wenn Sie den Hals feucht abgewischt haben, müssen Sie den Bereich gut abtrocknen, da es in den Halsfalten sonst leicht zu Entzündungen kommen kann. Reinigen Sie das Baby unter den Armen; öffnen Sie seine Fäustchen, und waschen Sie seine Hände. Zum Schluss sind die Füße dran, wobei Sie gleich überprüfen sollten, ob Finger- und Fußnägel zu lang sind bzw. scharfe Kanten haben.

Wie viel Seife muss sein?

Zur Reinigung bei Babys genügt in der Regel reines Wasser. Bei Kleinkindern können Sie milde Syndets (synthetische Detergenzien), deren pH-Wert zwischen 5 und 7 liegt, oder spezielle rückfettende Babyseifen verwenden. Greifen Sie nicht zu parfümierten Seifen. Sanfte Reinigungstücher eignen sich zur Entfernung von Stuhlresten oder auch von Schutzsalben. Kleinkinder können Sie nach dem Baden oder Duschen mit einer speziellen Kinderlotion einreiben. (Einölen ist nicht sinnvoll.)

Wieso Syndets?

Die synthetischen Detergenzien – kurz Syndets – haben eine ebenso gute Reinigungsfähigkeit wie normale Seifen, sind jedoch viel hautverträglicher. Durch entsprechende Zusätze ist ihr pH-Wert variabel einstellbar, in der Regel liegt er zwischen 5 und 7. Syndets bewirken deshalb nur sehr geringe pH-Änderungen der Haut und schonen dadurch den Säureschutzmantel. Normale Seifen dagegen verändern aufgrund ihrer alkalischen Eigenschaft den pH-Wert der Haut und irritieren damit den Säureschutzmantel. Normale Haut (von Erwachsenen) kann diese Störung in der Regel nach kurzer Zeit wieder ausgleichen, aber die empfindlichere Kinderhaut (wie auch trockene Haut) benötigt zur Reparatur wesentlich mehr Zeit.

Windelpflege

Für die meisten Eltern ist die Auswahl der Windeln ein Kompromiss. Wegwerfwindeln werden am häufigsten benutzt. Stoffwindeln, die einen höheren Aufwand erfordern, sind allerdings auf dem Vormarsch. (In manchen Orten gibt es mittlerweile einen speziellen Windelservice, der gebrauchte Stoffwindeln mitnimmt und frische liefert.) Die Haut des Babys kann vor allem durch das Einwirken von Urin und Stuhl bzw. Stuhlresten stark gereizt werden. Dadurch kommt es bisweilen zu Entzündungen (zu Windeldermatitis siehe S. 146f.).

- Der beste Schutz, um Wundwerden und Entzündungen im Windelbereich zu verhindern, ist, das Baby zu wickeln, sobald es schmutzig ist bzw. auch vor und nach den Mahlzeiten. Ganz wichtig: Lassen Sie das Baby ein bisschen nackt strampeln, so dass genügend frische Luft an den Po gelangt, bevor das Kind wieder sein »Korsett« tragen muss.
- Reinigen Sie den Penis eines Jungen mit einem feuchten Lappen (oder pH-neutralen Reinigungstüchern) vom Körper weg und dann die Region um den Hodensack. Bei Mädchen wischen Sie von vorn nach hinten, um keine Bakterien vom After in den Scheiden- und Harnröhrenbereich zu bringen. Auch Bauch, Analbereich und die Oberschenkel gehören gereinigt.
- Benutzen Sie vor allem bei Hautirritationen und Entzündungen kein Öl zur Reinigung. Es würde einen Film auf der Haut hinterlassen, unter dem sich Pilze und Bakterien besonders wohl fühlen.

Gesichts- und Lippenpflege

Die Gesichtshaut von Kindern sollte – vor allem bei kalter Witterung – durch fetthaltige Cremes geschützt werden. Vor allem die Lippen werden schnell spröde und rissig. Abhilfe schaffen hier entsprechende Lippencremes oder Vaseline.

Herpes (Fieberbläschen)

Ursachen: Häufigste Form bei Kindern ist Lippenherpes, es können aber auch Genitalherpes und andere Herpesformen auftreten; die typischen »Fieberbläschen« an den Lippen werden von Herpes-simplex-Viren (Typ 1) hervorgerufen und durch Körperkontakt (Tröpfcheninfektion) übertragen; das Virus ist in der Bevölkerung weit verbreitet
Typische Beschwerden: zu Beginn Spannungsgefühl und leichtes Prickeln auf den Lippen, dann Bildung von (manchmal schmerzhaften) Bläschen auf den Lippen; oft im Zusammenhang mit Fieber; in der Spätphase Platzen der Bläschen, Bildung von bräunlichem Schorf, der bald abfällt
• Siehe auch Mundsoor (S. 42f.), Mundgeschwür (S. 41f.) und Mundfäule (S. 185f.)

Sofortmaßnahmen – Was Sie gleich tun können

Salben und Lotionen
Es gibt verschiedene Salben (meist mit Zinksulfat, aber auch mit Melissenextrakt), die sich zur Behandlung der lästigen Bläschen eignen.

Babys und Kleinkinder
Personen mit Lippenherpes oder anderen Herpesformen dürfen auf keinen Fall Kontakt zu Neugeborenen haben, da sie bei Neugeborenen zu schweren Gesundheitsschädigungen führen können.

Grenzen der Selbstbehandlung
Lippenherpes ist in der Regel harmlos und kann meist selbst behandelt werden. Wenn jedoch bei Ihrem Kind starke Schmerzen oder hohes Fieber (über 39 °C) auftreten, sollten Sie umgehend den Kinder- und Jugendarzt aufsuchen.

AUS DER APOTHEKE
Lippenherpes lässt sich bei Kindern am besten durch austrocknende Lotionen behandeln. Sie enthalten meist Zink bzw. Zinksulfat und müssen mehrmals täglich auf die betroffenen Stellen aufgetragen werden. Möglich ist auch, Cremes mit einem Virustatikum (z. B. Aciclovir oder Penciclovir) vorsichtig mit einem Wattestäbchen aufzutupfen. Die Hände sollten die Bläschen möglichst nicht berühren. Wichtig ist, dass die Creme bereits beim ersten Anzeichen von Lippenherpes aufgetragen wird. Die Creme darf nicht auf Schleimhäuten (z. B. Herpesbläschen im Mund) angewendet werden. Wenn die Herpesinfektion auch andere Körperregionen befällt, etwa den Bereich um das Auge, wird der Arzt Virustatika zum Einnehmen verordnen, möglicherweise auch eine Lotio alba (aus der Apotheke) zum Bepinseln der Bläschen. Keine Nebenwirkungen zu erwarten sind bei Melissenextrakten.

Synthetische Medikamente
- **Virustatika äußerlich (Cremes):** Aciclovir, Penciclovir
- **Virustatika innerlich (Rp):** Aciclovir
- Salben mit Zink oder Zinksulfat

Phytopharmaka
- Melissenextrakte

Homöopathika
Die folgenden homöopathischen Mittel helfen bei Herpesinfektionen.
- **Borax:** bei Herpes im Gesicht und um die Lippen sowie Aphthen im Mund; wenn Abwärtsbewegungen schlecht vertragen werden und die Kinder beim Hinlegen weinen
- **Dulcamara:** bei Herpesausschlägen im Gesicht, im Lippenbereich, vor allem bei Wetterwechsel, wenn die Nächte kalt sind und wenn das Wetter feuchtkalt ist

NATURHEILKUNDE

Auflage mit Ringelblumen
Ringelblumen lassen Herpesbläschen schneller abtrocknen.
- **Anwendung:** 2 Teelöffel Ringelblumenblüten mit 1/4 Liter kochendem Wasser aufgießen und 10 Minuten lang ziehen lassen; mit dem abgekühlten Tee ein Tuch tränken, auf die betroffenen Stellen legen und etwa 15 Minuten lang einwirken lassen.

DAS KÖNNEN SIE NOCH TUN

Verhaltenstipps bei Herpes

Um die Herpesinfektion nicht weiterzuverbreiten bzw. um Infektionen vorzubeugen, sollten Sie und Ihr Kind die folgenden Regeln berücksichtigen.

- Berühren Sie die Herpesbläschen nicht mit den Fingern.
- Ihr Kind sollte auf gar keinen Fall die Bläschen ausdrücken, denn sie sind mit Viren gefüllt. Wenn die Bläschenflüssigkeit nach außen gelangt, kann der gesamte Mundbereich infiziert werden.
- Salben werden am besten mit einem Wattestäbchen auf die betroffenen Hautbereiche aufgetragen.
- Vermeiden Sie eine starke Belastung mit UV-Strahlung; verwenden Sie deshalb bei Ihrem Kind eine Sonnencreme mit hohem Lichtschutzfaktor.
- Küssen und Geschlechtsverkehr sind im Akutstadium tabu. Es tauchen immer mehr Formen von Lippenherpes im Genitalbereich und von Genitalherpes im Lippenbereich auf. Bitte klären Sie Jugendliche auf.
- Achten Sie bei Ihrem Kind auf eine konsequente Zahn- und Mundhygiene. Eine nasse Zahnbürste bietet den Herpesviren ein ideales Milieu zur Weiterverbreitung. Alle sechs Wochen sind für die ganze Familie neue Zahnbürsten fällig.
- Mittlerweile ist in Studien nachgewiesen, dass Ekelgefühle ein Auslöser für Herpes sind. Reden Sie mit Ihrem Kind darüber.

⊕ Das hilft

Austrocknende Lotionen
Auflagen
Schutz vor UV-Strahlung
Stärkung des Immunsystems

⊖ Das schadet

Häufige Infekte, Stress
Zu viel Sonne
Zu wenig Lippenpflege bei Kälte

Juckreiz

Ursachen: oft durch zu trockene Haut bedingt; aber auch aufgrund einer allergischen Reaktion oder inneren Erkrankung (z. B. Lebererkrankung) möglich

Typische Beschwerden: ständig oder phasenweise an bestimmten Körperstellen bzw. am ganzen Körper auftretende Hautreizung von unterschiedlicher Intensität; infolge des Kratzens (z. B. mit den Fingernägeln oder anderen Gegenständen) möglicherweise auch Hautverletzungen

• Siehe auch Schuppenflechte (S. 138ff.), Ekzeme (S. 121ff.), Nesselsucht (S. 137f.), Läuse (S. 132f.), Krätze (S. 130f.), Neurodermitis (S. 204ff.) und Windpocken (S. 270f.)

Sofortmaßnahmen – Was Sie gleich tun können

Medikamente gegen Juckreiz

Zunächst muss die Ursache des Juckreizes geklärt werden. Bei zugrunde liegenden Allergien helfen Antihistaminika, die der Kinder- und Jugendarzt verordnen wird.

Hautpflegemittel

Oft ist Juckreiz, der an ganz unterschiedlichen Stellen der Haut auftreten kann, auf eine zu trockene Haut zurückzuführen. Dieser Juckreiz kann sich z. B. durch zu langes Baden, entfettende Seifen oder zu trockene Luft in beheizten Räumen entwickeln. Dabei ist der Säureschutzmantel der Haut angegriffen. Die Haut sollte dann mit geeigneten Hautpflegemitteln behandelt werden (z. B. Pflegeemulsionen mit hohem Fettanteil sowie mit Feuchthaltesubstanzen).

Grenzen der Selbstbehandlung

Wenn der Juckreiz trotz intensiver Hautpflege und Selbstbehandlung nicht besser wird, sollte unbedingt ein Kinderarzt aufgesucht werden. Juckreiz kann ein Symptom für innere Erkrankungen (z. B. Leberbeschwerden) oder aber für Allergien sein.

AUS DER APOTHEKE

Juckreiz kann gerade für Kinder sehr quälend sein und den Nachtschlaf verhindern. Medikamente, die auf die betroffenen Stellen aufgetragen werden, können hierbei Linderung schaffen. Das Antipruginosum (= Mittel gegen das Jucken) Isoprenalin eignet sich gut.
Hat das Jucken allergische Ursachen, bieten sich eher Antihistaminika mit den Wirkstoffen Diphenhydramin, Bamipin oder Dimetinden an. Sie sollten bei Säuglingen und Kleinkindern aber auf keinen Fall zu großflächig aufgetragen werden.
Gegen Hautjucken kann auch eine Lotion mit Zinkoxid (z. B. Lotio alba aquosa) oder Johanniskrautöl helfen. Bei einer Behandlung mit Johanniskraut sollten sich vor allem hellhäutige Kinder vor der Sonne schützen, da Johanniskrautöl fotosensibilisierend wirkt (d.h., die Haut reagiert empfindlicher auf Sonnenlicht).

Synthetische Medikamente

- **Antipruginosa:** Isoprenalin
- **Antihistaminika:** Bamipin, Dimetinden, Diphenhydramin plus Zinkoxid
- **Lotion mit Zinkoxid:** Lotio alba aquosa
- Juckreizstillende Badezusätze

Phytopharmaka

- Präparate aus Johanniskrautöl oder Ringelblumenöl

Homöopathika

Die folgenden homöopathischen Mittel helfen bei Juckreiz.

- **Natrium sulfuricum:** bei Juckreiz, Ekzem und Asthma bronchiale, tritt immer im Frühjahr auf
- **Sepia:** bei starkem Juckreiz und trockenem girlandenförmigem Hautausschlag
- **Sulfur:** bei heftigem Juckreiz; wenn Wärme (vor allem Bettwärme) den Zustand verschlimmert
- **Thuja:** bei starkem Juckreiz, nässendem Hautausschlag, fettiger »schmutziger« Haut

NATURHEILKUNDE

Umschlag mit Apfelessig

Umschläge mit Apfelessig haben eine entschwellende und entzündungshemmende Wirkung. Sie können Juckreiz deutlich vermindern.

- **Anwendung:** 2 Esslöffel Apfelessig auf 1/2 Liter Wasser geben, ein Leinentuch damit tränken und 10 Minuten lang auf die betroffenen Stellen legen.

ERNÄHRUNG

Mehr Mineralstoffe essen

Eine Haut, die zu Juckreiz neigt, kann auch durch eine entsprechende Ernährungsweise beeinflusst werden. Die ausreichende Versorgung mit Mineralstoffen (darunter vor allem Zink) und Vitaminen (insbesondere B-Vitaminen und Vitamin A) kann hierbei die Qualität der Haut deutlich verbessern. Auf dem Speiseplan Ihres Kindes sollten deshalb vor allem Rohkost, Gemüse, Obst und Vollkornprodukte stehen, aber auch mageres Fleisch und Fisch dürfen sein. Das Spurenelement Zink ist u. a. in Weizenkeimen, Haferflocken, Kürbiskernen, Linsen und Erbsen enthalten. Ein Zinkmangel macht sich (neben einer erhöhten Infektanfälligkeit) in Hautproblemen, verzögerter Wundheilung und Fingernägelveränderungen bemerkbar.

DAS KÖNNEN SIE NOCH TUN

Richtige Hautpflege

Nicht zu viel des Guten! Es ist nicht notwendig, jeden Tag zu baden oder zu duschen, vor allem, wenn die Haut zur Trockenheit neigt! Dann reicht die Reinigung der verschmutzten Hautareale völlig. Verwenden Sie vorwiegend Duschöle, Ölbadzusätze und alkalifreie rückfettende Waschsyndets. Nach jedem Duschen oder Baden sollte die Haut mit einer Pflegeemulsion eingecremt werden.

Luft befeuchten

Vor allem im Winter ist die Luftfeuchtigkeit von Wohnungen stark vermindert. Und trockene Luft schadet der Haut. Luftbefeuchter schaffen hier Abhilfe.

Das hilft

Juckreizlindernde Lotionen
Viel trinken (Haut braucht Flüssigkeit)
B-Vitamine und Zink
UV-Licht in Maßen

Das schadet

Reizstoffe (z. B. Chlor)
Trockene Raumluft, Stress
Zu häufiges Duschen und Baden

Krätze

Ursachen: Übertragung der Erkrankung durch so genannte Krätzemilben (Skabies), die sich in die Oberhaut bohren und dort ihre Eier ablegen; daraus entwickeln sich in etwa 3 Wochen geschlechtsreife Milben, die entzündliche Reaktionen auslösen; sehr ansteckend, Ausschlag entsteht jedoch erst 4 Wochen nach der Übertragung
Typische Beschwerden: Hautausschlag mit Rötung, ekzemartigen Erscheinungen bzw. kleinen Knötchen, anfangs an den Fingerseitenflächen, in Finger- und Zehenzwischenräumen, an den Beugeseiten der Handgelenke, den Fußknöcheln sowie im Genitalbereich, starker Juckreiz; bei Babys auch Ausschläge an Handflächen, Fußsohlen, Gesicht und Kopfhaut möglich
• Siehe auch Läuse (S. 132f.) und Juckreiz (S. 128f.)

Sofortmaßnahmen – Was Sie gleich tun können

Antiparasitäre Medikamente
Gegen Krätzemilben wirken Präparate mit Lindan und Benzylbenzoat. Lindan ist rezeptpflichtig, d.h., der Kinderarzt muss es Ihnen verschreiben. Wenden Sie die Medikamente bitte nicht ohne ärztliche Rücksprache an. Lindan ist ein Gift, das die Milben töten soll. Darum: Vorsicht: Wenn Sie, die Mutter, schwanger sind, dürfen Sie nicht mit lindanhaltigen Präparaten arbeiten.

Herdysches Seifenbad
Bevor milbenabtötende Medikamente eingesetzt werden, können Sie eine Behandlung mit dem herdyschen Seifenbad versuchen.
• **Anwendung**: Den ganzen Körper des Kindes 20 Minuten lang mit grüner Seife einreiben, dann 10 Minuten lang in einem angenehm warmen Badewasser (etwa 35 bis 38 °C) baden. Anschließend 20 Minuten lang mit einer stark verdünnten Schwefelsalbe (aus der Apotheke) einreiben und nach einer Einwirkzeit von etwa 2 Stunden nochmals ein warmes Bad nehmen. Das Seifenbad sollte an 3 aufeinander folgenden Tagen vorgenommen werden – allerdings nur in Absprache mit dem Kinderarzt.

Babys und Kleinkinder
Babys und Kleinkinder (bis drei Jahre) sollten nur unter ärztlicher Aufsicht mit milbenabtötenden Mitteln behandelt werden. Sie können nämlich schwere Vergiftungen bekommen, wenn sie die Medikamente von der Haut lecken.

Grenzen der Selbstbehandlung
Wenn der Verdacht besteht, dass Ihr Kind Krätze hat, sollten Sie sofort den Kinderarzt aufsuchen. Oft ist es unklar, ob tatsächlich Krätzemilben für den in der Regel ekzemartigen Hautausschlag verantwortlich sind.

AUS DER APOTHEKE
Um den Krätzemilben den Garaus zu machen, können bei Kindern Präparate mit Benzylbenzoat oder Hexachlorcyclohexan (Lindan) verwendet werden. Achten Sie dabei genau auf die Dosierung. Bei Präparaten mit Lindan muss die Emulsion je nach Alter unterschiedlich lange und häufig aufgetragen werden. Sie dürfen bei Babys und Kleinkindern nur unter ärztlicher Aufsicht eingesetzt werden. Achten Sie darauf, dass die Emulsion nicht in Mund, Augen oder auf Schleimhäute gelangt.
Benzylbenzoatpräparate stehen in verschiedenen Dosierungen für Erwachsene und Kinder zur Verfügung. Bei Babys und Kleinkindern dürfen sie jedoch nicht angewendet werden. Wirksam ist auch Schwefel in gelber Vaseline, für Kinder in Konzentrationen von 2,5 Prozent.

Synthetische Medikamente
• **Antiparasitäre Mittel**: Hexachlorcyclohexan (Rp), Benzylbenzoat, Permethrin

Homöopathika
Die folgenden homöopathischen Mittel helfen Ihrem Kind gegen den Juckreiz bei Krätze.
• **Psorinum**: bei starkem Juckreiz, der nachts bei Bettwärme schlimmer wird, wenn das Kind kratzen muss, bis es blutet; das Gesicht wirkt immer schmutzig, auch wenn es frisch gewaschen ist
• **Sulfur**: bei extrem juckender Krätze

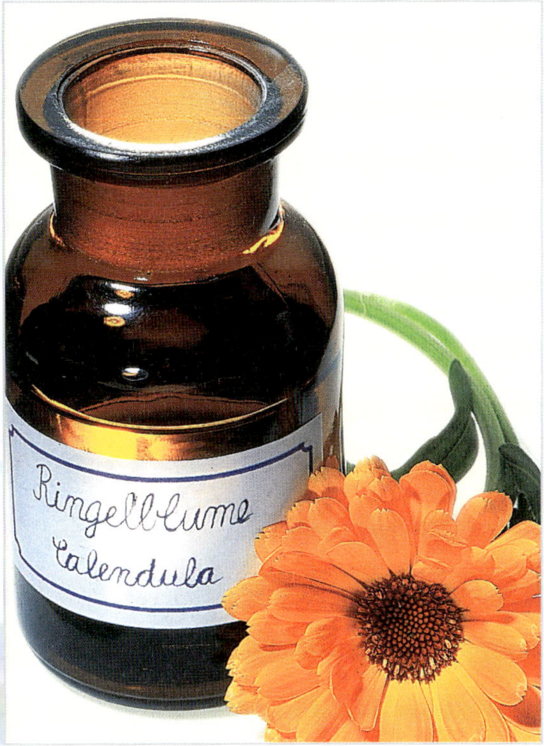

Ringelblume (Calendula) – eine besonders wertvolle Pflanze für die kranke Haut.

NATURHEILKUNDE

Einreibungen gegen den Juckreiz

Ein gut wirksames Mittel gegen Juckreiz sind Einreibungen mit medizinischen Ölen.

DAS KÖNNEN SIE NOCH TUN

Heiltees

Tees mit Ringelblumenblüten und Roterlenblättern wirken entzündungshemmend, hautregenerierend und können den Reizzustand der Haut mildern. Die Tees können zusätzlich zur medikamentösen Therapie getrunken werden. (Siehe Special Hausmittel, S. 16ff.)

(Wieder-)Ansteckung vermeiden

- Wenn Ihnen Fälle von Krätze im Kindergarten oder in der Schule Ihres Kindes bekannt sind, sollten Sie mit den verantwortlichen Personen reden; Ihr Kind sollte dann eventuell zu Hause bleiben.
- Kochen Sie Handtücher, Waschlappen und Bettwäsche aus. Das tötet die Krätzemilben.
- Waschlappen und Handtücher dürfen auf keinen Fall von anderen Personen als von den betroffenen kleinen Patienten benutzt werden. Das feuchtwarme Milieu im Badezimmer verlängert die Überlebensfähigkeit der Milben außerhalb der Haut; es besteht deshalb eine erhöhte Ansteckungsgefahr.
- Krätzemilben sind ohne direkten Hautkontakt nur wenige Tage überlebensfähig. Ziehen Sie Spielsachen Ihres Kindes (z. B. Plüschtiere), die nicht gewaschen (gekocht) werden können, eine Zeit lang (etwa eine Woche) aus dem Verkehr, oder legen Sie sie ins Gefrierfach (im Winter auf den Balkon).

Grasmilben

Rote, juckende, nässende und manchmal etwas verhärtete Pünktchen an den Beinen oder auch auf dem behaarten Kopf können von Grasmilben stammen. Sie sind lästig, aber harmlos. Von April bis Oktober „hüpfen" Grasmilben mit Vorliebe auf Kinderhaut und „beißen" zu. Grasmilben übertragen keine Krankheiten, können aber juckende Stellen hinterlassen, die sich bei heftigem Kratzen entzünden und Schorf bilden.

Landläufig heißen sie auch „der Beiß" und kommen vorwiegend südlich der Donau vor. Betupfen Sie die Stellen mit den Juckreiz stillendem Gel oder einer Tinktur. Am Kopf können die Entzündungen manchmal sehr heftig und auch schmerzhaft werden. Ihr Kinder- und Jugendarzt wird dann eventuell vorübergehend ein antibiotisches Puder oder eine Creme verordnen.

⊕ Das hilft

Antiparasitäre Medikamente
Intensive Hautplege
Salben gegen Juckreiz
Kleidung und Bettwäsche desinfizieren

⊖ Das schadet

Mangelnde Hygiene
Gemeinsame Benutzung von Handtüchern etc.
Kleidung und Spielsachen, die mit Krätzmilben infizeirt sind

Läuse

Ursachen: Läuse sind kleine, wenige Millimeter große Insekten, die sich in allen Körperhaaren ansiedeln; sie sind Blutsauger, und der Biss reizt die Haut des Betroffenen; Übertragung durch engen Kontakt mit anderen Personen oder durch gemeinschaftlichen Gebrauch von Handtüchern, Kleidung, Kämmen etc.; eine häufige Ansteckungsquelle findet sich im Kindergarten, wo Mütze neben Mütze hängt

Typische Beschwerden: ekzemartiger Hautausschlag mit Rötung, Blasenbildung, Pusteln, Schuppen und Krusten vorwiegend auf dem behaarten Kopf (Kopfläuse), aber auch Befall von anderen Körperbereichen, z. B. Region der Schamhaare (Filzläuse, Kleiderläuse); sehr starker Juckreiz

• Siehe auch Krätze (S. 130f.) und Juckreiz (S. 128f.)

Sofortmaßnahmen – Was Sie gleich tun können

Mittel gegen Läuse

Vorrangiges Ziel der medikamentösen Behandlung ist die Abtötung der Läuse und ihrer Nissen (Eier). Nur so kann eine Übertragung auf andere Kinder (und Erwachsene) verhindert werden. Juckreizstillende Präparate dienen ausschließlich der unterstützenden Behandlung gegen das quälende Hautjucken; sie können den Läusen selbst nichts anhaben.

Babys und Kleinkinder

Babys und Kleinkinder (unter drei Jahren) sollten immer nur unter ärztlicher Kontrolle mit antiparasitären Medikamenten behandelt werden. Bei ihnen besteht akute Vergiftungsgefahr, wenn die Mittel nicht korrekt eingesetzt werden.

Nicht schweigen

Auch wenn es Ihnen peinlich ist – sprechen Sie das Thema in Kindergarten und Schule offen an. Gerade das Verschweigen führt leider immer wieder dazu, dass man Läuse oft wochenlang nicht loswird, weil nicht alle etwas dagegen tun.

Grenzen der Selbstbehandlung

Läuse vermehren sich rasant; deshalb ist es notwendig, beim Verdacht auf Läusebefall sofort den Kinderarzt aufzusuchen. Die Blutsauger können manchmal auch weitere Krankheiten übertragen. Bitte bedenken Sie: Es gibt kein geeignetes Haus- oder naturheilkundliches Mittel, das die Läusevernichtung durch antiparasitäre Medikamente ersetzen kann.

AUS DER APOTHEKE

Wenn Kinder Kopfläuse aus Kindergarten oder Schule mit nach Hause bringen, müssen Haare und Kopfhaut mit einem antiparasitären Mittel gewaschen werden. Die Shampoos oder Lösungen enthalten Permetrin, Lindan, Malathion oder Kombinationen aus Pyrethrumextrakten, Piperonylbutoxid, Chlorocresol und Diethylenglykol. Alle Läusemittel müssen genauestens nach Vorschrift angewendet werden! Es gibt inzwischen auch ein Mittel, das auf physikalische Weise wirkt: es verstopft die Körperöffnungen von Laus und Nisse, die daran ersticken.

Achten Sie darauf, dass die Emulsion nicht in Mund, Augen oder auf sonstige Schleimhäute gelangt. Beim Ausspülen der Haare sollte der Kopf nach hinten geneigt sein, damit die Wirkstoffe nicht in Mund oder Nase gelangen können.

Synthetische Medikamente

- **Antiparasitäre Mittel:** Permethrin, Lindan, Kombination aus Piperonylbutoxid, Pyrethrumextrakt, Chlorocresol und Diethylenglykol und Malathion

Homöopathika

Die folgenden homöopathischen Mittel helfen gegen den Juckreiz bei Läusebefall.

- **Sulfur:** bei heftigem Juckreiz; wenn Wärme (vor allem Bettwärme) den Zustand verschlimmert
- **Thuja:** bei starkem Juckreiz, nässendem Hautausschlag, fettiger »schmutziger« Haut und Asthmaneigung

NATURHEILKUNDE

Essiganwendung

Ein zusätzliches Mittel zur Bekämpfung vor allem aber zur Vorbeugung von Kopfläusen ist das Auskämmen der lebenden Läuse und Nissen (Eier) aus den Haaren, die zuvor mit Essigwasser gewaschen wurden.

- **Anwendung:** Die Haare des Kindes zunächst mit 5-prozentigem Essigwasser waschen und 5 bis 10 Minuten lang einwirken lassen. Anschließend die Haare mit einem feinzinkigen Läusekamm sorgfältig auskämmen. Eventuell einzelne sichtbare Nissen mit den Fingernägeln abziehen.
- Zur Vorbeugung kann man bei der Kopfwäsche in das letzte Spülwasser immer etwas Obstessig geben. Läuse mögen kein saures Milieu!

Wichtiger Hinweis: Diese Entlausungsmethode ist nicht 100-prozentig sicher – denn bleiben auch nur ein paar Läuse übrig, erfolgt unweigerlich ein neuer Befall. Das Läuseauskämmen ist jedoch ein zusätzliches Hilfsmittel, um die Nissen (die relativ gut sichtbar sind) aus den Haaren zu bekommen.

DAS KÖNNEN SIE NOCH TUN

Kleidung & Co. entlausen

- Waschlappen, Handtücher, Bettwäsche etc. sollten Sie auf jeden Fall in die Kochwäsche geben. Sonstige Kleidung sollte mit mindestens 60 °C gewaschen werden.
- Weil Filzläuse sich nicht nur in der Körperbehaarung, sondern auch zeitweise in der Kleidung aufhalten, empfiehlt es sich dringend, die nicht waschbare Oberbekleidung (z. B. Mäntel) in die chemische Reinigung zu bringen.
- Stofftiere, Schals oder Wollmützen und andere Gegenstände des Kinderalltags, die nicht mit der Kochwäsche gewaschen werden können, aber im Verdacht stehen, von Läusen befallen zu sein, werden mit Sicherheit von Läusen befreit, wenn sie in einer Plastiktüte mindestens einen Tag lang in der Tiefkühltruhe oder bei Minustemperaturen im Winter ein bis zwei Nächte draußen verbringen. Die Blut saugenden Parasiten überleben einen längeren Aufenthalt bei Minusgraden nicht; auch große Hitze tötet sie ab.
- Bei Teppichen oder Polstermöbeln ist die Entlausung nicht so schwierig, wie man immer dachte. Absaugen reicht in der Regel. Bedenken Sie: Läuse krabbeln, sie springen nicht. Und sie bevorzugen die Haare!
- Aufklärung schadet nie: Jugendliche sollten wissen, dass Filzläuse im Bereich der Schamhaare nisten und durch den engen Körperkontakt beim Sexualverkehr übertragen werden. Wichtig ist immer, dass bei Filzläusebefall der Sexualpartner informiert wird; er muss mitbehandelt werden.

⊕ Das hilft

Läuse- und nissentötende Medikamente
Sorgfältige Haarpflege
Auskämmen der Haare mit einem feinzinkigen Läusekamm
Entlausung von Kleidung, Bettwäsche usw.

⊖ Das schadet

Körperkontakt mit Betroffenen
Spielsachen (z. B. Stofftiere), die von Läusen befallen sind
Ansteckungsherd Schule/Kindergarten

Milchschorf und Kopfgneis

Ursachen: bei Milchschorf Ursachen unbekannt (vermutlich genetisch, immunologisch und/oder neurovegetativ bedingt), mögliche (Früh-)Form der Neurodermitis; bei Kopfgneis Überproduktion der Talgdrüsen, verschwindet meist bis zum 1. Lebensjahr

»Milchschorf« – typische Beschwerden: Rötungen, Schuppenbildung, Nässen und Krustenbildung an der behaarten Kopfhaut, Ausdehnung auf das Gesicht (Wangen), Juckreiz; (die Erscheinung heißt umgangssprachlich so, der eigentliche Milchschorf ist lediglich schorfig getrocknete Milch auf den Wangen des Kindes.)

Kopfgneis – typische Beschwerden: talgige Schuppung der Kopfhaut, bei leichteren Formen Schuppen weiß bis gelblich, bei schwereren Formen bräunliche Schuppen

- Siehe auch Neurodermitis (S. 104ff.), Ekzeme (S. 121ff.), Juckreiz (S. 128f.) und Windeldermatitis (S. 146f.) ▶▶▶

Sofortmaßnahmen – Was Sie gleich tun können

Bei Kopfgneis nicht kratzen

Kopfgneis ist eine meist harmlose verstärkte Schuppenbildung, die auch nicht juckt. Sie dürfen dem Kind die Schuppen nicht abkratzen, weil sonst Narben zurückbleiben könnten. Sie können die Schuppen über Nacht mit natürlichen Ölen (Olivenöl, Rosenöl, Mandelöl) oder Vaseline »einweichen«. Sie quellen dann auf und lassen sich am nächsten Morgen mit einem weichen Babykamm leichter »abkämmen«.

Länger stillen gegen Milchschorf

Es ist möglich, dass Milchschorf auch durch allergische Reaktionen während der Umstellungsphase von Muttermilch auf Kuhmilch ausgelöst wird. Insofern kann eine etwas längere Phase des Stillens ein guter Allergieschutz sein. Statistisch gesehen haben Kinder mit Milchschorf später häufiger Allergien, aber nicht jedes Kind mit Milchschorf entwickelt eine Allergie oder Neurodermitis. Sie sollten allerdings für die Zukunft die Allergieproblematik bei Ihrem Kind im Auge behalten; jedes weitere Symptom für eine Allergie oder Neurodermitis sollte sofort mit dem Kinderarzt besprochen und abgeklärt werden.

Grenzen der Selbstbehandlung

Wenn sich der Milchschorf ausweitet (im Gesicht) bzw. Probleme mit einer Windeldermatitis bestehen, sollten Sie mit dem Baby umgehend zum Kinderarzt gehen. Auch wenn zusätzliche Symptome auftreten sollten (z. B. starker Durchfall oder Fieber), ist eine ärztliche Untersuchung unbedingt notwendig.

AUS DER APOTHEKE

Bei einer Ausweitung des Milchschorfs wird (wie bei Neurodermitis) teilweise mit Antihistaminika oder Glukokortikoiden behandelt – je nach Schwere des Verlaufs. Eine gute Hautpflege ist für die sehr trockene Haut sinnvoll. Bitte besprechen Sie alle Anwendungen mit dem Kinderarzt.

Hautpflege

- **Hautpflegeprodukte:** Bäder mit Sojabohnenöl, wirkstofffreie Salben, Cremes und Lotionen zur täglichen Pflege

Homöopathika

Die folgenden homöopathischen Mittel helfen bei Hauterscheinungen am Kopf.

- **Graphites:** bei honigfarbenen Absonderungen und dicken Auflagerungen am behaarten Kopf, Kopfgneis
- **Calcium carbonicum:** bei nässenden, krustigen Ausschlägen mit Entzündung, Milchschorf

DAS KÖNNEN SIE NOCH TUN

Tipps bei Milchschorf

Babys mit Milchschorf haben Juckreiz. Eine sorgfältige Pflege steigert das Wohlbefinden des Babys. Bei gestillten Kindern tritt er seltener auf; bei Flaschenkindern manchmal ab dem dritten Lebensmonat bzw. mit Umstellung auf feste Nahrung. Der Schorf geht oft bis zum 18. Lebensmonat zurück. Weitet er sich aus, haben die Kinder oft noch andere allergische Reaktionen. Leichtere Fälle von Milchschorf kommen ohne Behandlung aus. Ist der Juckreiz aber groß und weitet sich die Dermatitis aus, sollten Sie Ihr Baby nicht unnötig quälen und ihm eventuell auch Medikamente verabreichen. Hier einige Tipps für die leichteren Fälle.

- Schneiden Sie die Fingernägel des Babys kurz. Wenn es sich sehr oft kratzt, sollten Sie ihm kleine Fäustlinge aus Baumwolle überziehen.
- Schränken Sie das Baden ein. Zu häufiges Baden trocknet die Haut aus und greift den Säureschutzmantel der ohnehin empfindlichen Haut an. Verwenden Sie medizinische Ölbäder, und cremen Sie die Haut des Kindes nach dem Baden mit einer Fettsalbe (oder mit der vom Arzt verschriebenen Creme) sorgfältig ein.
- Achten Sie auf die Witterungsverhältnisse. Setzen Sie das Baby nicht extrem warmer, kalter oder trockener Luft aus. Im Winter helfen bei der trockeneren Raumluft auch Luftbefeuchter.
- Benutzen Sie ausschließlich Baumwollkleidung, Baumwollbettwäsche etc. Waschen Sie die Stücke mit einem guten Waschmittel, und spülen Sie sie gut aus (keine Weichspüler benützen!).

Tipps bei Kopfgneis

Die Umstellung vom Leben im Mutterleib auf das Leben nach der Geburt ist für Babys riesengroß. Das macht sich auch an der Haut bemerkbar. Die Talgdrüsen funktionieren noch nicht richtig. Es bilden sich Hautrötungen oder die typischen kleinen weißen und gelblichen Knötchen (Hautgrieß). Auch der Kopfgneis gehört zu Hautstörungen, die von allein wieder vergehen. Meist stört er nur die Mütter – vor allem wenn er mit dicken bräunlichen Schuppen einhergeht und unschön aussieht –, die Babys stört er nicht. Im Prinzip müssen Sie bei Kopfgneis – außer einer guten Hygiene – überhaupt nichts machen; sie können aber natürlich ein bisschen »nachhelfen«.

- Achten Sie darauf, dass der Kopf Ihres Babys »kühl« bleibt. Wärme oder Schwitzen kann die Symptome verschlimmern.
- Massieren Sie sanft die Kopfhaut mit ein bisschen Olivenöl, so dass sich die Schuppen lösen, und waschen Sie sie dann mit mildem Babyshampoo aus. Eine andere Variante ist: Das Öl über Nacht einwirken lassen und am nächsten Morgen die Schuppen sanft herausbürsten. Bitte gehen Sie behutsam vor. Was sich nicht lösen lässt, bleibt eben auf dem Kopf.
- Benutzen Sie weiße Baumwollmützchen; sie lassen sich bei so viel Öl und Schuppen leichter reinigen.

⊕ Das hilft

Langes Stillen (mindestens 6 Monate)
Medizinische Ölbäder, fettende Cremes und Salben, gegebenenfalls Medikamente bei Milchschorf
Schuppen mit Öl einweichen

⊖ Das schadet

Frühe Umstellung auf Kuhmilch bzw. feste Nahrung
Kratzen

Muttermale, Storchenbisse & Co.

Nur wenige Babys haben eine reine glatte Haut. Hautausschläge, Rötungen mit Bläschen, meist nach starkem Schwitzen (Frieselausschlag), Kopfgneis (Schuppungen der Kopfhaut) etc. sind häufig anzutreffen. Auch später zeigen Kinder öfter Hauterscheinungen oder -irritationen. Einige davon haben keinen Krankheitswert; sie bedürfen auch keiner Therapie. Im Folgenden erhalten Sie einen Überblick über die häufigsten Hauterscheinungen.

Muttermale

Alle braunen, rötlichen und auch schwarzen kleinen, runden Flecken werden unter dem Begriff »Muttermale« oder »Leberflecken« zusammengefasst. Auf Lateinisch heißen sie Naevizellnaevi.
Die ersten Naevi entstehen schon in den ersten Lebenswochen. Und im Laufe des Lebens nimmt ihre Anzahl ständig zu. Wie viele Naevi ein Mensch entwickelt, ist genetisch festgelegt. Häufigkeit und Auftreten sind bei jedem Menschen anders. Die Veranlagung, viele Muttermale zu bekommen, wird vererbt.
Die Muttermale sind in der Regel völlig harmlos. Kommt es zu einer bösartigen Veränderung dieser stark pigmenthaltigen Hautzellen, erkennt man dies an der Größenzunahme der Flecken. Die Oberfläche kann unregelmäßig werden, auch die Begrenzung wird unruhig, und sie könnten bluten. Im Kindesalter sind bösartige Veränderungen allerdings eher selten.

Café-au-lait-Flecken

Eine Sonderform der Leberflecken sind die Café-au-lait-Flecken. Den Namen verdanken sie ihrer hellbraunen Farbe, der Farbe von Milchkaffee, wie der Name auf Französisch sagt. Diese Muttermale sind heller als die Leberflecken und können größere Flächen bilden. Café-au-lait-Flecken sind völlig harmlos, und man muss sie nicht behandeln. In der Homöopathie kann die Neigung zu diesen Flecken ein Hinweis für die richtige Mittelwahl sein. Treten viele Café-au-lait-Flecken auf, kann eine Erkrankung dahinter stecken (z. B. Neurofibromatose).

Hämangiome, Storchenbisse

Die Hämangiome (Blutschwämmchen) sind kleine oder auch größere, eventuell erhabene rötliche bis bläuliche Stellen auf der Haut. Sie können teilweise ziemlich entstellend wirken. Die meisten Blutschwämmchen, vor allem wenn sie entlang der Körpermittellängsachse vorkommen, bilden sich in den ersten Lebensjahren von selbst zurück. Sollten noch Reste, z. B. im Gesicht, zurückbleiben, kann man sie mit Hilfe von Lasergeräten beseitigen.

Eine ganz harmlose Form der Hämangiome stellen die so genannten Storchenbisse dar. Fast jedes Neugeborene wurde an irgendeiner Stelle »vom Storch gebissen«. Es handelt sich um eine Rötung der Haut, oft zusammengesetzt aus einzelnen kleinen Flächen, die nicht erhaben und eher blassrot sind. Die meisten Neugeborenen haben den Storchenbiss im Nacken, manche aber auch im Gesicht. Solange der Storchenbiss in der Mittellinie der Körperlängsachse ist, kann mit Sicherheit davon ausgegangen werden, dass sich die Rötung im Verlauf der ersten Lebensjahre zurückbildet.

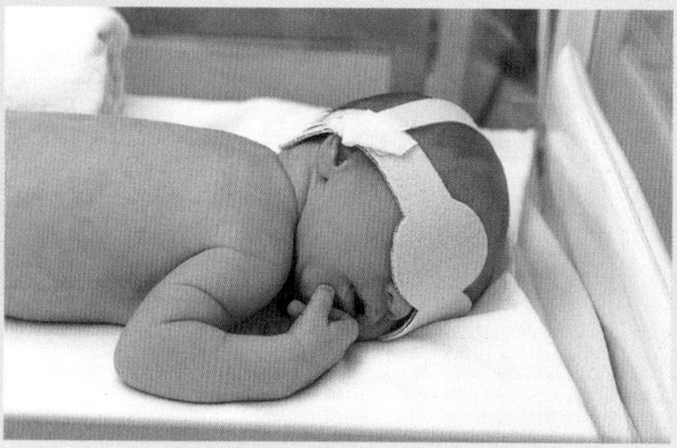

Neugeborenengelbsucht wird mit Licht bestrahlt.

Mongolenflecke

Der Mongolenfleck sitzt über dem Po und kann sich mehr oder weniger über den gesamten Rücken ausbreiten. Er sieht aus wie ein blauer Fleck, tut den Kindern aber nicht weh. Wie der Name sagt, kommt der Mongolenfleck bei Kindern im weitesten Sinne »mongolischer« Herkunft vor. So hat z. B. fast jedes türkische Kind einen Mongolenfleck. Ein Mongolenfleck wird also ererbt. Da der Mongolenfleck keinerlei Beschwerden macht, muss er auch nicht behandelt werden. Er verschwindet oft.

Hauterscheinungen bei Neugeborenen

Neugeborenenexanthem

Viele Neugeborene haben in den ersten Lebenstagen kleine Pickelchen, die über den ganzen Körper verteilt sind und in einem roten Hof stehen. Die Ursache ist nicht bekannt, oft verschwindet das Neugeborenenexanthem, wenn das Geburtsgewicht wieder erreicht ist.

Info: Einen Hinweis auf eine eventuell später auftretende Ekzemneigungen der Haut gibt das Neugeborenenexanthem nicht.

Neugeborenenakne (Hormonentzugsakne)

Aufgrund der Hormonumstellung nach der Geburt kann es beim Neugeborenen zu einer Akne mit eitergefüllten Pickeln kommen (genauso, wie wir sie bei Jugendlichen kennen). Dies rührt von der abrupten Beendigung der Zufuhr mütterlicher Hormone über die Nabelschnur nach deren Durchtrennung her. Auch über die Muttermilch werden weiterhin (wenig) Hormone mit aknefördernder Wirkung übertragen. Doch nach der Hormonumstellung verschwindet diese Akneform wieder.

Die Neugeborenenakne muss nicht behandelt werden. Stark entzündete Hautstellen – sie sind die Ausnahme – sollte man aber dem Kinderarzt zeigen.

Info: Aus der Neugeborenenakne lässt sich keineswegs schließen, ob das Kind später (während der Pubertät) mehr als andere Kinder unter Akne leiden wird.

Neugeborenengelbsucht

Die Neugeborenengelbsucht betrifft viele Neugeborene. Sie entsteht, weil die embryonalen Erythrozyten (rote Blutkörperchen) zerfallen und gegen neue ausgetauscht werden. Der Abbau der Erythrozyten muss von der Leber übernommen werden. Da die Leber aber noch etwas unreif ist, staut sich bei einigen Kindern das Bilirubin (ein Zerfallsprodukt des roten Blutfarbstoffs Hämoglobin). Aufgrund seiner Fettlöslichkeit lagert der Organismus Bilirubin in der Unterhautfettschicht ab. Das ist der sichtbare Neugeborenenikterus, wie die Neugeborenengelbsucht auf Lateinisch heißt. Die Kontrolle einer Neugeborenengelbsucht und auch die Behandlung sollte ein Kinderarzt oder sogar die Kinderklinik übernehmen. Eine große Gefahr besteht darin, dass beim Überschreiten eines gewissen Wertes das fettlösliche Bilirubin im fetthaltigen Hirngewebe abgelagert werden könnte, wo es zu bleibenden Schäden führen würde. Die gängige Therapie ist die Behandlung mit blauem Licht, wobei rein physikalisch, d.h. mit Hilfe der Wellenlänge dieses Lichtes, der gelbe Farbstoff gespalten wird. Damit wird er wasserlöslich gemacht und kann auf diese Weise von den Nieren ausgeschieden werden.

Nesselsucht

Ursachen: oft allergische Reaktion; Auslöser können sein: Pflanzen, Medikamente, Nahrungsmittel (z. B. Nüsse, Beeren), Lebensmittelzusatzstoffe (z. B. Menthol, Tartrazin), aber auch Tierhaare, Insektenstiche, Virusinfektionen, Stress, ein Wetterwechsel, imprägnierte Kleidung, Kälte und Wärme u.a.m.

Typische Beschwerden: rote oder weiße heftig juckende, zusammenstehende Flecken (Quaddeln), manchmal Gewebeschwellungen (Ödeme), Übelkeit und Kreislaufbeschwerden; selten: Krankheitsschübe bzw. Chronifizierung

• Siehe auch Juckreiz (S. 118f.), Schuppenflechte (S. 138ff.) und Insektenstiche, Zeckenbisse (S. 300f.)

Sofortmaßnahmen – Was Sie gleich tun können

Antihistaminika

Bei allergisch bedingter Nesselsucht helfen Antihistaminika. Einige sind allerdings erst für Kinder über drei Jahren geeignet. Auch pflanzliche Mittel wie der Bittersüße Nachtschatten haben sich bewährt.

Allergene meiden

Bei einer Nesselsucht Ihres Kindes sollte die Ursache immer von einem Kinderarzt eventuell in Zusammenarbeit mit einem Allergologen abgeklärt werden. Reagiert Ihr Kind tatsächlich allergisch und das entsprechende Allergen wird gefunden, kann das Kind den auslösenden Stoff meiden.

Grenzen der Selbstbehandlung

Starke Anfälle mit Gewebeschwellungen (Ödemen), heftig juckendem Hautausschlag und Atemnot müssen sofort vom Kinderarzt behandelt werden. Dies gilt auch, wenn die Nesselsucht einen chronischen Verlauf nimmt.

AUS DER APOTHEKE

Da es sich bei der Nesselsucht (Urtikaria) oft um eine allergische Reaktion handelt, lässt sich der Ausschlag mit Antihistaminika (Antiallergika) lindern. Für größere Kinder sind »neue« Antihistaminika in Saft- oder Tablettenform wie Astemizol, Cetirizin oder Loratadin empfehlenswert. Sie sind jedoch für Kinder unter zwei Jahren, manchmal auch unter drei Jahren nicht geeignet. Antihistaminika der älteren Generation wie Dimetinden, Doxylamin oder Ketotifen machen auch müde. Dieser Effekt ist bei Kindern aber oft erwünscht, vor allem dann, wenn der Juckreiz das Kind nicht schlafen lässt. Doxylaminpräparate können bereits bei Kleinkindern ab dem sechsten Monat verwendet werden.
Bei chronischer Nesselsucht kann die Behandlung mit Wirkstoffen des Bittersüßen Nachtschattens unterstützt werden.

Synthetische Medikamente

- **Antihistaminika neuerer Generation:** Astemizol (Rp), Cetirizin, Loratadin, Desloratadin
- **Antihistaminika älterer Generation:** Dimetinden

Phytopharmaka

- Präparat aus Bittersüßextrakten

Homöopathika

Die folgenden homöopathischen Mittel helfen bei Nesselsucht.

- **Apis:** bei Rötungen, Schwellungen und Überwärmung (z. B. nach einem Bienenstich); wenn Kälte die Beschwerden lindert
- **Dulcamara:** bei Nesselsucht durch einen Wetterumschwung (vor allem Kälte)
- **Urtica urens:** bei ausgesprochen starkem Juckreiz; wenn die Nesselsucht immer bei Wetterwechsel auftritt; wenn sie mit Fieber einhergeht

NATURHEILKUNDE

Umschlag mit Meersalzwasser

Eine Anwendung mit Meersalzwasser kann den Juckreiz bei Nesselsucht verringern.

- **Anwendung:** 2 Esslöffel Meersalz in 1 Liter lauwarmem Wasser auflösen. Mit dieser Lösung ein Leinentuch tränken und 10 Minuten lang auf die betroffenen Hautpartien des Kindes legen. Anschließend die Hautstellen lauwarm abwaschen. Auflagen mit Eichenrindenextrakten lindern den Juckreiz. (Siehe Special Hausmittel S. 16ff.)

DAS KÖNNEN SIE NOCH TUN

Tipps zur Vorbeugung

Oft vergeht die Nesselsucht genauso schnell, wie sie gekommen ist. Gleichwohl: Vorbeugen ist besser als Juckreiz haben.

- Häufig führen bestimmte Nahrungsmittel zu einer Nesselsucht**:** Beeren, Nüsse, Milch, Schaltiere (z. B. Krebs), Eier oder auch Getreideprodukte.
- Achten Sie auf qualitative Kinderkleidung ohne chemische Farbstoffe oder Appreturen. Waschen Sie neue Kleidung mit einem guten Waschmittel. Ein Tipp, der auch der Brieftasche gut tut: Nehmen einfach Secondhandkleidung, die schon oft gewaschen wurde. Gerade die Kleinen wachsen sehr schnell aus den Klamotten heraus.
- Die Nesselsucht Ihres Kindes kann auch seelische Ursachen haben, die durch Sorgen, Kummer und Schulstress noch verstärkt werden. In solchen Fällen helfen auch Entspannungsmethoden, etwa autogenes Training (siehe das Special »Autogenes Training für gestresste Kinder«, S. 221ff.).
- Besonders die Haut im Gesicht, auf Wangen und Nasenrücken braucht im Winter guten Schutz vor Kälte. Hier kann der Anfang für eine »Kälteurikaria« liegen.

⊕ Das hilft

Auslöser erkennen und meiden
Antihistaminika, Bäder mit Lavendelöl
Stärkung des Immunsystems
Homöopathische Konstitutionsbehandlung

⊖ Das schadet

Schlafmangel
Stress

Schuppenflechte (Psoriasis)

Ursachen: erbliche Veranlagung; Krankheitsschübe können u.a. durch die folgenden Auslöserfaktoren auftreten: durch hormonelle Umstellungen (etwa in der Pubertät), Stress, Infektionskrankheiten, Verletzungen, Verbrennungen, Operationen, Übergewicht, Klimaveränderungen, Sonnenbrand und bestimmte Medikamente
Typische Beschwerden: meist in Schüben, aber auch chronisch auftretende Rötungen der Haut, die mit silbrig weißen Schuppen bedeckt sind, vor allem an Ellbogen und Knie, aber auch im Kreuzbeinbereich und am behaarten Kopf; bei schwerem Verlauf auch am ganzen Körper; bisweilen Befall der Finger- und Zehennägel sowie Gelenkbeschwerden

- Siehe auch Ekzeme (S. 121ff.), Nesselsucht (S. 137f.), Juckreiz (S. 128f.) und Neurodermitis (S. 204ff.)

Sofortmaßnahmen – Was Sie gleich tun können

Salizylsäurehaltige Präparate

Gegen erblich bedingte Schuppenflechte gibt es keine ursächlich wirksamen Medikamente; es werden nur die Symptome behandelt – bei Kindern meist äußerlich mit Salben und Cremes. In schweren Fällen wird der Arzt möglicherweise auch – über einen begrenzten Zeitraum – eine Kortisoncreme verordnen.

Salz- und Solebäder

Gut bewährt als Sofortmaßnahme bei einer neu auftretenden Erkrankung hat sich ein Vollbad mit Meersalz oder Solezusätzen. Am besten eignet sich dabei Totes-Meer-Salz (in Reformhaus oder Apotheke erhältlich).

- **Anwendung**: 2 Esslöffel Salz bzw. Totes-Meer-Salz in angenehm warmes Badewasser (etwa 35 bis 38 °C) geben. Das Kind darin etwa 10 Minuten lang baden lassen.

Grenzen der Selbstbehandlung

Wenn die Symptome bei Ihrem Kind auf eine Schuppenflechte hindeuten, müssen Sie vom Kinder- und Jugendarzt abklären lassen, ob es sich tatsächlich um eine Psoriasis handelt. Falls sich der Verdacht bestätigt, wird der Arzt, eventuell nach Absprache mit einem Hautarzt (in Abhängigkeit von der Schwere der Erkrankung), einen Behandlungsplan erstellen.

AUS DER APOTHEKE

Die Behandlung der Schuppenflechte sollte sich bei Kindern auf die Abschuppung der überschüssigen Haut mittels Salben und Gelen beschränken. Sie enthalten Dithranol, meist in Kombination mit Harnstoff oder Salizylsäure. Salizylsäurehaltige Präparate sollten bei Säuglingen und Kleinkindern nicht über einen längeren Zeitraum angewendet werden (vor allem auch nicht auf größeren Hautflächen). Weil Dithranol schwere Hautreizungen hervorrufen kann, sind die Anwendungsempfehlungen genau zu beachten. Ein weiterer Nachteil: Dithranol ist orange und kann die Wäsche stark verfärben. Bei einer schweren Schuppenflechte wird der Arzt über einen begrenzten Zeitraum auch kortikoidhaltige Salben verordnen. Auch hier gilt: dünn auftragen und Gesicht aussparen. Teerhaltige Präparate sind nur für ältere Kinder ab dem zwölften Lebensjahr geeignet. Die Einnahme von Kortikoiden oder Retinoiden (stark wirksame Schälmittel) wird bei Kindern nur in besonders schweren Fällen verordnet. Auch die Fotochemotherapie mit Psoralen und UV-A-Licht (siehe auch unter PUVA-Therapie S. 189) sollte Jugendlichen und Erwachsenen vorbehalten bleiben. Salben, Lotionen und Cremes mit Harnstoff eignen sich zur Nachbehandlung von Schuppenflechte.

Synthetische Medikamente

- **Schälmittel:** Salizylsäure , Dithranol plus Salizylsäure (Rp) Dithranol plus Harnstoff

Homöopathika

Die folgenden homöopathischen Mittel helfen bei Schuppenflechte.

- **Arsenicum album:** bei trockener Haut mit Brennen, Durst auf kleine Mengen Flüssigkeit
- **Calcium carbonicum:** bei Schwitzen am Kopf, vor allem am Hinterkopf, bei gemütlichen dicklichen Kindern mit einer Neigung zu Verstopfung
- **Lycopodium:** bei aufgesprungener Haut an den Fersen; wenn eine Hand (ein Fuß) kälter als die andere (der andere) ist; wenn die Kinder herrschsüchtig sind

NATURHEILKUNDE

Wasseranwendungen nach Kneipp

Kneippsche Wasseranwendungen fördern die Durchblutung und stärken das Immunsystem. Sie unterstützen dadurch die Regenerationsfähigkeit der Haut. Folgende Anwendungen sind empfehlenswert: Wechselduschen, Wassertreten, Hand- und Fußbäder sowie Güsse.

- **Wassertreten (für ältere Kinder):** Die Badewanne bis auf Wadenhöhe mit kaltem Wasser füllen (Wassertemperatur ca. 15 °C), das Kind im so genannten Storchenschritt in der Wanne auf und ab gehen lassen (dabei wird das ausschreitende Bein bei jedem Schritt vollständig aus dem Wasser gehoben). Am Anfang nicht länger als etwa 30 Sekunden im kalten Wasser bleiben, später sind einige Minuten möglich. Anschließend die Füße bewegen und aufwärmen, z. B. etwas Fußgymnastik ausüben und mit dicken Socken auf und ab gehen.

Einreibung mit Leinöl

Ein gut wirksames Mittel gegen die Symptome von Schuppenflechte ist eine Einreibung mit Leinöl. Das Öl löst die Schuppen und macht die trockene Haut wieder geschmeidiger.

- **Anwendung:** Taschentuch oder Mulltuch mit Leinöl tränken und damit die betroffenen Körperbereiche vorsichtig abtupfen.

Apfelessigkompressen

Kompressen mit Apfelessig wirken entschwellend und entzündungshemmend. Apfelessig hat bei Schuppenflechte auf die geplagte Haut einen positiven Einfluss und vermindert den Juckreiz. Eine Anwendung mit Apfelessig eignet sich wegen der sanften Wirkungsweise gut für Kinder.

- **Anwendung:** 2 bis 3 Esslöffel Apfelessig in 1/2 Liter lauwarmem Wasser auflösen. Mit dieser Lösung ein Leinentuch tränken und etwa 10 bis 15 Minuten lang auf die betroffenen Hautstellen legen.

Roterlentee

Wenn Ihr Kind an Schuppenflechte erkrankt ist, empfiehlt sich ein Tee aus den Blättern und der Rinde der Roterle. Die darin enthaltenen Gerbsäuren mildern den Reizzustand der Haut. Hierbei ist sowohl eine innerliche als auch äußerliche Anwendungsform sinnvoll.

Teebaumöl

Teebaumöl kann die Hauterscheinungen von Schuppenflechte mildern – sofern Ihr Kind nicht allergisch darauf reagiert (mit einem Tropfen in der Ellenbeuge testen). Geben Sie einfach ein paar Tropfen Teebaumöl auf ein Taschentuch, und tupfen Sie die betroffenen Stellen vorsichtig ab.

Quarkpackung

Quarkpackungen haben sich bei vielen Hauterkrankungen bewährt. Sie sind zudem gut verträglich und deshalb auch für kleinere Kinder geeignet.

- **Anwendung:** Den Quark etwa fingerdick auf ein Leinentuch streichen, dieses dann einschlagen und auf die betroffenen Stellen legen. Die Packung mindestens 30 Minuten lang einwirken lassen.

ERNÄHRUNG

Omega-3-Fettsäuren

Mehrfach ungesättigte Fettsäuren, vor allem die Omega-3-Fettsäuren, helfen Schuppenflechtepatienten, da sie entzündungshemmende Wirkstoffe besitzen und auch die gestörte Barrierefunktion der Haut regenerieren können. Omega-3-Fettsäuren kommen vor allem in Kaltwasserfischen (z. B. in Lachs, Makrele oder Hering) oder in Fischölen (Lebertran) vor. Es gibt sie auch in Kapselform (z. B. Epogam®) in der Apotheke zu kaufen.

Vitamine A, B und E

Nach einem Psoriasisschub ist eine vitamin- und mineralstoffreiche Ernährung für Ihr Kind von großer Bedeutung. Dies fördert die Hautregeneration. Vor allem ist eine ausreichende Zufuhr von Vitamin A und E sowie von B-Vitaminen sinnvoll. Auf dem Speiseplan Ihres Kindes sollten deshalb vor allem (Kaltwasser-)Fisch, Gemüse, Obst und Vollkornprodukte stehen.

DAS KÖNNEN SIE NOCH TUN

Klimakur

Bei Schuppenflechte kann für Ihr Kind auch eine Klimakur hilfreich sein. Diese Kurform nutzt die klimatischen Bedingungen eines Reizklimas (z. B. Meer oder Gebirge), um Selbstheilungsprozesse in Gang zu setzen bzw. zu fördern. Zur Behandlung von Schuppenflechte eignet sich vor allem das Meeresklima, weil der Salzgehalt des Meerwassers und die UV-Strahlung der Sonne sich positiv auf den Zustand der Haut auswirken. Sehr zu empfehlen ist ein Kuraufenthalt am Toten Meer, dessen Wasser einen außergewöhnlich hohen Salzgehalt aufweist. Sie können sich jedoch auch für zu Hause ein bisschen Totes Meer in die Badewanne holen.

Konsequente Hautpflege

Für die Hautpflege nach einem Psoriasisschub eignen sich Salben und Cremes, die als Feuchtigkeit spendende Substanz Harnstoff enthalten. Die gängigen Präparate erhalten Sie in jeder Apotheke.
Dort können harnstoffhaltige Salben auch nach individuellen Bedürfnissen Ihres Kindes hergestellt werden.

PUVA-Therapie

Auf die von Schuppenflechte befallene Haut wirken UV-Strahlen sehr positiv. Diese Erkenntnis wird bei der Fotochemotherapie mit Psoralen (einer Substanz, die die Haut lichtempfindlich macht) und UV-A-Strahlen umgesetzt (PUVA = Psoralen plus UV-A). Hierbei wird mehrmals in der Woche Psoralen auf die Haut aufgetragen oder eingenommen. Etwa eine Stunde danach wird der gesamte Körper mit UV-A-Licht bestrahlt.
Die Therapie kann etwa ab dem zwölften Lebensjahr durchgeführt werden. Besprechen Sie sich aber bitte vorab mit Ihrem Kinder- und Jugendarzt.

Kurze Sonnenbäder

Ein regelmäßiges kurzes Sonnenbad kann die Symptome bei Schuppenflechte bessern. Allerdings muss eine zu starke Bestrahlung oder gar ein Sonnenbrand vermieden werden. Ihr Kind sollte sich deshalb nur sehr kurz in der direkten Sonne aufhalten (je nach Hauttyp: 5 bis 15 Minuten) – auch weil auf die betroffenen Hautstellen kein Sonnenschutzmittel aufgetragen werden darf. Nach dem Sonnenkurzbad sollte die Haut mit einer Feuchtigkeitslotion eingecremt werden.

Schulstress vermeiden

Stress und Überlastung sind die häufigsten Auslöser eines Psoriasisschubs. Wenn es gelingt, den Alltag stressfreier zu gestalten, ist Ihr Kind gesünder. Mit Entspannungstechniken wie autogenem Training kann Ihr Kind lernen, sich gezielt zu entspannen.

⊕ Das hilft

Schälmittel, Sole- und Salzbäder, Hautpflege

⊖ Das schadet

Übergewicht, Bewegungsmangel, Stress
Kleidung und Bettwäsche aus Kunstfasern
Häufiges Duschen und Baden

Sonnenbrand

Ursachen: Entzündungsreaktion der Haut aufgrund von zu viel UV-Strahlung; jeder Sonnenbrand führt zu bleibenden Hautschäden, die sich im Lauf des Lebens addieren und zu schweren Hautproblemen (bis hin zu Hautkrebs) führen können; bei Babys und Kleinkindern ist Sonnenbrand besonders gefährlich und schädlich

Typische Beschwerden: meist großflächige Rötung der Haut mit Berührungsempfindlichkeit, im Anschluss an die akute Phase Juckreiz; bei schwerem Sonnenbrand auch Schwellungen und Blasenbildung mit Fieber sowie schlechtem Allgemeinbefinden

- Siehe auch Verbrennungen, Verbrühungen (S. 307f.) und Sonnenallergie (S. 208f.)

Sofortmaßnahmen – Was Sie gleich tun können

Mit kaltem Wasser kühlen

Die geröteten Stellen eines gemäßigten Sonnenbrands können einfach mit feuchtkalten Umschlägen gekühlt werden. Dies sollte möglichst umgehend geschehen, schon wenn die ersten Anzeichen der Rötung zu sehen sind. Kleinere Stellen können auch unter fließendes kaltes Wasser gehalten werden; größere Hautbereiche können mit einer kühlenden Dusche »behandelt« werden.

Gele und Lotionen

In der Apotheke gibt es kühlende Lotionen und Gele gegen leichten Sonnenbrand und Antihistaminika (Vorsicht bei kleineren Kindern!) bei stärkeren Verbrennungen.

Babys und Kleinkinder

Babys unter einem Jahr sollten immer im Schatten bleiben; Kleinkinder sollten möglichst immer eine Kopfbedeckung und auch eine Sonnenbrille tragen. Eincremen nicht vergessen (Lichtschutzfaktor von mindestens 20)!

Grenzen der Selbstbehandlung

Wenn es aufgrund des Sonnebrands bei Ihrem Kind zu größeren Blasenbildungen, Schmerzen, Fieber oder Kreislaufproblemen kommt, sollte sofort ein Arzt aufgesucht werden. Es besteht zudem die Gefahr, dass zum Sonnenbrand noch ein Sonnenstich oder eine Hitzeerschöpfung hinzukommt, die beide unbedingt einer ärztlichen Behandlung bedürfen.

AUS DER APOTHEKE

Kühlende Lotionen und Gele helfen bei einem normalen Sonnenbrand, die leichten Verbrennungen besser zu ertragen. After-Sun-Präparate eignen sich hier ebenso wie die in der Apotheke hergestellte Lotio alba aquosa. Aber auch Präparate mit Dexpanthenol oder Allantoin lindern die Schmerzen. Ist die Rötung etwas stärker, kommen lokal wirksame Antihistaminika wie Bamipin oder Dimetinden zur Anwendung. Sie sollten allerdings bei Babys und Kleinkindern nicht großflächig aufgetragen werden. Bei schwer wiegenden Verbrennungen wird der Arzt möglicherweise auch Kortikoide einsetzen, um der Entzündung entgegenzuwirken.

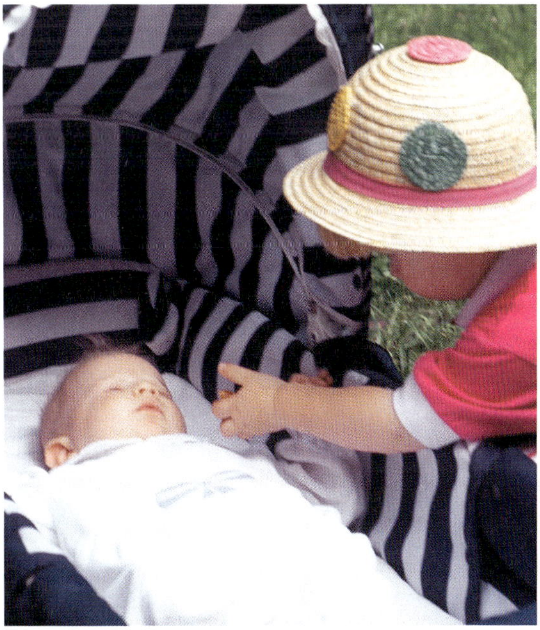

Ein Hut als Sonnenschutz ist Pflicht!

Synthetische Medikamente

- **Entzündungshemmende Mittel:** Dexpanthenol, Allantoin, Ethyllinolat
- **Antihistaminika:** Bamipin, Dimetinden
- **Lotion mit Zinkoxid:** Lotio alba aquosa

Homöopathika

Das folgende homöopathische Mittel hilft bei einem Sonnenbrand.

- **Camphora:** bei Sonnenbrand mit Kältegefühl und Schaudern, wenn die Kinder aber nicht zugedeckt werden wollen; eventuell Kollapszustände

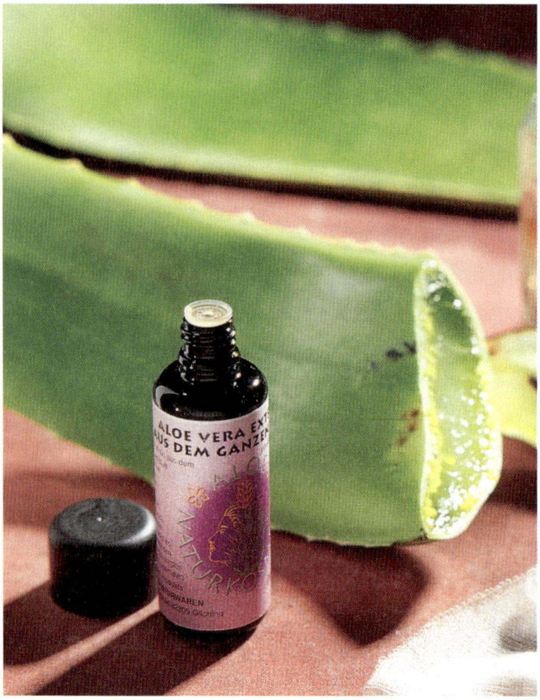

Milchsaft von Aloe vera hat antibakterielle und desinfizierende Wirkung.

NATURHEILKUNDE

Aloe vera

Aloe vera wird aufgrund der antibakteriellen und entzündungshemmenden Eigenschaft zur Wundheilung und als natürliches Mittel zur Behandlung von Sonnenbrand eingesetzt. In Apotheken und Reformhäusern sind entsprechende Gele, Cremes und Lotionen zur Sonnenbrandbehandlung erhältlich, die auch für Kleinkinder geeignet sind. Auch der direkte Saft der Pflanze wirkt kühlend und reizmildern.

DAS KÖNNEN SIE NOCH TUN

Kühlende Quarkauflage

Quarkauflagen wirken bei einem Sonnenbrand kühlend und schmerzlindernd. Sie sind gut verträglich und auch für kleinere Kinder geeignet.

- **Anwendung:** Den kalten Quark etwa fingerdick auf ein Leinentuch streichen, dieses einschlagen und auf die betroffenen Hautstellen legen. Mindestens 30 Minuten lang einwirken lassen.

Sonnenbrand bei Kindern vermeiden

Das »Gedächtnis« der Haut merkt sich jeden Sonnenbrand. Insbesondere Sonnenbrände im Kindesalter führen zu Schädigungen, die sich erst im Jugend- oder Erwachsenenalter auswirken.
Achtung: Jeder Sonnenbrand im Kindesalter erhöht das Hautkrebsrisiko beim Erwachsenen! Deswegen gelten die folgenden »Sonnenregeln«.

- Da die Haut von Kindern dünner und pigmentärmer ist als bei Erwachsenen, sollten Kleinkinder nur kurze Zeit, und dann auch nur einer gemäßigten Sonnenbestrahlung ausgesetzt werden.
- Zudem sollten sie immer eine Kopfbedeckung sowie eine Sonnenbrille tragen.
- Babys dürfen Sie nie der direkten Sonneneinstrahlung aussetzen.
- Kleinkinder sollten mit einem Sunblocker und mit einem Sonnenschutzmittel mit Lichtschutzfaktor 20 oder höher eingecremt werden (siehe dazu auch das folgende Special).
- Für die Kinderhaut ist der Aufenthalt im Schatten am gesündesten. Vorsicht ist bei Sonnenschirmen (auch am Kinderwagen) geboten; viele sind so dünn, dass die UV-Strahlung durchdringen kann.

⊕ Das hilft

Kühlende Auflagen
Sonnenbaden nur in Maßen
Sonnenbrille
Kopfbedeckung
Sonnencremes mit hohem Lichtschutzfaktor
Viel trinken

⊖ Das schadet

Übermäßiges Sonnenbaden
Haut und Augen ungeschützt der Sonne aussetzen
Zu wenig Flüssigkeit
»Hausmittel« wie Mehl, Fett und alkoholische Tinkturen

Nie ohne Sonnenschutz!

Natürlich freut sich jedes Kind, wenn die Sonne endlich wieder scheint und es nach Herzenslust draußen spielen und toben kann. Doch können wir unsere Kinder heutzutage noch bedenkenlos in der Sonne spielen lassen? Die Folgen der immer stärker werdenden UV-Strahlung sind langfristig. Jeder Sonnenbrand erhöht das Risiko, an Hautkrebs zu erkranken. Da heißt es: Vor der Sonne schützen – auch in unseren Breitengraden und nicht nur im Süden während der Urlaubszeit.

Wie kann man sich und die Kinder vor den schädlichen Einflüssen der Sonne schützen, ohne auf Freizeitvergnügen in der Sonne verzichten zu müssen? Die Sonne hat ja nicht nur negative Wirkungen, sondern ist für unser Überleben sehr wichtig. Die positiven Einflüsse auf den Kreislauf, auf den Knochenstoffwechsel, der gerade im Kindesalter besonders aktiv ist, und nicht zuletzt auf die gute Laune dürfen bei allen Warnungen nicht vergessen werden. Wie schön ist es doch, sich in der wohligen Wärme der Sonnenstrahlen zu räkeln! Mit dem entsprechenden Schutz dürfen Sie das auch tun. Und mit dem richtigen Schutz dürfen auch Kinder in der Sonne spielen.

Eigenschutz der Haut

Um sich vor intensiver Sonneneinstrahlung zu schützen, kann die Haut einige eigene Mechanismen aktivieren. Dazu gehören die Pigmentierung, die Ausbildung einer Lichtschwiele, die Schweißsekretion und Reparaturmechanismen.

- Die Pigmentierung zeigt sich in der mehr oder minder ausgeprägten Bräunung der Haut; sie ist der wichtigste Schutz gegen ungewohnt intensive Sonnenbestrahlung.
- Bei andauernder Sonneneinstrahlung verdickt sich die Hornhaut innerhalb von zwei bis drei Wochen durch vermehrte Zellteilung, und es entsteht eine so genannte Lichtschwiele.
- Auch im Schweiß sind Wirkstoffe enthalten, die die UV-B-Strahlen auf der Hautoberfläche absorbieren. Leider wird Schweiß im Wasser abgewaschen, so dass dieser Schutz z. B. beim Baden verloren geht.
- Außerdem kann die Haut im Inneren der Zellen durch bestimmte Eiweiße dafür sorgen, dass keine Zellschäden auftreten.

All dies schafft die intakte Haut nur bis zu einem gewissen Grad, nämlich solange der ihr eigene Sonnenschutz funktioniert. Scheint die Sonne ohne weiteren Schutz auf die Haut, so können unweigerlich irreparable Schäden entstehen.

Kinderhaut ist anders

Die oben genannten Schutzmechanismen sind bei der Kinderhaut nur unzureichend ausgebildet. Daher ist der lückenlose Schutz vor ultravioletter Strahlung (UV-A und UV-B) zur Vermeidung von sonnenbedingten Spätschäden auch in unseren Breitengraden und vor allem in sonnigeren Gebieten für jedes Kind notwendig!
Wie reagiert Kinderhaut? Die zarte Kinderhaut ist um ein Vielfaches dünner als die Haut eines Erwachsenen. Erst im zweiten Lebensjahr ist sie in der Lage, eine Lichtschwiele zu bilden. Die Zellschutzmechanismen sind noch schwach ausgebildet. Die Pigmentbildung ist noch unzureichend, der Säureschutzmantel noch nicht vollständig entwickelt. Darum entstehen bei kleinen Kindern sehr viel schneller Sonnenbrände und damit auch Überwärmungen, die für das Kind ebenfalls gefährlich werden können. Die Pigmentbildung der Haut ist von Typ zu Typ verschieden.

- **Pigmenttyp I** (»keltischer Typ«)

Haut: besonders empfindlich, Neigung zu Sommersprossen, leichte Sonnenbrandentwicklung, kaum Bräunung
Haarfarbe: rötlich und hellblond
Augenfarbe: grün oder blau
Eigenschutzzeit: 5 bis 10 Minuten

- **Pigmenttyp II** (»germanischer Typ«)

Haut: empfindlich und hell, häufige Sonnenbrände, geringe Bräunung
Haarfarbe: blond bis braun
Augenfarbe: blau, grün, grau
Eigenschutzzeit: 10 bis 20 Minuten

- **Pigmenttyp III** (»dunkelhäutiger Europäer«)

Haut: wenig empfindlich, bräunt leicht, selten Sonnenbrand

Haarfarbe: braun
Augenfarbe: grau, braun
Eigenschutzzeit: 30 Minuten

- **Pigmenttyp IV** (»mediterraner Typ«)

Haut: unempfindlich, olive Tönung, bräunt rasch
Haarfarbe: dunkelbraun, schwarz
Augenfarbe: dunkel
Eigenschutzzeit: 40 Minuten

Weil bei Kindern, insbesondere bei Kleinkindern, die Pigmentierung noch unzureichend ist, liegen dort die Eigenschutzzeiten wesentlich niedriger. Der »keltische Typ« benötigt z. B. von Anfang an einen ausreichenden Sonnenschutz und sollte sich der prallen Sonne überhaupt nicht aussetzen.

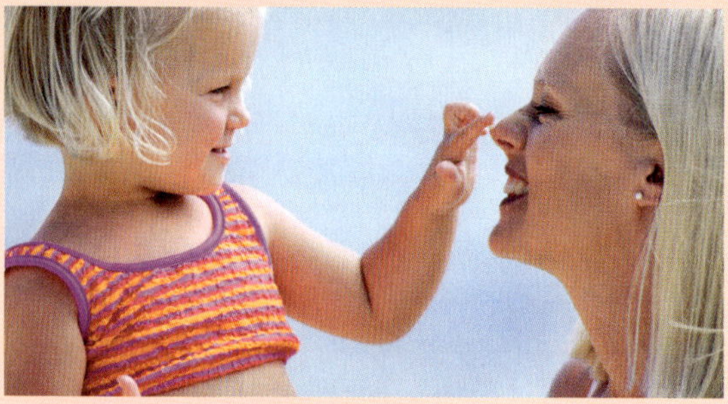

Immer gut becremt in die Sonne!

Spaß durch richtigen Schutz

Einige Maßnahmen, die Sie leicht einhalten können, helfen Ihnen und Ihren Kindern, den Spaß am Spiel in der Sonne ungetrübt zu genießen.

- Meiden Sie strahlungsintensive Mittagssonne; d.h., Kinder sollten sich zwischen 11 und 15 Uhr bevorzugt im Schatten oder in südlichen Ländern im Haus aufhalten. Kinder unter zwei Jahren gehören überhaupt nicht in die direkte Sonne! Vorsicht auch bei Sonnenschirmen: Manche von ihnen sind so dünn, dass die UV-Strahlung leicht durchdringen kann.
- Kleinkinder dürfen nie ohne Kopfschutz in die Sonne. Mütze oder ein heller Hut mit Krempe ist sinnvoll und schützt auch die gefährdeten Stellen im Nacken.
- Auch für Kinder ist eine gute Sonnenbrille wichtig. Sparen Sie hier nicht. Billige Brillen rächen sich durch Bindehautentzündungen.
- Gewöhnen Sie Ihre Kinder langsam an die Sonne. Setzen Sie die Haut der Kleinen nicht direkt der Sonne aus.
- Die richtige Kleidung macht's: Dünne, helle Baumwollkleidung beugt Hitzestau und Sonnenbrand vor.
- Passen Sie den Aufenthalt in der Sonne der Eigenschutzzeit an. Benutzen Sie für Ihre Kinder gute Sonnenschutzpräparate mit hohem Lichtschutzfaktor (LSF). Die Regel lautet: LSF multipliziert mit Eigenschutzzeit = Aufenthaltszeit in der Sonne – sowohl für UV-A als auch für UV-B-Strahlen.
- Das gewählte Mittel sollte sehr gut hautverträglich, allergiegetestet, wasserfest und stabil sein. Sonnenschutzmittel mit chemischem LSF müssen ca. 30 Minuten vor dem Sonnenbad aufgetragen werden, damit sie ihre volle Wirkung entfalten können. Physikalische LSF-Präparate schützen durch Reflexion des Sonnenlichts und wirken direkt nach dem Auftragen. Sie können einen weißlichen Film auf der Haut hinterlassen und leicht austrocknen, sind aber für Kinder mit sehr empfindlicher Haut durchaus empfehlenswert.
- Der LSF sollte mindestens bei 20 oder höher liegen, mit einem UV-A-Faktor von 10. Kinder unter zwei Jahren benötigen einen Sunblocker von 30 mit UV-A von 16. So geschützt kann Ihr Kind das Spielen im Freien genießen.

Warzen

Ursachen: in der Regel gutartige Knotenbildungen (Tumoren) der Haut, meist ausgelöst durch Viren (z. B. Papillomaviren); bisweilen auch ansteckend (Übertragung meist durch Hautkontakte oder im feuchten Milieu); begünstigt werden Warzen durch Veranlagung, Immunschwäche, Durchblutungsstörungen, starkes Schwitzen und durch schon bestehende Hautschäden

Typische Beschwerden: Auftreten von harten, abgegrenzten Hautauswüchsen (kleinere und größere Knoten), in verschiedenen Formen und Farbabstufungen (fleischfarben bis braunschwarz) sowie mit meist höckriger Oberfläche oder zentraler Delle (Dellwarzen); manchmal in Gruppen zusammenstehend; sehr selten Juckreiz

• Siehe auch Ekzeme (S. 121ff.)

Sofortmaßnahmen – Was Sie gleich tun können

Etwas Geduld

Gewöhnliche Warzen können sich von selbst wieder zurückbilden. Es lohnt sich meist, etwas zu warten – außer es handelt sich um eine Warze, die sehr störend bzw. ansteckend ist. Vorsichtshalber sollte dies der Kinderarzt kontrollieren. Ansonsten hilft bei Ihrem Kind vielleicht ein kleiner »Zauberspruch« – die Spontanheilungsrate bei Warzen ist nämlich ziemlich hoch.

- Schmerzhafte Dornwarzen an den Fußsohlen sollten immer behandelt werden.

Medikamente zum Aufweichen

Warzen können mit Ätzmitteln, Warzensalben und Warzenpflastern aufgelöst werden. Eine Behandlung mit hornhautlösenden Mitteln sollte jedoch mit dem Kinderarzt abgeklärt werden.

Grenzen der Selbstbehandlung

Bei Kindern treten auch Dellwarzen (Mollusken) auf, die durch pockenähnliche Viren verursacht werden. Dellwarzen sind stecknadelkopfgroß, halbkugelig, fleischfarben und haben in der Mitte der Oberfläche einen kleinen Krater, eine »Eindellung« (deswegen Dellwarze). Diese Warzen sind ansteckend und gehören in ärztliche Behandlung.
Weitere Gründe, warum Sie wegen Warzen zum Kinder- und Jugendarzt gehen sollten:

- Wenn die Warzen sehr groß werden oder/ und sich stark vermehren, bluten oder sich entzünden
- Wenn so genannte Feigwarzen (rosafarbene, wuchernde Warzen) im Genital- und Afterbereich auftreten
- Wenn die Warze ähnlich wie ein Muttermal aussieht

AUS DER APOTHEKE

Lästige Warzen lassen sich medikamentös am besten mit keratolytischen (hornhautlösenden) Säuren, die äußerlich aufgetragen werden, behandeln. Zur Anwendung kommen Lösungen, die Salizylsäure, Oxalsäure und/oder Milchsäure enthalten.
Stark wirksam (und rezeptpflichtig) sind Präparate, die zusätzlich Fluorouracil, ein Zytostatikum, enthalten. Achten Sie bei allen Präparaten darauf, dass die gesunde Haut nicht benetzt wird. Die Lösung wird aufgetragen, sie trocknet und bildet einen weißen Film. Nach zwei bis vier Tagen kann die oberste Zellschicht entfernt werden – am besten nach dem Baden.
Neben den Lösungen gibt es auch Salizylsäurepflaster, die zwei bis drei Tage auf der Warze belassen werden.

Synthetische Medikamente

- **Keratolytika:** Salizylsäure, Salizylsäure plus Milchsäure, Salizylsäure plus Fluorouracil, Oxalsäure

Homöopathika

Die folgenden homöopathischen Mittel helfen bei Warzen.

- **Causticum:** bei Warzen an den Händen
- **Thuja:** bei weichen Warzen, die einzeln stehen
- **Sepia:** bei gelbbraunen Warzen mit Juckreiz

NATURHEILKUNDE

Schöllkraut, das Warzenkraut

Gut bewährt hat sich bei der Behandlung von gewöhnlichen Warzen und flachen jugendlichen Warzen der frische Milchsaft des Schöllkrauts. Den gelblichen Milchsaft kann man selbst aus der Heilpflanze pressen oder (bequemer) in der Apotheke kaufen.

- **Anwendung:** Die Warzen mit dem Saft vorsichtig betupfen. Die Anwendung über einen längeren Zeitraum durchführen.

Wichtiger Hinweis: Sie dürfen den Saft keinesfalls auf die Mundschleimhaut Ihres Kindes bringen, denn er ist giftig.

DAS KÖNNEN SIE NOCH TUN

Tipps zum Umgang mit Warzen

Warzen können aus ganz unterschiedlichen Gründen entstehen. Einige Warzenarten werden durch Viren übertragen und sind ansteckend (Körperkontakt). Manche Kinder haben eine Veranlagung zu Warzen. Es gibt auch begünstigende Umstände für die Entwicklung von Warzen: beispielsweise schon bestehende Hautschäden (Ekzeme u. a.), starkes Schwitzen, Abwehrschwäche oder Durchblutungsstörungen. Im Folgenden einige Tipps, wie Sie mit Warzen von Kindern umgehen können.

- Um Schmierinfektionen zu verhindern, sollten Warzen bei der Hautpflege sorgfältig ausgespart werden. Sie sollten die Warzen beim Eincremen am besten nur separat mit einem Wattestäbchen betupfen. Diese Vorsichtsmaßnahme betrifft allerdings nur ansteckende Warzenformen (wegen der Gefahr der Selbstinfektion).
- Nach dem Duschen oder Baden sollte sich Ihr Kind immer gut abtrocknen. Im Schwimmbad sollten Kinder möglichst nicht barfuß laufen, sondern Badeschuhe tragen (allein schon wegen der Gefahr von Fußpilz).
- Im Fall von Warzen an den Füßen ist es sinnvoll, häufig die Schuhe zu wechseln und Baumwollsocken anzuziehen. Ihr Kind sollte keine Gummistiefel oder Sportschuhe tragen, die nicht atmungsaktiv sind.
- Bei Warzen am Körper ist es sinnvoll, Baumwollunterwäsche zu tragen (keine Synthetik)
- Warzen können auch aufgrund einer vorübergehenden oder einer lokal begrenzten Abwehrschwäche entstehen. Deswegen ist es sinnvoll, wenn Kinder ihre Abwehrkräfte durch eine ausgewogene Ernährung (Vollwertkost mit viel Vitaminen, Mineralstoffen und Spurenelementen) sowie viel Sport und Bewegung an der frischen Luft stärken.

⊕ Das hilft

Rizinusöl (mehrmals täglich bestreichen)
Medikamente zum Aufweichen der Warzen
Stärkung des Immunsystems
Ausgewogene Ernährung

⊖ Das schadet

Geschwächtes Immunsystem
Aufkratzen der Warzen
Barfußlaufen in öffentlichen Bädern
Luftundurchlässige Schuhe und Synthetikkleidung

Windeldermatitis

Ursachen: Die meisten Babys bekommen in der ein oder anderen Form eine Windeldermatitis; die Haut der Windelregion ist wärmer und feuchter als die übrige Haut des Babys, deshalb kann sich bei zusätzlicher mechanischer Irritation und längerem Kontakt mit Urin, (saurem) Stuhl oder Seifenresten leicht eine Dermatitis bilden; das Risiko vergrößert sich, je länger das Baby nasse Windeln trägt

Typische Beschwerden: Rötung, Nässen und bisweilen Schuppung der Haut in der Windelregion; in schwereren Fällen Blasen und mit Eiter gefüllte Pusteln; in seltenen Fällen auch Ausbreitung der Hautentzündung (Dermatitis) auf andere Körperbereiche; in der Regel Rückbildung der Symptome bei konsequenter Windelhygiene

- Siehe auch Milchschorf und Kopfgneis (S. 133f.), Mundsoor (S. 42f.), Ekzeme (S. 121ff.), Juckreiz (S. 128f.) und Neurodermitis (S. 204ff.)

Sofortmaßnahmen – Was Sie gleich tun können

Windelhygiene

Das allgemeine Wohlbefinden Ihres Babys kann durch eine konsequente Windelpflege stark verbessert werden. In erster Linie sollten dabei die Windeln häufiger gewechselt werden, und der Babypo sollte mehr »luftbaden«.

Bäder und Salben mit Gerbstoffen

Kurze Bäder mit gerbstoffhaltigen Präparaten oder ebensolche Salben können bei einer Windeldermatitis lindernd wirken. Auch Eichenrindenextrakte haben sich als Badezusätze bewährt.

Grenzen der Selbstbehandlung

Wenn die Windeldermatitis nicht vergeht oder sich sogar ausweitet, sollte unbedingt der Kinderarzt aufgesucht werden. Auch wenn zusätzliche Symptome auftreten sollten (z. B. Fieber), ist eine ärztliche Konsultation geboten.

AUS DER APOTHEKE

Babys mit einer Windeldermatitis profitieren von kurzen Bädern mit gerbstoffhaltigen Badezusätzen – diese haben eine adstringierende (zusammenziehende) Wirkung. Ebenso geeignet sind gerbstoffhaltige Salben. Hier sind zahlreiche Präparate mit synthetischen Gerbstoffen im Handel erhältlich. Wenn sich auf der entzündeten Haut Candida-albicans-Pilze (Hefepilze) angesiedelt haben, werden vom Kinderarzt in der Regel Antimykotika (Mittel gegen Pilze) verordnet (meist mit dem Wirkstoff Nystatin). Diese Mittel werden auf die betroffenen Hautstellen möglichst dünn aufgetragen. Meist ist auch der Darm besiedelt, darum bekommt das Kind eine nystatinhaltige Suspension zum Einnehmen. Auf fettende Salben sollte besser verzichtet werden.

Synthetische Medikamente

- **Antimykotika:** Nystatin
- **Adstringenzien:** synthetische Gerbstoffe

Homöopathika

Die folgenden homöopathischen Mittel helfen Ihrem Baby bei Windeldermatitis.

- **Medorrhinum:** bei einem scharf begrenzten Windelausschlag; bei heftigen Kindern, die streiten und prügeln, gern barfuß gehen und Haustiere lieben
- **Arsen:** bei Wundsein am Po, vor allem bei stärkerem Durchfall
- **Sulfur:** bei Wundsein um die Körperöffnungen herum; wenn Durchfall, vor allem morgens sofort nach dem Aufwachen, besteht

NATURHEILKUNDE

Bad mit Eichenrindenextrakt

Ein bewährtes Mittel bei Windeldermatitis ist ein Bad mit einem Extrakt aus Eichenrinde. Die Gerbsäuren wirken entzündungshemmend, juckreizstillend und entschwellend. (Siehe Special Hausmittel, S. 16ff.)

Betupfen mit Apfelessig

Apfelessig wirkt leicht entschwellend und entzündungshemmend.

- **Anwendung:** Mit einem Wattestäbchen den Babypo und die wunden Stellen vorsichtig mit Apfelessig betupfen; anschließend das Baby nackt strampeln lassen.

DAS KÖNNEN SIE NOCH TUN

Konstitutionsbehandlung

Die Erfahrung zeigt, dass vor allem zahnende Kinder zu Windeldermatitis neigen. Warum das so ist, ist unbekannt. Sie können aber das Zahnen Ihres Kindes von einem homöopathisch arbeitenden Kinderarzt mit einer homöopathischen Behandlung begleiten lassen.

Chemisch reine Farbe

Das chemisch reine Mittel Methylrosaliniumchlorid kann helfen. Der Po wird damit eingepinselt und ist dann knallblau. Achten Sie auf die Textilien; der Farbstoff lässt sich nicht mehr entfernen.

Windelpflegetipps

- Die Windeln des Babys sollten häufiger gewechselt werden, vor allem unmittelbar nach der Blasenentleerung oder nach einem Stuhlgang.
- Waschen Sie das Baby beim Windelwechseln mit warmem Wasser – am besten ohne Seife. Wenn Sie Waschlappen (bitte weiche) verwenden, müssen Sie diese jedes Mal wechseln.
- Festsitzende Stuhlreste können auch mit etwas Öl entfernt werden. Bitte bedenken Sie: Viele Babypflegetücher enthalten Duftstoffe oder Konservierungsmittel, die zu Hautreizungen führen können.
- Dann tupfen Sie den Babypo mit einem weichen Handtuch vorsichtig trocken, oder Sie föhnen ihn auf niedrigster Stufe.
- Lassen Sie das Baby dann ohne Windeln »luftbaden«, also eine Weile nackt strampeln.
- Vermeiden Sie abdichtende Kunststoffwindeln, verwenden Sie Einmalwindeln. Achten Sie darauf, dass Stoffwindeln beim Waschen gut ausgespült werden.

⊕ Das hilft

Konsequente Windelhygiene
Salben mit Gerbstoffen, Antimykotika
Gerbende Bäder (z. B. mit Eichenrindenextrakt)
Luft am Babypo

⊖ Das schadet

Bestehende Hauterkrankungen (z. B. Milchschorf)
Hautreinigungsmittel, zu seltenes Wickeln
Ungenügendes Abtrocknen

Knochen, Muskeln & Co.

Der schnelle Diagnoseüberblick

Die folgenden Kurzbeschreibungen von Symptomen und Symptomenkomplexen sollen Ihnen die Diagnose bei Ihrem Kind erleichtern. Gleichzeitig führen sie mit Seitenverweisen zur entsprechenden Erkrankung – sowohl in diesem Kapitel als auch eventuell in einem anderen Kapitel (siehe hierzu »Ähnliche Beschwerden«). Auf diesen Seiten finden Sie auch bereits Warnhinweise, wann Sie mit Ihrem Kind (sofort) zum Arzt gehen müssen.

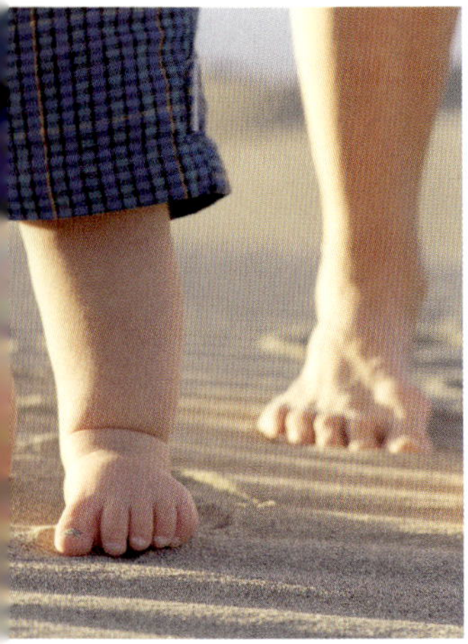

Störungen des Muskelwachstums

Leichte bis mittlere Schmerzen in Gliedmaßen und Muskeln, meist in Oberschenkeln, Waden, Füßen und Armen; die Schmerzen treten normalerweise in Ruhephasen auf (nicht bei Bewegungen oder Belastungen); manchmal auch akute Muskelkrämpfe → **Wachstumsschmerzen** (S. 168f.)

Schiefhaltung des Kopfs (der Kopf ist dabei zur Seite der Muskelverkürzung geneigt und zur Gegenseite gedreht), eingeschränkte Beweglichkeit, Asymmetrie der Gesichtshälften, zum Teil schmerzhaft; bei akutem Schiefhals: starke Schmerzen, Bewegungseinschränkung und Schonhaltung → **Schiefhals, Schieflage** (S. 165f.)

Wann zum Arzt?

- Bei Schiefhals und allen erkennbaren Anomalien des Skeletts

Rücken und Gelenke

Rundrücken, Hohlkreuz oder eine seitlich verkrümmte Wirbelsäule, zum Teil mit erheblichen Schmerzen verbunden → **Haltungsschäden** (S. 150ff.)

Akute und/oder chronische Schmerzen im gesamten Rückenbereich bzw. an den Gelenken (die Schmerzen können bis in den Nacken, den Kopf, die Arme und die Beine ausstrahlen), manchmal eingeschränkte Beweglichkeit (vor allem morgens), Schmerzen bei bestimmten Bewegungen oder Belastungen, Nackenverspannungen, Kopfschmerzen und Schwindel, bisweilen auch Schonhaltung → **Rücken- und Gelenkschmerzen** (S. 158ff.)

Wann zum Arzt?

- Bei Verletzungen der Wirbelsäule
- Bei Verdacht auf Knochenbruch
- Bei Verkrümmungen der Wirbelsäule

Akute und chronische Gelenkbeschwerden

Akute und chronische Schmerzen in Gelenken, Muskeln und Sehnen; ziehende, reißende oder stechende Schmerzen unterschiedlicher Stärke, Schwellungen und Rötungen; »wandernde« Beschwerden (an wechselnden Körperstellen); oft auch Bewegungseinschränkungen, Verformungen, Versteifungen und Deformationen; Schmerzen bei bestimmten Bewegungen und Belastungen → **rheumatische Beschwerden** (S. 156f.)

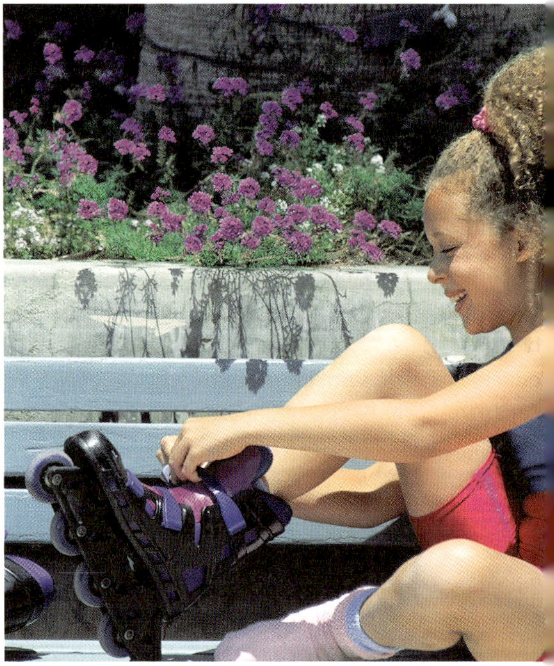

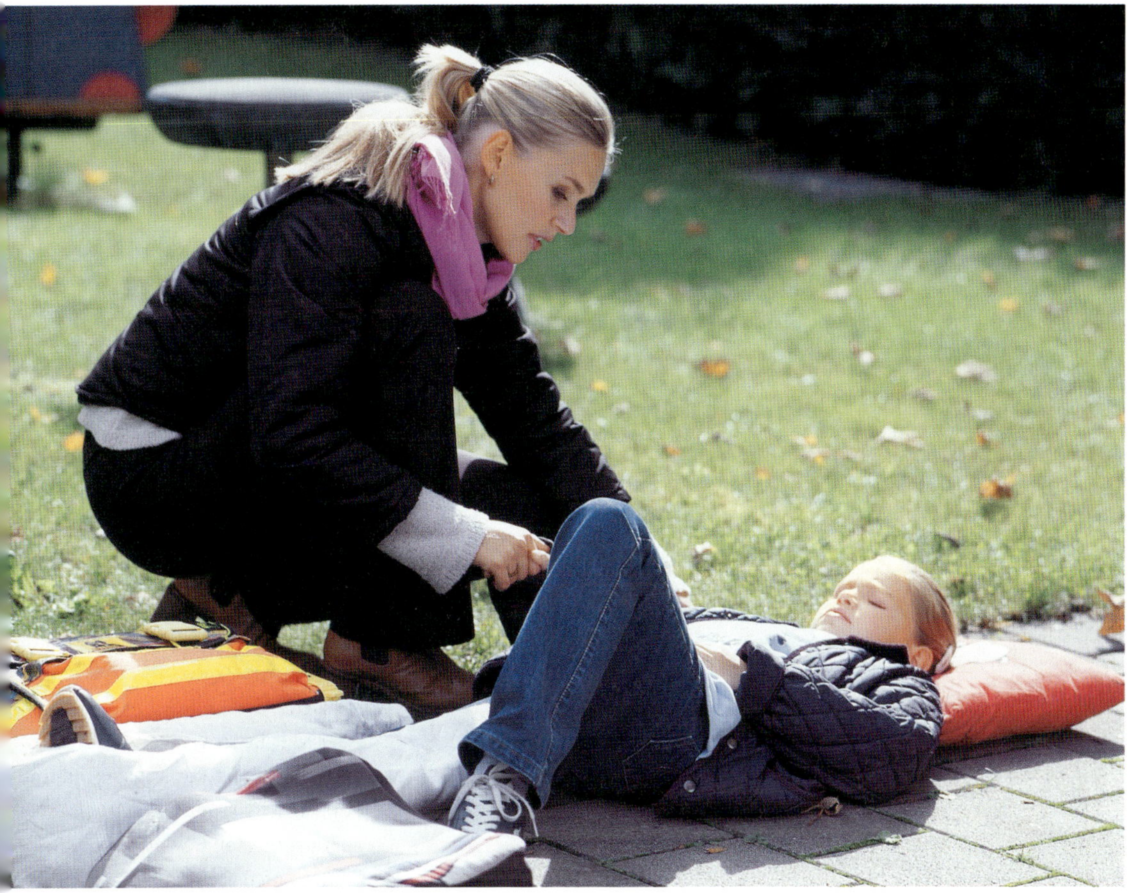

Wann zum Arzt?

- Grundsätzlich bei Verdacht auf eine Erkrankung des rheumatischen Formenkreises
- Bei akuten Schüben

Muskeln, Sehnen und Sportverletzungen

Zu Beginn Schmerzen nach schweren Anstrengungen; später Schmerzen während der Anfangsphase von bestimmten Bewegungsabläufen (z. B. beim Tippen oder beim Spielen eines Instruments), die sich nach Beendigung der Tätigkeit oder auch nachts verschlimmern; im Endstadium dauerhafte chronische Schmerzen, zum Teil eingeschränkte Beweglichkeit, oft auch Schonhaltung → **Sehnen(scheiden)entzündung** (S. 166f.)

Zu Beginn stechende Schmerzen im betroffenen Gelenk, später Schwellungen und teilweise Verfärbungen; eingeschränkte Beweglichkeit mit Schmerzen bei Bewegungen bzw. Belastungen, meistens auch Schonhaltung → **Prellungen, Zerrungen** (S. 154f.)

Muskelschmerzen bei Berührungen, Bewegungen bzw. Belastungen in Beinen, Füßen, Armen, Händen oder auch anderen Körperbereichen (z. B. Rücken- oder Bauchmuskulatur); bisweilen auch Schonhaltung → **Muskelkater** (S. 153f.)

ÄHNLICHE BESCHWERDEN

- Schmerzen an Knochen, Sehnen oder Muskeln aufgrund von Durchnässung und Unterkühlung → **Erfrierungen, Unterkühlung** (S. 288f.)
- Blutergüsse können ebenfalls starke Schmerzen verursachen → **blaue Flecke** (S. 119f.)

Wann zum Arzt?

- Bei länger anhaltenden Schmerzen
- Bei Verdacht auf Bänderriss, Knochenkapselverletzungen o.Ä.

Haltungsschäden

Ursachen: Haltungsschäden (z. B. ein Rundrücken) können ganz unterschiedliche Ursachen haben; sehr selten sind sie angeboren; bisweilen ist eine Rachitis ursächlich; meist Fehlhaltungen – vor allem während einer Längenwachstumsphase des Kindes – mitbedingt durch eine zu schwach ausgebildete Muskulatur, Hüftgelenkfehlstellungen oder unterschiedliche Beinlängen

Typische Beschwerden: Schmerzen und Bewegungsbeeinträchtigungen durch Rundrücken (Kyphose; auch durch die Scheuermann-Krankheit in der Pubertät bedingt), Hohlkreuz (Lordose) oder eine seitlich verkrümmte Wirbelsäule (Skoliose); zum Teil mit erheblichen Schmerzen verbunden; teilweise Schiefhaltung bzw. Schonhaltung

• Siehe auch Rücken- und Gelenkschmerzen (S. 158ff.), Schiefhals, Schieflage (S. 165f.) und Wachstumsschmerzen (S. 168f.)

Sofortmaßnahmen – Was Sie gleich tun können

Krankengymnastik

Sofern Ihr Kind bereits einen Haltungsschaden aufweist, sollten Sie es krankengymnastische Übungen machen lassen. Dabei lernt das Kind nach der Diagnose des Arztes spezielle Übungen, die je nach individuellem Beschwerdebild vom Krankengymnasten ausgewählt werden.

Für ausreichend Bewegung sorgen

Organisch bedingte Haltungsschäden bei Kindern gehen auf bestimmte Knochendeformationen oder Muskelschwächen zurück. Hinzu kommen häufig psychische oder familiäre Probleme. Ein Kind, das sich ausreichend bewegt, damit Rücken- und Bauchmuskulatur trainiert, und nicht stundenlang vor dem Fernseher oder Computer sitzt, weist meist keinen Haltungsschaden auf.

• Leidet Ihr Kind unter anhaltenden Rückenschmerzen, so können Sie es in die Rückenschule schicken (Siehe dazu auch das Special S. 161ff.).

Babys und Kleinkinder

Gegen Rundrücken im Säuglingsalter helfen krankengymnastische Übungen. Bei Neugeborenen stehen zudem manchmal die Füße nicht ganz gerade. Meistens sind dies harmlose Abweichungen, die als Sichelfuß- oder Hackenfußhaltung bezeichnet werden. Bei zunehmender Muskelarbeit kommt der Fuß in der Regel von selbst wieder in die richtige Position.

• Bei jedem Neugeborenen wird eine Ultraschalluntersuchung der Hüften durchgeführt, um hier eine Fehlstellung frühzeitig zu erkennen. Säuglinge mit ungenügend ausgebildeten Hüften werden mit Spreizhosen behandelt; Babys mit reifungsverzögerten Hüften müssen nur breit gewickelt werden.

Grenzen der Selbstbehandlung

Haltungsschäden bei Kindern gehören immer in die Hand des Kinderarztes bzw. Orthopäden.

• Bei einer Wirbelsäulenverkrümmung (Skoliose), die nicht selten während des pubertären Wachstums auftritt, ist eine frühzeitige konsequente Krankengymnastik notwendig. Bei ausgeprägten Verkrümmungen müssen Korsetts getragen werden. Manchmal ist auch ein operativer Eingriff mit nachfolgender Reha-Behandlung notwendig. Unterstützen Sie Ihr Kind gemeinsam mit Ihrem Kinder- und Jugendarzt. Die Behandlung ist meist langwierig und schmerzhaft. Sie stellt die Geduld des Kindes auf eine harte Probe. Aber Durchhalten ist wichtig.

AUS DER APOTHEKE

Gegen die Auswirkungen der Haltungsschäden (in der Regel Rückenschmerzen) gibt es eine Vielzahl von Medikamenten. Diese sollten jedoch nur kurzfristig bei starken Schmerzen verordnet werden. Im Folgenden finden Sie eine Auswahl der wichtigsten Präparate. Die Schmerzmittel mit dem Wirkstoff Diclofenac sollten Sie Kindern unter sechs Jahren nur nach ärztlicher Anordnung geben. Achten Sie bitte unbedingt auf die richtige Dosierung bei Kleinkindern. Rücksprache mit Ihrem Arzt ist in jedem Fall immer wichtig und anzuraten!

Arnika ist das schmerzstillende Naturheilmittel schlechthin. Bei Babys und Kleinkindern dürfen Sie jedoch keine Arnikapräparate versehentlich ins Gesicht bringen oder sie auf offene Wunden bzw. geschädigte Haut auftragen. Sofern Ihr Kind eine Allergie gegen Korbblütler hat, ist von Arnika ebenfalls abzuraten.

Synthetische Medikamente

- **Schmerzmittel:** Parazetamol, Ibuprofen, Diclofenac
- **Schmerzlindernde Salben:** Diclofenac, Ibuprofen

Phytopharmaka

- Präparate mit Arnikaextrakt
- Kombinationspräparate

NATURHEILKUNDE

Anwendungen mit Wärme können bei chronischen Rückenbeschwerden Schmerzen lindern und Verspannungen lösen. Heublumen haben eine den gesamten Organismus stabilisierende, entspannende und schmerzlindernde Wirkung. Heublumen(säckchen) bekommen in Kräuterläden, Reformhaus oder Apotheke.
Anwendung: etwa 100 Gramm Heublumen in ein Leinensäckchen geben und dieses verschließen. Wasser zum Kochen bringen und das Säckchen über dem Dampf erwärmen. In ein Wolltuch umwickelt die Auflage 20 Minuten lang auf die schmerzende Stelle legen, danach 30 Minuten ruhen lassen.

Massagen

Die klassische Massage hilft bei Beschwerden. Mit einer Rückenmassage (Streichen, Kneten, Klopfen) wird die Durchblutung gefördert, Muskelverspannungen und Gewebeverhärtungen können gelöst werden. Die Schmerzen werden dadurch gelindert, und die gesamte Rückenmuskulatur wird entspannt. Lassen Sie sich einige Handgriffe zeigen, und massieren Sie Ihr Kind.

DAS KÖNNEN SIE NOCH TUN

Übungen aus der Rückenschule

In der Rückenschule (siehe auch S. 161ff.) kann Ihr Kind spielerisch neue Haltungen »einstudieren«. Die Übungen sind so konzipiert, dass Muskelpartien gestärkt und die Gelenke entlastet werden. Hier einige Übungen.

- **Aufwärmen:** Etwa 1 Minute lang auf der Stelle laufen; dabei sollte das Kind versuchen, die Knie immer etwas höher zu ziehen.
- **Dehnungsübung:** Bei dieser Übung soll sich das Kind auf einen Stuhl setzen und beide Unterarme auf die Oberschenkel stützen; dann soll es den Oberkörper leicht nach vorn fallen lassen. Beim Ausatmen den Kopf etwas heben, den Oberkörper weit nach vorn schieben und den Rücken beim Einatmen so weit durchdrücken (Hohlkreuz), wie es gerade noch geht. Die Dehnungsübung 3-mal machen lassen.
- **Kräftigungsübung für Bauch und Becken:** Ihr Kind soll sich auf den Rücken legen und seine Beine aufstellen, mit dem rechten Arm kann es den Kopf abstützen; dann das rechte Bein nach oben strecken lassen; der linke Arm wandert nun ganz langsam am rechten Bein aufwärts, so wie eine Ameise einen Grashalm hochklettert (dabei den Oberkörper leicht anheben). Diese Übung 3-mal ausführen lassen, dann die Seite wechseln.

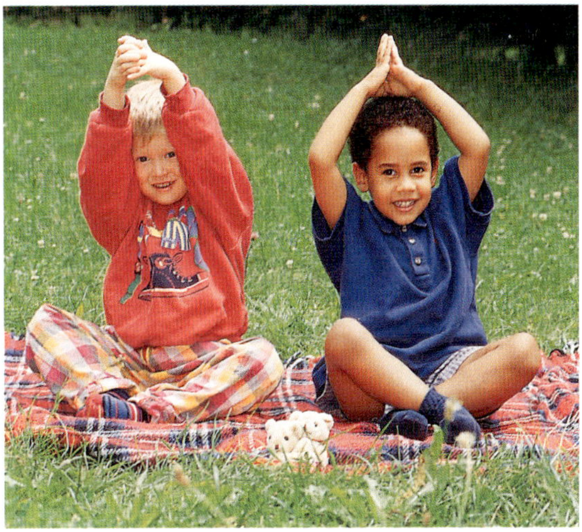

Wer kriegt die Arme hoch über den Kopf? Rückenübungen machen Spaß.

- **Beweglichkeitsübung:** Bei der so genannten Känguruübung sollte Ihr Kind leicht gebeugt dastehen und einen Rundrücken machen. Beide Arme werden wie Kängurupfötchen angewinkelt und vor die Stirn gehalten. Dann soll sich das Kind aufrecht in die Höhe recken und beide Arme gerade nach vorn strecken, um anschließend wieder in die Ausgangsposition zurückzukehren; 3- bis 5-mal mit fließenden Bewegungen ausführen lassen.
- **Abschließendes Entspannen:** Zum Abschluss der Übungsfolge soll sich Ihr Kind leicht gegrätscht hinstellen und die Arme und den Oberkörper ganz langsam nach vorn beugen. Dabei kann es leicht mit den Armen schaukeln (etwa 10 bis 15 Sekunden lang). Der Kopf

hängt bei dieser Übung ganz locker. Anschließend soll es sich langsam wieder aufrichten, und zwar Wirbel für Wirbel; zum Abschluss 3-mal tief durchatmen.

Haltungsschäden vorbeugen

Beim Liegen, Stehen, Heben, Tragen und Sitzen gibt es sinnvolle Regeln und Maßnahmen, die Haltungsschäden vorbeugen.

- Das richtige Bett bzw. die geeignete Matratze sollte bei jedem Lagewechsel den Körperwölbungen (Becken, Schulter) nachgeben und sich der physiologischen Wirbelsäulenform anpassen. Sie darf also weder zu weich noch zu hart sein. Durchhängende Matratzen gehören auf keinen Fall in ein Kinderbett.
- Beim Heben von Lasten, die sich für ein Kind leicht als zu schwer erweisen können, sollten sich Kinder möglichst frontal zum Gewicht hinstellen. Die Füße stehen dabei hüftbreit, der Rücken ist gerade. Dann werden die Beine gebeugt, und die Rumpfmuskulatur (Bauch und Rücken) wird angespannt. Nun kann das Gewicht gleichmäßig (nicht ruckhaft) durch Strecken im Hüft-, Knie- und Sprunggelenk angehoben werden.
- Für Kinder ist es am rückenfreundlichsten, die Schultasche auf dem Rücken zu tragen. Das Gewicht sollte dabei gleichmäßig auf beide Schultern verteilt werden (nicht schief oder einseitig tragen). Die Gesamtlast auf dem Rücken darf nicht mehr als etwa zehn Prozent des Körpergewichts betragen.
- Grundsätzlich sollten Kinder beim Tragen von Lasten den Körper bewusst aufrecht halten. Wenn möglich, sollten Gewichte immer gleichmäßig verteilt werden (z. B. zwei statt einer Trage- oder Umhängetasche). Die Traglast sollte nah am Körper getragen werden, am besten auf den Schultern oder auf dem Rücken (z. B. Rucksack).
- Kinder sollten eine ständige Belastung durch zu langes Sitzen vermeiden. Dies kann z. B. durch den Wechsel der Sitzstellungen, die Einnahme von Entlastungshaltungen oder durch einfache Bewegungsübungen geschehen.
- Ein kindgerechter Arbeitsstuhl zum Schreiben, Lesen, Malen und Basteln muss ergonomisch sein. Er sollte trotz einer starren Sitzfläche dynamisches Sitzen mit vielseitigen Sitzhaltungen ermöglichen. Auch der Abstand Tisch – Stuhl muss stimmen.

Feldenkraismethode

Die Feldenkraismethode (benannt nach ihrem Begründer Moshé Feldenkrais) ist eine spezielle Körpertherapie, die eine intensivere Wahrnehmung des eigenen Körpers vermitteln möchte. Bewegungsabläufe und (falsche) Haltungsmuster werden bewusst gemacht und erkannt, um dann geändert werden zu können. Vor allem ältere Kinder und Jugendliche mit Haltungsschäden können mit der Feldenkraismethode gute Ergebnisse erzielen. An Volkshochschulen und Gesundheitszentren können Sie mit Ihrem Kind Kurse belegen.

Aquajogging

Eine sinnvolle Wasseranwendung bei Haltungsschäden, die Kindern auch großen Spaß macht, ist das so genannte Aquajogging. Bei diesem Ausdauer- und Muskeltraining laufen die kleinen Patienten zur Entlastung der Wirbelsäule durchs Wasser. Die Kinder stehen dabei bis zur Brust im Wasser und schreiten mit möglichst großen Schritten zügig voran. Am besten eignet sich für diese Anwendung ein erwärmtes Bewegungsbecken.

- Aquajogging ist auch für Kinder und Jugendliche mit Übergewicht gut geeignet, weil das Wasser den Körper trägt und Rücken bzw. Gelenke dabei entlastet werden.
- Eine Alternative zu Aquajogging ist die Wassergymnastik oder Aquarobic. Mit diesem rückenfreundlichen Konditionstraining werden Muskeln, Sehnen und Bänder gekräftigt, außerdem wird die Ausdauer trainiert.

⊕ Das hilft

Krankengymnastik
Wärmeanwendungen
Bewegung und rückenfreundliche Sportarten
Rückenschule
Massagen
Entspannungsübungen

⊖ Das schadet

Zu langes unbewegliches Sitzen
Übergewicht
Emotionaler Stress
Fehlbelastungen
Zu weiche Sitz- und Schlafmöbel

Muskelkater

Ursachen: Ausschüttung von Milchsäure nach einer ungewohnten oder ungewohnt starken Beanspruchung einzelner Muskeln, die sich als Stoffwechselabfallprodukt in den Muskeln ansammelt und dort zu starken Schmerzen führt; zudem Bildung von winzigen Rissen in den Muskelfasern; in der Regel Rückbildung nach 2 bis 3 Tagen
Typische Beschwerden: Muskelschmerzen bei Berührungen, Bewegungen bzw. Belastungen in Beinen, Füßen, Armen, Händen oder auch anderen Körperbereichen; bisweilen auch Schonhaltung
• Siehe auch Prellungen, Zerrungen (S. 154f.) und blaue Flecke (S. 119f.)

Sofortmaßnahmen – Was Sie gleich tun können

Kühlende Umschläge
Bei einem starken Muskelkater wirken Kälteanwendungen schmerzlindernd. Empfehlenswert sind kalte Umschläge oder so genannte Hot-Cold-Packs.

Kühlende Gele
Verschiedene kühlende Gele mit synthetischen oder pflanzlichen Inhaltsstoffen (z. B. Arnika) sind hierzu in der Apotheke erhältlich. Sie können die Schmerzen lindern. In der Regel sind die Präparate auch für Kinder gut geeignet.

Grenzen der Selbstbehandlung
Wenn die Schmerzen länger als drei Tage anhalten, sollten Sie mit Ihrem Kind unbedingt den Kinderarzt aufsuchen. Es könnte sich um eine Muskelzerrung handeln, um eine Verstauchung oder um eine Gelenkkapselverletzung.

AUS DER APOTHEKE
Medikamente sollten bei Muskelkater nur bei starken Schmerzen angewendet werden. Bei längerer Anwendung synthetischer, aber auch pflanzlicher Medikamente sind Überempfindlichkeitsreaktionen möglich; die Salben dürfen nicht auf offene Wunden oder geschädigte Haut aufgetragen werden.

Synthetische Medikamente
- **Salben:** Hydroxyethylsalizylat

Phytopharmaka
- Salben mit Arnika, Ringelblume, Rosskastanie und Hamamelis

Homöopathika
Die folgenden homöopathischen Mittel helfen bei Muskelkater.
- **Arnica:** bei Zerschlagenheitsgefühl
- **Bellis perennis:** bei Gefühl von Wundsein und Schmerzgefühl in der Tiefe
- **Rhus toxicodendron:** nach Überanstrengung bei sportlicher Betätigung und Muskelkater nach Durchnässung

NATURHEILKUNDE

Kneippsche Wasseranwendungen
Bei einem Muskelkater können auch kneippsche Wasseranwendungen helfen. Sie fördern die Durchblutung und erhöhen die Stoffwechseltätigkeit. Je nach den betroffenen Körperbereichen eignen sich kalte Arm- und Beingüsse, Wassertreten, wechselwarme Hand- und Fußbäder, ansteigende Bäder sowie Wechselduschen. Die Anwendungen sind nur für ältere Kinder geeignet.
- **Wechselduschen:** Zuerst 2 Minuten lang warm duschen, dann 1/2 Minute lang kalt; in den nächsten 2 Minuten wieder mit warmem Wasser duschen. Diesen Vorgang mindestens 3-mal wiederholen. Zum Abschluss etwa 1/2 Minute lang unter einem möglichst kalten Wasserstrahl das Duschen beenden.

Kompresse mit Arnikatinktur
Arnikatinktur kann aufgrund ihrer schmerzlindernden Wirkung hilfreich sein.
- **Anwendung:** Die betroffenen Muskelpartien vorsichtig mit 3 bis 5 Tropfen Arnikatinktur einreiben; ein Leinentuch in kaltes Wasser eintauchen und auswringen; das Tuch auf die eingeriebene schmerzende Muskelpartie legen und etwa 10 Minuten einwirken lassen.

Vorsicht: Wenn Ihr Kind eine Allergie auf Korbblütler hat, sollten Sie von Behandlungen mit Arnika absehen.

Entspannungsbad

Bäder mit ätherischen Ölen fördern die Durchblutung des Gewebes und entspannen die Muskulatur. Sie wirken deshalb bei Muskelkater schmerzlindernd.

- **Vollbad:** Je 2 Tropfen Kamillen- und Rosmarinöl und 1 Tropfen Rosenöl mit 1 bis 2 Esslöffeln süßer Sahne in das nicht zu heiße Badewasser (ca. 35 bis 38 °C) geben. Das Kind etwa 10 bis 15 Minuten lang baden lassen. Nach dem Baden sollte es noch mindestens 30 Minuten lang ruhen.

Hinweis: Leichte Hautreaktionen, wie z. B. Rötungen, sind als Nebenwirkungen möglich. Diese Ölbäder kann man im Übrigen gut vor dem Schlafengehen durchführen; aber erst bei Kindern über drei Jahren.

DAS KÖNNEN SIE NOCH TUN

Muskelschmerzen vorbeugen

- Vor einer sportlichen Betätigung sollten sich Kinder immer ausreichend aufwärmen (z. B. durch Warmlaufen und Gymnastik); dies verringert die Anfälligkeit für einen Muskelkater deutlich.
- Unternehmen Sie mit Ihren Kindern nur mit entsprechendem Training längere Wanderungen.

⊕ Das hilft

Kälteanwendungen, Heilkräutersalben
Sportliche Betätigung, Wechselduschen

⊖ Das schadet

Überforderung beim Sport, Sport ohne Aufwärmen
Fehlbelastungen, Heben von Lasten

Prellungen, Zerrungen

Ursachen: Überdehnung der Bänder eines Gelenks aufgrund einer Überlastung oder eines Sturzes, z. B. durch Umknicken des Fußes oder durch abgestützten Fall auf ein Handgelenk; im Extremfall Bänderriss
Typische Beschwerden: zu Beginn stechende Schmerzen im betroffenen Gelenk, später Schwellungen und teilweise Verfärbungen; eingeschränkte Beweglichkeit mit Schmerzen bei Bewegungen bzw. Belastungen; meistens auch Schonhaltung; Gefahr von Bänder- oder Kapselriss

- Siehe auch blaue Flecke (S. 119f.) und Muskelkater (S. 153f.)

Sofortmaßnahmen – Was Sie gleich tun können

Ruhigstellen des Gelenks

Bei einer Zerrung oder Verstauchung sollten Sie das verletzte Gelenk Ihres Kindes zuerst ruhig stellen und dann hoch lagern; dies wirkt abschwellend. Anschließend muss das betroffene Gelenk (am besten von einem Arzt) fachgerecht bandagiert werden.

- Auf keinen Fall darf Ihr Kind nach einer Zerrung noch Sport treiben; es kann zum Bänderriss führen.

Schmerzstillende Salben und Gele

Bei Zerrungen, Prellungen und Verstauchungen genügt es oft schon, die betroffene Stelle mit einer schmerzstillenden Salbe oder einem Gel, das gleichzeitig kühlt, einzureiben.

Kälteanwendungen

Kalte Umschläge wirken schmerzlindernd und verhindern eine zu starke Schwellung.

- **Hot-Cold-Packs**: Halten Sie eine Packung im Eisfach bereit. Nach der Verletzung auflegen.

Grenzen der Selbstbehandlung

Bei sehr starken Schmerzen und Schwellungen sollten Sie Ihr Kind unbedingt ärztlich untersuchen lassen. Es könnte ein Bänderriss, eine Gelenkkapselverletzung oder ein Knochenbruch vorliegen.

Sofort den Notarzt rufen

- Bei schweren Stürzen auf den Kopf mit/ohne Bewusstlosigkeit

AUS DER APOTHEKE

Bei älteren Kindern oder Jugendlichen können Sie Salben mit Ibuprofen, Diclofenac oder Kombinationspräparate mit Salizylsäure einsetzen. Gegen starke Schmerzen geben Sie ein Schmerzmittel mit Ibuprofen. Die Salben dürfen nicht auf offene Wunden aufgetragen werden. Achten Sie darauf, ob sie auch für Kleinkinder geeignet sind. Grundsätzlich sollte bei kleinen Kindern nur wenig Salbe aufgetragen und auf stark reizende Arzneimittel (z. B. ätherische Öle oder Kampfer) verzichtet werden. Auch Franzbranntwein ist für Kleinkinder nicht geeignet.
Gut geeignet bei Schmerzen aufgrund von Zerrungen ist auch das homöopathische Komplexmittel Traumeel®.

Synthetische Medikamente

- **Schmerzstillende und abschwellende Salben:** Ibuprofen, Diclofenac, salizylsäurehaltige Präparate
- **Schmerzmittel:** Ibuprofen, Parazetamol

Phytopharmaka

- Arnikaextrakt, Beinwellextrakt

Homöopathika

Die folgenden homöopathischen Mittel helfen insbesondere bei Zerrungen und Verstauchungen.

- **Arnica:** bei Schmerzen, Zerschlagenheitsgefühl, wenn Berührung abgelehnt wird
- **Bryonia:** bei Zerrungen und Prellungen aufgrund von Überlastung oder falscher Bewegung
- **Ruta:** bei Verletzungen der Knochenhaut

NATURHEILKUNDE

Kompresse mit Arnikatinktur

Bei Zerrungen und Verstauchungen hat sich die Arnika wegen ihrer schmerzlindernden und abschwellenden Wirkung gut bewährt.

- **Anwendung:** Waschlappen oder Leinentuch unter fließend kaltes Wasser halten, Arnikatinktur auf die betroffene Körperstelle träufeln; die Kompresse dann vorsichtig auf das betroffene Gelenk legen und etwa 10 bis 15 Minuten lang einwirken lassen.

DAS KÖNNEN SIE NOCH TUN

Krankengymnastik

Falls eine Bänderdehnung aufgetreten ist, sollte als Reha-Maßnahme Krankengymnastik verordnet werden. Die Übungen werden mit der Krankengymnastin erlernt und können dann zu Hause unter Ihrer Aufsicht durchgeführt werden. Die Krankenkassen übernehmen in der Regel die Kosten für die Behandlung.

Richtiges Verhalten, richtige Kleidung

Kinder und Jugendliche sollten bei Spiel, Sport und Freizeitvergnügen einige Regeln beachten, um Verletzungen zu vermeiden.

- Achten Sie auf das richtige Schuhwerk bei Ihren Kindern. Das erfordert bei Jugendlichen sicher einige Diskussionen, je nachdem, ob gerade hohe Absätze oder ausgelatschte Tennisschuhe »in« sind.
- Vor jeder sportlichen Betätigung (z. B. Squash oder Fußball) sollten sich Kinder und Jugendliche durch Laufen und Gymnastik immer ausreichend aufwärmen.
- Die richtige Schutzkleidung ist bei bestimmten Sportarten obligatorisch – etwa beim Inlineskating oder Skateboardfahren (Helm, Knieschützer und Schulterpolster). Auch zum Fahrradfahren gehört der Schutzhelm.
- Für Fußballer gibt es Wadenschützer und Intimschutz.
- Achten Sie auch darauf, dass übermütige Kinder nicht zu leichtsinnig werden oder sich ständig überfordern.

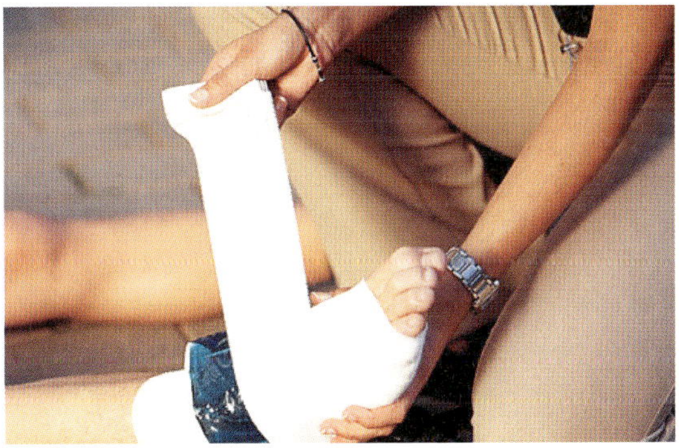

Rasche und intensive Kühlung lindert die Schmerzen.

⊕ Das hilft

Kälteanwendungen, Johanniskrauttinktur
Richtiges Schuhwerk, Aufwärmen beim Sport
Eventuell Sicherheitstraining

⊖ Das schadet

Fehlbelastungen, leichtsinniges Verhalten
Gelenkbelastende Sportarten (z. B. Tennis)

Rheumatische Beschwerden

Ursachen: Entzündungen, Autoimmunerkrankungen oder Abnutzungserscheinungen; rheumatische Beschwerden (Zusammenfassung verschiedener Erkrankungen, die ähnliche Symptome entwickeln); charakteristische Erkrankungen des rheumatischen Formenkreises sind: Arthritis (Gelenkentzündung), Arthrose (degenerative Gelenkabnutzung), Gicht (Stoffwechselstörung), rheumatisches Fieber sowie Weichteilrheumatismus; bei Kindern und Jugendlichen hauptsächlich Auftreten von rheumatoider Arthritis

Typische Beschwerden: akute und chronische Schmerzen in Gelenken, Muskeln und Sehnen; ziehende, reißende oder stechende Schmerzen unterschiedlicher Stärke, Schwellungen und Rötungen; so genannte wandernde Beschwerden (Beschwerden an wechselnden Körperstellen); oft auch Bewegungseinschränkungen, Verformungen, Versteifungen und Deformationen; Schmerzen bei bestimmten Bewegungen und Belastungen

• Siehe auch Rücken- und Gelenkschmerzen (S. 158ff.) und Wachstumsschmerzen (S. 168f.)

Sofortmaßnahmen – Was Sie gleich tun können

Kälteanwendungen

Bei akuten rheumatischen Schüben sind kalte Umschläge oder die Auflage eines Hot-Cold-Packs sinnvoll. Sie haben eine schmerzlindernde und entzündungshemmende Wirkung.

Wärmeanwendungen

Wärmeanwendungen (z. B. Heilkräuterbäder, Fangopackungen, Moorbäder) sind als unterstützende Therapie bei chronischen rheumatischen Beschwerden empfehlenswert, sollten aber erst nach Absprache mit dem Arzt erfolgen.

Grenzen der Selbstbehandlung

Wenn Sie bei Ihrem Kind den Verdacht auf eine Erkrankung des rheumatischen Formenkreises hegen, sollten Sie in jedem Fall eine gründliche medizinische Untersuchung durchführen lassen. Es existieren viele verschiedene Ausformungen rheumatischer Erkrankungen, die der genauen Diagnose eines Kinderrheumatologen bedürfen, um eine individuell zugeschnittene Therapie zu entwickeln.

• Von der eigenständigen Gabe von Antirheumatika sollten Sie unbedingt absehen.

AUS DER APOTHEKE

Bei Kindern und Jugendlichen, die an rheumatoider Arthritis leiden, steht die Therapie mit so genannten nichtsteroidalen Antirheumatika (NSAR) im Vordergrund. Klassischer Wirkstoff ist die Azetylsalizylsäure. Weil sie jedoch häufig starke Nebenwirkungen verursacht, muss die Behandlung vom Arzt kontrolliert werden. Er kann aber auch auf andere gleichwertige NSAR umsteigen (z. B. Diclofenac, Ibuprofen oder Indometazin). Sie werden bei Kindern entsprechend dem Alter und Gewicht dosiert und stehen teilweise auch als Suspensionen oder Zäpfchen zur Verfügung, die von Kindern leichter angewendet werden können. Wirksamer zur Bekämpfung der Entzündung sind Glukokortikoide. Weil sie aber langfristig schwere Nebenwirkungen verursachen können (u.a. Wachstumsstörungen), kommen sie nur begrenzt und unter engmaschiger Kontrolle zum Einsatz.

Nach nicht behandeltem Scharlach (sogenannter Streptokokkenangina) kann als schwere Komplikation ein so genanntes rheumatisches Fieber auftreten. Dieses muss in Kombination mit Penizillin, Kortison und Azetylsalizylsäure unter strenger ärztlicher Kontrolle behandelt werden.

Bei den folgenden Antirheumatika handelt es sich um eine Auswahl.

Synthetische Medikamente

- **Nichtsteroidale Antirheumatika:** Azetylsalizylsäure, Ibuprofen, Diclofenac, Indometazin (Rp)
- **Glukokortikoide (Rp)**
- **Chemotherapeutika:** Metothrexat (MTX)

Phytopharmaka

- **Präparate aus Cayennepfefferextrakt:** - Kombinationspräparate zur Wärmebehandlung

Homöopathika

Die folgenden Mittel helfen bei rheumatischen Beschwerden (immer mit dem Kinderarzt absprechen).

- **Arnica:** bei Zerschlagenheitsgefühl, Angst vor Berührung, Schmerzen
- **Bryonia:** bei rheumatischen Beschwerden, ungewöhnlich großem Durst, wenn Ruhe und Druck die Beschwerden bessern

NATURHEILKUNDE

Heublumenbad

Das Heublumenbad ist ein bewährtes Kneipprezept und dient der Schmerzlinderung.

- **Anwendung:** Etwa 200 Gramm Heublumen in 5 Liter Wasser aufkochen, 15 Minuten lang ziehen lassen. Den Sud ins 35 bis 38 °C warme Badewasser geben; das Kind etwa 10 Minuten lang baden lassen. Ruhezeit nach dem Bad: mindestens 30 Minuten.

DAS KÖNNEN SIE NOCH TUN

Autogenes Training

Das autogene Training hat sich bei Kindern, die an rheumatischen Beschwerden leiden, bewährt. Es hilft ihnen, sich zu entspannen und eventuelle psychische Blockaden langsam abzubauen. Besuchen Sie mit Ihrem Kind einen Kurs (Volkshochschule, Gesundheitszentren etc.), und üben Sie dann regelmäßig mit Ihrem Kind zu Hause (siehe auch das Special S. 221ff.).

- Auch Atemtherapie, Alexander-Methode und Feldenkraisübungen sind empfehlenswert.
- Regelmäßige Krankengymnastik erhält die Beweglichkeit der Gelenke.
- Vielleicht ist für Sie und Ihr Kind der Besuch einer Selbsthilfegruppe sinnvoll und hilfreich.

⊕ Das hilft

Umstimmungstherapien
Bewegungstraining
Viel trinken und Vollwertkost
Therapie in Kältekammern
Akupunktur

⊖ Das schadet

Bewegungsmangel
Zu viele Süßigkeiten
Fett- und cholesterinreiche Ernährung

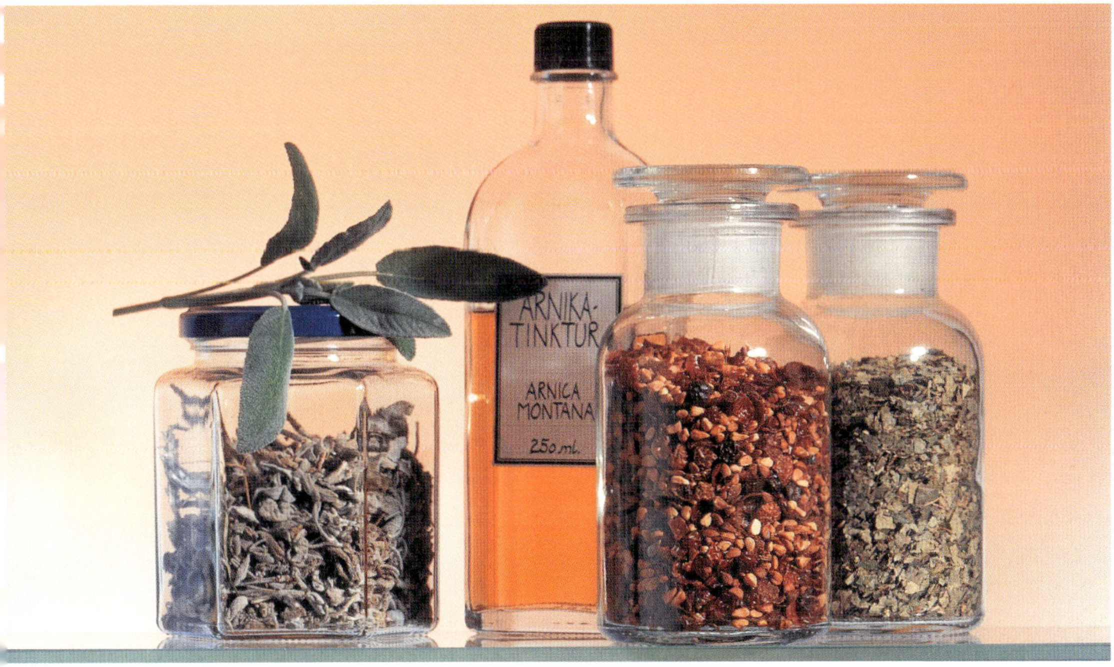

Heilkräuter können bei rheumatischen Beschwerden nur zur unterstützenden Behandlung eingesetzt werden.

Rücken- und Gelenkschmerzen

Ursachen: ständige Überlastung der Wirbelsäule und des Stützapparats, z. B. aufgrund falscher Sitzhaltung, durch Bewegungsmangel oder Übergewicht; auch seelische Probleme als Auslöser möglich; Rückenbeschwerden kommen gerade bei Schulkindern recht häufig vor

Typische Beschwerden: akute und/oder chronische Schmerzen im gesamten Rückenbereich (Halswirbelsäule, Brustwirbelsäule, Lendenwirbelsäule) bzw. an den Gelenken; Schmerzen können bis in den Nacken, den Kopf, die Arme und die Beine ausstrahlen; manchmal eingeschränkte Beweglichkeit (vor allem morgens), Schmerzen bei bestimmten Bewegungen oder Belastungen, Nackenverspannungen, Kopfschmerzen und Schwindel

• Siehe auch Haltungsschäden (S. 150ff.) und Wachstumsschmerzen (S. 168f.)

Sofortmaßnahmen – Was Sie gleich tun können

Wärmeanwendungen

Gezielte Wärmeanwendungen können vor allem bei chronischen Rücken- und Gelenkbeschwerden die Schmerzen lindern und Verspannungen lösen. Empfehlenswert sind hierbei Fangopackungen, warme Bäder und Umschläge, Rotlichtbehandlungen, Hot-Cold-Packs, warme Kartoffelauflagen oder Moorbäder.

• **Moorbad**: Das Moorbad (aus der Apotheke) ins 35 bis 38 °C warme Badewasser geben. Das Kind für 10 Minuten baden und 30 Minuten lang warm zugedeckt nachruhen lassen.

Rückenmassage

Mit einer Rückenmassage werden die Durchblutung angeregt und die Muskelspannung reguliert. Muskelverkrampfungen und Gewebeverhärtungen können dadurch gelöst und Rückenschmerzen deutlich gelindert werden. Es funktioniert auch mit einem elektrischen Massagegerät.

• **Anwendung:** Massieren Sie Ihrem Kind den Rücken mit leicht kreisenden, streichenden und drückenden Bewegungen mindestens 15 Minuten lang. Vorher sollten Sie ein wenig wärmendes Öl auf seine Haut geben (gut geeignet ist z. B. Sesamöl oder handelsübliche Massageöle). Fragen Sie, wo es besonders wehtut, und behandeln Sie diese Partien mit Vorsicht.

Grenzen der Selbstbehandlung

Bei allen Rücken- und Gelenkschmerzen Ihres Kindes sollten Sie den Kinderarzt aufsuchen. Gegebenenfalls muss Ihr Kind vom Orthopäden untersucht werden. Nehmen Sie es ernst, wenn Ihr Kind über Rückenschmerzen klagt. Im Rahmen von Virusinfektionen können Beschwerden in den Hüftgelenken auftreten (»Hüftschnupfen«). Dabei bildet sich im Hüftgelenk ein Erguss, und das Kind klagt über Schmerzen beim Laufen. Ruhe und eine Behandlung mit Diclofenac reichen meist aus.

AUS DER APOTHEKE

Gegen Gelenk- bzw. Rückenschmerzen gibt es eine Vielzahl von Medikamenten, die bei Kindern am besten äußerlich angewendet und nur im Notfall innerlich eingenommen werden sollten. Bei stark wärmenden Sportsalben ist Vorsicht geboten. Die Präparate dürfen nicht auf offene Wunden oder beschädigte Haut aufgetragen werden. Achten Sie auch auf die richtige Dosierung bei Kleinkindern.

Synthetische Medikamente

- **Salben zum Einreiben (Rp):** Diclofenac, Ibuprofen
- **Schmerzmittel (innerlich):** Ibuprofen, Parazetamol

Phytopharmaka

- Präparate mit Arnikaextrakt
- Präparate mit Pfefferminzöl,
- Weidenrindentinktur
- Kombinationspräparate

Homöopathika

Die folgenden homöopathischen Mittel helfen bei Rücken- und Gelenkbeschwerden.

- **Arnica:** bei Rückenschmerzen infolge von Verletzungen, bei Zerschlagenheitsgefühl
- **Bryonia:** bei stechenden Gelenkschmerzen nach Unterkühlung, bei großem Durst

- **Rhus toxicodendron:** bei Rücken- und Gelenkschmerzen aufgrund von Überanstrengung, Durchnässung und Unterkühlung

NATURHEILKUNDE

Wärmeanwendung

Fangopackungen wirken bei chronischen Rückenschmerzen schmerzstillend. Bei Kindern sollte die Packung nicht zu warm angelegt werden.

- **Fangopackung:** Eine warme Fangopackung (z. B. Fangotherm®) auf eine Liege legen (noch ein Leinentuch unterlegen), dann das Kind vorsichtig mit dem Rücken auf die Packung betten; mit dem Leinentuch den Oberkörper umwickeln und mit einer Wolldecke zudecken. Anwendungsdauer: 20 bis 30 Minuten.

Akupressur

Die folgenden Akupressurpunkte können bei Rückenbeschwerden hilfreich sein. Außerdem sind die vorgestellten Druckpunkte auch zur Vorbeugung von Verspannungen geeignet.

- **BL 31:** Dieser Druckpunkt des Blasenmeridians befindet sich direkt auf dem Kreuzbein in einer markanten Vertiefung oberhalb des Gesäßes (1. Sakralvertiefung). Diesen Punkt etwa 5 Minuten lang mit sanftem Druck und Kreisbewegungen gegen den Uhrzeigersinn massieren.
- **BL 67:** Dieser Druckpunkt des Blasenmeridians befindet sich auf der Oberseite des Fußes; er liegt auf der kleinen Zehe, genau neben dem äußeren Nagelbett. Den Akupressurpunkt 2 Minuten lang mit kräftigem Druck und langsamen Kreisbewegungen im Uhrzeigersinn massieren.

ERNÄHRUNG

Mineralstoffe

Kalzium ist als »Knochenbaustoff« bekannt; doch das ist nur die »halbe Miete«. Wichtig sind auch Magnesium (für die Muskeln), Vitamin D (damit Kalzium aus dem Darm resorbiert wird) und Zink. Phosphor und Kalzium müssen in einem ausgewogenen Verhältnis stehen, sonst wird Phosphor zum Gegenspieler von Kalzium. So kann z. B. zu viel Phosphat in der Nahrung (Fertigprodukte, Wurstwaren) Kalzium binden und damit wertlos machen. Bei einer ausgewogenen Ernährung ist die komplizierte Balance des Stoffwechsels kein Problem. Kritischer kann es bei einseitiger Ernährung, bisweilen in der Pubertät oder bei strenger vegetarischer Ernährung werden.

- **Tipp:** Falls sich Ihr Kind vegetarisch ernähren will, sollten Sie dafür sorgen, dass kalziumreiche Nahrungsmittel wie Käse, Mandeln, Nüsse und dunkelgrünes Gemüse auf dem Speiseplan stehen.

DAS KÖNNEN SIE NOCH TUN

Rotlichtbestrahlung

Die Bestrahlung mit einer Infrarotlichtlampe (erhältlich im Sanitätsfachhandel) lindert die Schmerzen. Achten Sie darauf, dass im Raum keine Zugluft herrscht und Ihr Kind sich gleich nach der Bestrahlung wieder warm anzieht.

- **Anwendung:** Das Kind in einem Mindestabstand von 50 Zentimetern (Vorsicht: Verbrennungsgefahr!) mit nacktem Oberkörper (Rücken) vor die Rotlichtlampe setzen. Die Rotlichtbestrahlung 2- bis 3-mal täglich jeweils höchstens 10 Minuten lang anwenden.

Kirschkernauflage

Dieses alte Hausmittel eignet sich zur unterstützenden Behandlung bei Rücken- und Gelenkbeschwerden. Kirschkerne haben den Vorteil, dass sie lange Wärme speichern können.

- **Anwendung:** Das Kirschkernsäckchen im Backofen erwärmen und auf die schmerzende Stelle Ihres Kindes legen (Temperaturprobe machen); zusätzlich noch mit einem Wolltuch umwickeln und etwa 30 Minuten lang liegen lassen.

Chirotherapie

Die Chirotherapie bzw. Chiropraktik ist vor allem bei akuten Rückenschmerzen oft sehr erfolgreich. Sie dient schwerpunktmäßig der Behandlung von Wirbelblockaden, schmerzhaften Erkrankungen der Wirbelsäule sowie der Arme und Beine.

Die Behandlung darf nur von speziell ausgebildeten Fachleuten ausgeübt werden. Bei der so genannten weichen Technik drückt, rollt und dehnt der Therapeut die verspannten Muskeln; bei der harten Methode wird mit einem kurzen Ruck die Blockade gelöst oder das Gelenk in seine normale Position gebracht. Um einen dauerhaften Erfolg der Behandlung zu gewährleisten, sollte das Kind seine Muskulatur durch Bewegungsübungen kräftigen.

Schwimmen und Wassergymnastik

Sofern Ihr Kind haltungsbedingte Rückenbeschwerden hat, sollten Sie regelmäßig mit ihm zum Schwimmen gehen. Vor allem das Kraulen und das Schwimmen in Rückenlage stärken die Rückenmuskulatur. Animieren Sie Ihr Kind doch einmal zu den folgenden wassergymnastischen Übungen.

- **Fahrrad fahren:** Hierbei hält sich das Kind am Beckenrand fest und bewegt – auf dem Rücken liegend – die Beine so, als würde es Fahrrad fahren.
- **Frosch:** Das Kind liegt auf dem Bauch, hält sich am Beckenrand fest, zieht die Beine wie ein Frosch an den Oberkörper und stößt sie nach hinten – wie ein Frosch beim Absprung. Diese Übung ist vor allem für schmerzende Hüft- und Kniegelenke gut.

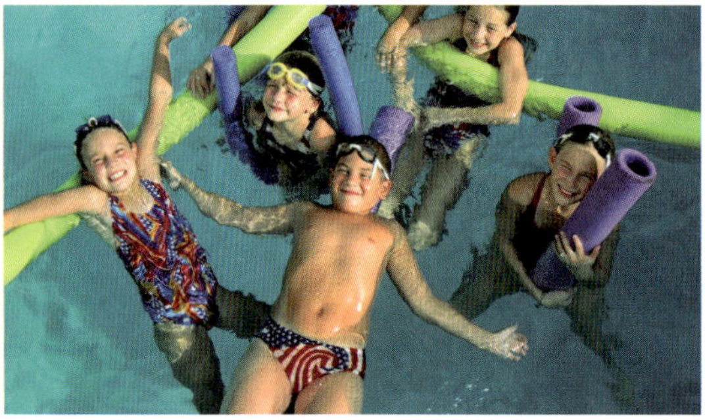

Im Wasser ist vieles leichter: Kinder mit Rückenschmerzen sollten schwimmen.

Rückenschule

Rückenschmerzen bei Kindern sind oft Spannungsschmerzen aufgrund von falscher Sitzhaltung. Hier eignet sich die Rückenschule als langfristige Therapie. Kurse werden von Volkshochschulen, Gesundheitszentren oder auch von Kinder- und Jugendärzten angeboten, oder Sie bestellen bei Ihrer Krankenkasse eine bebilderte Broschüre.

Tipps zur Vorbeugung

- Kinder haben noch einen natürlichen Bewegungsdrang. Hemmen Sie diese Bewegungslust nicht unnötig. Kinder werden früh genug zum Stillsitzen oder Stillhalten »genötigt« – und das ist eigentlich rückenunfreundlich.
- Jugendliche finden es eigentlich immer gut, mit Gleichaltrigen etwas zu unternehmen. Warum also nicht in einem Sportverein? Unterstützen Sie Ihre Kinder bei solchen Wünschen. Auch diejenigen, die sich zu sportlichen Aktivitäten überwinden müssen, tun sich in einer Gruppe leichter.
- Rückenfreundliche Sportarten sind: z. B. Schwimmen (hierbei immer den Stil wechseln, denn ständiges Brustschwimmen mit hochgerecktem Kopf ist ungünstig für die Halswirbelsäule), Radfahren, Skilanglauf, Walking und Jogging.
- Rücken- und gelenkunfreundliche Sportarten sind: Sportarten mit Sprüngen (Ballspiele), einseitigen Haltungen (Speerwerfen), starken Druckbelastungen (Tennis, Fußball) und extremen Bewegungen (Kunstturnen).
- Raus ins Freie: Sonnenlicht aktiviert die Bildung von Vitamin D, das für den Kalziumstoffwechsel benötigt wird.
- Beim Spielen am Computer oder Surfen im Internet: ein orthopädischer Sitzball wäre beispielsweise eine gute Alternative zum normalen Kinder- oder Bürostuhl; auf dem Ball können Kinder und Jugendliche öfter die Sitzposition bzw. Sitzhaltung wechseln.
- Die richtigen Schuhe sind gerade für Jugendliche besonders wichtig. Oft sind falsche Schuhe Auslöser von Rückenschmerzen oder Gelenkproblemen. Bei aller Eitelkeit – es gibt auch schicke flache Schuhe, die nicht einengen.
- Zu weiche Matratzen sind genauso schädlich für den Rücken wie zu harte. Im Übrigen empfiehlt es sich, etwa alle zehn Jahre die Matratze zu wechseln.
- Ausreichender Schlaf tut auch dem Rücken gut; im Schlaf können sich die Bandscheiben erholen und erneut Flüssigkeit aufnehmen. Sorgen Sie dafür, dass Jugendliche vor Mitternacht ins Bett kommen.

⊕ Das hilft

Massage, Wärmeanwendungen
Entspannungsübungen
Sport und Bewegung im Freien
Ergonomisches Sitzen, Chirotherapie

⊖ Das schadet

Übergewicht, falsches Sitzen, Liegen, Stehen
Bewegungsmangel, emotionaler Stress
Falsche Matratze, Fehlbelastungen
Fastfood und Fertigprodukte

Richtig sitzen, stehen, liegen, tragen...

Mit der richtigen Körperhaltung lassen sich schwer wiegende Rückenprobleme vermeiden. Gerade bei einem Schulkind sollten Sie sowohl auf seine richtige Sitzposition als auch auf den nötigen Bewegungsausgleich achten. Kinder neigen dazu, sich hinzulümmeln, sei es beim Essen, Spielen oder Lernen. Ständige Ermahnungen, gerade zu sitzen, helfen in der Regel nicht viel. Eine rückenschonende Haltung muss im Alltag spielerisch eingeübt werden. Zu empfehlen ist die Rückenschule mit speziellen Übungen zur Stärkung der Rückenmuskulatur und Entlastung der Wirbelsäule. Außerdem helfen die folgenden Übungen, Rückenschmerzen Ihres Kindes vorzubeugen.

Die rückenfreundliche Körperhaltung

Der Rücken bzw. die Wirbelsäule wird den ganzen Tag beansprucht, auch wenn es einem überhaupt nicht bewusst ist. Ein Gefühl für den Rücken bekommt man oft erst dann, wenn Schmerzen auftreten. Auslöser für die Beschwerden bei Kindern sind in der Regel falsch beanspruchte Muskelpartien, die durch Verspannungen aufgrund falscher Sitz- und Stehhaltung oder einseitiger Belastungen auftreten. Es schmerzen also nicht die Knochen, sondern die Muskeln. Sobald sich eine Muskelpartie verspannt hat, nimmt das Kind eine Schonhaltung ein und sitzt oder steht krumm. Es dauert nicht lange, bis sich die ausgleichenden Muskelpartien ebenfalls verkrampfen. Erhebliche Rückenschmerzen sind dann die Folge. Dem lässt sich mit korrekter Körperhaltung vorbeugen.

- Sollten Ihrem Kind tatsächlich einzelne Wirbel sehr wehtun, müssen Sie einen Orthopäden aufsuchen, da dies ein Anzeichen für eine andere schwere Erkrankung sein kann.

Richtiges Liegen

Kinder schlafen im Gegensatz zu vielen Erwachsenen auf allen Unterlagen relativ gut. Die Wirbelsäule erfährt bei richtiger Liegehaltung die geringste Belastung. Die Bandscheiben regenerieren sich während des Schlafs. Sie saugen sich mit Flüssigkeit und Nährstoffen voll, um für die Belastungen des Tages wieder gerüstet zu sein. Als passive Entlastungshaltung ist das Liegen auch eine gute Alternative zum Sitzen (z. B. beim Lesen).

Es ist deshalb ratsam, auf das Schlafverhalten Ihres Kindes zu achten und sein Bett genauer unter die Lupe zu nehmen. Am günstigsten ist beim Schlafen die Rücken- oder die Seitenlage; weniger günstig ist die Bauchlage, weil sie zu einem Hohlkreuz führen kann. Da Kinder jedoch in der Regel nicht über Beschwerden klagen, fällt es ihnen auch wesentlich schwerer als Erwachsenen, bewusst eine rückenfreundliche Schlafposition einzunehmen. Als vorteilhaft hat sich erwiesen, mehrere kleinere Kissen ins Bett zu nehmen, die im Bedarfsfall untergeschoben werden können (z. B. unter den Nacken, den Rücken oder die Beine). Wenn Ihr Kind überwiegend in der Bauchlage schläft, sollte es am besten kein oder nur ein ganz flaches Kopfkissen benutzen.

Rund ums Bett

- Eine geeignete Matratze gibt bei jedem Lagewechsel den Körperwölbungen (Becken, Schulter) nach und passt sich der physiologischen Wirbelsäulenform an. Zu weiche, durchhängende Matratzen gehören keinesfalls ins Kinderbett.
- Aus welchem Material die Matratze beschaffen sein sollte, ist oft eine Glaubensfrage (und auch die einer möglichen allergischen Reaktion!). Lassen Sie sich deshalb über Vor- und Nachteile der jeweiligen Materialien (Federkern, Latex, Rosshaar, Kokosfaser etc.) gründlich informieren.
- Die Unterlage der Matratze, in der Regel ein Lattenrost, sollte stabil sein, aber dennoch den Auflagepunkten nachgeben können.

Tipp: Eine Gutenachtgeschichte vor dem Zubettgehen entspannt Körper und Geist und fördert die Schlafbereitschaft des Kindes.

Richtiges Stehen

Aufrechtes Stehen ist ein aktiver Vorgang, der weit mehr als nur das Anspannen der Haltemuskulatur bedeutet. Um kleinste Störungen des Gleichgewichts auszugleichen, verwendet der Körper ein komplexes

System verschiedener Sinnesorgane und Muskelbereiche. Eine schlechte Kondition der Muskulatur, Muskelermüdung und muskuläre Dysbalancen wirken sich negativ auf das Regelsystem der körperlichen Statik aus und führen zu Störungen der gesamten Haltungsbalance.
Zur Überwindung eingeschliffener Gewohnheiten ist es deshalb sinnvoll, die Aufmerksamkeit und das Bewusstsein durch Übungen auf diese Haltung zu richten. Dazu können Sie zusammen mit Ihrem Kind die beiden folgenden Übungen gemeinsam durchführen.

- **Schwankendes Schiff:** Das Kind (und auch Sie) schließt die Augen und stellt sich ein schwankendes Schiff oder einen Baum im Wind vor. Nun wird der aufrechte Körper nach vorn, nach hinten und zur Seite verlagert. Sie beide können jetzt wahrnehmen, wann der Körper instabil wird und welche Muskelspannungen bei den einzelnen Bewegungen auftreten. Versuchen Sie und Ihr Kind dann, genau den Punkt zu finden, an dem im Körper die geringste Muskelspannung zu spüren ist. Sie können bei der Übung außerdem feststellen, dass beim Vorpendeln die Muskeln der Körperrückseite mehr beansprucht werden und beim Rückpendeln eher die Muskulatur der Körpervorderseite im Einsatz ist.

- **Marionette:** Ihr Kind und Sie stellen sich vor, Sie beide seien Marionetten, die an einem Faden nach oben gezogen werden; damit können Sie spielerisch einen aufrechten Stand erreichen. Die Füße werden dabei hüftbreit aufgestellt, die Knie sind leicht gebeugt, die Füße zeigen leicht nach außen, das Becken steht in Mittelposition, der Kopf ist leicht nach oben gestreckt, und der Blick ist nach vorn gerichtet.

Langes Stehen kommt bei Kindern selten vor; in der Regel nutzen Sie jede Gelegenheit, um das Stand- und Spielbein zu wechseln, das Gewicht zu verlagern oder einfach umherzugehen.
Auch das Abstützen des Oberkörpers führt zu einer Entlastung der Bandscheiben. Versuchen Sie gemeinsam mit Ihrem Kind, einige Entlastungshaltungen auszuprobieren: beispielsweise sich mit dem Rücken an der Wand oder mit dem Gesäß an einen Tisch anlehnen, sich mit den Händen auf einen Tisch stützen oder in die Knie gehen und sich mit den Händen auf den Oberschenkeln abstützen.

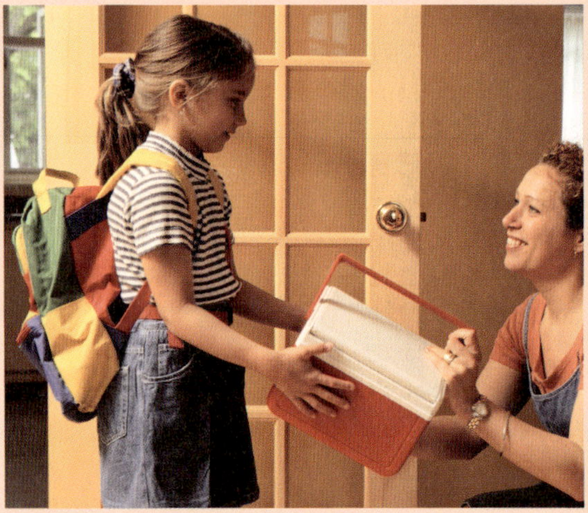

Schwere Sachen sollten Kinder immer auf dem Rücken tragen.

Richtiges Heben und Tragen

Heben und Tragen bedeuten eine erhöhte mechanische Belastung für die Wirbelsäule (vor allem bei Kindern). Beispielsweise lastet beim Anheben eines zehn Kilogramm schweren Gewichts mit krummem Rücken auf der untersten Lendenwirbelbandscheibe etwa das 40fache Gewicht. Eine gesunde Bandscheibe toleriert zwar solche Kräfte, jedoch können diese einseitigen Druckbelastungen den Alterungsprozess der Faserstrukturen beschleunigen. So besteht schon bei Jugendlichen die Gefahr, dass bei Überlastung Faserstrukturen reißen und der Bandscheibenkern sich verstärkt in Richtung Rückenmark vorwölbt oder heraustritt (Bandscheibenvorfall). Deshalb sollten rückenfreundliches Heben und Tragen frühzeitig eingeübt werden.

Heben eines Gewichts

Wenn Sie einen Gewichtheber beim Anheben einer Hantel beobachten, werden Sie Folgendes feststellen: Er versucht immer, das Gewicht möglichst körpernah mit geradem Rücken anzuheben. Dies sollte Ihr Kind nach Möglichkeit auch erlernen. Der Bewegungsablauf beim Anheben eines Gewichts sollte folgendermaßen vor sich gehen.

- Das Kind sollte sich möglichst frontal zum Gegenstand hinstellen, die Füße stehen etwa hüftbreit, und der Rücken ist dabei gerade.
- Die Beine beugen (Kniewinkel bis zu 90 Grad); falls nötig, den geraden Oberkörper durch Nachvornkippen

des Beckens nach unten bewegen; das Gewicht mit beiden Händen umfassen.

- Die Rumpfmuskulatur (Bauch und Rücken) wird jetzt angespannt.
- Dann noch kurz prüfen, ob das Gewicht überhaupt gehoben werden kann.
- Anschließend das Gewicht gleichmäßig (nicht ruckhaft) durch Strecken im Hüft-, Knie- und Sprunggelenk anheben.

Die Erfahrung hat gezeigt, dass das Erlernen dieses Bewegungsablaufs gar nicht so einfach ist. In erster Linie liegt dies an den schon automatisierten falschen Bewegungsmustern. Erst nach längerem Üben sind die meisten Kinder (und auch viele Erwachsenen) in der Lage, die neue Hebetechnik im Alltag richtig anzuwenden.

Tragen eines Gewichts

Wie beim Heben gibt es auch beim Tragen von Lasten einige Regeln, die beachtet werden sollten.

- Beim Tragen sollte das Kind den Körper bewusst aufrecht halten.
- Wenn irgendwie möglich, sollten Gewichte immer symmetrisch verteilt werden (z. B. zwei statt einer Tragetasche).
- Die Traglast sollte möglichst nah am Körper getragen werden, am besten auf den Schultern oder auf dem Rücken (z. B. Rucksack).
- Während des Tragens sollte eine Hohlkreuzstellung nach Möglichkeit vermieden werden.

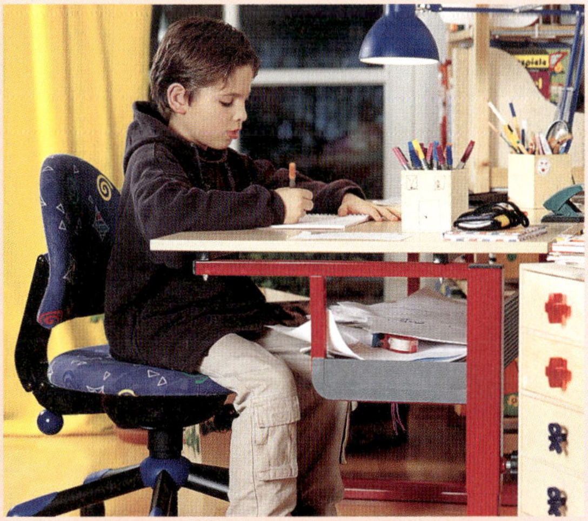

Damit der alltägliche »Sitzmarathon« nicht zu Rückenschmerzen führt, müssen Sie auf gute Sitzmöbel achten!

Wie soll die Schultasche aussehen?

Für Kinder ist es am sinnvollsten und rückenfreundlichsten, die Schultasche auf dem Rücken zu tragen. Beim Tragen sollte der Schulranzen mit der gesamten Fläche am Rücken etwa in Höhe der Brustwirbelsäule anliegen. Das Gewicht sollte gleichmäßig auf beide Schultern verteilt sein (nicht schief oder einseitig tragen). Die Gesamtlast darf eigentlich nicht mehr als etwa zehn Prozent des Körpergewichts betragen. Das sind beispielsweise bei 30 Kilogramm Körpergewicht drei Kilogramm Taschengewicht – oft sind die Schultaschen viel schwerer. Prüfen Sie deshalb die Möglichkeit, ob z. B. Schulbücher nicht auch in der Schule aufbewahrt werden können, so dass Ihr Kind nicht immer alles mitschleppen muss.

Richtiges Sitzen

Schon im Grundschulalter sitzen Kinder 25 bis 30 Stunden wöchentlich am Arbeitsplatz Schulbank (meist auf schlechten Einheitsstühlen, obwohl die Kinder in der Klasse nicht alle gleich groß sind). Die Zeit, die beim Essen, Spielen oder Fernsehen sitzend verbracht wird, kommt noch hinzu. Langes Sitzen führt letztlich zu Haltungsschäden. Selbst ein physiologisch richtiges Sitzen belastet über längere Zeit die Bandscheiben.

Dynamisches Sitzen

Vermeiden kann man die konstante Belastung durch das Sitzen z. B. durch Beckenbewegungen auf der Sitzfläche, den Wechsel der Sitzstellungen, die Einnahme von Entlastungshaltungen oder durch einfache Bewegungsübungen – kurz gesagt: durch dynamisches Sitzen. Zum Glück sind Schulkinder (vor allem im Grundschulalter) aufgrund ihres Bewegungsbedürfnisses ohnehin kaum in der Lage, längere Zeit still zu sitzen und konzentriert zu arbeiten. Sie bewegen sich automatisch, rutschen auf dem Stuhl hin und her, verändern ständig ihre Sitzposition und drängen nach einer gewissen Zeit zu Bewegung oder Spiel. Diesem Drang sollte auch entsprochen werden.

Der richtige Arbeitsstuhl und -tisch

Ein Kinderstuhl zum Schreiben, Lesen, Malen und Basteln darf nicht zu bequem, muss aber ergonomisch sein. Er sollte trotz starrer Sitzfläche dynamisches Sitzen mit vielseitigen Sitzhaltungen ermöglichen. Auch der Abstand von Stuhl und Tisch muss stimmen, d.h., der Tisch sollte höhenverstellbar und auch kippbar sein. Auf die folgenden Funktionen des Stuhls sollten Sie besonders achten.

Sitzfläche

- Höhenverstellbar
- Rutschfeste, gepolsterte Oberfläche
- Nach vorn neigbar (etwa 8 Grad)
- Abgerundete Vorderkante

Rückenlehne

- Höhenverstellbar
- Nicht federnd
- Lendenbausch mit Unterstützung der Wirbelsäule am oberen Beckenrand
- Neigbar (bis etwa 130 Grad)
- Abgerundet und gepolstert

Standfuß

- Drehbar (um 360 Grad)
- Mindestens 5 Füße
- Rollbar

Öfter mal Spiel und Spaß

Lassen Sie Ihr Kind, beispielsweise vor den Hausaufgaben, spielen, und erlauben Sie ihm auch zwischendurch Bewegungspausen. Übrigens kann dynamisches Sitzen durchaus auch das Einnehmen einer weniger physiologischen Lümmelhaltung mit Rundrückenbildung bedeuten. Nur sollte dies dem Kind bewusst sein, und es sollte diese Haltung nach einiger Zeit wieder ändern.

Rückenfreundliche Sportarten

Ausdauersportarten, die hauptsächlich Herz und Kreislauf belasten, können von gesunden Kindern problemlos getrieben werden. Sie haben einen Schutzmechanismus, der eine Überlastung des Herz-Kreislauf-Systems verhindert. Zu diesen Sportarten zählen Schwimmen, Jogging, Walking, Radfahren und Kinderturnen, wobei Schwimmen und Radfahren zu den rückenfreundlichsten Sportarten gehören. Allerdings bereiten andere Ausdauersportarten – bei richtiger Ausübung – einem gesunden Rücken auch kaum Probleme.

- Mädchen sollten erst ab sechs Jahren in eine Ballettschule gehen. Inzwischen gibt es übrigens auch orthopädisch unproblematisches Tanztraining.
- Sportarten (z. B. Squash, Kunstturnen etc.) mit einseitigen und maximalen Belastungen sind aufgrund der besonderen Empfindlichkeit der Wachstumsfugen und der Wirbelsäule dagegen eher kritisch zu betrachten. Vor allem ein Krafttraining sollte immer die Besonderheiten des kindlichen und jugendlichen Organismus berücksichtigen und nur unter der Anleitung und Kontrolle eines erfahrenen Trainers betrieben werden.

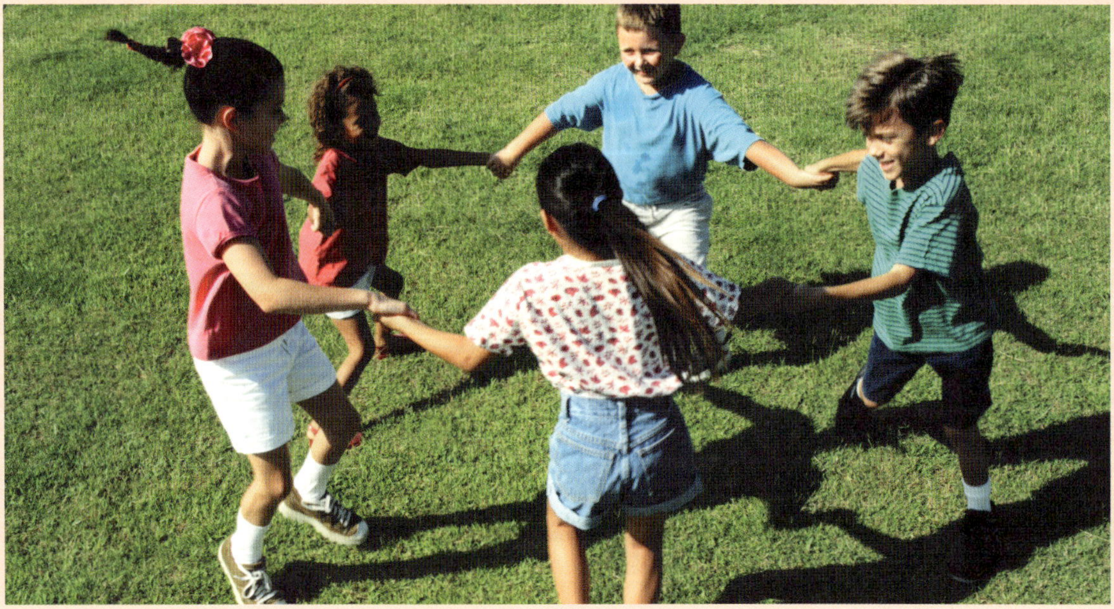

Spielen und Toben helfen, die Rückenmuskulatur gesund und kräftig zu halten.

Schiefhals, Schieflage

Ursachen: chronischer Schiefhals: meist Verkürzung des Kopfnickermuskels (Ursache der Muskelverkürzung nicht vollständig geklärt); Risiko durch Fehllage in der Gebärmutter bzw. Muskelverletzung während des Geburtsvorgangs (bei Zangengeburt); andere chronische Schiefhalsformen: u.a. Fehlbildung der Halswirbelsäule, bei bestimmten Augenerkrankungen, bei spastischer Lähmung; akuter Schiefhals: von Zerrung oder Unterkühlung
Typische Beschwerden: Schiefhaltung des Kopfes (der Kopf ist dabei zur Seite der Muskelverkürzung geneigt und zur Gegenseite gedreht), eingeschränkte Beweglichkeit, Asymmetrie der Gesichtshälften, zum Teil schmerzhaft; bei akutem Schiefhals (z. B. aufgrund einer Zerrung) starke Schmerzen, Bewegungseinschränkung und Schonhaltung
• Siehe auch Haltungsschäden (S. 150ff.) und Wachstumsschmerzen (S. 168f.)

Sofortmaßnahmen – Was Sie gleich tun können

Wärmeanwendungen
Wärmeanwendungen lindern bei einem akuten Schiefhals Schmerzen und lösen Verspannungen. Empfehlenswert sind Fangopackungen, Umschläge, ein Hot-Cold-Pack oder eine Rotlichtbehandlung.

Ruhigstellen
Ein Schiefhals kann mit einer Halskrawatte (schanzscher Halskrawattenverband) oder mit einem dicken Schal, der den Bereich ruhig stellt, entlastet werden.

Krankengymnastik
Krankengymnastik ist empfehlenswert bei chronischem Schiefhals oder wenn die Schmerzen nach einer akuten Muskelverspannung nicht nachlassen.

Nackenmassage
Hat Ihr Kind durch Sport, Zugluft oder eine falsche Bewegung einen akuten Schiefhals, so können Sie ihm auch leicht den Nacken massieren. Reiben Sie den betroffenen Muskelstrang mit einer Sportsalbe oder mit warmem Sesamöl ein, und fahren Sie an Hals und Nacken des Kindes mit leicht kreisenden Bewegungen 10 bis 15 Minuten lang auf und ab.
Vorsicht: Die Nackenmassage darf keinesfalls zu fest durchgeführt werden.

Babys und Kleinkinder
Bei Babys wird versucht, die Muskelverkürzung durch krankengymnastische Dehnungsübungen zu beheben. Gelingt dies nicht, ist meist eine Operation notwendig. Dabei wird der Muskelansatz am Hinterkopf und am Schlüsselbein durchtrennt. Die Gesichtsasymmetrie bleibt jedoch zum Teil bestehen. Es gibt eine harmlose Schieflage des Kopfes fast aller Babys, die durch die »krumme« Lage in der Gebärmutter entsteht. Nach der Geburt sollten Sie das Kind abwechselnd auf die rechte und linke Seite legen.

Grenzen der Selbstbehandlung
Haltungsschäden und Fehlhaltungen bei Babys, Kindern und Jugendlichen gehören immer in die Behandlung des Kinder- und Jugendarztes.

AUS DER APOTHEKE
Gegen Schmerzen bei einem (chronischen oder akuten) Schiefhals gibt es eine große Anzahl von Medikamenten. Diese sollten in der Regel nur kurzfristig bei starken Schmerzen verordnet werden. Mittel mit Diclofenac sind rezeptpflichtig und für Kinder unter sechs Jahren nicht geeignet.

Synthetische Medikamente
- **Schmerzmittel:** Parazetamol , Ibuprofen, Diclofenac

Phytopharmaka
- Kombinationspräparate,
Präparate aus Fangoschlamm

DAS KÖNNEN SIE NOCH TUN

Kopf-Nacken-Übungen
Mit den folgenden Übungen kann eine verspannte Hals- und Nackenmuskulatur gelockert werden.
- **Sitzposition:** Lassen Sie Ihr Kind mit aufgerichtetem Oberkörper auf einem Stuhl sitzen; den Rücken nicht anlehnen; die Füße stehen ganz auf dem Boden auf, die Unterschenkel etwa beckenbreit auseinander; Hüftgelenke und Knie im rechten Winkel gebeugt.
- **Übung 1:** Beide Schultern bis zu den Ohren hochziehen, langsam bis 3 zählen und wieder fallen lassen. Die Übung 5-mal wiederholen.

- **Übung 2:** Mit beiden Schultern gleichzeitig rückwärts kreisen; die Arme dabei locker seitlich hängen lassen. Insgesamt 10-mal kreisen.
- **Übung 3:** Beide Hände hinter dem Kopf falten, so dass die Ellbogen links und rechts genau zur Seite weisen. Dann mit dem Hinterkopf langsam gegen die gefalteten Hände drücken; die Hände geben dabei einen leichten Gegendruck. Langsam bis 5 zählen und wieder lösen. 5-mal wiederholen.
- **Übung 4:** Mit der rechten Hand zwischen die linke Schulter und den Hals fassen. Oberhalb des Schlüsselbeins ist der so genannte Trapezmuskel fühlbar; diesen mit der Hand fassen und nach vorn in Richtung Schlüsselbein ziehen; dort für 3 Sekunden festhalten. Übung mit linker Hand und rechter Schulter wiederholen. Die Übung insgesamt 5-mal wiederholen.
- **Übung 5:** Hand auf den Kopf legen; den Kopf langsam gegen den Widerstand der Hand in Richtung Zimmerdecke schieben; dabei ein Doppelkinn machen, damit der Nacken lang wird; die Spannung halten und langsam bis 5 zählen. Die Übung 5-mal wiederholen.

Entspannungstechniken

Die regelmäßige Ausübung einer Entspannungstechnik kann bei einem Schiefhals Besserung bringen. Geeignet sind für Kinder z. B. autogenes Training (siehe dazu das Special S. 221ff.), Atemtherapie, Alexander-Technik und Feldenkraismethode. Kurse gibt es bei Gesundheitszentren, Volkshochschulen oder auch beim Kinder- und Jugendarzt.

⊕ Das hilft

Regelmäßige Vorsorgeuntersuchungen (für Babys und Kleinkinder)
Massagen, Wärmeanwendungen
Krankengymnastik
Entspannungstechniken

⊖ Das schadet

Zugluft
Ruckartige Bewegungen ohne Aufwärmen
Fehlbelastungen

Sehnen(scheiden)entzündung

Ursachen: Überlastung der Sehnen bzw. Sehnenscheiden aufgrund monotoner Bewegungsabläufe; akute bzw. chronische Entzündungsreaktionen; Sehnenscheidenentzündungen kommen bei Schulkindern relativ häufig vor
Typische Beschwerden: zu Beginn Schmerzen nach schweren Anstrengungen; später Schmerzen in der Anfangsphase von bestimmten Bewegungsabläufen, die sich nach Beendigung der Tätigkeit oder auch nachts verschlimmern; im Endstadium chronische Schmerzen, zum Teil eingeschränkte Beweglichkeit; oft auch Schonhaltung
- Siehe auch Prellungen, Zerrungen (S. 154f.) und Muskelkater (S. 153f.)

Sofortmaßnahmen – Was Sie gleich tun können

Kälteanwendungen

Bei akuter Sehnenentzündung oder einer Sehnenscheidenentzündung wirken Kälteanwendungen schmerzlindernd und entzündungshemmend.
- **Kalter Umschlag**: Waschlappen oder Leinentuch mit kaltem Wasser befeuchten; die Kompresse vorsichtig auf die betroffene Stelle legen und 15 Minuten lang kühlen lassen – mehrmals täglich.
- **Eisbeutel**: Hierzu Eiswürfel aus dem Tiefkühlfach nehmen, sie bei Bedarf etwas zerkleinern, in ein Leinentuch geben, auf die schmerzende Sehne legen und mit einem Handtuch fixieren.

Ruhigstellen des Unterarms

Bei einer starken chronischen Sehnenscheidenentzündung des Kindes ist eine Ruhigstellung der betroffenen Stelle (meist des Unterarms notwendig) durch einfaches Bandagieren oder eine Gipsschiene. Stellen Sie Ihr Kind Ihrem Kinder- und Jugendarzt oder einem Orthopäden vor. Der Verband sollte fachgerecht angelegt werden.

Grenzen der Selbstbehandlung

Bei starken, anhaltenden Schmerzen Kinderarzt konsultieren (Verdacht auf Karpaltunnelsyndrom).

AUS DER APOTHEKE

Eine Sehnenscheidenentzündung lässt sich am besten äußerlich behandeln. Lindernd wirken Präparate, die Arnikaextrakt enthalten; allerdings ist hier bei einer Allergie gegen Korbblütler Vorsicht geboten. Bei älteren Kindern (ab sechs Jahren) können auch Salben mit ätherischen Ölen (z. B. Pfefferminzöl) oder Franzbranntwein verwendet werden (keinesfalls bei Asthmatikern anwenden!). Diese Medikamente dürfen jedoch nicht auf offene Wunden gelangen.
Sind die Schmerzen unerträglich, können auch Schmerzmittel mit dem Wirkstoff Parazetamol verabreicht werden.

Synthetische Medikamente

- **Schmerzmittel:** Ibuprofen, Parazetamol
- Präparate zum Einreiben

Phytopharmaka

- Präparate mit Arnikaextrakt

Homöopathika

Die folgenden homöopathischen Mittel lindern Schmerzen und tragen zur Heilung bei.

- **Arnica:** bei verletzungsbedingter Entzündung, Angst vor Berührung, Schmerzen bei Bewegung
- **Belladonna:** bei plötzlich auftretender Rötung, Schwellung und Hitzegefühl
- **Nux vomica:** bei Sehnenscheidenentzündung auf der linken Körperseite, aufgrund von Zugluft, Unterkühlung; wenn Wärme und Ruhe das Befinden bessern
- **Rhus toxicodendron:** bei Sehnenscheidenentzündung infolge von Überanstrengung; wenn Bewegung nicht wehtut, sondern bessert
- **Symphytum:** bei stechenden Schmerzen, leicht prickelndem Gefühl; wenn Wärme die Schmerzen nachhaltig lindert, aber Bewegung wehtut

NATURHEILKUNDE

Fangopackung

Fangopackungen (aus vulkanischem Mineralschlamm) sind insbesondere bei chronischen Sehnenscheidenentzündungen empfehlenswert und für Kinder ab sechs Jahren geeignet.

- **Anwendung:** Die erwärmte Fangopackung auflegen und mit einer Binde fixieren; die Packung etwa 20 Minuten lang einwirken lassen.

Kohlauflage

Weißkohl besitzt eine leicht entzündungshemmende Wirkung. Das alte Hausmittel ist deshalb zur unterstützenden Behandlung einer Sehnenscheidenentzündung zu empfehlen. In der akuten Phase der Entzündung kommen kalte Auflagen infrage, in der chronischen sind warme Auflagen sinnvoll.

- **Anwendung (chronische Phase):** Je nach Größe einige Weißkohlblätter blanchieren, die Blätter etwas abkühlen lassen und gut handwarm auf die schmerzenden Bereiche legen; mit einer Binde oder einem Tuch oder Wollschal fixieren und etwa 15 bis 20 Minuten lang einwirken lassen. Die Anwendung mehrmals täglich wiederholen.

DAS KÖNNEN SIE NOCH TUN

Tipps zur Vorbeugung

- Bei monotonen Bewegungsabläufen (beispielsweise beim Malen, Schreiben, Schreiben am Computer) sollte Ihr Kind immer genügend Pausen einlegen; Lockerungsübungen zwischendurch (Hände schütteln) tun gut.
- Vor dem Sport (z. B. Tennis) sollte immer das Aufwärmen (Einlaufen und Gymnastik) stehen; dies verringert die Verletzungsanfälligkeit.
- Kinder sollten möglichst keine schweren Gegenstände heben; sinnvoller ist es, einmal öfter zu gehen, als sich zu viel aufzuladen.
- Bestimmte Drehbewegungen, etwa beim Abtrocknen von Geschirr, oder verkrampfte Drehhaltungen, etwa beim Üben eines Musikinstruments, können ebenfalls die Sehnen(scheiden) überbeanspruchen. Lockerungsübungen helfen.

⊕ Das hilft

Kälte- und Wärmeanwendungen
Aufwärmen beim Sport

⊖ Das schadet

Monotone Bewegungsabläufe
Extreme Drehbewegungen
Sehnenbelastende Sportarten (z. B. Tennis)
Verkrampfte Haltung

Wachstumsschmerzen

Ursachen: in der Regel vorübergehende, meist harmlose Beschwerden in den Gliedmaßen und Muskeln eines im Wachstum befindlichen Kindes; die Schmerzen werden jedoch nicht durch den Wachstumsprozess selbst verursacht, sondern durch die Überbeanspruchung der noch nicht vollständig entwickelten Muskulatur; fast alle Kinder haben von Zeit zu Zeit solche Schmerzen, meistens treten sie Nachts auf

Typische Beschwerden: leichte bis mittlere Schmerzen in Gliedmaßen und Muskeln, meist in Oberschenkeln, Waden, Füßen und Armen, Auftreten der Schmerzen in Ruhephasen, vorwiegend nachts (nicht bei Bewegungen oder Belastungen); manchmal akute Muskelkrämpfe

- Siehe auch Haltungsschäden (S. 150ff.) und Schiefhals, Schieflage (S. 165f.)

Sofortmaßnahmen – Was Sie gleich tun können

Wärmeanwendungen/Massage

Wärmeanwendungen können bei Wachstumsbeschwerden Schmerzen lindern und die Muskulatur lockern. Darüber hinaus haben sie den Vorteil, dass sie mit viel Zuwendung einhergehen. Ihrem Kind wird es gut tun, wenn Sie es einreiben, baden, massieren oder ihm einen warmen Wickel anlegen. Schließlich gehen Wachstumsschmerzen in der Regel auch mit einem psychischen Unwohlsein Hand in Hand.

Bei akuten Schmerzzuständen setzen Sie sich am besten zu Ihrem Kind, lesen ihm – wenn es noch kleiner ist – etwas vor, oder Sie hören zusammen beruhigende schöne Musik.

Als sehr angenehm empfinden Kinder eine sanfte Massage des entsprechenden Körperteils. Benützen Sie dazu eventuell etwas Öl.

Vorbeugen durch Bewegung

Sorgen Sie dafür, dass Ihr Kind ausreichend Sport treibt. Eine regelmäßige, nicht übertriebene sportliche Betätigung kann ausgeprägten Wachstumsschmerzen vorbeugen. Schon leichte sportliche Tätigkeiten wie Ballspielen oder wassergymnastische Übungen kräftigen die Muskulatur. Dadurch wird sie bei einem starken Knochenwachstum nicht so schnell überfordert. Außerdem stärken körperliche Aktivitäten das Immunsystem und fördern die gute Laune.

Grenzen der Selbstbehandlung

Wenn die Schmerzen stärker werden oder länger als drei Tage anhalten, sollten Sie Ihr Kind vom Kinderarzt untersuchen lassen, um ernsthaftere Erkrankungen auszuschließen.

AUS DER APOTHEKE

Medikamente sollten bei Wachstumsbeschwerden nur im Ausnahmefall angewendet werden. Zur Schmerzstillung eignen sich die Wirkstoffe Ibuprofen und Parazetamol. Salben dürfen nicht über lange Zeit und nicht auf zu großen Flächen der Haut aufgetragen werden. Arnika dürfen Sie nicht verwenden, wenn Ihr Kind auf Korbblütler allergisch reagiert. Fangopräparate dürfen nicht auf Wunden oder geschädigte Haut aufgelegt werden. Manchmal ist die Einnahme von Magnesium wirkungsvoll!

Synthetische Medikamente

- **Schmerzmittel:** Ibuprofen, Parazetamol
- **Schmerzlindernde Salben:** Hydroxyethylsalizylat

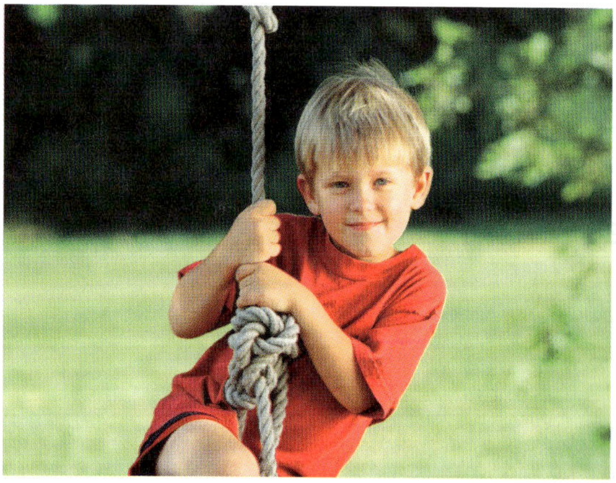

Damit Ihr Kind unbeschwert toben kann, hält die »Naturapotheke« eine Reihe von wirkungsvollen Heilmitteln gegen Wachstumsschmerzen bereit.

Phytopharmaka

- Präparate mit Arnika, Ringelblume, Rosskastanie und Hamamelis, Johanniskraut
- Präparate aus Fangoschlamm

Homöopathika

Die folgenden homöopathischen Mittel helfen bei Wachstumsschmerzen.

- **Calcium phosphoricum:** bei Wachstumsschmerzen, die mit Magen- und Bauchschmerzen einhergehen; bei häufigem Gefühl von Langeweile
- **Manganum:** wenn Liegen Linderung bringt
- **Syphillinum:** bei Schmerzen der langen Röhrenknochen und des Schädels; wenn die Beschwerden nachts und durch Bettwärme schlimmer werden

NATURHEILKUNDE

Teilmassagen

Durch eine Teilmassage des betroffenen Körperteils (z. B. Oberschenkel) wird die Durchblutung verbessert, außerdem werden Muskelverspannungen und Gewebeverhärtungen gelockert. Eine Massage können Sie bei Ihrem Kind auch selbst vornehmen, indem Sie sanft kreisende Bewegungen an der betreffenden Stelle durchführen. Geben Sie etwas Massageöl oder Sesamöl, das Sie zuvor in Ihren Händen erwärmt haben, auf die Haut.

Einreibung mit Johanniskrautöl

Johanniskrautöl besitzt schmerzlindernde Inhaltsstoffe.

- **Anwendung:** Für die Einreibung der betroffenen Körperstelle je nach Größe bzw. Fläche 1 bis 2 Teelöffel Johanniskrautöl verwenden. Den Körperteil so einreiben, dass die Haut das Öl nach dem Einmassieren weitgehend aufsaugt. 2- bis 3-mal täglich wiederholen.

Entspannungsbad

Wasseranwendungen mit entspannenden Essezen lockern die Muskulatur und lindern dadurch die Schmerzen (für Kinder ab sechs Jahren).

- **Anwendung:** 10 Tropfen Lemongras- oder Sandelholzöl mit 1 Esslöffel Sahne vermischen, die Mischung ins 35 bis 38 °C warme Badewasser gießen. Das Kind 10 Minuten lang baden lassen und anschließend warm zugedeckt mindestens 30 Minuten lang nachruhen lassen.

DAS KÖNNEN SIE NOCH TUN

Krämpfe lösen

Bei einem Fuß- und Wadenkrampf hilft es, wenn sich das Kind fest aufstellt und das ganze Gewicht auf Ferse und Zehen verlagert. Es kann sich aber auch auf den Boden legen und das Bein hochlegen. Sie drücken dann den Fuß unter dem Fußballen fest nach oben; dabei sollte das Knie durchgedrückt bleiben. Eventuell drücken Sie es mit der anderen Hand nach unten – aber bitte nur leicht.

Bei Krämpfen in Hand und Arm ist es sinnvoll, wenn das Kind die gestreckten Finger spreizt und die Hand (mit durchgedrücktem Ellbogen) auf eine feste flache Unterlage drückt.

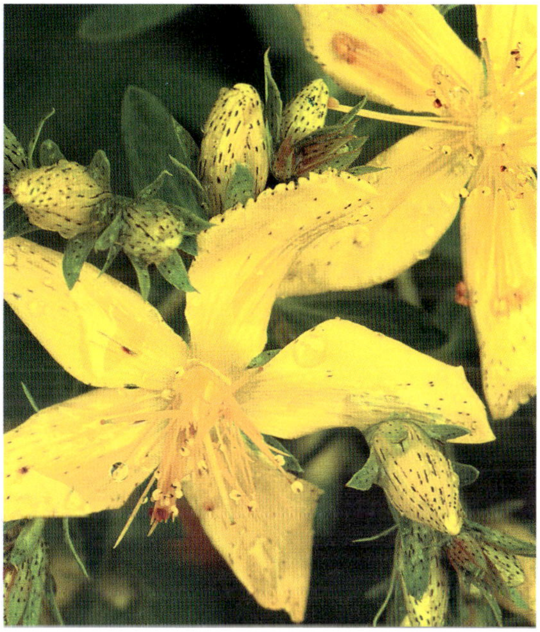

Das Öl des Johanniskrauts, das so genannte Rotöl, eignet sich gut zur Einreibung bei Wachstumsschmerzen.

⊕ Das hilft

Massagen, Wärmeanwendungen
Einreibungen, Bewegung und Sport
Zuwendung

⊖ Das schadet

Ungesunde Ernährung, Bewegungsmangel
Emotionaler Stress, zu wenig Schlaf

Fiebrige Erkrankungen

Der schnelle Diagnoseüberblick

Die folgenden Kurzbeschreibungen von Symptomen und Symptomenkomplexen sollen Ihnen die Diagnose bei Ihrem Kind erleichtern. Gleichzeitig führen sie mit Seitenverweisen zur entsprechenden Erkrankung – sowohl in diesem Kapitel als auch eventuell in einem anderen Kapitel (siehe hierzu »Ähnliche Beschwerden«). Auf diesen Seiten finden Sie auch bereits Warnhinweise, wann Sie mit Ihrem Kind (sofort) zum Arzt gehen müssen.

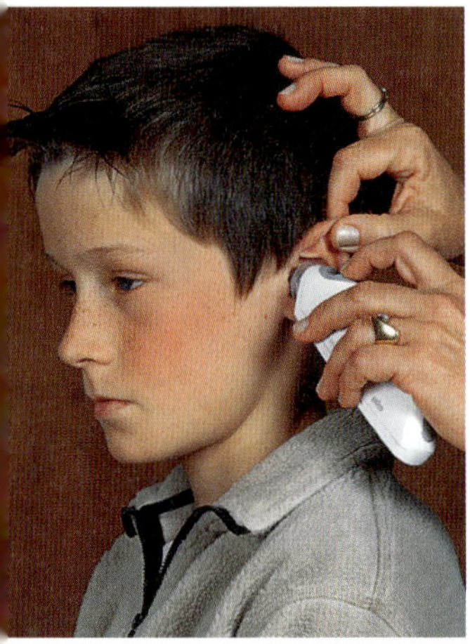

Erkältung mit Fieber

Schnupfen, Heiserkeit, Halsschmerzen, Husten mit oder ohne Auswurf, Abgeschlagenheit und/oder erhöhte Temperatur bzw. Fieber; trockene Schleimhäute der oberen Atemwege → **grippaler Infekt** (S. 174ff.)

! Auch einige der klassischen Kinderkrankheiten wie Masern und Mumps können am Anfang Erkältungskrankheiten ähneln (siehe dazu das Kapitel »Klassische Kinderkrankheiten«, S. 254ff.).

ÄHNLICHE BESCHWERDEN

- Erkältungen und Infektionen gibt es in ganz verschiedener Ausprägung → **Halsweh und Angina** (S. 14ff.), → **Husten und Bronchitis** (S. 27ff.), → **Ohrenschmerzen** (S. 56ff.), → **Schnupfen** (S. 58ff.)

Wann zum Arzt?

- Bei Verdacht auf die »echte« Grippe
- Bei schweren Krankheitssymptomen
- Bei Verdacht auf Gehirnhautentzündung

Besonderheiten bei Fieber

Fieber tritt in der Regel etwas früher als die Symptome der Krankheit auf, durch die es ausgelöst wurde; es ist neben der Messung mit dem Fieberthermometer auch durch Handauflegen auf die Stirn des Kindes meist zweifelsfrei erkennbar; oft verbunden mit einer Rötung des Gesichts, mit Schweißausbrüchen, Beschleunigung des Pulses und der Atmung; weniger oft mit Schüttelfrost; eher selten (3 Prozent aller Kinder), aber nicht ungefährlich: Fieberkrampf mit Zuckungen und Verspannungen an Armen und Beinen, Kind ist bei Bewusstsein, aber nicht ansprechbar
Fieber ist ein Zeichen dafür, dass der Körper sich gegen krankmachende Eindringlinge wehrt. Fieber ist ein Symptom, keine Krankheit! → **Fieber und Fieberkrämpfe** (S. 176ff.)
3 bis 7 Tage nach Ansteckung plötzlich ansteigendes Fieber bis zu 41 °C, über 3 bis 4 Tage anhaltend; dann rapider Abfall der Körpertemperatur auf Normalwerte, gleichzeitig Ausschlag am Rumpf mit kleinen blassroten, kaum erhabenen Flecken, die teilweise sehr dicht stehen; innerhalb von Tagen verschwindet der Ausschlag wieder; kann auch ohne Symptome auftreten → **Dreitagefieber** (S. 172f.)

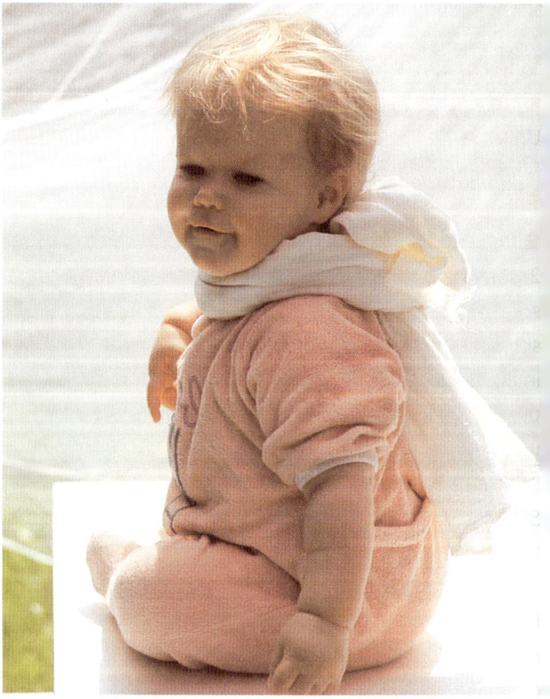

Wann zum Arzt?

- Bei einem Fieberkrampf, der länger als 2 bis 5 Minuten dauert, sofort den Notarzt rufen, ebenso bei Bewusstlosigkeit und Fieberkrämpfen mit starkem Erbrechen

Pfeiffersches Drüsenfieber

1 bis 3 Wochen (manchmal auch bis zu 50 Tage) nach der Ansteckung sehr hohes Fieber, meist anfangs ohne Symptome; ausgeprägtes Krankheitsgefühl; bei Jugendlichen Müdigkeit und Abgeschlagenheit, oft über Monate hinweg; Entzündung des Gaumens und des Rachens; Mandelentzündung mit flächenhaften schmutzig grauen oder gelblichen Belägen, manchmal aber auch nur Rötung der Mandeln mit Schwellungen; Lymphknotenschwellungen am Hals und manchmal auch unter den Achselhöhlen; vergrößerte Milz und Leber; mögliche Komplikationen: Blutplättchenmangel (Thrombopenie), Auflösung der roten Blutkörperchen (Hämolyse), Milzriss, Lungenentzündung, Nierenentzündung, Hirnhautentzündung → **Pfeiffersches Drüsenfieber** (S. 186f.)

ÄHNLICHE BESCHWERDEN

- Halsweh und Mandelbeschwerden → **Halsweh und Angina** (S. 14ff.)

Wann zum Arzt?

- Arztbesuch notwendig zur genauen Abklärung der Ursache

Fieber mit spezifischen Munderscheinungen

2 bis 7 Tage nach Ansteckung hohes Fieber und schlechtes Allgemeinbefinden; Bläschenbildung auf stark geröteter, geschwollener Mundschleimhaut, insbesondere im vorderen Mundhöhlenbereich und um den Mund herum; Bläschen können aufplatzen und kleine (2 bis 10 Millimeter große) weißliche, sehr schmerzhafte Wunden mit gerötetem Hof auf der Schleimhaut hinterlassen; geschwollene Halslymphknoten; schlechter Mundgeruch; Wunden heilen nach 1 bis 2 Wochen ohne Narbenbildung ab; Wiederaufleben der Erkrankung in abgeschwächter Form bei geschwächter Abwehrkraft möglich → **Mundfäule** (S. 185f.)

Hand-Mund-Fuß-Krankheit: 2 bis 14 Tage nach der Ansteckung an Handflächen und Fußsohlen, bisweilen auch an Armen und Beinen kleine flache rote Flecken oder Bläschen; in der Mundhöhle Wunden und Bläschen; Schmerzen beim Kauen und Beeinträchtigung des Geschmackssinns; Ausschlag am ganzen Körper, vor allem am Gesäß; tritt gehäuft im Sommer und im Herbst auf, befällt Kinder jeden Alters
Herpangina: 2 bis 14 Tage nach der Ansteckung helle, meist schmerzhafte Bläschen am vorderen Gaumenbogen; Bläschen platzen nach 24 Stunden auf und bilden runde Geschwüre mit gerötetem Rand; hinzu kommen Fieber, Halsschmerzen, Schluckbeschwerden, gelegentlich Erbrechen → **Hand-Mund-Fuß-Krankheit und Herpangina** (S. 183f.)

ÄHNLICHE BESCHWERDEN

- Veränderungen der Mundschleimhaut → **Mundgeschwür** (S. 41f.), → **Mundsoor** (S. 42f.)

Wann zum Arzt?

- Arztbesuch notwendig zur genauen Abklärung der Ursache

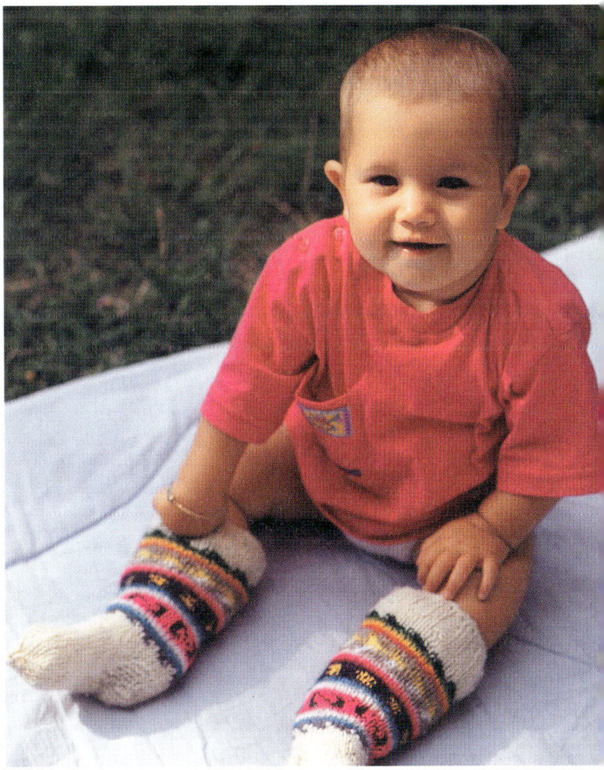

Dreitagefieber

Ursachen: Infektion durch das humane Herpesvirus Typ 6 (HHV6); Übertragung durch Tröpfcheninfektion
Typische Beschwerden: 3 bis 7 Tage nach Ansteckung plötzlich ansteigendes Fieber bis zu 41 °C, 3 bis 4 Tage anhaltend; dann rapider Abfall der Körpertemperatur auf Normalwerte, gleichzeitig Ausschlag am Rumpf mit kleinen blassroten, kaum erhabenen Flecken, die teilweise sehr dicht stehen; Dreitagefieber kann auch ohne Symptome auftreten, betrifft vorwiegend Kinder bis 3 Jahre

- Siehe auch Fieber und Fieberkrämpfe (S. 176ff.)

Sofortmaßnahmen – Was Sie gleich tun können

Fieber senken

Wegen der sehr hoch ansteigenden Körpertemperatur ist bei manchen Kindern die Gefahr von Fieberkrämpfen gegeben. Halten Sie das Fieber mit fiebersenkenden Mitteln (Parazetamol, Ibuprofen) deshalb möglichst in Schach.

- Sie werden die Temperatur nur um 1 bis 2 °C senken können, so dass diese unter Umständen trotzdem im für Fieberkrämpfe kritischen Bereich bleibt (über 38,5 °C).
- Wadenwickel sind ein bewährtes Mittel.

Babys und Kleinkinder

Das Dreitagefieber befällt fast ausschließlich Babys und Kleinkinder vom sechsten Monat bis zum Ende des dritten Lebensjahrs.
Typisch ist jedoch das auffallende Verhalten des Kindes: Meist quängelt es schon einige Tage vor Ausbruch der Krankheit und ist auch nach dem Fieberabfall sehr unleidlich, anhänglich und »nicht so, wie sonst«. Haben Sie Geduld, nach ca. 1 Woche hat sich Ihr Kind beruhigt.

Grenzen der Selbstbehandlung

Beim Dreitagefieber können nur die Begleitsymptome behandelt werden, die außer dem hohen Fieber in der Regel sehr schwach ausgeprägt sind (Durchfall, Erbrechen, Vergrößerung der Lymphknoten am Hals). Trotzdem müssen Sie Ihr Kind dem Kinderarzt vorstellen. Das hohe Fieber könnte auch andere schwer wiegende Erkrankungen anzeigen.
Erst wenn schwer wiegendere Erkrankungen ausgeschlossen sind, können Sie beruhigt das Ende der Infektion abwarten. Geht das Fieber nach spätestens einer Woche nicht zurück, müssen Sie nochmals zum Arzt gehen.

Sofort den Notarzt rufen

- Bei Fieberkrämpfen, die länger als 2 bis 5 Minuten andauern

AUS DER APOTHEKE

Gegen die Infektion, kann medikamentös nicht eingegriffen werden. Daher wird nur versucht, die Beschwerden zu bekämpfen. Im Vordergrund steht die Fiebersenkung mit den Wirkstoffen Parazetamol und Ibuprofen. Sie stehen als Saft und in Form von Zäpfchen in altersgerechter Dosierung zur Verfügung und sind die Standardmedikamente zur Fiebersenkung und Schmerzbekämpfung in der Kinder- und Jugendheilkunde überhaupt. Treten weitere Beschwerden wie Erbrechen oder Krämpfe auf, wird der Arzt entsprechende Medikamente verordnen.

Synthetische Medikamente

- **Fiebersenkende Mittel**: Parazetamol, Ibuprofen

Homöopathika

Bei Dreitagefieber können Sie das folgende Homöopathikum gegen hohes Fieber anwenden.

- **Stramonium**: bei hohem Fieber mit Unruhe, keinen Schmerzen, Delirium und Krämpfen sowie Erbrechen beim Heben des Kopfs

NATURHEILKUNDE

Holunderblütentee

Holunderblütentee ist bei fieberhaften Erkrankungen gut geeignet, eine Linderung der Beschwerden herbeizuführen. Bei sehr hohem Dreitagefieber sollten Sie ihn stark verdünnt anwenden.

- **Anwendung**: 1 Teelöffel Holunderblüten mit 1/4 Liter kochendem Wasser überbrühen, 10 Minuten ziehen lassen, dann abseihen. Mit Honig süßen und eventuell etwas Zitronensaft zugeben. 3- bis 5-mal täglich 1/2 bis 1 Tasse Tee zu trinken geben.

DAS KÖNNEN SIE NOCH TUN

Lauwarme Wadenwickel

Wadenwickel sind die »Klassiker« unter den fiebersenkenden Maßnahmen. Beachten Sie die Grundregel: Je älter das Kind ist, desto kälter dürfen die Wickel sein. Wadenwickel dürfen nicht angewendet werden, wenn der kleine Patient friert oder kalte Beine hat. (Siehe Special Hausmittel, S. 16ff.)

Ausreichend Flüssigkeit geben

Bei Fieber ist es wichtig, dass Ihr Kind durch das starke Schwitzen nicht zu viel Flüssigkeit verliert. Bei sehr hohen Körpertemperaturen kann dies für Babys und Kleinkinder gefährlich werden. Geben Sie Ihrem Kind täglich etwa ein bis zwei Liter lauwarmen Kräutertee oder Mineralwasser.

Fieber senken oder nicht?

Fieber ist das beste Mittel des Körpers, sich gegen Erreger zu wehren. Damit wird der Genesungsprozess unterstützt. Fieber schützt auch die inneren Organe während der Erkrankung. Wenn Ihr Kind nicht zu Fieberkrämpfen neigt, können Sie versuchen, ohne fiebersenkende Maßnahmen auszukommen. Kinder haben allerdings auch Kopf- und Gliederschmerzen. Darum beobachten Sie Ihr Kind genau, und verabreichen Sie gegebenenfalls vor allem nachts und bei hohen Temperaturen zur Sicherheit ein fiebersenkendes Mittel.

Ansteckung fremder Kinder vermeiden

Um eine Ansteckung zu vermeiden, sollte Ihr Kind bis zum Auftreten des Ausschlags keinen Kontakt zu anderen Kindern haben. Handelt es sich um Geschwister, die bereits von der Erkrankung befallen waren, müssen Sie nicht vorsichtig sein, denn das Dreitagefieber hinterlässt lebenslange Immunität.

Wenig Programm

Ihr Kind sollte in den Tagen des hohen Fiebers viel schlafen und nicht zu Aktivitäten animiert werden. Lesen Sie Ihrem Kind Geschichten vor. Wichtig ist vor allem Zuwendung.

⊕ Das hilft

Fiebersenkende Maßnahmen
Viel Tee trinken, Ruhe
Zuwendung und Umsorgen des Kindes
Leichte vitaminreiche Kost, frische Luft

⊖ Das schadet

Zum Essen zwingen
Stickige Zimmerluft, zu viel Wärme
Körperliche Belastung
Alleinlassen des Kindes

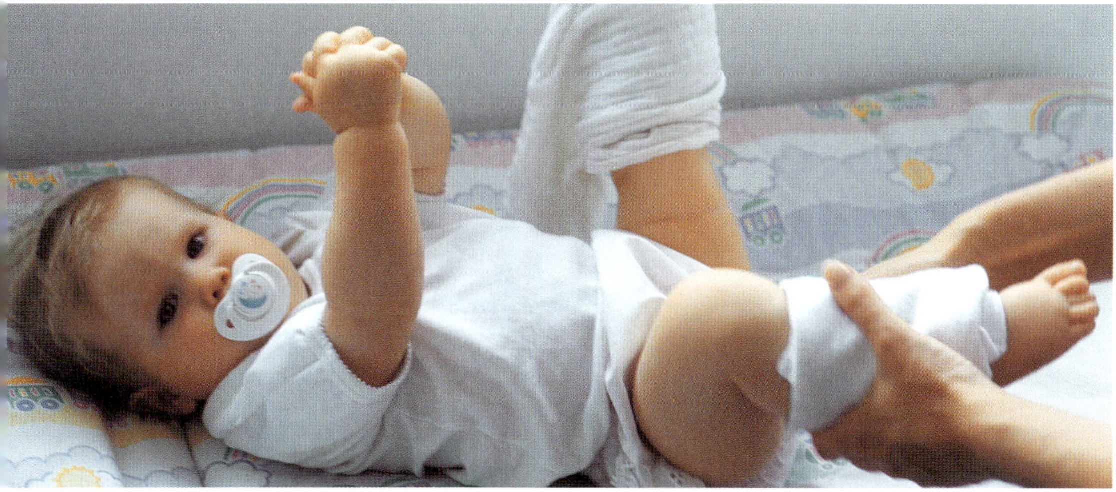

Wadenwickel sind ein probates Mittel zur Fiebersenkung.

Erkältung (grippaler Infekt)

Ursachen: Infektion durch über 200 verschiedene Arten von Viren, meist aus der Gruppe der Rhinoviren; Übertragung durch Tröpfcheninfektion insbesondere im Spätherbst und im Winter; begünstigend wirken Zugluft, kaltes Wetter und überheizte Räume; häufigstes Auftreten im 4. Lebensjahr mit durchschnittlich 10 bis 14 Infektionen jährlich; manchmal anschließende Sekundärinfektion durch Bakterien wegen der angegriffenen Schleimhäute und aufgrund der Schwächung des Immunsystems

Typische Beschwerden: Schnupfen, Heiserkeit, Halsschmerzen, Husten mit oder ohne Auswurf, Abgeschlagenheit und/oder erhöhte Temperatur bzw. Fieber; trockene Schleimhäute der oberen Atemwege

• Siehe auch Fieber und Fieberkrämpfe (S. 176ff.), Husten und Bronchitis (S. 27ff.), Schnupfen (S. 59ff.) sowie Halsweh und Angina (S. 14ff.)

Sofortmaßnahmen – Was Sie gleich tun können

Salz gegen Schnupfen

Auch wenn die Anwendung bei den meisten Kindern unbeliebt sein dürfte – eine regelmäßige Nasenspülung mit Kochsalzlösung morgens und abends ist eine einfache und wirksame Methode, Schnupfen zum einen schnell wieder einzudämmen und zum anderen dagegen vorzubeugen.

- **Anwendung:** 1/2 Teelöffel Koch- oder Meersalz in einem Glas mit lauwarmem Wasser auflösen. Das Kind die Lösung durch ein Nasenloch einziehen lassen (geht leichter, wenn der Mund geöffnet ist). Dann die Lösung wieder ausfließen lassen (nicht schlucken!). Dann ebenso mit dem anderen Nasenloch verfahren.

Nicht gleich Fieber senken

Lassen Sie Ihr Kind ruhig ein paar Tage fiebern, wenn die Temperatur nicht über 39 °C ansteigt, denn Fieber ist ein wirksames Mittel gegen Viren. Falls das Fieber höher steigt, können Sie die bewährten Wadenwickel anwenden. Lassen Sie das Kind viel trinken.

Babys und Kleinkinder

Erkältungen sind in der Regel auch bei Babys harmlos, die Symptome halten aber oft länger als eine Woche an. Säuglinge können bei Schnupfen schlechter trinken, weil sie noch gleichzeitig atmen und trinken.

Verschnupfte Babys und Kleinkinder wachen nachts auch öfter auf. Die Erkältung macht sie weinerlich und quengelig; nicht wenige Babys äußern ihren Unmut durch kräftiges Schreien – manchmal die ganze Nacht hindurch. Achten Sie deshalb darauf, die Nase nachts frei zu halten, und feuchten Sie sie mit physiologischer Kochsalzlösung an. Für die Nacht sind manchmal abschwellende Nasentropfen nötig.

Grenzen der Selbstbehandlung

Wenn die Erkältung Ihres Babys länger als eine Woche andauert oder wenn es hohes Fieber hat und/oder anhaltend schreit, sollten Sie den Kinderarzt aufsuchen. Bei einem älteren Kind ist ebenso der Gang zum Arzt angesagt, wenn nach einer Woche noch keine Besserung zu verzeichnen ist und/oder hohes Fieber hinzukommt.

In beiden Fällen muss abgeklärt werden, ob eine »echte Grippe« oder eine bakterielle Zweiterkrankung vorliegt, gegen die ein Antibiotikum verschrieben werden muss.

AUS DER APOTHEKE

Die medikamentöse Behandlung des grippalen Infekts richtet sich danach, welche Beschwerden im Vordergrund stehen: Fieber, Husten, Schnupfen, Hals- und Gliederschmerzen können gezielt angegangen werden. Dagegen sind Kombinationspräparate gegen einen grippalen Infekt bei Kindern nicht empfehlenswert.

Synthetische Mittel gegen Halsschmerzen sollten Sie nicht bei Kindern unter drei Jahren anwenden.

Synthetische Medikamente

- **Mittel gegen Fieber und Gliederschmerzen:** Parazetamol, Ibuprofen
- **Hustenlöser:** Bromhexin, Ambroxol, Azetylzystein
- **Hustenstiller:** Clobutinol, Pentoxyverin, Kodein

- **Schnupfenmittel:** Xylometazolin,Oxymetazolin , Tetryzolin , Natriumchloridlösung, steriles Meerwasser
- **Mittel gegen Halsschmerzen:** Zetylpyridinium-chlorid, Cetylpyridiniumchlorid/Benzokain, Dequalini-umchlorid

Phytopharmaka

- **Hustenlöser:** Thymianextrakte ,Efeuextrakte, Primelwurz
- Lösungen/Salben zur Inhalation
- **Mittel gegen Halsschmerzen:** Salbeiextrakte Ratanhiaextrakte , Myrrhentinktur
- **Zink und Vitamin C**

Homöopathika

Bei Erkältung sind die folgenden Homöopathika hilfreich.

- **Gelsemium:** bei Beginn einer Erkältung mit Frieren, Schmerzen in den Augen, Fließschnupfen; wenn frische Luft die Beschwerden bessert, Aufregung sie verschlechtert
- **Kalium carbonicum:** bei grippalem Infekt, bei geringstem Luftzug auftretend, trockenem Husten; schlechteste Zeit zwischen 3 und 4 Uhr nachts
- **Mercurius:** wenn weder Kälte noch Wärme vertragen wird, bei Anfälligkeit bei jedem Wetterwechsel, Schnupfen mit roter Nase, wund machendem Sekret, nächtlicher Verschlechterung
- **Natrium sulfuricum:** bei Schnupfen von Babys mit grüngelblichem Sekret
- **Phosphorus:** bei Erkältungsbeginn mit Heiserkeit, die vor allem abends nachlässt; bei »bellendem« und schmerzhaftem Husten
- **Pulsatilla:** bei Erkältungsneigung, empfindlicher Reaktion auf nasse Füße, mildem Sekret; wenn kein Durst besteht
- **Sambucus nigra:** bei Säuglingsschnupfen ohne Sekret, verstopfter Nase

NATURHEILKUNDE

Viele Teezubereitungen, Wickel und Umschläge lindern bei fieberhaften Erkrankungen, grippalen Infekten und Erkältungen sehr gut, wie zum Beispiel Wadenwickel zur schnellen Fiebersenkung oder Holunderblütentee zur Stärkung des Immunsystems (Siehe Special Hausmittel S. 16ff.)

ERNÄHRUNG

Krankenkost

Die Stärkung der körpereigenen Abwehrkräfte ist für die Genesung sehr wichtig – und sie kann durch geeignete Kost gefördert werden. Deshalb sollten Sie Ihrem Kind viele Vitamine über das Essen zukommen lassen, indem Sie vor allem Gemüse und Obst anbieten. Leidet Ihr Kind an Halsweh und Schluckbeschwerden, können Sie die Mahlzeiten auch in Form von Püree geben. Achten Sie vor allem darauf, dass die Nahrung möglichst viel Vitamin C enthält, denn dieses Vitamin kann den Verlauf von Erkältungskrankheiten günstig beeinflussen. Eine rechtzeitige Gabe von Vitamin C kann vor bakteriellen Zweitinfektionen schützen.
Allerdings mögen kranke Kinder manchmal gar nichts oder nicht viel essen. Viel wichtiger ist auch, dass sie viel trinken: etwa mit Traubenzucker gesüßten Tee oder verdünnte Säfte. Die Flüssigkeitszufuhr können Sie auch in Form von Suppen und Pürees versuchen. Es eignen sich Nudelsuppe, Hühnersuppe, Obstpüree etc.

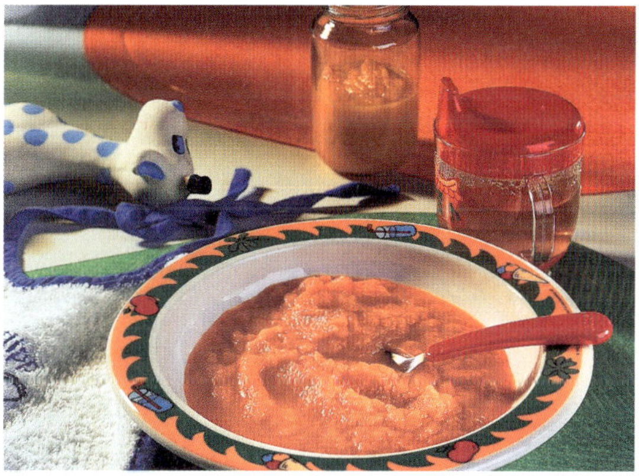

Obstpüree liefert Vitamin C und Flüssigkeit.

DAS KÖNNEN SIE NOCH TUN

Konstitutionsbehandlung

Eine gute homöopathische Konstitutionsbehandlung kann vor schweren Verläufen von Erkältungen wirksam schützen.

An die frische Luft

Geben Sie Ihrem Kind Zeit, sich auszukurieren. Hat es kein Fieber, kann es wieder an die frische Luft gehen. Die Bewegung stabilisiert den Kreislauf, und die frische Luft kräftigt den gesamten Organismus. Ihr Kind sollte aber nicht gleich wieder herumtoben. Versuchen Sie, es in den ersten Tagen etwas zu bremsen, denn der Organismus muss sich noch erholen.

Inhalationen

Inhalationen sind bei allen akuten und chronischen Erkrankungen der unteren und oberen Atemwege hilfreich. Dank der Zusätze von sanften ätherischen Ölen (z. B. Eukalyptusöl)oder Kräutern (Salbei, Thymian) wirken sie heilsam, entzündungshemmend und schweißtreibend. Doch Vorsicht: Bei Babys und Kleinkindern sollten Sie kein Eukalyptusöl, Menthol o.Ä. anwenden. (Siehe Special Hausmittel S. 16ff.)

Tipp: Sie können das Kind auch ohne Handtuchprozedur vor die Schüssel setzen; manchmal ist es den Kleinen unter dem Handtuch zu heiß, zu unangenehm und zu unpraktisch. Inhalationsgeräte sind hier teilweise sinnvoller.

Ältere Kinder können Sie auch gut »trocken« inhalieren lassen, indem Sie einige Tropfen eines Aromaöls (etwa Eukalyptus oder Latschenkiefer) auf ein Taschentuch geben, das sich das Kind ab und zu beim Atmen vor Mund und Nase hält.

Heiße Erkältungsbäder

Heiße Erkältungsbäder zeigen die gleiche Wirkung wie eine Inhalation, weil auch dabei die Kräuterdämpfe direkt eingeatmet werden, die von der Wasseroberfläche aufsteigen. Für Kinder bis zu drei Jahren sind entsprechend dosierte Erkältungsbadezusätze in Apotheke und Reformhaus erhältlich. Für ältere Kinder können Sie aus dem üppigen Angebot von Kräuterbadezusätzen frei auswählen. (Siehe Special Hausmittel S. 16ff.)

Zimmer gut lüften

Das Zimmer, in dem sich Ihr krankes Kind aufhält, sollten Sie regelmäßig gut lüften, ohne jedoch den Raum völlig auskühlen zu lassen. Die Zufuhr von Sauerstoff ist wichtig für die Genesung. Sorgen Sie auch dafür, dass eine höhere Luftfeuchtigkeit gegeben ist, weil dies einer weiteren Austrocknung der Schleimhäute der Atemwege entgegenwirkt. Sie können dazu nasse Handtücher über die Heizung hängen. Am besten ist ein Luftbefeuchter (u. a. im Sanitätsfachhandel erhältlich).

⊕ Das hilft

Zuwendung – nicht allein lassen
Viel trinken, Vitamin C, Zink
Inhalationen und Nasenspülungen
Kalte Wadenwickel
Fieberzäpfchen

⊖ Das schadet

Flüssigkeitsmangel
In Kindergarten/Schule gehen
Stickige Luft
Fernsehen, Videospiele, Herumtollen

Fieber und Fieberkrämpfe

Ursachen: natürliche Abwehrreaktion des Immunsystems gegen Krankheitserreger durch eine für die Erreger schädliche Erhöhung der Körpertemperatur über 38 °C bei Kleinkindern und 38,5 °C bei Säuglingen; akute Lebensgefahr ab 42 °C; Fieberkrampf: genetische Veranlagung zu Epilepsie (bei 95 Prozent der Kinder treten nach dem 5. Lebensjahr keine Fieberkrämpfe mehr auf, nur in 5 Prozent der Fälle entwickelt sich tatsächlich eine Epilepsie)

Typische Beschwerden: Fieber tritt in der Regel etwas früher als die Symptome der Krankheit auf, durch die es ausgelöst wurde; es ist neben der Messung mit dem Fieberthermometer auch durch Handauflegen auf die Stirn des Kindes meist zweifelsfrei erkennbar; oft verbunden mit einer Rötung des Gesichts, mit Schweißausbrüchen, Beschleunigung des Pulses sowie der Atmung; weniger oft mit Schüttelfrost; Fieber ist ein Zeichen dafür, dass der Körper sich gegen krank machende Eindringlinge wehrt! Fieber ist ein Symptom, keine Krankheit!

Eher selten (3 Prozent aller Kinder), aber nicht ungefährlich: Fieberkrampf mit Zuckungen und Verspannungen an Armen und Beinen; das Kind ist bei Bewusstsein, aber nicht ansprechbar

- Siehe auch Dreitagefieber (S. 172f.)

▶▶▶

Sofortmaßnahmen – Was Sie gleich tun können

Viel trinken

Es ist sehr wichtig, dass Ihr Kind viel Flüssigkeit zu sich nimmt, weil der Körper bei erhöhter Temperatur mehr Flüssigkeit verbraucht, die ständig ersetzt werden muss. Kinder können austrocknen, wenn ihnen nicht genügend Tee (mit Traubenzucker), Mineralwasser oder auch Suppen zugeführt werden.

Fieberzäpfchen oder Saft

Ein Parazetamol- oder Ibuprofenzäpfchen senkt das Fieber in der Regel innerhalb von 30 Minuten (bei Säuglingen innerhalb von 90 Minuten) um 1 bis 2 °C, wenn es sich um eine Virusinfektion handelt. Bei einer bakteriellen Infektion sinkt das Fieber langsamer. Der Fiebersaft braucht etwas länger, bis sich seine Wirkung zeigt. Bitte messen Sie vor fiebersenkenden Maßnahmen immer erst die Temperatur.

- Setzen Sie erst dann Medikamente ein, wenn das Fieber über 39,5 °C steigt, denn Fieber ist das beste körpereigene Abwehrmittel gegen Viren.
- Neigt Ihr Kind zu Fieberkrämpfen, sollten Sie auf jeden Fall fiebersenkende Medikamente (das Fieber sollte nicht über 38,5 °C ansteigen) sowie krampflösende Mittel (Diazepamrektiolen) zu Hause haben.

Babys und Kleinkinder

Sie sollten einen Arzt aufsuchen, wenn Sie beim Säugling über 40 °C, beim Kleinkind und älteren Kind über 39,5 °C Körpertemperatur messen. Aber auch erhöhte Temperaturen unter diesen Werten sollten dann Anlass für den Arztbesuch sein, wenn sie länger als drei Tage anhalten oder das Fieber in Schüben immer wiederkehrt.

- Gehen mit dem Fieber Erbrechen und/oder Durchfall, Kopfschmerzen, Nackensteife und Benommenheit einher, sollten Sie Ihr Kind umgehend zum Arzt bringen.
- Ein Baby könnte auch am Dreitagefieber (siehe S. 172f.) erkrankt sein.

Sofort den Notarzt rufen

- Bei einem Fieberkrampf, der länger als 10 Minuten andauert und sich mit der Verabreichung von Diazepamlösung nicht beenden lässt (Ruhe bewahren, das Kind bis zum Eintreffen des Notarztes hochnehmen und beengende Kleidung ausziehen)
- Bei starken Schmerzen und/oder Erbrechen
- Bei Bewusstlosigkeit

AUS DER APOTHEKE

Gegen Fieber sind bei Kindern Parazetamol und Ibuprofen die Medikamente der Wahl in der entsprechenden altersgerechten Dosierung und Darreichungsform. Die Wirkstoffe stehen als Saft und Zäpfchen zur Verfügung und gehören in jeden Haushalt mit Kindern. Sie haben zusätzlich eine schmerzstillende Wirkung und helfen daher bei einem grippalen Infekt auch gegen Kopf- und Gliederschmerzen. Kinder, die bei hohem Fieber zu Krämpfen neigen, können mit dem beruhigenden und entkrampfenden Diazepam behandelt werden. Diazepam sollte als Zäpfchen oder als Rektiole zum Einführen in den After verwendet werden.

Synthetische Medikamente

- **Fiebersenkende Mittel:** Parazetamol, Ibuprofen
- **Krampflösende Mittel (Rp):** Diazepam

Homöopathika

Folgenden Homöopathika eignen sich bei Fieber.

- **Belladonna:** bei plötzlichem Fieberbeginn, hochrotem, dampfig-heißem Kopf mit klopfenden Karotiden (Pulsbewegung ist am Hals sichtbar), Überempfindlichkeit gegen Geräusche und Helligkeit, Fieberkrampf und Delirium
- **Chamomilla:** bei zahnenden Kindern, wenn eine Backe rot, die andere weiß ist, bei heißem Kopfschweiß, Fieberkrampf vor Mitternacht, Unruhe; Kinder wollen immer herumgetragen werden
- **Aconitum:** bei plötzlichem Fieberbeginn, heftiger Erkrankung mit Unruhe und Angst, trockener und heißer Haut, kein Schweiß
- **Ferrum phosphoricum:** bei blassem Gesicht, plötzlichem Beginn des Fiebers, dampfiger Hitze, starkem Schwitzen
- **Stramonium:** bei hohem Fieber mit Unruhe ohne Schmerzen, bei Delirium und Krämpfen; bei Erbrechen, wenn der Kopf hochgehoben wird

NATURHEILKUNDE

Holunder- und Lindenblütentee

Sowohl Holunder- als auch Lindenblütentee sind bei fieberhaften Erkrankungen bestens geeignet, eine Linderung der Beschwerden herbeizuführen. Sie fördern das Schwitzen und helfen dem Organismus damit, die Krankheitserreger aktiv zu bekämpfen. Ist das Fieber jedoch sehr hoch (über 39,5 °C) oder das Kind jünger als zwölf Lebensmonate, sollten Sie die Tees nur stark verdünnt anwenden. Durch das übermäßige Schwitzen, das die Tees fördern, könnte Ihr Kind leicht austrocknen. Achten Sie also darauf, dass es zusätzlich viel Mineralwasser oder verdünnte Obstsäfte trinkt.

Wadenwickel & Co.

Wadenwickel, lauwarme Ganzkörperwaschungen und kühle Kompressen, die Sie auf die Stirn Ihres Kindes legen, können das Fieber senken. Das Wasser sollte bei jüngeren Kindern, vor allem bei Babys, nicht zu kalt, sondern eher lauwarm sein. Wenden Sie bei schnell ansteigendem Fieber über 40°C keine Wadenwickel, sondern Zäpfchen an, weil die Wirkung der Wadenwickel möglicherweise zu langsam einsetzt. Warten Sie nach der Verabreichung des Zäpfchens 30 Minuten, und wenden Sie dann für 60 Minuten viermal Wadenwickel an. So erfolgt die Senkung von hohem Fieber am sinnvollsten.

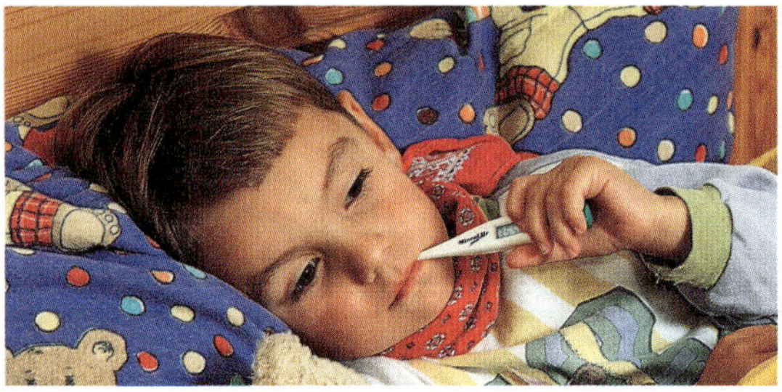

Es gibt mehrere Methoden Fieber zu messen.

ERNÄHRUNG

Hühnersuppe

In der Regel haben fiebrige Kinder sehr viel Durst, wollen aber kaum etwas essen. Sie sollten Ihr Kind auch nicht zum Essen zwingen. Trotzdem sollten Sie Ihrem Kind immer wieder etwas anbieten: Weißbrot, Obstmus oder zerdrückte Kartoffeln wären ideal, um das Kind bei Kräften zu halten. Milch und Milchprodukte (außer Joghurt) sollten Sie Ihrem Kind nicht geben, weil sie die Verschleimung fördern und den Körper belasten. Zum Ausgleich des Elektrolythaushalts (also der Mineralien, die durch starkes Schwitzen verloren gehen) ist eine warme Hühnersuppe hervorragend geeignet.

DAS KÖNNEN SIE NOCH TUN

Richtig Fieber messen

Bei Säuglingen und Kleinkindern bis fünf Jahre liegt ein höherer Grundumsatz vor, der ganz normal ist. Daher ist auch eine Temperatur bis 37,5 °C, später bis 37 °C als normal anzusehen. Von erhöhter Temperatur spricht man ab 38 °C, von Fieber ab 38,5 °C. Lebensgefahr besteht ab 42 °C.

- Besorgen Sie sich am besten ein digitales Fieberthermometer. Thermometer mit Quecksilber sind für Kinder eher ungeeignet, da Quecksilber giftig ist und die Hülle des Thermometers aus zerbrechlichem Glas besteht. Grundsätzlich gilt, dass Sie das Thermometer nach jedem Gebrauch desinfizieren müssen.

Neben einer Auswahl an unterschiedlichen Fieberthermometern gibt es auch verschiedene Methoden, Fieber zu messen, wobei die rektale Messung die genaueste ist.

- **Rektale Messung:** Die Messung im After ist vor allem bei Babys und Kleinkindern empfehlenswert. Geben Sie etwas Öl oder Vaseline auf die Thermometerspitze, und führen Sie das Messinstrument vorsichtig in den After Ihres Kindes ein. Das Kind sollte dabei auf der Seite liegen, Babys auf dem Rücken. Die Messzeit beträgt bei einem digitalen Gerät ein bis zwei Minuten. Das Ergebnis bei rektaler Messung liegt in der Regel um 0,5 °C höher als bei anderen Messmethoden. Dieses Ergebnis ist das genaueste.
- **Axillare Messung:** Um die Körpertemperatur in der Achselhöhle zu messen, sollte das Kind schon größer sein. Wischen Sie seine Achselhöhle trocken, und setzen Sie das Thermometer senkrecht in der Achselhöhle an. Mit einem digitalen Fieberthermometer müssen Sie ein bis zwei Minuten messen (mit einem Quecksilberthermometer etwa zehn Minuten lang).
- **Orale Messung:** Für eine Temperaturmessung im Mund sollten Sie aus Sicherheitsgründen nur ein digitales Fieberthermometer benutzen. Das Thermometer wird unter die Zunge gelegt; nach ein bis zwei Minuten erhalten Sie das Ergebnis. Ihr Kind sollte während der Messung ruhig liegen bleiben.
- **Messung am Ohr:** Messungen mit dem Ohrthermometer sind vor allem bei Säuglingen oft ungenau.

Ruhe bewahren bei Fieberkrämpfen

Während eines Fieberkrampfes sollten Sie trotz der Besorgnis erregenden Zuckungen möglichst Ruhe bewahren, um Ihrem Kind das Gefühl von Geborgenheit geben zu können.

- Nehmen Sie es hoch, wiegen Sie es leicht, und sprechen Sie beruhigend mit ihm.
- Geben Sie dem Kind sofort eine entkrampfende und beruhigende Diazepamrektiole, unmittelbar anschließend ein fiebersenkendes Zäpfchen. In der Regel fallen die Kinder nach einem Fieberkrampf in einen tiefen Schlaf.
- Falls Parazetamol/Ibuprofen und Diazepam nicht wirken und der Fieberkrampf länger als zehn Minuten dauert, rufen Sie den Notarzt an.

Bettruhe und Zuwendung

Es wird Ihnen nicht schwer fallen, Ihr Kind während des hohen Fiebers im Bett zu halten, denn es fühlt sich in der Regel zu schwach, um aufstehen zu wollen. Kümmern Sie sich um den kleinen Patienten. Lesen Sie ihm vor, trösten Sie ihn eventuell. Problematisch kann es werden, wenn Sie mit Zäpfchen das Fieber gesenkt haben, die Erkrankung damit aber keineswegs verschwunden ist. Auch in dieser Zeit sollte Ihr Kind das Bett hüten oder zumindest in einer ruhigen Ecke im Wohnzimmer liegen, denn der Körper braucht die Ruhe, um die Krankheit zu überwinden. Die Bettruhe sollte im Übrigen so lange andauern, bis der Appetit vollständig wiederhergestellt ist, damit Ihr Kind wieder zu Kräften kommen kann.

Täglicher Stuhlgang

Es ist zu empfehlen, einen Einlauf zu machen, wenn Ihr Kind während der Fieberperiode nicht täglich Stuhlgang hat, was angesichts der geringen Nahrungsaufnahme nicht außergewöhnlich ist. Die Stoffwechselreste und körpereigenen Gewebereste sollten während einer Erkrankung unbedingt regelmäßig ausgeschieden werden, denn sie belasten den Körper zusätzlich. Mit einem entgifteten Darm hat das Immunsystem Ihres Kindes auch bessere Chancen, die Erreger zu bekämpfen.

Das Immunsystem stärken

Während einer Fieberperiode wird der Organismus angestrengt und ausgelaugt. Nach überstandener Krankheit sollten Sie das Immunsystem Ihres Kindes stärken. Viel frische Luft, reichlich Vitamine und eventuell der Genuss von Probiotika in Milchprodukten können dabei helfen.

Vorsicht Gehirnhautentzündung (Meningitis)

Bakterien oder Viren können das Gehirn und seine umgebenden Häute infizieren. Bei Infektion hat Ihr Kind dann in der Regel hohes Fieber, leidet an starken Kopfschmerzen, Lichtscheu, Erbrechen, Nackensteifigkeit und gelegentlich Krämpfen. Schlimmstenfalls können plötzliche Hautblutungen auftreten.
Bei Säuglingen können die Symptome weniger deutlich ausgeprägt sein, ihre Fontanelle ist oft vorgewölbt.
Ihr Kind muss bei Verdacht auf eine Meningitis umgehend einem Kinder- und Jugendarzt vorgestellt werden, der es in eine entsprechende Klinik einweisen wird, wenn sich der Verdacht erhärtet!
Rechtzeitig erkannt, kann die Krankheit erfolgreich behandelt werden.
Die Erkrankung ist hochgradig ansteckend, daher sollten sich auch immer alle Kontaktpersonen vorsorglich mit speziellen Antibiotika behandeln lassen.
Gegen einige Erreger der bakteriellen Meningitis gibt es inzwischen wirkungsvolle Impfungen: Haemophilus influenza B, Pneumokokken, Meningokokken C. Hirnhautentzündungen können auch im Rahmen von so genannten Kinderkrankheiten auftreten, wie Masern, Mumps etc. (siehe S. 254ff.)

⊕ Das hilft

Bettruhe und viel Zuwendung
Frische Luft im Krankenzimmer
Viel trinken
Fieberzäpfchen, Wadenwickel
Leichte Baumwollkleidung

⊖ Das schadet

Zum Essen zwingen
Schlechte Zimmerluft
Unruhe, Herumtoben
Fernsehen, Videospiele
Alleinlassen des Kindes

Wenn das Kind ins Krankenhaus muss

Ein Krankenhausaufenthalt ist nicht nur für das betroffene Kind, sondern für die ganze Familie ein großes und einschneidendes Ereignis. Sofern Ihrem Kind so etwas bevorsteht, sollten Sie es behutsam darauf vorbereiten. Nehmen Sie die Ängste und Sorgen Ihres Schützlings nicht auf die leichte Schulter. Erklären Sie Ihrem Kind, warum es in die Klinik muss, was dort mit ihm gemacht wird, und versichern Sie ihm, dass es nicht allein gelassen wird.

Notfallsituation

Angenommen, Ihr Kind ist schwer gestürzt, hat eine gefährliche Erkrankung oder hat versehentlich an einem Putzmittel geschleckt. In diesem Fall muss das Kind entweder vom Notarzt versorgt und/oder ins nächste Krankenhaus gebracht werden. Es bleibt also wenig Zeit zum Nachdenken. Sofern Sie Ihr Kind selbst in die Klinik bringen, herrscht meist große Erleichterung, wenn das Krankenhaus endlich erreicht ist: Nun kann Ihrem Kind geholfen werden. Das Krankenhaus wird als Ort der Zuflucht erlebt und verliert so seinen Schrecken. Sie können die Verantwortung abgeben, denn eine kompetente Person kümmert sich um das Kind.

Nach Unfällen wird ein Klinikaufenthalt nie infrage gestellt, sondern dankend angenommen. Die Erleichterung, die Sie selbst verspüren, wird sich auch positiv auf Ihr Kind übertragen.

Vorbereitung

Die Situation stellt sich allerdings anders dar, wenn das Kind geplant in die Klinik muss. Vielleicht müssen ihm beispielsweise die Polypen entfernt werden oder es soll eine Antirefluxplastik an der Harnblase erhalten, um ständig wiederkehrende Harnwegsinfektionen zu vermeiden. In solchen Fällen wird ein Operationstermin vereinbart – die lange Zeit des Wartens beginnt.

Die Eltern leiden in der Regel viel mehr als die Kinder. Zum einen machen sie sich um die Heilungschancen ihres Kindes Gedanken, zum anderen wissen sie oftmals aus eigener Erfahrung, was ein Krankenhausaufenthalt so alles mit sich bringen kann.

Tipp: Egal, welche Ängste Sie selbst quälen: Sie sollten sie keinesfalls an Ihr Kind weitergeben. Ihr Schützling braucht ermutigende, zuversichtliche Eltern. Sehen Sie auch unbedingt davon ab, in Anwesenheit des Kindes mit seinen Geschwistern oder anderen Erwachsenen über Ihre diesbezüglichen Sorgen zu reden.

Bilderbücher als Einstimmung

Vorbereitend können Sie mit Ihrem Kind Bilderbücher anschauen, in denen Geschichten rund um das Krankenhaus vorkommen. Auf diese Weise kann man die Thematik »Krankenhaus« in die Kindersprache und Kinderwelt transportieren.

Reden Sie mit Ihrem Kind beim Betrachten der Bilder über die entsprechende Situation. Indem man das Kind erzählen lässt, was für Gefühle die Bilder in ihm auslösen, erfährt man, welche Sorgen es hat. Im Dialog entstehen somit viele Möglichkeiten, mit diesen Ängsten konstruktiv umzugehen. Indem man den Kindern schon zu Hause viele Dinge erklärt, kann man ihr Verständnis für notwendige Verrichtungen gewinnen. Sie können Ihren Schützling daraufhin auch selbst eine kleine Untersuchung durchführen lassen, entweder an Ihnen selbst oder an einem Bären bzw. einer Puppe. Verschweigen Sie nicht, dass manches, was in der Klinik auf Ihr Kind zukommt, beispielsweise eine Spritze, auch ein klein bisschen wehtut.

Besuch beim Kinder- und Jugendarzt

Man kann das Kind mit einer großen Anzahl an medizinischen Geräten vertraut machen, indem man den Kinderarzt besucht. Blutdruckmessgerät, Ultraschall, EKG, manchmal auch ein EEG zeigt der Kinderarzt dem Kind gern und erklärt kurz, wie alles funktioniert, denn er führt ja die medizinischen Untersuchungen vor Operationen (die keinen langen Klinikaufenthalt erfordern) durch. Ein vertrauensvoller Umgang mit ihrem Kinder- und Jugendarzt ist eine große Hilfe für Eltern und Kinder. Er kann eine kleine Brücke zum Krankenhaus bauen.

Kindgerechte Kinder- und Jugendklinik

In den modernen Kinderkliniken westlicher Industrienationen ist man ganz auf die kleinen Patienten eingestellt. Mama oder Papa darf immer dabeibleiben. Sind die Kinder noch klein, gibt es selbstverständlich auch eine Übernachtungsmöglichkeit. Die Schwestern, Pfleger und Ärzte wissen, wie schwer es vor allem für kleine Kinder ist, immer tapfer zu sein – und sie erwarten es nicht; auch nicht von den Eltern. Eine Spritze tut nicht nur dem Kind ein bisschen weh, sondern auch demjenigen, der sie dem Kind gibt. Er wird also versuchen, mit dem Kind vertraut zu werden, denn dann tut es zumindest nicht ganz so weh.

Jede Kinderstation hat ein Spielzimmer. Manchmal kommt sogar eine Erzieherin und spielt und bastelt dort mit den Kindern. Es gibt auch den Krankenhausclown, der von Krankenzimmer zu Krankenzimmer geht und überall kichernde Kinder hinterlässt. Es hat schon Kinder gegeben, die am Ende nicht mehr nach Hause gehen wollten, weil es ihnen im Krankenhaus so gut gefallen hat.

Mit Sicherheit lässt sich sagen, dass in den letzten Jahren in den Kinderkliniken viel daran gearbeitet wurde, die Häuser so kindgerecht wie möglich zu gestalten. Die Erinnerungen, die wir Erwachsene an Kliniken haben, sind überholt. Wir sollten mit unseren eigenen Erinnerungen die Kinder deshalb nicht unnötig belasten.

Und außerdem: Jedes Kind hat ein Recht auf eine altersentsprechende Versorgung. Es sollte nicht auf einer Erwachsenenstation liegen!

Wenn ein Kind immer wieder ins Krankenhaus muss

Ein Kind, das genau weiß, was es im Krankenhaus erwartet, hat es schon schwerer, wenn es erfährt, dass es wieder in die Klinik muss. In diesem Fall sollten Sie Ihr Kind daran erinnern, dass es am Ende der Klinikaufenthalte stets gesünder war als zu Beginn. Vielleicht hat Ihr Kind in der Klinik sogar Freundschaften geschlossen. Erinnern Sie es daran.

Auch eine nette Krankenschwester oder eine nette Stationsärztin kann Ihrem Kind helfen, die Krankenhaustage lustig werden zu lassen. Vielleicht gibt es auch andere betroffene Kinder, die ebenfalls gerade auf der Station sind. Dennoch müssen Sie auch die Ängste und Sorgen teilen, die Ihr Kind, eventuell berechtigt, hat. Zeigen Sie Mitgefühl, denn »geteiltes Leid ist halbes Leid«.

Was muss mit?

Fragen Sie Ihr Kind, was es gern in die Klinik mitnehmen möchte. Schöne Schlafanzüge, Nachthemden und Hausschuhe sind auch den Kleinen schon wichtig. Von zu Hause müssen die Kinder je nach Alter die folgenden Dinge mitbringen:

- Waschzeug mit Zahnbürste und Zahnputzbecher sowie Kamm oder Bürste
- Lieblingskuscheltiere und Lieblingsbücher
- Eventuell ein Foto von der Familie oder vom Haustier

So viele Utensilien des täglichen Gebrauchs wie möglich sollten Ihrem Kind vertraut sein. Trotzdem ist es sicher am allerwichtigsten, dass die Mama oder der Papa da ist und mit guter Laune und viel Mitgefühl das Kind begleitet. In den Spielzimmern der Kinderkliniken gibt es im Übrigen viele Spielsachen und Bilderbücher zu entdecken. Sie müssen also nicht alles selbst mitbringen.

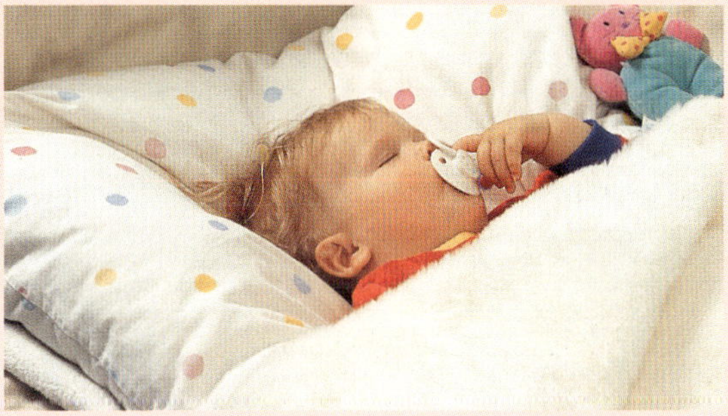

Geben Sie Ihrem Kind etwas Vertrautes mit in die Klinik.

Klinikalltag

In jeder Klinik hat der Tag eine feste Struktur. Immer zur gleichen Zeit werden die Betten gemacht, Spritzen gegeben, wird das Essen verteilt und die Visite abgehalten. Da viele verschiedene Personen an der Versorgung der kleinen Patienten beteiligt sind, die im Lauf des Tages auch noch wechseln, verlaufen diese Zeremonien relativ exakt. Ist man neu auf einer Station, kann es eine Weile dauern, bis man sich an diese Abläufe gewöhnt hat. Auch wenn die Erwachsenen oft Probleme damit haben, sich einem solchen Schema zu unterwerfen, sind für Kinder geregelte Abläufe dieser Art oft eine große Hilfe – sie machen den Tag überschaubar.

Am leichtesten ist es, wenn man sich an diese kleinen Alltagsregeln hält. Ist der Krankenhausaufenthalt beendet, kann man ohnehin wieder seinen eigenen Tagesablauf übernehmen.
Indem die Eltern möglichst viele Pflegeaufgaben selbst verrichten, bieten sie dem Kind eine weitgehend vertraute Atmosphäre. Wickeln, Füttern, Umziehen sollten sich die Eltern nicht von fremden Personen nehmen lassen. Fremdkontakte machen den Kindern nur unnötig Angst. Auch ganz kleine Kinder wollen in ihrer Intimsphäre eigentlich nur von ihrer Mutter oder dem Vater versorgt werden, und sie spüren genau, ob sie beispielsweise von einer vertrauten oder von einer fremden Person gewickelt werden. Die Kinderkrankenschwestern erwarten von den Eltern sogar, dass sie einen Teil der Pflege des Kindes übernehmen. Nur medizinische Maßnahmen werden selbstverständlich von den Schwestern oder Ärzten durchgeführt.

Vertrauen zu den Schwestern und Ärzten aufbauen

Kinderkrankenschwestern, Pfleger und Ärzte sind dankbar, wenn sie die besonderen Bedürfnisse eines Kindes erfahren – also etwa: Was hat der kleine Patient für Lieblingsspeisen? Wie lautet der Name der Puppe? Wie heißt der Hund auf dem Foto? Gibt es noch Geschwister? Diese und viele andere Dinge sind wichtig, denn nur so kann das Personal einen vertrauten Umgang mit dem Kind aufbauen. Den Eltern kommt die Aufgabe des Vermittelns zu.
Gespräche über den Gesundheitszustand und über weitere eventuell nötige Eingriffe sollte man zunächst nicht in Anwesenheit des Kindes führen. Auch ganz kleine Kinder haben sehr gute Antennen für das Befinden ihrer Eltern und spüren deren Angst oder Sorgen sofort. Aber: Man muss die Fragen der Kinder beantworten. Ärzte und Schwestern müssen den kleinen Patienten kindgerechte Erklärungen liefern, denn das Kind hat ein Recht zu erfahren, was geschieht.

Darf ich mein Kind verwöhnen?

Oft bekommen Kinder, die im Krankenhaus liegen müssen, viele Geschenke mitgebracht. Die Großeltern, Freunde, Tanten, Onkel und nicht zuletzt die Eltern überschütten die Kinder regelrecht mit Geschenken, um ihnen den Krankenhausaufenthalt zu erleichtern. Aber nicht nur im materiellen Bereich werden sie verwöhnt, auch im emotionalen Bereich erfahren sie als Patienten viel mehr Zuwendung als im Alltag.
Freunde, Großeltern und die Eltern nehmen sich viel Zeit und setzen sich zu dem kranken Kind ans Bett. Die Kleinen erhalten ungeteilte Aufmerksamkeit. Sie genießen das, was man den »sekundären Krankheitsgewinn« nennt. Eigentlich ist dies eine ganz normale Begleiterscheinung. Den Kindern ist im Prinzip auch klar, dass später, wenn sie gesund sind, wieder die normalen Verhältnisse herrschen. Schließlich sind sie dann auch gesund, und das ist jedem Kind immer noch viel lieber, als verwöhnt zu werden, nur weil es krank ist.
Kümmern Sie sich also um Ihr krankes Kind ganz so, wie Ihnen danach zumute ist. Wenn Sie auf Ihre innere Stimme hören, können Sie nichts falsch machen. Sobald alles ausgestanden ist, wird jeder erleichtert den Alltag wieder aufnehmen – auch ohne sekundären Krankheitsgewinn!

Frühkindliche negative Krankenhauseindrücke vermeiden

Ganz wichtig für Kinder ist es, wie Sie das Thema »Krankenhaus« bislang in Ihrer Familie erörtert haben. In welcher Weise wurde über das Thema bisher gesprochen? War das Kind schon einmal im Krankenhaus, beispielsweise als Besucher? Was hat es dabei erlebt? War bereits ein Elternteil im Krankenhaus?
Man sollte sich sehr gut überlegen, ob man ein noch kleines Kind mitnehmen will, um einen Besuch im Krankenhaus zu machen. Es kann immer vorkommen, dass es gerade jemandem schlecht geht und man Weinen und Stöhnen in der ganzen Station hört. Auch eine akute Situation kann plötzlich eintreten. Das Kind wird dann im schlimmsten Fall Zeuge einer Reanimation. Wie soll man dann später einem Kind den Unterschied zu seinem eigenen Krankenhausaufenthalt erklären?

Nie mit dem Krankenhaus drohen

»Wenn du nicht artig bist und deine Mütze nicht aufsetzt, kommst du ins Krankenhaus!« Derartige Sprüche sind für ein Kind unverständlich. Je kleiner ein Kind ist, umso weniger kann es wissen, was ein Krankenhaus ist. Aber eins lernt jedes Kind, wenn es diesen Spruch hört, mit Sicherheit: Das Krankenhaus ist etwas Schlimmes und Bedrohliches, vor dem man Angst haben muss. Wenn man nicht brav ist, wird man dort hingeschickt und bestraft.

Hand-Mund-Fuß-Krankheit und Herpangina

Ursachen: Beide Erkrankungen sind Coxsackie-A-Virusinfektionen; Übertragung durch Schmierinfektion, weniger häufig durch Tröpfcheninfektion; Viren sind in menschlichen Fäkalien, Abwasser und verunreinigtem Trinkwasser zu finden; hohe Durchseuchungsrate; Viren sind Hauptursache der zahlreichen Infekte im Kindesalter, die als Sommergrippe bezeichnet werden

Hand-Mund-Fuß-Krankheit – typische Beschwerden: 2 bis 14 Tage nach Ansteckung kleine flache rote Flecken oder Bläschen an Handflächen und Fußsohlen, manchmal an Armen und Beinen; in der Mundhöhle Wunden und Bläschen; Schmerzen beim Kauen und Geschmacksbeeinträchtigung; Ausschlag am ganzen Körper, vor allem am Gesäß; tritt gehäuft im Sommer und im Herbst auf, befällt Kinder jeden Alters

Herpangina – typische Beschwerden: 2 bis 14 Tage nach Ansteckung hellrote, meist schmerzhafte Bläschen am vorderen Gaumenbogen; Bläschen platzen nach 24 Stunden auf und bilden runde Geschwüre mit gerötetem Rand; hinzu kommen Fieber, Halsschmerzen, Schluckbeschwerden, gelegentlich Erbrechen

• Siehe auch Pfeiffersches Drüsenfieber (S. 186f.)

Sofortmaßnahmen – Was Sie gleich tun können

Fiebersenkende Maßnahmen

Nur wenn das Fieber über 40 °C ansteigt, sollten Sie mit Fieberzäpfchen und/oder Wadenwickeln die Körpertemperatur senken. Dies gilt insbesondere für Kinder, die schon einmal Fieberkrämpfe hatten. Wenn die Diagnose feststeht, können Sie bei Kindern, die erfahrungsgemäß keine Krämpfe bekommen, Fieber bis 39,5 °C unbehandelt lassen. Fieber schützt die großen Organe und schädigt die Viren thermisch. Die Krankheit heilt von selbst ab.

Babys und Kleinkinder

Coxsackie-A-Viren können auch Säuglinge befallen, zumal die Durchseuchungsrate sehr hoch ist. Sie bedürfen der gleichen Behandlung wie ältere Kinder.

Grenzen der Selbstbehandlung

Wenn das Fieber länger als vier Tage anhält, müssen Sie Ihr Kind zum Arzt bringen. Es empfiehlt sich ohnehin, beim Auftreten der ersten Symptome einen Arzt aufzusuchen.

AUS DER APOTHEKE

Nur die unterschiedlichen Symptome der beiden Krankheitsbilder können eigenständig behandelt werden. Ihr Kinderarzt wird Ihrem Kind bei Bedarf die notwendigen Präparate verordnen. Sie sollten von eigener Medikation absehen. Bisweilen helfen hier auch leichte betäubende Gele für die Mundschleimhaut.

Homöopathika

In Abstimmung mit einem homöopathischen Kinderarzt können Sie die folgenden Homöopathika anwenden.

- **Borax:** bei Bläschen an der Mundschleimhaut, Angst vor Hinlegen und Abwärtsbewegungen
- **Lachesis:** bei starker Berührungsempfindlichkeit der dunkelrot geschwollenen Mundschleimhaut, wenn Essen wegen der Schmerzen nicht möglich ist

NATURHEILKUNDE

Lindenblütentee

Lindenblütentee ist bei fieberhaften Erkrankungen bestens geeignet, eine Linderung der Beschwerden herbeizuführen. Ist das Fieber jedoch sehr hoch (über 39,5 °C) oder das Kind jünger als zwölf Monate, sollten Sie ihn stark verdünnt anwenden, weil er das ansonsten hilfreiche Schwitzen fördert, dabei jedoch zu viel Flüssigkeit verdunstet wird. (Siehe Special Hausmittel S. 16ff.)

ERNÄHRUNG

Flüssignahrung und Brei

Nimmt Ihr Kind überhaupt Nahrung an, dann geben Sie ihm flüssiges oder püriertes Essen (Suppen, Brei etc.), das nicht zu warm sein darf. Meiden Sie jedes Gewürz, das auf der hoch empfindlichen Mundschleimhaut Brennen verursachen könnte.

Ausreichend Flüssigkeit geben

Ihr Kind sollte ausreichend Flüssigkeit zu sich nehmen. Am besten eignet sich lauwarmer bis kalter Kräutertee.

- Wenn Sie Fruchtsäfte geben, meiden Sie auf jeden Fall saure Säfte, deren Fruchtsäuren die Schleimhäute angreifen und zusätzliche Schmerzen auslösen würden.

DAS KÖNNEN SIE NOCH TUN

Eiswürfel oder Eis

Geben Sie einem größeren Kind Eiswürfel oder – am besten – Eis zu lutschen. Speiseeis (kein Fruchteis mit Fruchtsäuren verwenden) macht gute Laune, und die Kühle wirkt schmerzlindernd.

- Für Babys und jüngere Kleinkinder sind Eiswürfel ungeeignet – sie könnten ersticken.

Bettruhe

Lassen Sie Ihr Kind Bettruhe einhalten, denn es braucht für die Genesung Ruhe und Schonung. Vermeiden Sie alles, was Ihr Kind anstrengen könnte. Dennoch sollte es nicht allein in seinem Zimmer liegen, denn es braucht Zuneigung und Ansprache. Betten Sie es in Ihre Nähe (z. B. in eine ruhige Ecke des Wohnzimmers), so dass es sich nicht einsam fühlt. Die Ruhe sollte so lange andauern, bis der Appetit vollständig wiederhergestellt ist.

⊕ Das hilft

Kein Kindergarten, keine Schule
Frische Luft im Krankenzimmer
Viel trinken
Fieberzäpfchen, Wadenwickel
Leichte Baumwollkleidung

⊖ Das schadet

Zum Essen zwingen, schlechte Zimmerluft
Fernsehen, Videospiele, Herumtoben
Alleinlassen des Kindes

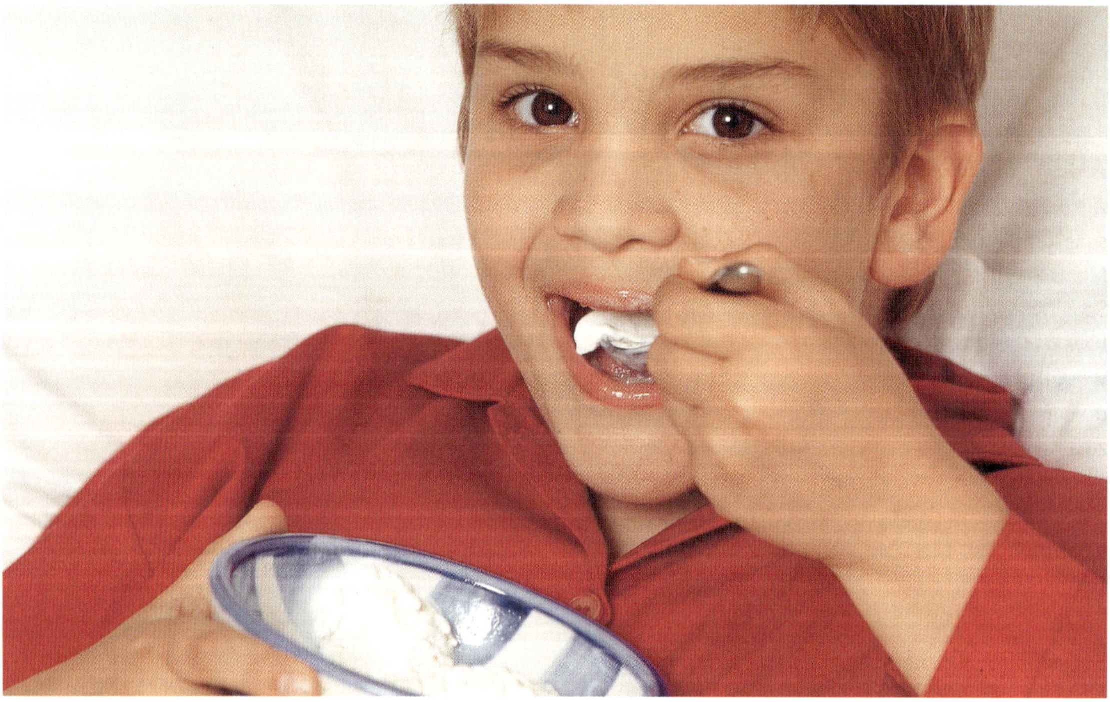

Kranksein kann auch Vorteile haben: wenn es leckeres Eis als »Medizin« gibt.

Mundfäule

Ursachen: hochansteckende (Erst-)Infektion durch das Herpes-simplex-Virus; Übertragung durch Tröpfchen- und Schmierinfektion

Typische Beschwerden: 2 bis 7 Tage nach der Ansteckung hohes Fieber und schlechtes Allgemeinbefinden; Bläschenbildung auf stark geröteter, geschwollener Mundschleimhaut, insbesondere im vorderen Mundhöhlenbereich und um den Mund herum; Bläschen können aufplatzen und kleine (2 bis 10 Millimeter große) weißliche, sehr schmerzhafte Wunden mit gerötetem Hof auf der Schleimhaut hinterlassen; geschwollene Halslymphknoten; schlechter Mundgeruch; Wunden heilen nach 1 bis 2 Wochen ohne Narbenbildung ab; Wiederaufleben der Erkrankung in abgeschwächter Form entsprechend der Charakteristika von Herpes-simplex-Viren bei geschwächter Abwehrkraft möglich; die Viren können jahrelang inaktiv im Körper ruhen

• Siehe auch Mundsoor (S. 42f.), Mundgeschwür (S. 41f.), Hand-Mund-Fuß-Krankheit und Herpangina (S. 183f.) sowie Fieber und Fieberkrämpfe (S. 176ff.)

Sofortmaßnahmen – Was Sie gleich tun können

Eiswürfel, Speiseeis

Geben Sie Ihrem älteren Kind Eiswürfel zu lutschen, denn damit wird die Mundschleimhaut auf schonende Weise betäubt, und die Schmerzen werden gelindert. Probieren Sie dieses einfache Mittel vor einer Mahlzeit aus, und beobachten Sie einfach, ob Ihr Kind dann leichter essen kann.
Einem Kleinkind können Sie Speiseeis geben, allerdings kein Eis mit Früchten (da die Fruchtsäuren die Mundschleimhaut reizen). Eiswürfel sind für Kleinkinder nicht geeignet. Sie können sich leicht verschlucken.

Babys und Kleinkinder

Von Mundfäule werden in der Regel Kinder vom zehnten Lebensmonat an bis zum vierten Lebensjahr befallen. Bei Babys und jüngeren Kleinkindern kann die Erkrankung auch zur strikten Nahrungsverweigerung führen. In diesem Fall müssen Sie entsprechende Maßnahmen (Infusion, Bepinselung, Medikamente etc.) mit Ihrem Kinderarzt besprechen.

Grenzen der Selbstbehandlung

Sie müssen einen Kinderarzt aufsuchen, denn er kann entsprechende Medikamente verordnen.

AUS DER APOTHEKE

Zur Behandlung der Mundfäule werden antiseptische, entzündungshemmende und schmerzstillende Mundspüllösungen oder Mundpinselungen eingesetzt. So wirkt Aminoquinurid desinfizierend, Cholinsalizylat bzw. das Lokalanästhetikum Tetrakain schmerzstillend. Wer pflanzliche Präparate bevorzugt, kann Extrakte aus der japanischen Gelbwurz oder Rhabarber wählen oder zu einer Myrrhentinktur greifen. Sind die Schmerzen sehr stark, können Sie Ihrem Kind auch die Schmerzmittel Ibuprofen oder Parazetamol verabreichen.

Synthetische Medikamente

- Kombinationspräparate

Phytopharmaka

- Myrrhentinktur, Rhabarberwurzel, Japanische Gelbwurz (Extrakt)

Homöopathika

In Abstimmung mit einem homöopathischen Kinderarzt können Sie die folgenden Homöopathika anwenden.

- **Chamomilla**: bei zahnenden Kindern, wenn eine Backe rot, die andere weiß ist, bei heißem Kopfschweiß, Fieberkrampf vor Mitternacht, Unruhe; Kinder wollen immer herumgetragen werden
- **Aconitum**: bei plötzlichem Fieberbeginn, heftiger Erkrankung mit Unruhe und Angst, trockener und heißer Haut, kein Schweiß
- **Borax**: bei Bläschen an der Mundschleimhaut, Angst vor Hinlegen und Abwärtsbewegungen
- **Lachesis**: bei starker Berührungsempfindlichkeit der dunkelrot geschwollenen Mundschleimhaut, wenn Essen wegen der starken Schmerzen nicht mehr möglich ist

DAS KÖNNEN SIE NOCH TUN

Kühle Getränke und Breie

Nimmt Ihr Kind überhaupt Nahrung an, dann geben Sie püriertes Essen, das nicht warm sein darf. Meiden Sie jedes Gewürz, das auf der hoch empfindlichen Mundschleimhaut Brennen verursachen könnte. Wenn Sie Fruchtsäfte geben, meiden Sie auf jeden Fall saure Säfte, da sie die Schleimhäute angreifen und zusätzliche Schmerzen auslösen würden.

Ansteckung vermeiden

Kinder, die bereits an Mundfäule erkrankt waren, sind gegenüber einer erneuten Infektion besonders anfällig. Halten Sie andere Kinder von Ihrem erkrankten Kind fern, und achten Sie darauf, dass sie keine Gegenstände gemeinsam benutzen (Gefahr der Schmierinfektion).

Das hilft

Eiswürfel lutschen
Mundspülungen, Mundpinselungen
Lauwarme pürierte Kost
Stärkung des Immunsystems

Das schadet

Zu warmes Essen
Scharfe Gewürze
Saure Obstsäfte

Pfeiffersches Drüsenfieber

Ursachen: Infektion durch das zu den Herpesviren zählende Epstein-Barr-Virus (EBV); Übertragung durch direkten Kontakt mit den Mundschleimhäuten (z. B. beim Küssen über Speichel)
Typische Beschwerden: 1 bis 3 Wochen (manchmal auch bis zu 50 Tage) nach der Ansteckung sehr hohes Fieber, anfangs meist ohne Symptome; ausgeprägtes Krankheitsgefühl; bei Jugendlichen Müdigkeit und Abgeschlagenheit, oft über Monate hinweg; Entzündung des Gaumens und des Rachens; Mandelentzündung mit flächenhaften schmutzig grauen oder gelblichen Belägen, manchmal aber auch nur Rötung der Mandeln mit Schwellungen; Lymphknotenschwellungen am Hals und manchmal auch unter den Achselhöhlen; vergrößerte Milz und Leber; mögliche Komplikationen: Blutplättchenmangel (Thrombopenie), Auflösung der roten Blutkörperchen (Hämolyse), Milzriss, Lungenentzündung, Nierenentzündung, Hirnhautentzündung
• Siehe auch Fieber und Fieberkrämpfe (S. 176ff.)

Sofortmaßnahmen – Was Sie gleich tun können

Fiebersenkende Maßnahmen

Wenn das Fieber über 40 °C ansteigt, sollten Sie mit Fieberzäpfchen und/oder Wadenwickeln das Fieber zunächst einmal senken. Dies gilt insbesondere für Kinder, die schon einmal Fieberkrämpfe hatten. Bei Kindern, die erfahrungsgemäß keine Krämpfe bekommen, können Sie das Fieber bis 40 °C unbehandelt lassen, weil es die Viren thermisch schädigt. Bei Schmerzen und Unwohlsein sollte das Fieber allerdings auf unter 39 °C gesenkt werden.

Babys und Kleinkinder

Die meisten Babys genießen in den ersten Lebensmonaten »Nestschutz«, den sie sich über die Plazenta erworben haben, weil zumindest fast alle Mütter über viele Jahre Kontakt mit dem Epstein-Barr-Virus hatten und die Antikörper an das Baby weitergeben. Außerdem sind von der Erkrankung eher Jugendliche betroffen. Als Regel kann man sagen: Je jünger betroffene Kinder sind, desto heftiger und kürzer verläuft das Pfeiffersche Drüsenfieber; je älter sie sind, desto langwieriger und unspezifischer.

Grenzen der Selbstbehandlung

Weil es den Betroffenen gleich zu Beginn der Erkrankung eher schlecht geht, scheidet eine Selbstbehandlung aus, denn die Symptome verlangen nach einer umgehenden ärztlichen Untersuchung. Ob später eine Selbstbehandlung sinnvoll erscheint, richtet sich nach der Schwere des Verlaufs der Erkrankung.

Sofort den Notarzt rufen

- Bei Kreislaufkollaps

AUS DER APOTHEKE

Bei Pfeifferschem Drüsenfieber ist meist nur eine medikamentöse Fiebersenkung notwendig. Bisweilen ist aber auch eine antibiotische Therapie angesagt, weil eine zusätzliche bakterielle Mandelentzündung vorliegt (siehe zu Antibiotika S. 114f.). Die Wirkstoffe Ampizillin und Amoxizillin sollten allerdings nicht eingesetzt werden, da sie häufig Hautreaktionen auslösen, die bei der Erkrankung typisch sind.

Synthetische Medikamente

- **Fiebersenkende Mittel:** Ibuprofen, Parazetamol

Homöopathika

In Abstimmung mit einem homöopathischen Kinderarzt können Sie die folgenden Homöopathika anwenden.

- **Belladonna:** bei plötzlichem Fieberbeginn, hochrotem, dampfig-heißem Kopf mit klopfenden Karotiden (der Puls ist an den Halsarterien sichtbar), Überempfindlichkeit gegen Geräusche und Helligkeit, Fieberkrampf und Delirium
- **Aconitum:** bei plötzlichem Fieberbeginn, heftiger Erkrankung mit Unruhe und Angst, trockener und heißer Haut, kein Schweiß
- **Ferrum phosphoricum:** bei blassem Gesicht, plötzlichem Beginn des Fiebers, dampfiger Hitze und Schweiß
- **Stramonium:** bei hohem Fieber mit Unruhe, keinen Schmerzen, Delirium und Krämpfen sowie Erbrechen
- **Lachesis:** bei schwerem Verlauf mit Blutungsneigung und Berührungsempfindlichkeit, wenn die Symptome eher links auftreten; Verschlechterung im Schlaf
- **Phytolacca:** bei schlechtem Allgemeinzustand, stark gerötetem Rachen, Gliederschmerzen

DAS KÖNNEN SIE NOCH TUN

Kalter Quarkwickel

Ein kalter Quarkwickel, auf den Hals aufgelegt, zieht über die in Quark enthaltene Milchsäure Entzündungsstoffe an, fördert die Durchblutung und wirkt abschwellend sowie schmerzlindernd. Er sollte allerdings nicht bei Fieber mit Schüttelfrost angewendet werden.

Schonung ist angesagt

Ihr Kind sollte sich so lange schonen, bis alle Symptome völlig abgeklungen sind. Fragen Sie den Arzt, der die Genesung von dieser Erkrankung ohnehin bis zur völligen Gesundung begleiten sollte, wann Ihr Kind wieder Sport treiben oder einer anderen körperlichen Betätigung nachgehen kann.

Wichtig: Da bei der Erkrankung die Milz in der Regel anschwillt, sollten Kinder so lange keinen Sport treiben, bis die Schwellung zurückgegangen ist. Es besteht die Gefahr eines Milzrisses.

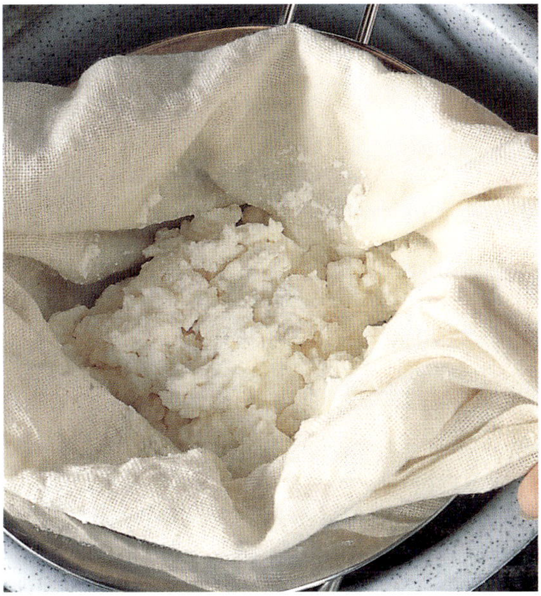

Für den Quarkwickel den Quark gut abtropfen lassen.

Stärkung des Immunsystems

Wenn Ihr Kind wieder gesund ist, sollten Sie überlegen, ob es eine Kur zur Stärkung des Immunsystems machen könnte. Hier eignen sich sowohl Medikamente als auch verschiedene naturheilkundliche Anwendungen oder eine homöopathische Behandlung. Besprechen Sie dies am besten mit Ihrem Kinder- und Jugendarzt.

⊕ Das hilft

Eis lutschen
Ruhe und Schonung
Leichte Kost

⊖ Das schadet

Sport (Gefahr eines Milzrisses)
Hektik und Aufregung
Stickige Zimmerluft

Allergische Erkrankungen

Heuschnupfen & Co.

Der schnelle Diagnoseüberblick

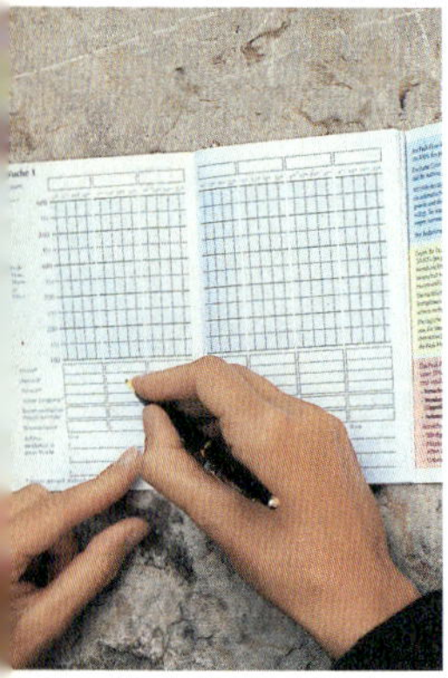

Die folgenden Kurzbeschreibungen von Symptomen und Symptomenkomplexen sollen Ihnen die Diagnose bei Ihrem Kind erleichtern. Gleichzeitig führen sie mit Seitenverweisen zur entsprechenden Erkrankung – sowohl in diesem Kapitel als auch eventuell in einem anderen Kapitel (siehe hierzu »Ähnliche Beschwerden«). Auf diesen Seiten finden Sie auch bereits Warnhinweise, wann Sie mit Ihrem Kind (sofort) zum Arzt gehen müssen.

Probleme mit der Atmung

Ekzeme, erschwerte Atmung, pfeifendes oder quietschendes Atemgeräusch (Giemen), Reizhusten, Atemnot; Erstickungsangst, blasse bis zyanotische Verfärbung der Haut → **allergisches Asthma** (S. 190f.)

ÄHNLICHE BESCHWERDEN

- Probleme mit der Atmung sowie Herz-Kreislauf-Probleme → **Asthma bronchiale** (S. 8ff.), → **allergischer Schock** (S. 278f.)

Wann zum Arzt?

- Bei massiven Atemnotanfällen
- Bei Verdacht auf allergischen Schock sofort den Notarzt rufen

Allergien durch Pollen, Tierhaare und Milbenkot

Allergische Reaktion der Schleimhäute in den oberen Atemwegen und Augen (Juckreiz in Nase, Rachenbereich und Augen, Niesen, Fließschnupfen, tränende Augen, gelegentlich Fieber); Hautausschlag, Husten, Atembeschwerden, Nebenhöhlenentzündung sowie Asthma bronchiale → **Heuschnupfen** (S. 193ff.)

Juckreiz in Augen, Nase und Rachenbereich; Niesen; Fließschnupfen; tränende Augen; Hautausschlag, Husten, Atembeschwerden, Asthma bronchiale → **Hausstaubmilbenallergie** (S. 191f.)

ÄHNLICHE BESCHWERDEN

- Symptome von Erkältungsvarianten → **Husten und Bronchitis** (S. 27ff.), → **Schnupfen** (S. 58ff.)

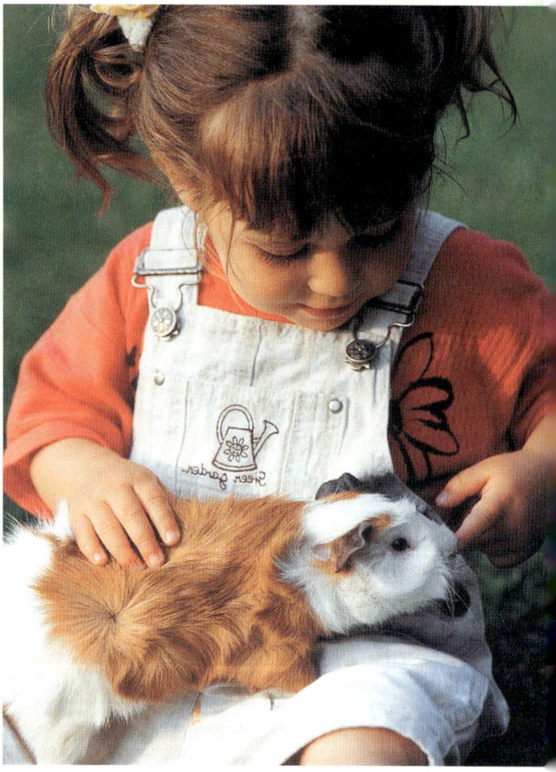

Allergische Hauterscheinungen

Trockenes Ekzem, insgesamt blasse, trockene und schuppende Haut, in der Regel sehr starker Juckreiz; im Säuglingsalter roter Ausschlag im Gesicht, auf dem behaarten Kopf und auf den Unterarmen und Unterschenkeln, nach dem 1. Lebensjahr Ekzeme an Ellbogen, Kniebeugen, Fuß- und Handrücken sowie Nacken, bei älteren Kindern vor allem am Oberkörper mit derben Schwielen und Schrunden (verdickte Haut) → **Neurodermitis** (S. 204ff.)

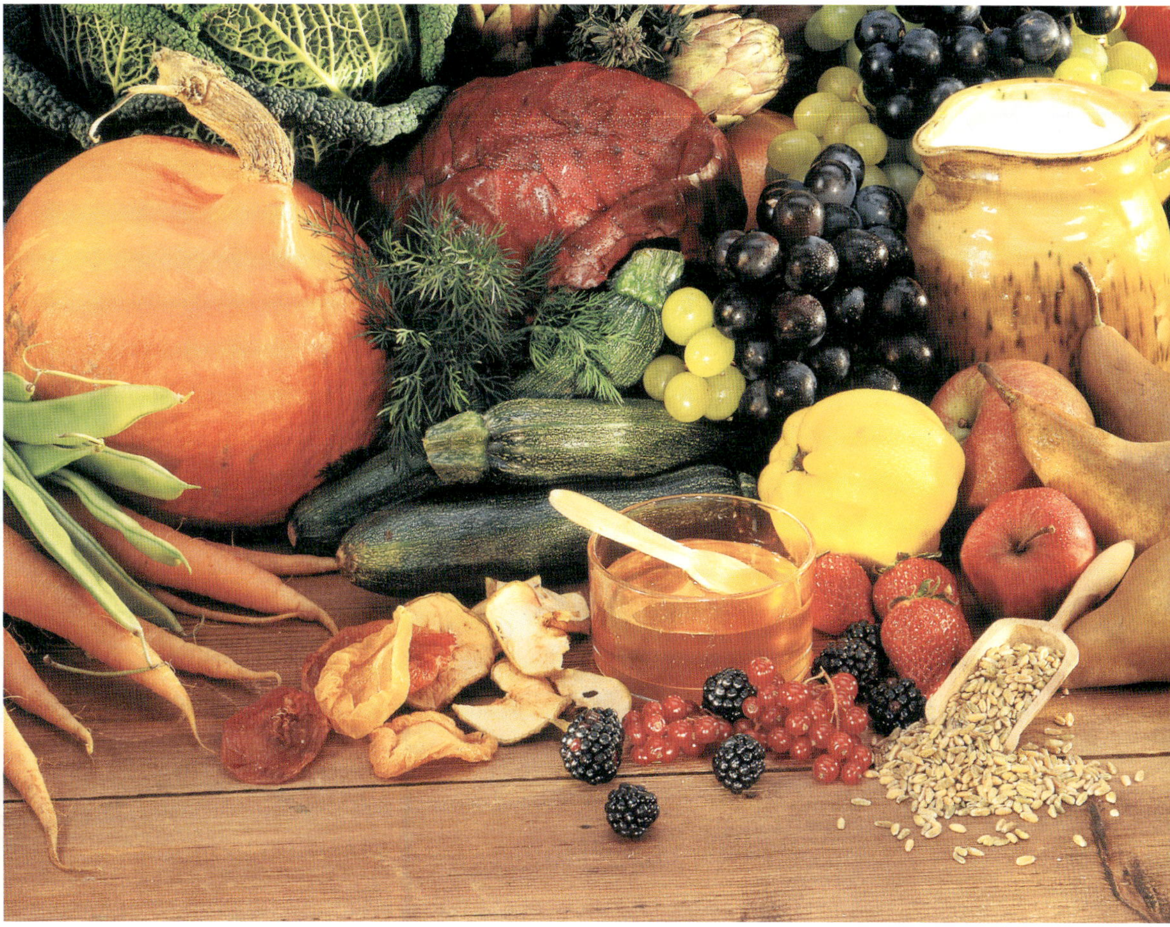

Im Zusammenhang mit Sonnenbaden Quaddeln, juckende Flecken oder Bläschen; kleine akneartige Knötchen meist im Dekolletee; Allergien und/oder Hautverfärbungen → **Sonnenallergie** (S. 208f.)

! Kinder und Jugendliche entwickeln auch Kontakt-ekzeme (allergische Reaktion begrenzter Hautbereiche auf z. B. Nickel von Jeansknöpfen oder Modeschmuck).

Wann zum Arzt?

- Bei ausgeprägten Beschwerden und Kreislaufproblemen oder Schocksymptomen
- Die Behandlung von Neurodermitis gehört in die Hand des Arztes

ÄHNLICHE BESCHWERDEN

- Ekzeme und andere Hauterscheinungen

→ **Schuppenflechte** (S. 138ff.), → **Nesselsucht** (S. 137f.), → **Ekzeme** (S. 121ff.), → **Sonnenbrand** (S. 141f.)

Allergien auf Nahrungsmittel

Blähungen, Völlegefühl, Durchfall, Übelkeit, Erbrechen, Unwohlsein, Missmutigkeit, kein Appetit; seltener Hautschwellungen, Juckreiz oder Symptome der Nesselsucht; Hautrötungen bei Hautkontakt mit Milch → **Milchunverträglichkeit** (S. 268f.)

Durchfall, Erbrechen und/oder Bauchschmerzen nach dem Essen bestimmter Nahrungsmittel; Hautausschlag → **Nahrungsmittelallergien** (S. 270ff.)

! Achtung: Magen- und Darmprobleme können bei Kindern eine Vielzahl von Ursachen haben, die unbedingt vom Kinderarzt untersucht und abgeklärt werden müssen.

ÄHNLICHE BESCHWERDEN

- Reaktion auf Nahrungsmittel/Zöliakie

→ **Gedeihstörungen** (S. 89ff.)

Allergisches Asthma

Ursachen: bei einer Allergie gegen Blüten- und Gräserpollen »Etagenwechsel« von den oberen Luftwegen (Heuschnupfen) in die Bronchien; verschiedene andere Allergene wie Hausstaubmilben, Tierhaare, Tierfedern, Schimmelpilze; psychische Belastung als Verstärkung der allergischen Reaktion

Typische Beschwerden: Ekzeme, erschwerte Atmung, pfeifendes oder quietschendes Atemgeräusch (Giemen), Reizhusten; beim Asthmaanfall Atemnot, Erstickungsangst, blasse bis zyanotische Verfärbung der Haut

• Siehe auch Asthma bronchiale (S. 8ff.) und Heuschnupfen (S. 193ff.)

Sofortmaßnahmen – Was Sie gleich tun können

Ruhe bewahren

Weil Aufregung den Anfall verstärkt, sollten Sie während eines Asthmaanfalls auf Ihr Kind möglichst beruhigend einwirken, um ihm die durch die Atemnot entstehenden Ängste zu nehmen. Das bedeutet vor allem, dass Sie selbst Ruhe bewahren sollten.

Sprays

Schnelle Hilfe bringen bronchialerweiternde Medikamente, die als Spray direkt in den Mund eingebracht werden und schnell wirksam sind.

Sitzen während des Anfalls

Während eines Asthmaanfalls sollte Ihr Kind aufrecht sitzen, am besten auf dem Schoß desjenigen Elternteils, bei dem es sich geborgen fühlt und der ihm die größte Ruhe vermitteln kann.

- Legen Sie dem Kind Ihre Hand auf seinen Bauch, und halten Sie es dazu an, in den Bauch hineinzuatmen. Dabei sollte sich die Bauchdecke leicht nach vorn wölben. Das Zwerchfell wird somit unterstützt.
- Gut geeignet ist auch die so genannte Kutscherhaltung. Hierbei sitzt Ihr Kind auf einem Stuhl, legt die Arme locker auf die Knie auf, spielt also »Kutscher« und entspannt sich dabei. Der Sitz ermöglicht eine gleichmäßige Atmung. Sie sollten ihn mit Ihrem Kind ab einem Alter von etwa fünf Jahren für den Ernstfall einüben.

Babys und Kleinkinder

Bei Babys kommt das reine allergische Asthma eher selten vor, weil sich Inhalationsallergien meist erst ab dem zweiten Lebensjahr entwickeln.
Bei ihnen und bei jüngeren Kleinkindern besteht hingegen die Gefahr, dass eine Infektion der oberen Luftwege in eine obstruktive Bronchitis (eine Verengung der Atemwege durch Schleimhautschwellung und -sekretion) übergeht.

- Die Wahrscheinlichkeit, dass sich aus einer obstruktiven Bronchitis im Kleinkindalter Asthma bronchiale entwickelt, nimmt zu, wenn Familienmitglieder an allergischen Reaktionen leiden und/oder wenn im Säuglingsalter lang anhaltende virusbedingte Bronchitiden (RS-Viren) bestanden – sie liegt bei etwa
20 Prozent.

Menthol- und/oder kampferhaltige Mittel oder andere starke ätherische Öle sollten Sie bei Asthma grundsätzlich nicht verwenden!

Grenzen der Selbstbehandlung

Ist Ihr Kind von den oben genannten Symptomen betroffen, müssen Sie es umgehend zum Kinderarzt bringen.

Sofort den Notarzt rufen

- Bei akutem Anfall mit schwerer Atemnot
- Bei deutlicher Blaufärbung der Haut

AUS DER APOTHEKE

Ein durch allergisches Asthma bronchiale muss wie das nicht allergische dauerhaft medikamentös behandelt werden (siehe unter »Asthma bronchiale«, S. 18ff.).

Homöopathika

Wegen der komplizierten Ursachenzusammenhänge lässt sich allergisches Asthma gut mit homöopathischen Konstitutionsmitteln behandeln. Allerdings muss die schulmedizinische Behandlung wegen der gefährlichen Komplikationen im Vordergrund stehen. Der homöopathische Arzt wird nach einer umfassenden Anamnese Ihrem Kind das richtige Konstitutionsmittel verordnen. Sie können bestimmte Homöopathika auch anwenden, um einen drohenden Anfall hinauszuzögern (siehe die Homöopathika S. 9).

DAS KÖNNEN SIE NOCH TUN

Atemgymnastik

Mit der Atemgymnastik versucht der Therapeut bei Ihrem Kind, durch bestimmte Griff- und Klopftechniken behutsam die Schleimabsonderung aus den Bronchien zu unterstützen. Vor allem mit leichtem, schnell ausgeführtem Klopfen bzw. Vibrieren auf Brust und Rücken soll der Schleim gelockert werden. Dehnungs- und Hüpfübungen fördern die Lungenfunktion, und auch das Abhusten des Schleims wird geübt. Der Therapeut kann auch bestimmte Atemtechniken vermitteln, die beim Asthmaanfall sehr hilfreich sein können. Die Atemgymnastik kann vom Arzt verordnet werden und ist in der Regel als Dauertherapie gedacht. Eine Reihe der Übungen kann auch von Ihnen nach Einweisung täglich zu Hause durchgeführt werden.

Hyposensibilisierung

Eine große Bedeutung hat die Hyposensibilisierung bei der Therapie von allergisch ausgelöstem Asthma bronchiale erlangt. (Siehe hierzu das Special »Hyposensibilisierung«, S. 196ff.).

⊕ Das hilft

Salzinhalation, allergenarme Luft (Klimakur)
Bewegung an der frischen Luft
Schwimmen, Hyposensibilisierung

⊖ Das schadet

Passives Rauchen, Aufregung, ätherische Öle
Sprühnebel von Haar- und Deosprays
Schlaf- und Bewegungsmangel

Hausstaubmilbenallergie

Ursachen: Einatmung von Allergenen, die von im Hausstaub lebenden Milben abgegeben werden (Milbenkot)
Typische Beschwerden: Juckreiz in Augen, Nase und Rachenbereich, Niesen, Fließschnupfen, tränende Augen; weniger häufig Hautausschlag, Husten, Atembeschwerden, Asthma bronchiale

• Siehe auch Asthma bronchiale (S. 8ff.) und Heuschnupfen (S. 193ff.)

Sofortmaßnahmen – Was Sie gleich tun können

Antihistaminika verabreichen

Als wichtigstes Mittel gegen Hausstaubmilbenallergie gilt die Allergenkarenz, d. h., Sie sollten den Milben möglichst wenig Unterschlupfmöglichkeiten bieten – also z. B. auf Teppiche und Vorhänge verzichten und spezielle Matratzen und Bettwäsche verwenden. Reagiert Ihr Kind dennoch allergisch, können die Symptome medikamentös (Antihistaminika) gemildert werden.

Babys und Kleinkinder

Man geht davon aus, dass die Neigung zu Allergien vererbt wird. Dies gilt auch für die Hausstaubmilbenallergie, die das ganze Jahr über ausbrechen kann, weil die Milben zu jeder Jahreszeit vorhanden sind. Gleichwohl bricht sie bevorzugt im Herbst/Winter aus. Man schätzt, dass etwa ein Viertel der Säuglinge, die an einer rezidivierenden obstruktiven Bronchitis leiden, später Asthma bronchiale entwickelt. Neben Allergien auf Pollen und Tierhaare kommt hier auch der auf Hausstaubmilben eine größere Bedeutung zu.

Grenzen der Selbstbehandlung

Jede stärkere bzw. länger anhaltende allergische Reaktion muss vom Kinderarzt untersucht werden.

AUS DER APOTHEKE

Cromoglyzinsäure ist in Augen- und Nasentropfen enthalten und wirkt vorbeugend gegen Fließschnupfen, Niesen und Juckreiz in den Augen. Ebenso wird es bei asthmatischen Reaktionen eingesetzt (Wirkstoff in Dosieraerosolen). Es stabilisiert die Mastzellen, aus denen die die allergischen Reaktionen auslösenden Stoffe Histamin und Leukotriene freigesetzt werden. (Histamin sorgt für die akute allergische Reaktion, Leukotriene für die später auftretende). Ist Histamin bereits

ausgeschüttet, ist dieser gut verträgliche Stoff nahezu wirkungslos. Ebenfalls wirksam sind H1-Antihistaminika, die auch gegen einen gelegentlich auftretenden Hautausschlag helfen. Bei starken Atembeschwerden werden inhalative Glukokortikoide eingesetzt, die jedoch vom Arzt verordnet werden müssen.
Bei asthmatische Erscheinungen unter Anstrengung sowie als Dauertherapie wird auch der Wirkstoff Montelukast erfolgreich eingesetzt.
Bei starken Beschwerden, die auf eine Allergie gegen Hausstaubmilben zurückzuführen sind, sollte eine Hyposensibilisierung in Betracht gezogen werden.

Synthetische Medikamente

- **Mastzellstabilisatoren:** Cromoglyzinsäure
- **Leukotrienantagonist:** Montelukast (Rp)
- **H1-Antihistaminika**
- **Inhalative Glukokortikoide (Rp)**
- **Bronchospasmolytika:** Salbutamol

Homöopathika

Die folgenden Homöopathika können Linderung verschaffen oder die Allergiebereitschaft senken.

- **Allium cepa:** bei Niesen und reichlich wässrigem Sekret mit starkem Tränenfluss
- **Sabadilla:** bei Heuschnupfen mit brennenden Augen, Jucken am Gaumen; wenn warme Getränke lindernd wirken und das Kind leicht friert
- **Euphrasia:** bei Lichtscheuheit, brennenden Tränen, die wund machen, und bei mildem Schnupfen
- **Sticta pulmonaria:** bei Niesen und dem Gefühl, ständig die Nase putzen zu müssen, verstopfter Nase ohne Sekret, abwärts steigender Entzündung, trockenem Husten, abendlicher Verschlimmerung

NATURHEILKUNDE

Schwarzkümmelsamen

Mischen Sie Suppen, Salaten oder Quarkspeisen regelmäßig eine Prise Schwarzkümmelsamen unter. Die Samen lindern nachweislich die Allergieanfälligkeit.

DAS KÖNNEN SIE NOCH TUN

Nasenspülungen mit Salzwasser

Die Nasenspülung hilft gegen trockene Nasenschleimhäute und lindert damit den Schnupfen.

- **Anwendung:** 1/2 Teelöffel (Meer-)Salz in 1/4 Liter warmem Wasser auflösen und gut verrühren. Das Kind diese Flüssigkeit mit einem kräftigen Zug durch jeweils ein Nasenloch hochziehen lassen. Dann wieder herauslaufen lassen, zum Schluss kräftig ausschnäuzen lassen.

Hyposensibilisierung

Um die Hausstaubmilbenallergie loszuwerden, ist eine Hyposensibilisierung ratsam (siehe S. 196ff.). Die Erfolgsquote liegt bei etwa 80 Prozent.

Verhaltenstipps »Wohnraumsanierung«

Sie können eine Reihe von Maßnahmen ergreifen, um den Hausstaub zu reduzieren.

- Richten Sie Ihre Wohnung so ein, dass die meisten Oberflächen glatt sind und sich gut reinigen lassen.
- Verzichten Sie auf dicke Stoffvorhänge oder Überzüge.
- Legen Sie keine Teppiche oder Teppichböden in Ihre Wohnung, sondern wählen Sie Parkettböden.
- Den Boden sollten Sie immer nass wischen oder sich eventuell einen Dampfreiniger anschaffen.
- Fußbodenheizungen verwirbeln mit dem Wärmestrom vom Boden zur Decke auch Staub im Raum und sind deshalb weniger empfehlenswert.
- Die Luftfeuchtigkeit sollte zwischen 40 und 60 Prozent liegen.
- Naturfasermatratzen sind die idealen Wohnbereiche für Hausstaubmilben – kaufen Sie stattdessen eine Schaumstoff- oder Latexmatratze ohne Nähkanten für Ihr Kind. Es sind auch milbendichte Überzüge für Matratzen und Bettzeug im Handel.
- Für Kissen und Überbetten sollten Sie Synthetikmaterialien bevorzugen, die bei 60 °C waschbar sind.
- Die Plüschtiere Ihres Kindes sollten ab und zu in der Tiefkühltruhe übernachten – das überleben die Milben garantiert nicht.

⊕ Das hilft

Stillen von Säuglingen über 6 Monate hinaus
Homöopathische Umstimmungsmittel (z. B. DHU®)
Klimakuren im Gebirge, Symbioselenkung

⊖ Das schadet

Staubfänger in der Wohnung
Teppichboden und Fußbodenheizung
Naturfasermatratzen
Passives Rauchen

Heuschnupfen (Tierhaar- und Pollenunverträglichkeit)

Ursachen: Überempfindlichkeit (Sensibilisierung) gegen bestimmte Blütenpollen oder Pilzsporen, die eingeatmet werden; Tierhaare haben Schnupfen und/oder Kontaktekzeme zur Folge; Pollenallergie tritt nur in den entsprechenden Jahreszeiten auf, je nach Pollenflug

Typische Beschwerden: allergische Reaktion der Schleimhäute in den oberen Atemwegen und Augen (Juckreiz in der Nase, im Rachenbereich und in den Augen, Niesen, Fließschnupfen, tränende Augen, gelegentlich Fieber); weniger häufig Hautausschlag, Husten, Atembeschwerden, Nebenhöhlenentzündung sowie Asthma bronchiale

• Siehe auch Asthma bronchiale (S. 8ff.) und Hausstaubmilbenallergie (S. 191f.)

Sofortmaßnahmen – Was Sie gleich tun können

Den Auslösern aus dem Weg gehen

Die meisten von Heuschnupfen betroffenen Kinder sind gegen Gräser- und/oder Getreidepollen allergisch. Bei ihnen tritt die Allergie meist im Mai oder Juni auf, weil die Pollen dieser Pflanzen in diesen Monaten fliegen. Achten Sie auf die Pollenflugvorhersage in den örtlichen Radiosendern und Zeitungen.

• Lassen Sie Ihr Kind in dieser Zeit nicht zu lang ins Freie. Bei trockenem und windigem Wetter (ideal für Pollenflug) sollte Ihr Kind sich nicht in der Sonne aufhalten. Wenn Sie den Bewegungstrieb Ihres Kindes aber nicht völlig unterdrücken wollen, helfen nur Medikamente.

Antiallergische Arzneimittel

Präparate mit den verschiedensten Wirkstoffen unterdrücken die allergischen Reaktionen an Haut und Schleimhäuten. Welche Mittel am besten geeignet sind, muss der Arzt entscheiden.

• Nasensprays, eventuell mit einem Antihistaminikum, lindern Juckreiz und Entzündung bei allergischem Fließschnupfen.

• Augentropfen helfen gegen tränende und juckende Augen. Sie werden auch als Kombinationspräparate zusammen mit antiallergisch wirkenden Nasentropfen oder -sprays angeboten und wirken in der Regel relativ schnell.

• Medikamente mit Cromologyzinsäure verhindern die Freisetzung von Histamin, einer körpereigenen Substanz, die allergische Reaktionen auslöst. Der Wirkstoff hat hauptsächlich vorbeugende Wirkung: am besten 14 Tage vor der erwarteten Pollenflugzeit mit der Anwendung von Cromologyzinsäurepräparaten beginnen.

Babys und Kleinkinder

Säuglinge, die mindestens ein halbes Jahr gestillt werden, sind später weniger empfindlich gegen Allergene als nicht gestillte – sie bekommen durch ihre Mutter eine wichtige Allergievorbeugung. Heuschnupfen tritt nur selten vor dem dritten Lebensjahr auf.

Grenzen der Selbstbehandlung

Jede stärkere bzw. länger anhaltende allergische Reaktion muss vom Arzt untersucht und gegebenenfalls behandelt werden.

Sofort den Notarzt rufen

• Bei akuter Atemnot durch einen Asthmaanfall. Bei allergischem Schock

AUS DER APOTHEKE

Gegen Heuschnupfen helfen vorbeugend Mastzellstabilisatoren wie Cromogylzinsäure. Sie sind in Augentropfen, Nasentropfen und Dosieraerosolen zur Vorbeugung asthmatischer Beschwerden enthalten. Um einen ausreichenden Effekt zu erzielen, sollten sie rechtzeitig, möglichst vorbeugend und konsequent verwendet werden. Ebenfalls wirksam sind H1-Antihistaminika, die als Saft, Tropfen oder Tabletten zur Verfügung stehen, Levocabastin als Augen- und Nasentropfen. Hier sind die Wirkstoffe der neueren Generation wie Loratadin, Cetirizin und Fexofenadin den älteren, müde machenden Wirkstoffen Dimetinden oder Doxylamin vorzuziehen.
Bei starken Beschwerden wird ein inhalatives Glukokortikoid verordnet.

Synthetische Medikamente

- **Mastzellstabilisatoren:** Cromoglyzinsäure
- **H1-Antihistaminika:** Astemizol, Fexofenadin, Loratadin, Cetirizin, Levocabastin
- Inhalative Glukokortikoide

Homöopathika

Die folgenden Homöopathika können bei Allergien Linderung verschaffen.

- **Allium cepa:** bei Niesen und reichlich wässrigem Sekret mit starkem Tränenfluss
- **Sabadilla:** bei Heuschnupfen mit brennenden Augen, Jucken am Gaumen; wenn warme Getränke lindernd wirken und das Kind leicht friert
- **Euphrasia:** bei Lichtscheuheit, brennenden Tränen, die wund machen, und mildem Schnupfen
- **Sticta pulmonaria:** bei Niesen und dem Gefühl, ständig die Nase putzen zu müssen, verstopfter Nase ohne Sekret, abwärts steigender Entzündung, trockenem Husten, abendlicher Verschlimmerung

NATURHEILKUNDE

Salz und Sole

Inhalationen mit Sole helfen gegen den lästigen Fließschnupfen Ihres Kindes bei Heuschnupfen. Nasenspülungen mit Salzwasser und Sole dienen der Befeuchtung der Nasenschleimhaut und der Milderung des allergischen Schnupfens. Augenwaschungen oder -kompressen mit abgekochtem Wasser oder Schwarztee (mit Salz) beruhigen juckende, tränende Augen. Die Art der Anwendungen bringt es mit sich, dass Ihr Kind schon verständig genug sein sollte, um die unangenehmen Seiten der Anwendungen und die positiven Folgen selbst abwägen zu können.

- **Inhalation:** 1 Esslöffel Meersalz mit 1 Liter Wasser aufkochen, das Kind mindestens 10 Minuten lang inhalieren lassen.
- **Nasenspülung:** 1/2 Teelöffel Salz auf 1 Glas lauwarmes Wasser geben. Das Salzwasser in die hohle Hand geben und in jeweils ein Nasenloch hochziehen und wieder auslaufen lassen (nicht schlucken).
- **Augenwaschung:** 1/4 Teelöffel Salz auf 1 Glas lauwarmes Wasser geben. Die Salzwasserlösung in eine Augenbadewanne geben (erhältlich in der Apotheke) und dem Kind an das geöffnete Auge halten. Das offene Auge hineintauchen und mehrmals blinzeln lassen. Dann die Augenwaschung mit dem anderen Auge wiederholen. Die Augenwaschung 2-mal täglich durchführen.

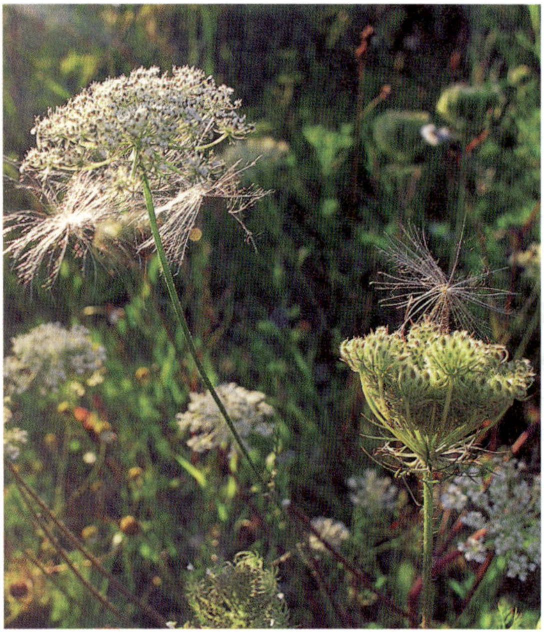

Welche Blumenwiese war´s? Kinder reagieren oft auf Gräser-/Getreidepollen allergisch.

ERNÄHRUNG

Allergene in der Nahrung meiden

Kinder, die auf Pollen allergisch reagieren, vertragen oft auch bestimmte Lebensmittel schlecht oder gar nicht (Kreuzallergie). So ist z. B. für Baumpollenallergiker oft der Genuss von Nüssen oder auch Karotten problematisch, Graspollenallergiker vertragen manchmal bestimmte Getreideprodukte nicht.

- Sofern Sie bei Ihrem Kind solche Unverträglichkeiten feststellen, versuchen Sie, zunächst das Nahrungsmittel herauszufinden, auf das Ihr Kind allergisch reagiert. Lassen Sie dann beim Kinder- und Jugendarzt einen Haut- oder Bluttest mit den Inhaltsstoffen des Nahrungsmittels machen, um das Allergen bestimmen zu können. Diese Substanz sollten Sie künftig in der Nahrung Ihres Kindes meiden.

Magnesium und Vitamin C

- Magnesium senkt über die Hemmung seines Gegenspielers Kalzium die Histaminproduktion der so genannten Mastzellen. Lassen Sie Ihr Kind eine Kur mit entsprechenden Nahrungsergänzungspräparaten machen. Zudem sollte es magnesiumreiche Lebensmittel, wie z. B. Bananen, Vollkornreis, Weizenkeime, Weizenkleie, Hülsenfrüchte, Kopfsalat, Gurken und Radieschen, essen.

- Sorgen Sie dafür, dass Ihr Kind viel Vitamin C zu sich nimmt, denn es bindet überschüssiges Histamin und baut es zu einer harmlosen Säure ab. Viel Vitamin C liefern Zitrusfrüchte, Kiwis, Sanddornbeeren, Holunderbeeren, Acerolakirschensaft, Paprikaschoten, Meerrettich und grünes Gemüse.

DAS KÖNNEN SIE NOCH TUN

Klimakuren

Heuschnupfengeplagte Kinder haben gegenüber anderen Allergikern oft den Vorteil, dass ihre Leidenszeit beschränkt und die Identifizierung des Allergens meist nicht so kompliziert ist wie bei anderen Allergien. Wenn es sich einrichten lässt, sollten Sie in der Zeit, in der die problematischen Pollen die Heimat unsicher machen, in eine Gegend entfliehen, in der diese Pollen nicht vorkommen.

- Vor allem im Hochgebirge, aber auch am Mittelmeer oder auf einer Nordseeinsel stehen die Chancen sehr gut, dass Ihr Kind den Pollen nicht ausgesetzt wird. Zudem stabilisiert die reine, pollenarme Gebirgsluft oder die hypoallergene, salzhaltige Luft am Meer das Immunsystem und kräftigt die Atemwege erheblich.

Tipps bei Heuschnupfen

- Lassen Sie Ihr Kind während der Blütezeit nicht auf der Wiese oder in der Nähe von Getreidefeldern spielen. Gehen Sie mit ihm in einen Laubwald – er filtert die Pollen der Wiesen.
- Die Pollenbelastung der Luft ist zwischen 3 und 9 Uhr in den Morgenstunden und zwischen 20 und 23 Uhr in den Abendstunden am höchsten, weil durch die aufsteigende und die sinkende Sonne stärkere Temperaturschwankungen verursacht werden. Die daraus folgende Thermik ermöglicht es den Pollen besonders gut, in der Luft zu zirkulieren. Halten Sie deshalb in der kritischen Jahreszeit an Abend- und Morgenstunden das Fenster des Kinderzimmers verschlossen.
- Waschen Sie die Haare Ihres Kindes vor dem Zubettgehen, denn die Pollen können sich während des Tages in größerer Konzentration in den Haaren verfangen.
- Kleidung, die tagsüber getragen wurde, sollte nicht im Schlafzimmer liegen bleiben – am besten im Bad ausziehen.
- Stellen Sie während der Pollenflugzeit bei Autofahrten die Lüftung ab.
- In schweren Fällen empfiehlt sich der Einbau eines Pollenfilters im Auto.
- Durch länger anhaltenden Regen kommt der Pollenflug gänzlich zum Erliegen, und es dauert oft mehr als einen Tag, bis die Pollen wieder flugfähig sind. Diese Stunden sollten Sie ausgiebig nutzen, um mit Ihrem Kind nach draußen zu gehen und all das nachzuholen, was während der trockenen Zeit so nicht möglich war.
- Steht fest, dass Ihr Kind gegen Tierhaare allergisch ist, sollte kein Haustier (insbesondere keine Katze) gehalten werden. Nicht selten werden aber die eigenen Tiere toleriert!.

Hyposensibilisierung

Sie sollten abwägen, ob die Suche nach dem Allergen durch Hautproben mit Pollenextrakten durch den Arzt und die dann folgende häufig langwierige Prozedur der Hyposensibilisierung in einem vernünftigen Verhältnis zu den ja teilweise nur kurzzeitigen Belästigungen stehen. Bei schweren Verlaufsformen des Heuschnupfens mit der Gefahr des Etagenwechsels ist die Hyposensibilisierung in der Regel angebracht. Denn dann gilt es, den Heuschnupfen möglichst sicher zu vermeiden. Immerhin weist die Hyposensibilisierung eine Erfolgsquote von 80 Prozent bei Heuschnupfen auf (siehe dazu das Special »Hyposensibilisierung«, S. 196ff.).

⊕ Das hilft

Babys mindestens 6 Monate lang stillen
Homöopathische Konstitutionsbehandlung
Inhalationen
Entspannungsübungen

⊖ Das schadet

Haustiere bei Tierhaarallergie
Rausgehen bei starkem Pollenflug
Passives Rauchen
Stress und Schlafmangel

Hyposensibilisierung – Allergietherapie auch für Kinder

Die Häufigkeit von allergischen Reaktionen nimmt seit Jahrzehnten immer mehr zu. Insbesondere Kinder sind davon betroffen, wobei die Sensibilisierung gegen Allergene in der Nahrung am häufigsten auftritt. Immerhin waren 1996 in den westlichen Industriestaaten 25 bis 30 Prozent der allergisch reagierenden Säuglinge von einer Nahrungsmittelallergie betroffen. Im Vergleich zu allen Säuglingen beläuft sich der Anteil derer, die an Nahrungsmittelallergie leiden, in Europa auf fünf bis zehn Prozent. Etwa 15 Prozent aller Kinder leiden an irgendeiner Form der Allergie.

Wie kommt es zur Überreaktion?

Unser Immunsystem ist in erster Linie darauf eingestellt, Fremdstoffe zu erkennen und diese entweder zu tolerieren, weil sie für den Körper wichtig sind, wie z. B. Nahrungsbausteine, oder abzuwehren, weil sie dem Körper schaden können.

Eine normale Reaktion des Immunsystems ist dann gegeben, wenn es bestimmte Stoffe als fremd und gefährlich einstuft und anschließend deren Bekämpfung und Vernichtung betreibt.

Bei besonders empfindlichen Menschen reagiert das Immunsystem aber auch auf fremde Stoffe, die normalerweise keine Bedrohung darstellen und auch bei anderen Menschen keine Immunreaktion auslösen. Geht die erste Reaktion auf das harmlose Allergen in der Regel kaum spürbar vorüber, sind wiederholte Kontakte damit meist sehr folgenschwer, denn es kommt zu einer Überempfindlichkeitsreaktion, also zu einer Allergie, bei der die Substanz mit weit überzogenen Mitteln bekämpft wird. Oft werden die allergischen Reaktionen bei jedem erneuten Kontakt heftiger. Von dieser überschießenden Reaktion können sowohl Organe als auch Gewebe betroffen sein. Es kommt dementsprechend zu Hautausschlag, Heuschnupfen, asthmatischen Beschwerden oder in schweren Fällen auch zum lebensgefährlichen anaphylaktischen Schock mit akuter Atemnot und Herz-Kreislauf-Versagen (siehe S. 278f.). Man nimmt an, dass die Neigung zu einer überschießenden Reaktion des Immunsystems angeboren ist. Der gesamte Vorgang wird in der Fachsprache als Sensibilisierung bezeichnet.

Es wurde allerdings auch nachgewiesen, dass früher Kontakt mit Infektionen, auch Impfungen, Tieren, Schmutz und Darmparasiten das Immunsystem derart trainiert, dass es für »verrückte« allergische Reaktionen fast keine Kapazitäten mehr frei hat.

Das Problem an der Wurzel gepackt

Im Prinzip lässt sich einer Allergie am besten vorbeugen, indem man den Kontakt mit dem betreffenden Allergen zu vermeiden sucht, doch dies ist nicht immer möglich. Wenn die betroffenen Kinder genauso wie alle anderen leben und spielen wollen, fällt es ihnen sehr schwer einzusehen, dass ihnen bestimmte Dinge nicht gut tun. Auch für Eltern ist konsequentes Verhalten schwierig. Ein Kind, das beispielsweise auf bestimmte Pollen allergisch reagiert, dürfte ausgerechnet an warmen, sonnigen Tagen das Haus eigentlich nicht verlassen. Darüber hinaus müssten Fenster und Türen geschlossen bleiben. Derartige Einschränkungen nimmt man vielleicht ein oder zwei Tage lang hin, aber nicht mehrere Wochen.

Auf Dauer ist es auch wenig sinnvoll, stets nur die Symptome einer Allergie zu behandeln, statt das Übel an der Wurzel zu packen.

Tatsächlich existiert bereits seit 1911 eine Therapie, die das Immunsystem in die Lage versetzen soll, bei Kontakt mit bestimmten Substanzen erst gar nicht allergisch, also überzogen zu reagieren. Die Hyposensibilisierung als besondere Form der Desensibilisierung – auch als spezifische Immuntherapie (SIT) bekannt – versucht, das Immunsystem langsam an die allergene Substanz zu gewöhnen. Dazu wird dem Organismus zuerst eine minimale Menge des allergieauslösenden Stoffs verabreicht, diese Menge aber im Lauf von Wochen und Monaten bis zur normal auftretenden Menge gesteigert. So lernt das Immunsystem Schritt

für Schritt, eine harmlose Substanz ohne Reaktion im Körper gewähren zu lassen.
Die Therapie wird insbesondere bei Kindern mit meist gutem Erfolg angewendet, auch wenn die Anwendung selbst (vor allem das Spritzen) bei ihnen nicht gerade beliebt ist.

Wann ist die Hyposensibilisierung angebracht?

Als sehr effektiv wird die Hyposensibilisierung bei einer Überempfindlichkeit gegen Insektengift, Pollen, Schimmelpilze sowie Milben betrachtet. Auch bei einer Nahrungsmittelallergie kann sie erfolgreich sein, in der Regel aber nur, wenn diese als Kreuzreaktion durch Pollen (z. B. Birke/Apfel) ausgelöst wird.
Eine große Bedeutung hat die Hyposensibilisierung bei der Therapie von allergisch ausgelöstem Asthma bronchiale erlangt: zum einen, weil sie den so genannten Etagenwechsel von den oberen Atemwegen in die Bronchien verhindert, und zum anderen, weil sie die Symptome von allergisch bedingtem Asthma bronchiale lindern kann.
Voraussetzung für eine Hyposensibilisierung ist, dass man das Allergen bzw. die Allergene durch Tests eindeutig identifizieren kann. Dies geschieht in der Regel über Hauttests, die nicht übermäßig schmerzhaft sind. Dem Kind wird ein Pflaster mit verschiedenen Allergenen aufgeklebt, oder sie werden mit einer Art Stempel unter die Haut injiziert »Pricktest«. Ebenso können Allergene im Blut über einen sogenannten »RAST« nachgewiesen werden. Erfolgt eine Rötung, so kann man das Allergen identifizieren. Bei der Hyposensibilisierung können bis zu vier Allergene gleichzeitig zugeführt werden. Reagiert das Kind auf mehr Stoffe allergisch, muss eine zeitversetzte zweite Behandlung gemacht werden.

Den Etagenwechsel verhindern

Leidet Ihr Kind an einer allergisch bedingten Erkrankung der oberen Atemwege (vor allem Heuschnupfen), besteht die Gefahr, dass die Allergie nach unten in die Bronchien wandert, also einen so genannten Etagenwechsel vornimmt. Inzwischen ist die Forschung zu dem Ergebnis gelangt, dass es durch Hyposensibilisierung möglich ist, eine Verlagerung der Allergie von einem Organ in ein anderes zu vermeiden. Dabei ist es wichtig, dass sie möglichst frühzeitig ins Auge gefasst wird.

Wie wird die Hyposensibilisierung durchgeführt?

Die fertige Lösung, die das Allergen bzw. die Allergene beinhaltet, wird entweder unter die Haut gespritzt oder unter die Zunge geträufelt.
Unter der Zunge muss sie etwa drei Minuten lang einwirken. Sie darf nicht geschluckt werden, weil sie dann wirkungslos wäre.
Diese »orale oder sublinguale« Behandlungsform wurde in den letzten Jahren intensiv verbessert und zeigt jetzt deutlich bessere Ergebnisse. Sie ist besonders für jüngere und ängstliche Kinder geeignet. Allerdings ist die »Spritzenkur« effektiver, und Kinder ab dem Schulalter sind dafür zu gewinnen. Sie als Eltern sind gefordert, Ihrem Kind die Vorteile der Behandlung zu vermitteln. Nur so kann es die langwierige Behandlung leichter akzeptieren. Wenn es später nur noch eine leichtere Form von Heuschnupfen hat oder keinen mehr, wird es verstehen, wie gut ihm die Therapie tut.

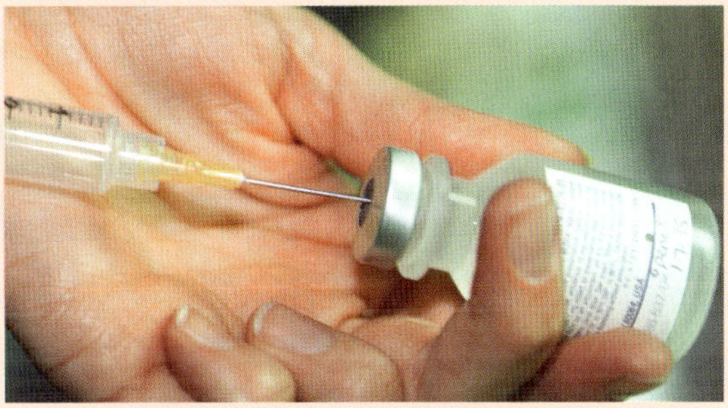

Ist das allergieauslösende Allergen bekannt, ist der Versuch mit der Hyposensibilisierung sinnvoll.

Wie lang dauert die Behandlung?

Die Hyposensibilisierung kann in Form einer Kurzzeit- oder einer Langzeittherapie erfolgen. Die Kurzzeittherapie ist angesagt, wenn die Hyposensibilisierung wenige Wochen vor dem Auftreten der Allergene begonnen hat (bei Pollenflugallergie) und danach wieder eingestellt wird. So kann die Behandlung auf sieben Spritzen pro Jahr beschränkt werden.
Die Kurzzeittherapie erstreckt sich über einen Zeitraum von etwa 4 bis 7 Wochen und wird jedes Jahr über 3 Jahre wiederholt. Die Langzeittherapie dauert drei Jahre; sie wird in der Regel in der pollenflugfreien Zeit, also im Herbst und im Winter, durchgeführt, oder auch kosaisonnal, d.h. das ganze Jahr über.
Das Serum wird unter die Haut injiziert.

- Sublinguale Behandlung (Verabreichung unter die Zunge): Sie soll mindestens drei Jahre lang kontinuierlich durchgeführt werden, wobei das Immunsystem sehr schonend, aber meist weniger erfolgreich umerzogen werden kann.

Risiken und Nebenwirkungen

Die Hyposensibilisierung ist schon deshalb nicht völlig risikofrei, weil die allergieauslösenden Stoffe dem Organismus direkt zugeführt werden. So ist auch nach der Verabreichung minimaler Mengen (also Allergene in hoher Verdünnung) eine allergische Reaktion denkbar, die schlimmstenfalls einen anaphylaktischen Schock auslösen kann. Aus diesem Grund darf die Hyposensibilisierung auch nur von Fachärzten durchgeführt werden, die bei einer allergischen Reaktion sofort wirksam eingreifen können. Zu diesem Zweck muss Ihr Kind nach der Injektion noch mindestens 30 Minuten, nach der oralen Gabe mindestens 20 Minuten unter ärztlicher Beobachtung bleiben. Allerdings sind schwere Reaktionen äußerst selten. In der Regel vertragen auch Kinder die Lösung sehr gut, Sie müssen deshalb eigentlich keine großen Befürchtungen haben.
Nebenwirkungen hingegen, wie sie bei der Verabreichung bestimmter Medikamente vorkommen können (Übelkeit, Hautausschläge, Müdigkeit etc.), treten hier nicht auf.

Macht Hyposensibilisierung ganz beschwerdefrei?

An der Wirksamkeit der Hyposensibilisierung bestehen heute keine Zweifel mehr – umfangreiche, plazebokontrollierte Studien und viele Erfolge in der Praxis konnten dies beweisen. Langzeitstudien haben zudem gezeigt, dass der Erfolg einer konsequent und kontinuierlich durchgeführten Hypnosensibilisierung auch nach der Beendigung der Behandlung über Jahre hinaus anhält. Schon nach der ersten Behandlungssaison (ein Jahr) geht es den meisten Kindern deutlich besser. Es hat sich darüber hinaus gezeigt, dass auch bei schwereren Krankheitsverläufen die Symptome deutlich gebessert werden können. Ob und wie lange Ihr Kind nach der Behandlung völlig beschwerdefrei ist, hängt von der Art und Schwere der Allergie ab. Sehr viele Kinder brauchen danach für einige Jahre gar keine Medikamente mehr, bei anderen kann die Medikamentengabe deutlich verringert werden.

Eltern und Kind müssen Geduld aufbringen

Sofern Ihr Kind nicht das Glück hat, mit einer jährlichen Kurzzeittherapie eine Pollenallergie relativ schnell in den Griff zu bekommen, müssen Sie und Ihr Kind viel Geduld aufbringen. Denn die zu Beginn wöchentliche und später monatliche Behandlung der Langzeittherapie bewirkt in der Regel erst nach einem Jahr spürbare Verbesserungen – was allerdings gewöhnlich für einen Motivationsschub sorgt, die Behandlung noch weitere zwei Jahre auf sich zu nehmen.
Letztendlich müsste die Hyposensibilisierung jedoch mit der Zeit auf große Akzeptanz bei Eltern und Kind stoßen. Bislang ist sie die einzige Möglichkeit für das Kind, mit weniger Medikamenten oder gänzlich ohne sie von den meist höchst unangenehmen Begleiterscheinungen einer allergischen Reaktion befreit zu werden. In jedem Fall sollten Sie sich eingehend von Ihrem Kinderarzt oder einem auf Kinder spezialisierten Allergologen beraten lassen und notwendige Schritte gemeinsam mit ihm planen.

Nützliche Adressen und Hinweise

Im Internet finden Sie zahlreiche Hinweise für Allergiker – auch für betroffene Kinder. Außerdem gibt es in nahezu jeder großen Stadt Kontaktstellen oder Selbsthilfegruppen. Sie erfahren dort auch alles über Pollenflugzeiten, Vorbeugungsmaßnahmen, Nahrungsmittelallergien und neue Erkenntnisse aus der Forschung.
Für Eltern kann es sehr hilfreich sein, Kontakt zu ebenfalls betroffenen Eltern bzw. deren Kindern zu suchen. Hilfreiche Tipps können ausgetauscht oder manche Sorgen etwas abgeschwächt werden.
Bei den folgenden Vereinen können Sie auch noch weitere Informationen einholen:

- Allergie- und umweltkrankes Kind e. V.
Westerholter Straße 142, 45892 Gelsenkirchen (an der Städtischen Kinderklinik Gelsenkirchen)
Tel.: 02 09/30 53-0 oder 02 09/36 93 06
Fax: 02 09/3 80 90 37
http://www.members.aol.com/AUKGE/
- Deutscher Allergie- und Asthmabund e. V. (DAAB)
Hindenburgstraße 110, 41061 Mönchengladbach
Fax: 0 21 61/81 49 43-0
http://www.daab.de

Milchunverträglichkeit

Ursachen: Milcheiweiß- (Milchproteinintoleranz) oder Milchzuckerunverträglichkeit (Laktoseunverträglichkeit), also Unverträglichkeitsreaktion der Darmwand auf Kuhmilch infolge einer übermäßigen Immunreaktion, auch nach Magen- Darm- Infektionen vorübergehend auftretend; Milcheiweißallergie siehe Nahrungsmittelallergie (S. 201)
Typische Beschwerden: Blähungen, Völlegefühl, Durchfall, Übelkeit, Erbrechen, Unwohlsein, Missmutigkeit, kein Appetit; seltener Hautschwellungen, Juckreiz oder Symptome von Nesselsucht; zuweilen auch Hautrötungen bei Hautkontakt mit Milch; langfristig möglich: Unterernährung, Gedeihstörungen

- Siehe auch Nesselsucht (S. 137f.), Nahrungsmittelallergien (S. 201ff.) und Gedeihstörungen (S. 189ff.)

Sofortmaßnahmen – Was Sie gleich tun können

Milchfreie Ernährung

Grundsätzlich ist bei der Milchunverträglichkeit größerer Kinder zu bedenken, dass sie nicht nur auf Milch, sondern vor allem auf Quark, Joghurt, Käse und Sahne verzichten sollten. Auch Butter sollte nur in eingeschränktem Rahmen gegeben werden. Dies ist vor allem dann der Fall, wenn Ihr Kind auf Milcheiweiß tatsächlich allergisch reagiert.

Babys und Kleinkinder

Beim Säugling sind gänzlich andere Maßnahmen zu ergreifen als beim älteren Kind, weil dessen Reaktion auf Kuhmilcheiweiße meist auf die noch nicht voll ausgebildete Darmschleimhaut zurückzuführen ist und sich die Probleme nach dem zwölften Lebensmonat in der Regel geben.

- Stillen Sie Ihr Kind in den ersten sechs Monaten möglichst voll, und verzichten Sie auf Beikost und Fläschchen. Treten bei Ihrem Baby dennoch Unverträglichkeitsreaktionen auf, dürfen auch Sie während der Stillphase keine Milchprodukte zu sich nehmen, um Ihrem Baby nicht über die Muttermilch Eiweiße bzw. Milchzucker zuzuführen. Um einem Kalziummangel vorzubeugen, sollten Sie in diesem Fall ein Kalziumpräparat (ein Gramm pro Tag) regelmäßig einnehmen. Wenn Sie Ihr Kind nicht stillen können oder wenn Sie Ihr Kind abstillen, stehen Ihnen spezielle hypoallergene Milchzubereitungen zur Verfügung.
- **HA-Nahrung**: Fast alle Hersteller von Babykost bieten diese spezielle hypoallergene (HA) Nahrung für alle Altersstufen an. Sie ist zwar nicht frei von Kuhmilch, doch sind die Eiweißmoleküle in so kleine Bruchstücke zerlegt, dass sie weniger allergische Reaktionen auslösen.
- **Hydrolysatnahrung**: Wird auch die HA-Nahrung nicht vertragen, müssen Sie in der Apotheke zu Hydrolysatnahrung greifen. In ihr sind die Eiweißmoleküle noch weiter aufgespalten, weshalb sie von den meisten allergiebereiten Kindern vertragen wird.
- **Sojamilch**: Kommt es auch bei Hydrolysatnahrung zu Reaktionen, bleibt nur noch der völlige Verzicht auf Kuhmilch, indem auf Sojamilch umgestiegen wird. Allerdings konnte in zunehmendem Maß beobachtet werden, dass Sojaeiweiße die gleichen Reaktionen auslösen können.
- **Brei aus Johannisbrot-Kernmehl**: Dieser süß schmeckende Brei ist eher für ältere Babys geeignet. Er kann unter Umständen auch mit Wasser verdünnt und ins Fläschchen gegeben werden.

Grenzen der Selbstbehandlung

Häufiger Durchfall, Bauchschmerzen, Erbrechen und Hautausschläge sowie Gewichtsverlust können auch Symptome anderer schwer wiegender Erkrankungen sein. Ihr Kind muss auf jeden Fall von einem Kinderarzt untersucht werden.

AUS DER APOTHEKE

Eine medikamentöse Behandlung ist nicht möglich.

Homöopathika

Stimmen Sie bei Milchunverträglichkeit die folgenden Homöopathika mit einem homöopathisch arbeitenden Kinderarzt ab.

- **Lac defloratum:** bei Milchunverträglichkeit, Verstopfung mit chronischem Kopfschmerz, vor allem im Stirnbereich, mit Übelkeit, Erbrechen und Schüttelfrost
- **Magnesium muriaticum:** bei Verschlimmerung durch Milch und Salz, bei Bauchschmerzen und Durchfall durch Milch, wenn das Kind gern Obst und Gemüse isst; bei unruhigem Schlaf und Pflichtbewusstsein

- **Aethusa:** bei Milchunverträglichkeit, Erbrechen und Durchfall nach Milch. Schweren Erkrankungen mit Erbrechen, vor allem bei Neugeborenen
- **Silicea:** wenn Säuglinge nicht einmal Muttermilch vertragen und häufig erbrechen, beim Anschein von »Zurückschlüpfen« des Stuhls in den Bauch sowie bei schüchternen Kindern mit wenig Selbstwertgefühl

ERNÄHRUNG

Kalziummangel vermeiden

Als Folge des Verzichts auf Milch und Milchprodukte könnte sich bei Ihrem Kind ein gefährlicher Kalziummangel einstellen. Kalzium ist wichtig für den Knochenaufbau, die Gesundheit der Zähne, die Muskeltätigkeit, die Wundheilung, die Enzymtätigkeit sowie für Nerven und Hormone. Stellen Sie die Kalziumversorgung Ihres Kindes sicher, indem Sie ihm viel hypoallergene Nahrung geben, die reichlich Kalzium und Vitamine enthält, z. B. grünes Gemüse (etwa Brokkoli, Spinat, Grünkohl), aber auch Mandeln, Feigen und Bananen.

DAS KÖNNEN SIE NOCH TUN

Tipps bei Kuhmilchallergien

- Streichen Sie alle Kuhmilchprodukte und die Milch selbst vom Speiseplan, ebenso alle mit Milch zubereiteten Gerichte.
- Greifen Sie im Supermarkt nicht zur Konservenkost, und kaufen Sie möglichst keine abgepackte Wurst. Sie enthält nämlich Zusatzstoffe wie Laktose (Milchzucker) und Konservierungsstoffe.
- Bei allergiegefährdeten Säuglingen ist es ratsam, mit der Beikost frühestens im siebten Lebensmonat zu beginnen. Dabei sollte – neben hochallergenen Lebensmitteln – auch gänzlich auf Rohkost verzichtet werden.
- Vermeiden Sie, dass Ihr Kind unkontrolliert Milch trinken kann. Es könnte einen schweren allergischen Schock erleiden. Unterrichten Sie Verwandte, Freunde, Bekannte und Aufsichtspersonen im Kindergarten etc. über das Problem.
- Sowohl Milcheiweiß- als auch Milchzuckerintoleranz können sich bessern. Nach einem Jahr Karenz können dann unter ärztlicher Aufsicht vorsichtig wieder Milchprodukte gegessen werden.
- Bei nachgewiesener Allergie sollten Sie Milch und ihre Produkte nur unter ärztlicher Aufsicht verabreichen.
- Es gibt laktosefreie Milch und Milchprodukte, die bei Unverträglichkeit verzehrt werden können.

⊕ Das hilft

Sämtliche Milchprodukte meiden
Auf zusätzliche Kalziumzufuhr achten
Babys 6 Monate lang stillen
Homöopathische Konstitutionsbehandlung

⊖ Das schadet

Verzehr von (versteckten) Milchbestandteilen
Stress und Schlafmangel
Konservenkost und abgepackte Wurstwaren

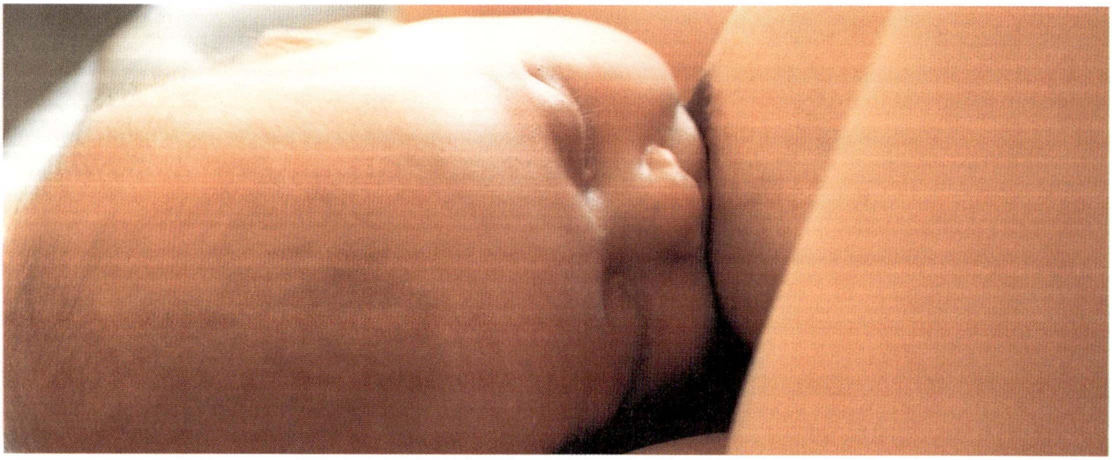

Während der Stillzeit sollten Sie keine Milchprodukte zu sich nehmen, wenn Ihr Baby allergisch reagiert.

Nahrungsmittelallergien

Ursachen: Allergien auf Nahrungsmittel bzw. bestimmte Inhaltsstoffe oder auf chemische Zusatzstoffe aufgrund einer Störung der Resorption von Nahrungsstoffen im Darm; Sonderform: Zöliakie (Überempfindlichkeit gegenüber dem Eiweißstoff Gluten, der Veränderungen der Darmschleimhaut bewirkt)

Typische Beschwerden: Durchfall, Erbrechen und/oder Bauchschmerzen nach dem Essen bestimmter Nahrungsmittel; auch Hautausschlag

- Siehe auch Milchunverträglichkeit (S. 199f.) und Gedeihstörungen (S. 189ff.)

Sofortmaßnahmen – Was Sie gleich tun können

Keine Rohkost essen

Treten bei Ihrem Kind allergische Reaktionen auf, sollten Sie zunächst kein rohes Obst mehr reichen, auch wenn dies als sehr gesund gilt. Insbesondere rote Früchte wie Erdbeeren, Tomaten, Karotten, aber auch Äpfel und Orangen sind häufig Auslöser allergischer Reaktionen.

- Dünsten Sie Obst und Gemüse; so kann es meist problemlos gegessen werden.

Das Allergen identifizieren

Das beste Mittel, eine allergische Reaktion bei Ihrem Kind zu stoppen, ist, die allergieauslösende Substanz zu meiden. Dies können Sie nur dann schaffen, wenn diese Substanz identifiziert ist. Führen Sie ein Tagebuch, in dem Sie genau festhalten, was Ihr Kind zu sich nimmt. Tritt eine allergische Reaktion wiederholt auf, können Sie in der Regel erste Vermutungen anstellen, welches Nahrungsmittel dafür verantwortlich ist. Streichen Sie es vom Speiseplan, und führen Sie weiter Buch über die Essgewohnheiten Ihres Kindes. Tritt in der Folge keine allergische Reaktion mehr auf, kennen Sie zumindest schon das Nahrungsmittel, in dem sich das Allergen befinden muss. Jetzt ist es Sache des Allergologen, mit Tests die Substanz aus den Inhaltsstoffen des Nahrungsmittels herauszufiltern, auf die Ihr Kind allergisch reagiert.

Glutenunverträglichkeit (Zöliakie)

Der Eiweißstoff Gluten ist Bestandteil der Getreidesorten Weizen und Roggen, aber auch in Hafer und Gerste sind ähnlich wirkende Stoffe (Prolamine) zu finden. Die Erkrankung zeigt sich erstmals durch Gewichtsstillstand, Gewichtsverlust, aufgetriebenen Unterleib, fehlendes oder gering ausgebildetes Unterhautfettgewebe, Durchfall, übel riechende Fettstühle, Appetitlosigkeit, häufige Misslaunigkeit und andere psychische Auffälligkeiten. Bald treten erste Anzeichen einer Unterernährung auf. Zeigt Ihr Kind diese Symptome, sollten Sie nicht herumexperimentieren, sondern umgehend mit ihm zum Kinderarzt gehen, denn die Zöliakie bedarf ärztlicher Behandlung (siehe zu Zöliakie auch S. 189ff.).

Babys und Kleinkinder

Wenn möglich, sollten Säuglinge bis zum sechsten Lebensmonat gestillt werden und möglichst spät Beikost bekommen; dies ist die beste Allergieprophylaxe.

Grenzen der Selbstbehandlung

Jede stärkere bzw. länger anhaltende allergische Reaktion muss vom Arzt untersucht und gegebenenfalls behandelt werden.

Sofort den Notarzt rufen

- Bei anaphylaktischem Schock

AUS DER APOTHEKE

Eine medikamentöse Behandlung von Nahrungsmittelallergien ist nicht möglich. Ausschließlich das Eliminieren der Allergene aus dem Speiseplan hilft wirklich. Allerdings können die Beschwerden mit Antihistaminika gelindert werden, Mastzellstabilisatoren unterbinden darüber hinaus die Ausschüttung von Histamin (zu Medikamenten siehe S. 261).

Homöopathika

In Abstimmung mit einem homöopathischen Kinder- und Jugendarzt können Sie unterstützend die folgenden Homöopathika anwenden.

- **Wyethia:** bei Juckreiz in Nase, Hals und Gaumen, der bis zu den Ohren reicht
- **Arundo:** bei Juckreiz in der Nase mit Niesen und Jucken am Gaumen, Speichelfluss bei Schnupfen

- **Agaricus:** bei Juckreiz in Ohren, Nase und Gaumendach; auch bei Heuschnupfen

ERNÄHRUNG

Glutenfreie Diät

Bei Zöliakie muss die Ernährung Ihres Kindes auf eine glutenfreie Diät umgestellt werden. Dies stellt einen erheblichen Einschnitt in die Essgewohnheiten dar, denn in sehr vielen Nahrungsmitteln sind Weizen, Roggen, Hafer und/oder Gerste enthalten. Insbesondere in Teigwaren (Brot), Konserven, Süßspeisen und bestimmten Wurst- und Käsesorten sind die für den Darm höchst schädlichen Eiweiße zu finden. Glutenfrei sind u.a.:

- Reis, Mais, Hirse, Sojaprodukte, Buchweizen, Kartoffel- und Maismehl, reine Weizenstärke
- Frisches Obst und Gemüse
- Eier, Milch und Milchprodukte, Fleisch und Fisch
- Natürlich glutenfrei hergestellte Nudeln, Kekse und Teigwaren

Achten Sie beim Kochen und Backen darauf, dass Sie glutenfreie Zutaten verwenden. Meistens erholt sich das Kind bei strikter Einhaltung der Diät innerhalb von sechs bis zwölf Monaten, die Durchfälle lassen schon nach etwa zwei Monaten nach, und der Wachstumsrückstand wird rasch aufgeholt. Eine Biopsie der Darmschleimhaut beweist deren Erholung von Gluten. Die Diät muss jedoch in der Regel lebenslang durchgehalten werden, was angesichts der ja dann fehlenden Symptome oft sehr schwer fällt.

Eine Diätberatung ist unerlässlich

Bei manchen Nahrungsmittelallergien bzw. -unverträglichkeiten ist die Einhaltung der Diät sehr aufwändig. Ein Laie kann unmöglich den gesamten Bereich der Nahrungsmittel mit ihren jeweiligen Bestandteilen überblicken, um sorgfältig »sein« Allergen umgehen zu können. Entweder der Arzt oder eine hinzugezogene Diätberaterin muss die Eltern und das betroffene Kind genau darin unterweisen, was es essen darf und was nicht.

Das Problem Fertignahrungsmittel

Fertige Nahrungsmittel stellen für die Eltern eines Kindes mit Nahrungsmittelallergie ein echtes Problem dar, wenn sie z. B. die Bestandteile einer Wurst beim Metzger oder die von Kuchen beim Bäcker erfragen wollen. Kaum jemand wird ihnen genau sagen können, was tatsächlich an Zutaten verwendet wurde. Wer weiß etwa schon, dass in einer Reihe von Wurstsorten, Brotprodukten und Fertigsuppen Milcheiweiß zu finden ist und diese deshalb bei Milchunverträglichkeit Beschwerden verursachen können? Oder dass Eier bzw. Milcheiweiße in einer sehr großen Anzahl von Lebensmitteln und sogar in Medikamenten verwendet werden? Von Nahrungsmittelallergien betroffene Menschen (bzw. betroffene Eltern) müssen fast schon detektivisch arbeiten, um nicht unwissentlich das schädliche Allergen auf den Esstisch zu bringen. Eine Erleichterung sind die bei abgepackten Waren gesetzlich vorgeschriebenen Zutatenlisten, anhand deren grob festgestellt werden kann, ob das Nahrungsmittel vertragen wird oder nicht. Grundsätzlich sollte man möglichst ökologisch hergestellte Produkte verwenden.

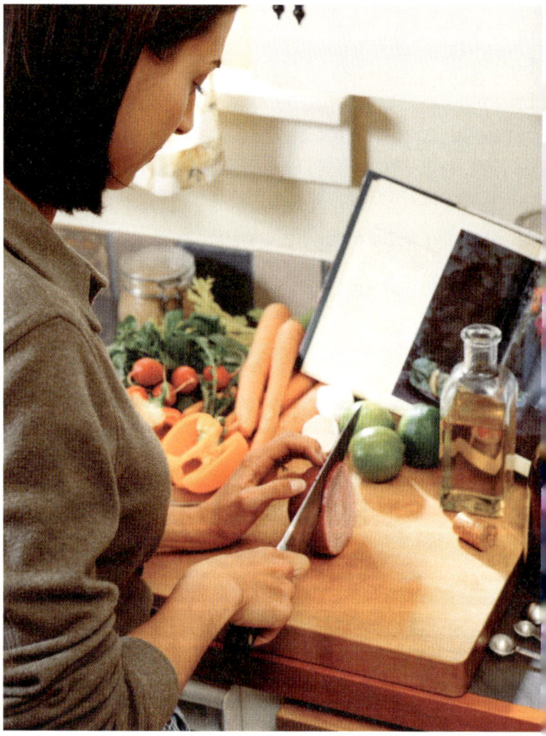

Wenn Sie ein allergiekrankes Kind haben, sollten Sie so oft es geht, die Speisen frisch zubereiten.

Unverträgliche Speisen meiden

Im Gegensatz zu einer Lebensmittelallergie handelt es sich bei einer reinen Nahrungsmittelunverträglichkeit nicht um eine überschießende Reaktion des Immunsystems. Bei Allergien betrachtet das körpereigene

Abwehrsystem bestimmte Nahrungsbestandteile als fremd und gefährlich und bekämpft sie sofort mit ungewöhnlich großen Mengen an Abwehrstoffen (Antikörper vom Typ IgE).
An einer Nahrungsmittelunverträglichkeit sind zwar keine Antikörper vom Typ IgE beteiligt, dennoch wird das Gewebehormon Histamin freigesetzt. Dies liegt zum einen daran, dass verschiedene Lebensmittel wie Erdbeeren oder Tomaten Histamin unmittelbar freisetzen und dass einige Lebensmittel, etwa Käse, Wein und Sauerkraut, selbst vielHistamin enthalten.
Zum anderen kann eine Unverträglichkeit durch einen Enzymmangel oder durch Natriumglutamat, das in vielen chinesischen Speisen und in Sojasauce vorkommt, ausgelöst werden. Das beste Beispiel, den Unterschied zwischen Allergie und Unverträglichkeit aufzuzeigen, bietet die Milch: Bei Allergie wird Milch überhaupt nicht vertragen, und die Beschwerden setzen rasch ein. Bei Unverträglichkeit besteht nur ein Mangel an jenem Enzym, das den Milchzucker abbaut, und es können zumindest noch kleine Mengen getrunken werden. Gewisse Nahrungsmittelunverträglichkeiten geben sich im Übrigen auch von allein wieder, wenn man einige Jahre völlig auf die Substanz verzichtet.

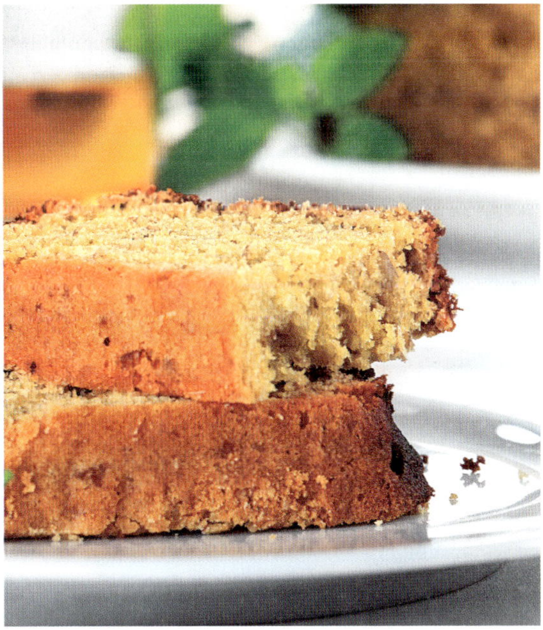

Gerade in Backwaren lauern eine Menge Gefahren, die einem Kind mit Glutenunverträglichkeit oder Milchallergie schaden können.

DAS KÖNNEN SIE NOCH TUN

Das Allergen umgehen

Nachdem vom Kinder- und Jugendarzt zweifelsfrei festgestellt wurde, welche Substanz in der Nahrung Ihres Kindes zur allergischen Reaktion führt, gilt es nun, diese aus dem Speiseplan zu eliminieren. Bei selbst gekochten Speisen ist dies in der Regel kein Problem, denn Sie wissen ja, welche Zutaten Sie verwenden. Recherchieren Sie aber trotzdem genau, in welchen Lebensmitteln das Allergen in der Regel zu finden ist, denn Ihr Kind isst ja nicht nur bei Ihnen zu Hause.

- Geben Sie Verwandten und Bekannten, bei denen sich Ihr Kind ohne Sie aufhält, eine Liste der Lebensmittel, die Ihr Kind nicht essen darf.
- Achten Sie auch in Restaurants darauf, dass Ihr Kind das Allergen nicht mit den Speisen (oder Getränken) aufnimmt. Sehr selten werden z. B. von Kartoffeln, Brokkoli, Avocados, Birnen, frischen Feigen, Himbeeren, Kürbiskernen und Buchweizen Reaktionen ausgelöst.

Hyposensibilisierung

Derzeit wird intensiv nach Möglichkeiten geforscht, auch bei der Nahrungsmittelallergie die Hyposensibilisierung als Therapie einsetzen zu können. Insbesondere bei Nahrungsmittelallergien, die in Verbindung mit Pollenflug (Kreuzallergie) entstehen – wie z. B. die Apfelallergie während der Flugzeit der Birkenpollen oder die Allergie gegen Sellerie, Gewürze und Karotten während der Flugzeit der Beifußpollen –, konnte man mit der Hyposensibilisierung gute Ergebnisse erzielen. Aber auch bei Milch-, Hühnereiweiß- und Sellerieunverträglichkeit sind Fortschritte erkennbar. Lassen Sie sich diesbezüglich von Ihrem Kinderarzt beraten.

Weitere Tipps

- Kochen Sie für Ihr Kind immer nur mit frischen Zutaten. Dies gilt insbesondere dann, wenn Ihr Kind auf mehrere Substanzen allergisch reagiert.
- Informieren Sie sich über alle Ersatzprodukte, die Sie statt der Allergene beim Kochen und Backen einsetzen können. Denken Sie insbesondere an den Ersatz von Weizen- oder Roggenmehl z. B. durch Maismehl.
- Achten Sie beim Kochen und Backen darauf, dass Kochgeräte, Pfannen, Bleche etc. sorgfältig gereinigt sind, wenn Sie für Ihr von Allergien betroffenes Kind etwas zubereiten. Denn schon geringste Spuren von

kontaminierten Nahrungsmitteln können genügen, um eine allergische Reaktion auszulösen.

- Verordnete Diäten müssen strikt eingehalten werden. Bei den meisten Allergenen (z. B. Milch, Hühnerei, Weizen, Soja) kann damit mit der Zeit eine Toleranz der Substanzen im Organismus erreicht werden.
- Kaufen Sie keine Fertigprodukte ein, bei denen Sie die Bestandteile nicht sicher kennen.
- Kontrollieren Sie die Zutatenliste immer wieder von neuem, denn die Bestandteile des Nahrungsmittels könnten sich ändern.
- Bieten Sie Ihrem Kind Nahrungsmittel, die es noch nie gegessen hat, immer nur einzeln an, so dass Sie im Fall einer allergischen Reaktion genau wissen, welches sie ausgelöst hat.
- Vorsichtshalber sollten Sie auf Substanzen in der Nahrung, auf die ein enger Familienangehöriger allergische Reaktionen zeigt, verzichten.
- Essen Sie mit Ihrem Kind nach Möglichkeit nicht auswärts, weil insbesondere in Restaurants häufig mit Fertigprodukten gekocht wird und niemand garantieren kann, dass im Essen bestimmte Substanzen nicht vorhanden sind.
- Essen bei Freunden und Verwandten ist dann nicht problematisch, wenn Sie sie schon im Voraus über das Allergieproblem unterrichten und entsprechende Hinweise bezüglich des Essens geben.
- Informieren Sie auch Kindergärtnerinnen bzw. Lehrpersonal über die Nahrungsmittelunverträglichkeit. Sie sollen in Kindergarten bzw. Schule darauf achten, dass Ihr Kind nichts Falsches zu essen bekommt oder dass ihm nicht etwas von Freunden zugesteckt wird.
- Geben Sie Ihrem Kind, wenn es an Glutenunverträglichkeit leidet und keine Weizen-, Roggen-, Gerste- und Haferprodukte essen darf, Eisen- und Vitaminpräparate zur Vorbeugung gegen Mangelerscheinungen. Verfolgen Sie das Wachstum Ihres Kindes genau, und gehen Sie regelmäßig mit ihm zum Arzt.
- Gut, um das Kind an die Diät zu gewöhnen: Kochen Sie am besten gemeinsam mit Ihrem Kind!

Nützliche Adressen

- Deutsche Zöliakie Gesellschaft e.V.
Filderhauptstraße 61, 70599 Stuttgart
- Deutscher Allergie- und Asthmabund e. V. (DAAB)
Hindenburgstraße 110, 41061 Mönchengladbach

⊕ Das hilft

Möglichst 6 Monate lang stillen
Möglichst späte Beikostgabe
Diätkost mit Vermeidung des Allergens
Trennkost, Rotationsdiät, nicht viel Rohes essen

⊖ Das schadet

Fastfood, Rohkost, Nüsse
Wenig Bewegung, passives Rauchen
Schlecht belüftete oder feuchte Wohnräume

Neurodermitis

Ursachen: Die Ursache ist nicht bekannt; vermutlich erblich bedingte Überempfindlichkeit der Haut und der Schleimhäute; auch nach psychischer oder körperlicher Belastung, Infekten, Hautreizungen, Wärmestau, hoher Luftfeuchtigkeit, Talgdrüsenstörungen und Nahrungsmittelallergien vorkommend; häufigste Hauterkrankung bei Kindern mit steigender Tendenz

Typische Beschwerden: trockenes Ekzem, insgesamt blasse, trockene und schuppende Haut wegen Schweißentleerungsstörung, in der Regel sehr starker Juckreiz; tritt im Säuglingsalter als roter Ausschlag im Gesicht, auf dem behaarten Kopf, auf den Unterarmen und Unterschenkeln auf, in Knie- und Ellenbeugen; nach dem 1. Lebensjahr Ekzeme vorwiegend an Ellbogen, Kniebeugen, Fuß- und Handrücken sowie Nacken, bei älteren Kindern vor allem am Oberkörper mit derben Schwielen und Schrunden (verdickte Haut); Verlauf in Schüben; in etwa 75 Prozent der Fälle Ausbleiben der Schübe ab der Pubertät mit gleich bleibender Hautempfindlichkeit

- Siehe auch Ekzeme (S. 121ff.), Juckreiz (S. 128f.), Nesselsucht (S. 137f.) und Schuppenflechte (S. 138ff.) ▶▶▶

Sofortmaßnahmen – Was Sie gleich tun können

Juckreiz beseitigen
Die Gefahr, dass Kinder die juckenden Hautpartien aufkratzen und dann eine bakterielle Entzündung entwickeln, ist sehr groß. Deshalb gilt es, den Juckreiz zu beseitigen. Mit kühlen Umschlägen (z. B. mit Lotio alba aquosa), fettenden Salben (nicht auf stark entzündete Hautstellen auftragen) und Ölbädern können Sie den Juckreiz deutlich lindern.

Gamma-Linolensäure
Der Körper des Neurodermitikers ist nicht in der Lage, aus der Linolensäure der Nahrung ausreichend Gamma-Linolensäure zu bilden. Ein Mangel an dieser Substanz führt zu einer veränderten Zusammensetzung der Hautfette und dadurch zu einer Störung der Barrierefunktion der Haut. Man kann Kindern deshalb Nachtkerzen-Samenölkapseln verabreichen die Gamma-Linolensäure enthalten, wobei sich die Dosierung nach dem Alter und das individuelle Einpendeln der Dosierung nach dem Hautbild richtet. Die Kapseln können Sie mit einer Nadel aufstechen und den Inhalt in ein lauwarmes oder kaltes Getränk mischen.

Babys und Kleinkinder
Etwa drei Prozent aller Säuglinge leiden an Neurodermitis, wobei die ersten Erscheinungen in der Regel zwischen dem zweiten und sechsten Lebensmonat zu beobachten sind. Nur in wenigen Fällen tritt die Allergie erst später auf. Langes Stillen ist das beste Mittel, um einer Verschlimmerung der Krankheit vorzubeugen.

Grenzen der Selbstbehandlung
Jede stärkere bzw. länger anhaltende allergische Reaktion muss vom Arzt untersucht und gegebenenfalls behandelt werden. Dies gilt vor allem, wenn der Verdacht auf Neurodermitis besteht. Die Behandlung von Neurodermitis gehört wegen der Komplexität der Ursachen unbedingt in die Hände eines erfahrenen Kinder- und Jugendarztes!

AUS DER APOTHEKE
Wichtig ist für Neurodermitiker, die Haut geschmeidig zu halten. Fettende Cremes, Lotionen und/oder Ölbäder sollten daher auch bei Kindern als Basispflege regelmäßig angewendet werden. Während eines Schubes spielt die Behandlung mit Glukokortikoiden die größte Rolle. Nicht jedes Glukokortikoid ist gleich stark wirksam. Außerdem werden Chemotherapeutika mit sehr guter Wirkung auf der Haut eingesetzt.

- Gerade bei Kindern wird der Arzt niedrig dosierte Präparate verwenden oder sie in der Apotheke mit einer wirkstofffreien Salbengrundlage weiter verdünnen lassen. Häufig werden sie als Intervalltherapie im Wechsel mit wirkstofffreien Salben oder Cremes eingesetzt, die es oft passend zum jeweiligen Glukokortikoidpräparat gibt. Bei äußerlicher Anwendung sind die Nebenwirkungen deutlich geringer, als wenn Glukokortikoide eingenommen werden. Dennoch sollten sie nur vorsichtig angewendet werden, da sie die Haut langfristig schädigen können. Tragen Sie die Salben dünn auf, aber nicht im Gesicht Ihres Kindes (außer der Arzt hat dies ausdrücklich erlaubt). Drei, fünf, sieben oder neun Tage lang abends aufgetragen, wirken Kortisoncremes oder -salben am besten.
- Die Chemotherapeutika werden vor allem zur Verhinderung eines erneuten Schubes eingesetzt.
- Einige Hydrokortisonsalben gibt es inzwischen ohne Rezept. Sie sollten bei Kindern jedoch nie ohne Rücksprache mit dem Arzt eingesetzt werden.
- Gegen den Juckreiz lassen sich bei Kindern auch Antihistaminika einsetzen. Vor dem Schlafengehen empfehlen sich die älteren Medikamente mit Dimetinden oder Doxylamin, die auch müde machen.
- Mit pflanzlichen Präparaten lässt sich die Behandlung unterstützen. Infrage kommt das Öl der Nachtkerze, das es in Form von Kapseln gibt. Es ist reich an Linolsäure und enthält zusätzlich bis zu zehn Prozent Gamma-Linolensäure, eine ungesättigte Fettsäure, die bislang nur in sehr wenigen Pflanzen entdeckt wurde.
- Auch zur äußerlichen Anwendung gibt es Lotionen und Cremes mit Omega-Säure

Synthetische Medikamente
- **Glukokortikoide (Rp):** Dexamethason, Prednikarbat, Hydrokortison Flumetason
- **Chemotherapeutika:** Pimecrolimus, Tacrolimus
- **Antihistaminika, die müde machen:** Dimetinden, Doxylamin

Phytopharmaka

- **Unterstützende Therapie:** Nachtkerzensamenöl, Extrakte aus Bittersüßem Nachtschatten

Hautpflege

Eine konsequente Grundpflege ist das A und O.

- **Hautpflegeprodukte:** Bäder mit Sojabohnenöl, Duschöle, Mandelölzubereitungen, wirkstofffreie Salben, Cremes und Lotionen sowie Zubereitungen mit Urea oder Omega-Fettsäuren

Homöopathika

Die folgenden Homöopathika können bei Neurodermitis hilfreich sein.

- **Tuberkulinum:** bei Neurodermitis mit chronischem Lidrandekzem
- **Graphites:** bei rissiger Haut, Rissen hinter den Ohren, honigfarbenen Sekreten
- **Calcium carbonicum:** bei nässenden, krustigen Ausschlägen mit Entzündung, Milchschorf
- **Petroleum:** bei Rissen hinter den Ohren, an Hand- und Fußsohlen, bei Verschlimmerung im Winter

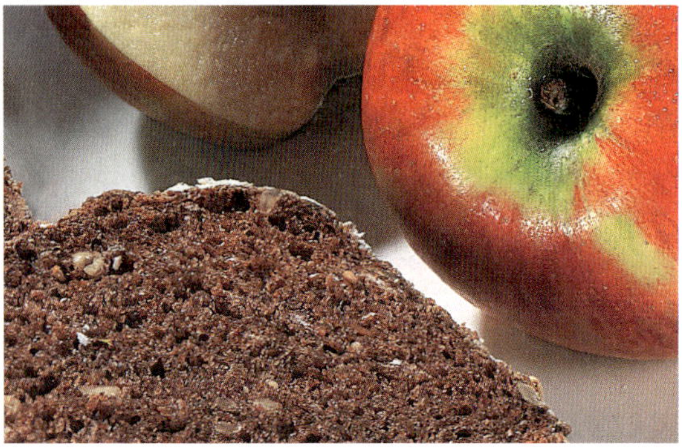

Um Ihrem neurodermitiskranken Kind eine wirklich naturbelassene Vollwerternährung bieten zu können, sollten Sie auf Bio-Produkte setzen.

ERNÄHRUNG

Diät bei gleichzeitiger Nahrungsmittelallergie

Ist durch Allergietests bei Ihrem Kind festgestellt worden, dass auch bestimmte Nahrungsinhaltsstoffe der Hautallergie Vorschub leisten, dann sollten Sie Nahrungsmittel mit diesen Substanzen nicht mehr servieren. Generell sollten Sie Ihr Kind Süßigkeiten, Eis und Kuchen nur in geringen Mengen oder besser überhaupt nicht essen lassen. Auch gebratenes Fett, viel Salz, scharfe Gewürze, Schweinefleisch, Konserven- und Tiefkühlkost sollten stark reduziert werden.

Vollwertkost

Für Ihr an Neurodermitis leidendes Kind ist eine naturbelassene Vollwertkost auf der Basis von frischem Gemüse, Obst, Kartoffeln, Vollkornbrot, Milch, Joghurt, Fisch und magerem Fleisch zu empfehlen. Wenn Ihr Kind auch an einer Nahrungsmittelallergie bzw. -unverträglichkeit leidet, müssen Sie die entsprechenden (vollwertigen) Lebensmittel natürlich weglassen und/oder Gemüse nur in gekochtem Zustand servieren.

DAS KÖNNEN SIE NOCH TUN

Klimakur im Hochgebirge

Erkrankungen wie Neurodermitis sind die Domäne der Klimatherapie, die einen mindestens vier Wochen dauernden Aufenthalt im Hochgebirge oder an der See voraussetzt. Insbesondere das Klima im Hochgebirge (mindestens über 2000 Meter) kann den Verlauf der Neurodermitis günstig beeinflussen, weil mögliche Ursachen der Hautallergie gänzlich fehlen: Inhalationsallergene wie Pollen, Hausstaubmilben oder Schimmelpilze. Außerdem hat der geringe Wassergehalt der Luft (bei 3000 Meter Höhe nur noch 40 Prozent) positive Auswirkungen auf die Thermoregulation, indem eine Überwärmung verhindert und die Verdunstung des an die Hautoberfläche tretenden Schweißes erheblich verbessert wird. Damit wird der Entzündungszustand zurückgebildet und der Juckreiz entsprechend gemildert. Ein weiterer Aspekt ist verstärkte UV-Strahlung im Hochgebirge, durch die die Ekzeme schneller abheilen. Noch sechs Monate nach dem Aufenthalt kann in der Regel ein erheblich verbesserter Zustand beobachtet werden. Sprechen Sie mit dem Kinderarzt darüber, ob Ihr Kind alt genug ist, um sich im Gebirge oberhalb einer Höhe von 2000 Metern länger aufhalten zu können.

Hautpflege mit Basispräparaten

Sehr wichtig ist für Ihr Kind eine intensive und konsequente Hautpflege auf Fett- und Feuchtigkeitsbasis – auch außerhalb des Neurodermitisschubs. Neben den bereits erwähnten Ölbädern sind Salben , Cremes und Lotionen zu nennen, die das Austrocknen der Haut verhindern. Cremen Sie Ihr Kind mehrmals täglich ein.

Tun Sie dies langsam und gefühlvoll, so dass es gleich eine Menge der so notwendigen Streicheleinheiten bekommt. Leiten Sie aber Ihr Kind auch an, sich selbst zu pflegen.

Autogenes Training

Mit autogenem Training (AT) lassen sich funktionelle Veränderungen der Haut herbeiführen, was bei Neurodermitis zu einer spürbaren Besserung der Beschwerden führen kann. Insbesondere werden durch die Wärmeübung eine Erhöhung der Hauttemperatur um mehrere Grad, durch Schwere- und Wärmeübung eine Herabsetzung des elektrischen Hautwiderstands bei psychischer Erregung erreicht sowie durch Kältesuggestion Schmerzempfindung und Juckreiz gemindert. Belegen Sie am besten zusammen mit Ihrem Kind einen Kurs in AT (siehe zu autogenem Training für Kinder das Special S. 298ff.).

Weitere wichtige Tipps für Ihr Kind

- Bei Säuglingen und kleineren Kindern ist ein spezieller Overall nützlich, der Hände und Füße umschließt und den Ihr Kind nicht öffnen kann. Es kann zwar den Juckreiz durch Reibung auf dem Stoff »bekämpfen«, die Haut dabei jedoch nicht mit den Fingernägeln aufkratzen.
- Ziehen Sie Ihrem Kind nachts Baumwollhandschuhe an.
- Schneiden Sie seine Fingernägel möglichst kurz.
- Kümmern Sie sich in der Zeit der Neurodermitisschübe ganz besonders liebevoll um Ihr Kind.
- Waschen Sie Ihr Kind nicht mit alkalischen, sondern mit neutralen oder leicht sauren Syndets.
- Vermeiden Sie Hautreizungen, indem Sie auf synthetische Fasern in der Wäsche verzichten und ungefärbte Baumwolle vorziehen – auch reine Wolle könnte Probleme verursachen.
- Achten Sie darauf, dass Ihr Kind keinen Kontakt mit Tierhaaren und/oder Inhalationsallergenen (Gräser- und Blütenpollen, Kot von Hausstaubmilben und Schimmelpilze) bekommt, solange durch Allergietests nicht zweifelsfrei die Unbedenklichkeit dieser Substanzen für Ihr Kind feststeht.
- Mit Unterstützung des Ministeriums für Arbeit, Gesundheit und Soziales des Landes Schleswig-Holstein wurde am Institut für Psychologie der Universität Kiel in Kooperation mit der Neurodermitisambulanz der Universitäts-Hautklinik Kiel ein Videoschulungs- und Trainingsprogramm für Eltern (mit Begleitbuch) entwickelt, bestellbar bei:

Hansisches Verlagskontor Lübeck
Mengstraße 16, 23552 Lübeck
Tel.: 04 51/70 31-01
Fax: 04 51/70 31-2 81

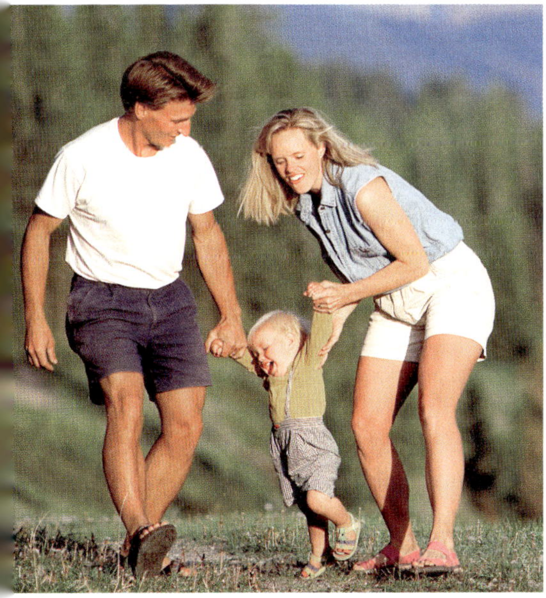

Regelmäßiger Aufenthalt im Hochgebirge lindert Neurodermitis.

⊕ Das hilft

Intensive Hautpflege und Ölbäder
Entzündungshemmende Heilcremes
Lockere Kleidung aus Naturmaterialien
Gamma-Linolensäure
Kinderpsychotherapie
Klimakuren
Homöopathische Konstitutionsbehandlung

⊖ Das schadet

Aufregung, Stress
Schlafmangel
Parfümierte Seifen, Deos etc.
Allergene in der Nahrung
Wäsche aus Wolle und/oder Synthetik
Überheizte Räume
Zu warme Kleidung

Sonnenallergie

Ursachen: Unter Sonnenallergie versteht man drei verschiedene Erkrankungen: Die polymorphe Lichtdermatose (PMD) tritt nach hoch dosierter Bestrahlung mit UV-A-Licht auf, betroffen sind häufig junge Frauen; die Mallorca-Akne tritt durch eine Reaktion zwischen UV-Licht und Inhaltsstoffen von Sonnenschutzmitteln und anderen Körperpflegemitteln mit fetthaltigen Inhaltsstoffen und Emulgatoren auf; fotoallergische Reaktionen treten durch Reaktionen zwischen Sonnenlicht und Abbauprodukten vielfältiger Stoffe (z. B. Bestandteilen von Arzneimitteln und Pflanzen) auf

Typische Beschwerden: PMD: Quaddeln, juckende Flecken oder Bläschen; Mallorca-Akne: kleine akneartige Knötchen meist im Dekolletee; fotoallergische Reaktionen: Allergien und/oder Hautverfärbungen

- Siehe auch Sonnenbrand (S. 141f.)

Sofortmaßnahmen – Was Sie gleich tun können

Sofort die Sonne meiden

Zeigt Ihr Kind Symptome einer Sonnenallergie, müssen Sie darauf achten, dass es sich nicht mehr der Sonnenbestrahlung aussetzt, bis die Symptome verschwunden sind verwenden Sie möglichst physikalische Sonnenfilter, die als Creme und Lotion erhältlich sind. Denken Sie daran künftig Vorsorgemaßnahmen zu treffen.

Feuchtkühle Umschläge

Die betroffenen Stellen sollten Sie möglichst schnell mit feuchten Umschlägen oder kaltem Wasser kühlen.
Ein Mittel gegen Schmerzen ist eine Auflage mit Schafgarbe.

Schafgarbe

- **Anwendung mit Schafgarbe**: 4 Teelöffel Schafgarbenkraut mit 1/2 Liter kochendem Wasser übergießen, 10 Minuten lang ziehen lassen, abseihen. Mit dem abgekühlten Sud Stofftaschentücher tränken und auf die betroffenen Stellen legen. Etwa 20 Minuten ziehen lassen. Anwendung öfter wiederholen.

Babys und Kleinkinder

Die Haut des Babys muss konsequent vor Sonnenbestrahlung geschützt werden. Achten Sie auch beim Autofahren darauf, dass das Baby, aber auch das Kleinkind von der wechselnden Sonneneinstrahlung nicht zu viel abbekommt. Insbesondere wenn ein Kind auf dem Rücksitz eingeschlafen ist, sollten Sie Sorge tragen, dass es nicht in der prallen Sonne liegt.

Grenzen der Selbstbehandlung

Sind ausgeprägte Reaktionen mit Gewebeschwellungen (Ödemen) zu beobachten, müssen Sie mit Ihrem Kind umgehend einen Kinder- oder Hautarzt aufsuchen.

Sofort den Notarzt rufen

- Bei Schocksymptomen wie Blutdruckabfall, Herzrasen und Ohnmacht

AUS DER APOTHEKE

Bei einer Sonnenallergie sollten Kinder die Sonne zunächst komplett meiden und das Sonnenschutzmittel absetzen, denn die Sonnenallergie kann auch mit einer Unverträglichkeit des Sonnenschutzmittels einhergehen. Meist klingen die Pusteln schnell ab. Ist der Juckreiz unerträglich, kann ein Antihistaminikum (als Gel) aufgetragen werden. Vor allem bei kleinen Kindern sollte damit jedoch äußerst sparsam umgegangen werden.

Synthetische Medikamente

- **Antihistaminika:** Dimetinden, Bamipin, Chlorphenoxamin

Homöopathika

Unterstützend können Sie in Abstimmung mit einem homöopathischen Kinderarzt die folgenden Mittel anwenden.

- **Hypericum:** bei kleinfleckigem, kleinknotigem Ausschlag durch die Sonne

- **Phosphorus:** bei Sonnenallergie von vor allem blassen, eventuell rothaarigen Kindern mit trockenem, kleinknotigem Ausschlag
- **Natrium muriaticum:** wenn die Sonnenallergie vor allem am Meer auftritt, bei Ekzem mit starker Talgabsonderung

DAS KÖNNEN SIE NOCH TUN

Beta-Karotin und Kalzium

Zur Vorbereitung auf die sonnige Jahreszeit hat sich die Einnahme von Beta-Karotinen (Provitamin-A-Präparaten) bewährt. Etwa einen Monat vor Antritt einer Urlaubsreise in sonnige Gefilde wird mit einer täglichen Dosis von 75 Milligramm begonnen und nach zwei Wochen auf eine Dosis von 50 Milligramm reduziert. Ihr Kind sollte die Einnahme auch während der Ferien fortsetzen.

Unterstützend können Sie Ihrem Kind noch Kalzium (eine Brausetablette pro Tag) verabreichen; dies wirkt ebenfalls vorbeugend, nicht aber heilend.

Tipps bei Sonnenallergie

- Gewöhnen Sie die Haut Ihres Kindes in den Monaten vor dem Urlaub in der Sonne an die UV-Strahlung, indem Sie mit ihm öfter, aber relativ kurz in die Sonne gehen. Bedenken Sie, dass sowohl im Winter als auch im Frühjahr die Strahlung bisweilen recht stark sein kann.
- Im Hochsommer und in südlichen Ländern sollten Sie Ihr Kind zwischen 11 und 15 Uhr nicht in die Sonne lassen.
- »Konsequenter Sonnenschutz« lautet die Devise, wenn Ihr Kind in der Sonne viel Haut zeigt. Verwenden Sie physikalische Sonnenschutzmittel mit hohem Lichtschutzfaktor und UV-A-Filter.
- Wenn die Sonnenallergie in den Ferien am Meer aufgetreten ist, können Sie anstelle einer Auflage mit Salzwasserkompressen Ihr Kind natürlich auch in der Stunde nach Sonnenuntergang ins Wasser lassen. Das Salzwasser bewirkt eine Linderung des Juckreizes.

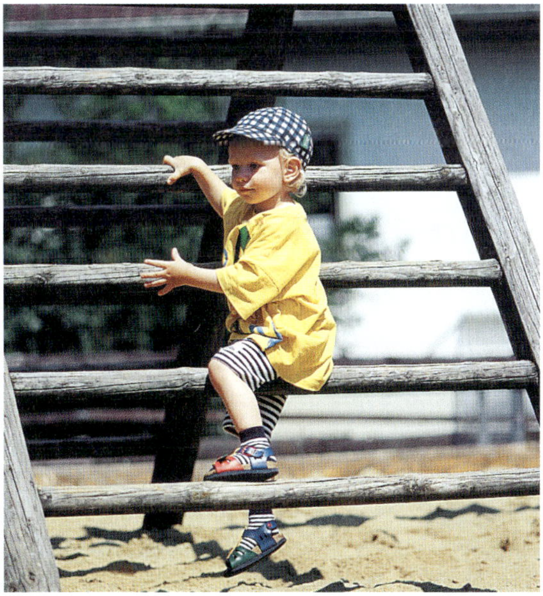

Kinderhaut muss immer bestens vor UV-Strahlung geschützt werden.

Fotochemotherapie (PUVA)

Erst wenn alle Stricke reißen und alle Lichtschutzmittel gegenüber dem Sonnenlicht versagen und Ihr Kind ohne völlige Verhüllung kaum mehr ins Sonnenlicht gehen kann, ohne von den PMD-Symptomen befallen zu werden, sollten Sie an eine Fotochemotherapie denken. Diese Therapie wird seit den 1970er Jahren vor allem bei Schuppenflechtepatienten erfolgreich angewendet. Inzwischen wurde die Therapie in vielerlei Hinsicht modernisiert und weitgehend von Nebenwirkungen befreit. Die Behandlung hat zum Ziel, die Pigmentierung der Haut mit UV-A-Strahlung behutsam zu erhöhen und so den Eigenschutz der Haut zu stärken. Erkundigen Sie sich bei Ihrem Kinderarzt, ob die PUVA ein geeignetes Mittel gegen die Sonnenallergie Ihres Kindes darstellen könnte.

⊕ Das hilft

Antihistaminika im Akutfall
Konsequenter UV Lichtschutz
Hochwertige Sonnenschutzpräparate
Langsame Gewöhnung der Haut an die Sonne
Beta-Karotin, Vitamin E und Selen
Schützende Kleidung

⊖ Das schadet

Langer Aufenthalt in der Sonne
Fetthaltige Sonnenschutzmittel
Unzureichende Gewöhnung der Haut an UV-Strahlung

Psychische und psychosomatische Erkrankungen

Seele & Körper

Der schnelle Diagnoseüberblick

Die folgenden Kurzbeschreibungen von Symptomen und Symptomenkomplexen sollen Ihnen die Diagnose bei Ihrem Kind erleichtern. Gleichzeitig führen sie mit Seitenverweisen zur entsprechenden Erkrankung – sowohl in diesem Kapitel als auch eventuell in einem anderen Kapitel (siehe hierzu »Ähnliche Beschwerden«). Auf diesen Seiten finden Sie auch bereits Warnhinweise, wann Sie mit Ihrem Kind (sofort) zum Arzt gehen müssen.

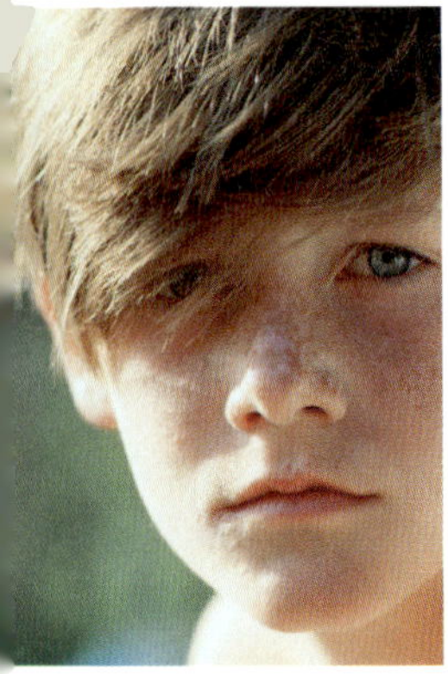

Depressive Verstimmungen

Gefühle von Schwermut, Hoffnungslosigkeit oder Niedergeschlagenheit, Rückzug von den gewohnten Aktivitäten, plötzlicher Leistungsabfall in der Schule, Konzentrationsschwäche, Müdigkeit und Erschöpfungszustände, Schlafstörungen, mangelnder Appetit, Grübeln, mangelndes Selbstvertrauen, Freudlosigkeit → **depressive Verstimmungen** (S. 228ff.)

Wann zum Arzt/Psychotherapeuten?

- Wenn Sie an Ihr Kind nicht mehr »rankommen«
- Bei auffälliger Verhaltensänderung
- Bei plötzlicher Abmagerung
- Bei apathischem Verhalten

Essstörungen

Ständiger Wechsel von Heißhungerattacken mit übermäßiger Nahrungsaufnahme, meist durch hastiges Verschlingen, und anschließendem selbst herbeigeführten Erbrechen; übermäßiger Gebrauch von Abführmitteln; chronische Entzündungen, Herzfunktionsstörungen, Apathie, Schwäche- und Erschöpfungszustände sowie Krämpfe → **Bulimie** (S. 225ff.)

Extreme Gewichtsabnahme bis hin zu lebensgefährlichem Untergewicht, Gebrauch von Abführmitteln, zwanghafte Gedanken hinsichtlich des Essens, später Ausbleiben der Regel, Mangelerkrankungen, Schilddrüsenfunktionsstörungen, niedrige Körpertemperatur,

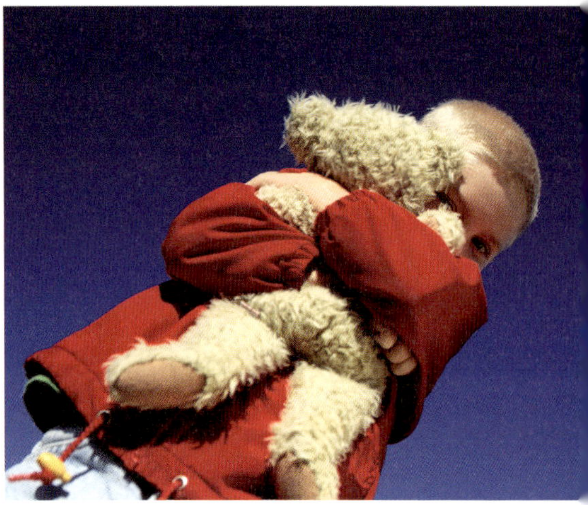

niedriger Blutdruck, verlangsamter Herzschlag, Ödeme, Haarausfall, Herzrhythmusstörungen, Verwirrtheitszustände → **Magersucht** (S. 245f.)

Übergewicht, Verlust von Genuss und natürlichem Sättigungsgefühl, Mangelerscheinungen, Herzrhythmusstörungen, Bluthochdruck, Zuckerkrankheit (Diabetes mellitus) → **Esssucht** (S. 233ff.)

ÄHNLICHE BESCHWERDEN

- Psychosomatische Beschwerden können sich je nach Veranlagung des Kindes in allen Organen niederschlagen. Oftmals hilft sich die Psyche auch mit dem umgekehrten Weg; über eine zu diagnostizierende Krankheit wird der Kummer ausgelebt. Aufhorchen sollten Sie bei → **Herz- und Kreislaufbeschwerden** (S. 23f.), → **Mundgeschwür** (S. 41f.), → **Appetitlosigkeit** (S. 68f.), → **Erbrechen und Übelkeit** (S. 86ff.), → **Ekzeme** (S. 121ff.), → **Kopfschmerzen und Migräne** (S. 32ff.), → **Asthma bronchiale** (S. 8ff.)

Aggressionen, Hyperaktivität, Konzentrationsschwäche

Wutausbrüche, Eskalation beim Streit mit anderen Kindern, Einschlagen auf die Eltern; Auflehnung gegen Autoritäten; häufiges Lügen, Schuleschwänzen, Hang zu Kinder- und Jugendkriminalität → **Aggressionen** (S. 212ff.)

Unharmonischer Bewegungsablauf, Beeinträchtigung der Feinmotorik, der Balancefähigkeit und der allgemeinen Geschicklichkeit; außerordentlich schlechte Schrift; andauernde motorische Unruhe; Aggressivität, Konzentrationsschwäche, Störverhalten; schnelle Frustration; häufig hohe Intelligenz, trotzdem schlechte Leistungen; tritt nicht selten mit Legasthenie auf → **Hyperaktivität** (S. 236ff.)

Nur kurzzeitig aufmerksam; Probleme, eine Sache zu Ende zu führen; Vergesslichkeit, langsame Verrichtung einer Aufgabe; Probleme bei der Planung von Handlungen; viele Flüchtigkeitsfehler, schlechte oder stark schwankende Leistungen in der Schule → **Konzentrationsschwäche** (S. 239ff.)

Wann zum Arzt/Psychotherapeuten?

- Bei apathischem Verhalten
- Bei unkontrollierbaren Wutausbrüchen
- Bei Neigung zu kriminellen Handlungen
- Bei plötzlichem Leistungsabfall in der Schule

Einnässen

Regelmäßiges, unwillkürliches Wasserlassen ab einem Alter von 5 Jahren, in der Regel nachts während des Schlafens → **Einnässen** (S. 218ff.) (Einnässen kommt auch tagsüber vor).

Schlafstörungen, Schlafwandeln

Schlafstörungen: Einschlafschwierigkeiten, Erwachen im mittleren Schlafdrittel, Schreien, Weinen und Erregung mit dranghaftem Aufstehen und Angstgefühl, nächtliches Aufschrecken mit intensiver Furcht, beschleunigte Atmung, lange Aufwachperioden Schlafwandeln: Aufsitzen und/oder Umhergehen im ersten Schlafdrittel, reagiert nicht auf Ansprache, anschließend Erwachen mit kurzzeitiger Orientierungsstörung, keine Erinnerung an das Schlafwandeln → **Schlafstörungen, Schlafwandeln** (S. 247ff.)

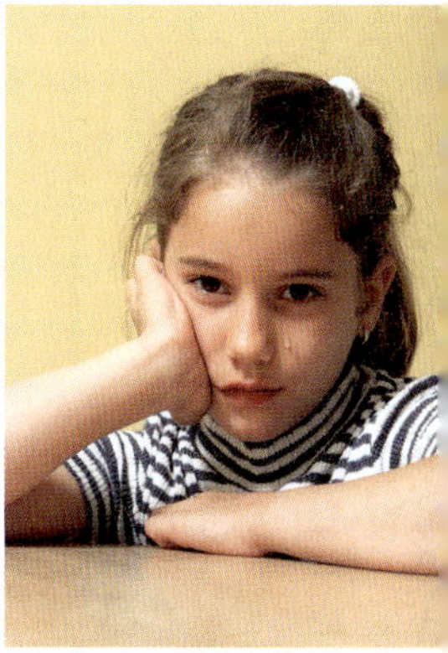

Wann zum Arzt/Psychotherapeuten?

- Organische Ursachen sind bei Bettnässen und Schlafproblemen zunächst ärztlich auszuschließen

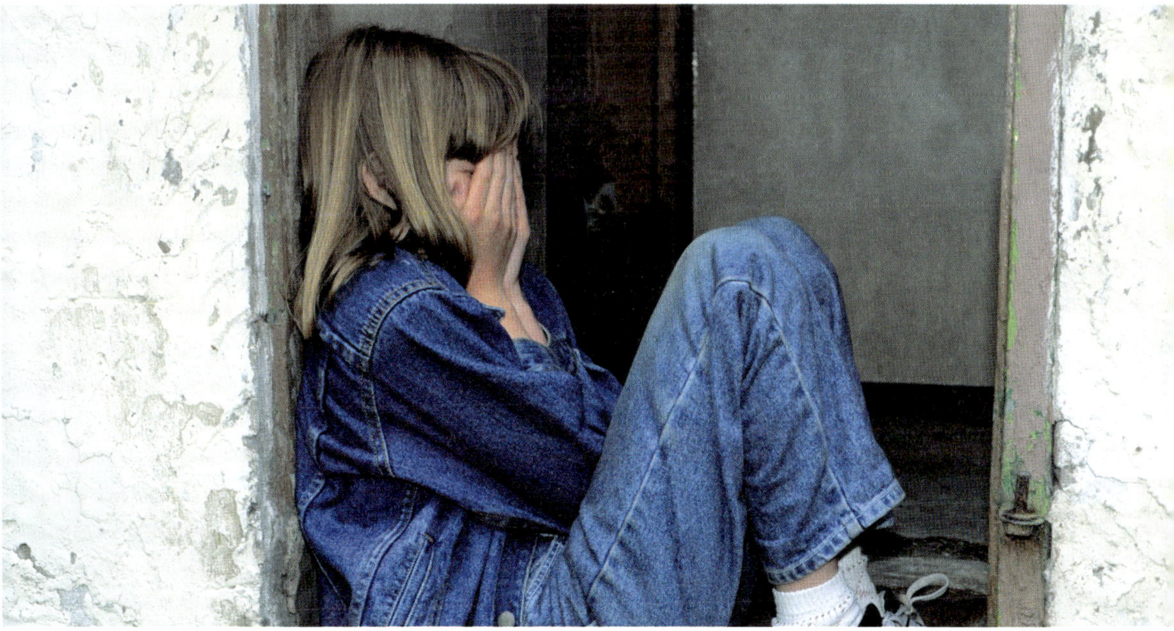

Aggressionen

Ursachen: unbewältigte seelische Konflikte, Vernachlässigung, kein geregelter Tagesablauf, hyperkinetisches Syndrom (Hyperaktivität); außerdem bei Kleinkindern: elterlicher Druck, keine klaren Regeln

Typische Anzeichen: Wutausbrüche, unangemessene Eskalation beim Streit mit anderen Kindern, Einschlagen auf die Eltern, Regeln werden ignoriert, Auflehnung gegen Autoritäten, häufiges Lügen; bei älteren Kindern: Schuleschwänzen, Hang zu Kinder- und Jugendkriminalität; aggressives Verhalten findet sich wesentlich häufiger bei männlichen als bei weiblichen Kindern bzw. Jugendlichen

- Siehe auch Hyperaktivität (S. 236ff.) und depressive Verstimmungen (S. 228ff.)

Sofortmaßnahmen – Was Sie gleich tun können

Das Gespräch suchen

Ist Ihr Kind über längere Zeit auffällig aggressiv, sollten Sie versuchen, mit ihm ins Gespräch zu kommen. Begegnen Sie den Aggressionen nicht mit Ablehnung, Ärger und/oder gleichermaßen aggressivem Verhalten. Gehen Sie stattdessen auf Ihr Kind zu, und versuchen Sie herauszufinden, welche Gründe seinem Verhalten zugrunde liegen. Übermäßige Aggressivität ist immer auch ein Indiz dafür, dass das Kind körperlichen und emotionalen Schmerz erlebt und keine andere Möglichkeit sieht, sich von seinen quälenden Gefühlen zu befreien.

- Machen Sie ihm klar, dass es mit seinen Problemen nicht allein ist. Suchen Sie gemeinsam mit ihm nach Problemlösungen.
- Erklären Sie ihm liebevoll, dass »wild um sich zu schlagen« nichts zu ändern vermag.
- Lassen Sie Ihr Kind spüren, dass Sie zu ihm stehen und es lieben, so wie es ist – auch wenn Ihnen das bei wiederholt aggressivem Verhalten Ihres Kindes schwer fallen sollte.

Babys und Kleinkinder

Das so genannte Trotzverhalten von Kleinkindern, das teilweise auch mit Aggressivität einhergehen kann, sollte kein Grund zur Besorgnis sein. Sowohl das stereotype Nein des Kleinkindes in der Trotzphase wie auch das vereinzelte Schlagen von Eltern und Geschwistern, das in den Bereich der Suche nach den eigenen Grenzen eingeordnet werden kann, gehören zu einer natürlichen Phase der kindlichen Entwicklung und vergehen in der Regel so schnell, wie sie gekommen sind.

Erst wenn Ihr Kind auch nach vollendetem vierten Lebensjahr zu übermäßigem aggressiven Verhalten neigt, kann dies ein Hinweis auf eine Störung des Sozialverhaltens sein.

Grenzen der Selbstbehandlung

Wenn Sie das Gefühl haben, dem Aggressionspotenzial Ihres Kindes nicht mehr gewachsen zu sein, sollten Sie sich nicht scheuen, ärztliche Hilfe in Anspruch zu nehmen und/oder eine Erziehungsberatungsstelle aufzusuchen. Es könnte nämlich auch sein, dass die übermäßige Aggression mit einer depressiven Verstimmung einhergeht oder sich dahinter eine ernsthafte psychische Störung (Psychose) verbirgt, die behandelt werden muss.

- Unbehandelt begünstigen derartige Störungen vor allem im Jugendalter die Neigung zu Suchtmittelmissbrauch (Alkohol, Drogen), massiven Gewaltausbrüchen gegenüber anderen, aber auch Selbstverletzungen bis hin zu Suizidgedanken. Mit einer rechtzeitigen psychotherapeutischen Behandlung kann diese Tendenz jedoch häufig zum Positiven gewendet werden.

AUS DER APOTHEKE

Eine Behandlung mit synthetischen Medikamenten ist hier nicht angezeigt.

Homöopathika

In Abstimmung mit einem homöopathischen Kinderarzt können Sie die folgenden Mittel geben.

- **Medorrhinum:** bei starker Aggressivität, Tierquälerei, andererseits aber auch sehr tierliebem Verhalten, heftigen Wutausbrüchen; wenn das Kind Eltern und andere Kinder schlägt, Asthma und Ekzeme auftreten
- **Lachesis:** bei Eifersucht, schlechter Gefühlsbeherrschung, Wutanfällen, Asthma bronchiale, keiner Duldung von Bevormundung

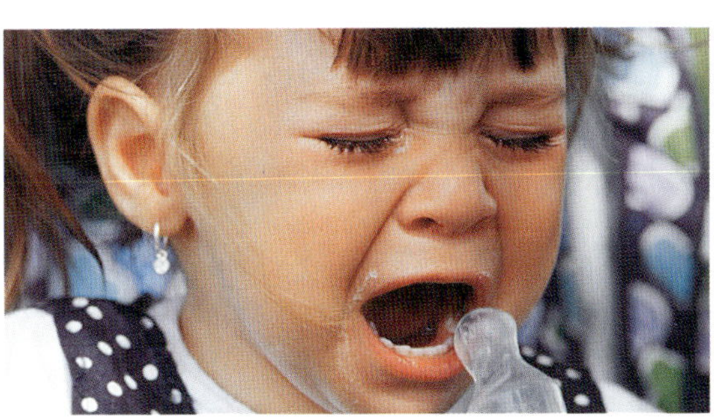

Die Trotzphase gehört zur natürlichen Entwicklung eines Kindes

NATURHEILKUNDE

Beruhigungstee

Baldrian, Johanniskraut , Hopfen und Melisse sind Standardpflanzen zur Behandlung von Unruhezuständen und werden häufig in Kombination eingesetzt. Besonders die Melisse wirkt harmonisierend und beruhigend auf den Organismus und kann nervöse Reizzustände lindern.

Doch Vorsicht: Der Beruhigungstee könnte Ihr Kind zwar insgesamt etwas ruhiger machen, er kann aber sicher nicht die ursächlichen Probleme des aggressiven Verhaltens aus der Welt schaffen.

DAS KÖNNEN SIE NOCH TUN

Spieltherapie

Aggression ist zunächst einmal eine natürliche Reaktion auf Gefühle wie Ärger, Wut und Zorn und dient daher, in Maßen ausgelebt, vor allem der Selbstbehauptung. Problematisch wird Aggression erst dann, wenn sie im Übermaß und zu heftig auftritt (bei älteren Kindern z. B. mutwilliges Zerstören von Gegenständen, unkontrollierte Wut- oder Gewaltausbrüche, unangemessenes aggressives Verhalten bei Zurechtweisungen oder Verboten).

In solchen Fällen ist es notwendig, das aggressive Potenzial zu kanalisieren und zu regulieren. Für Kinder bis zu zwölf Jahren hat sich vor allem die Spieltherapie bewährt.

- Im therapeutischen Spiel erhält Ihr Kind die Möglichkeit, unterdrückte Emotionen und seelische Probleme spielerisch auszudrücken und damit seine Persönlichkeit zu entfalten. Das Spiel dient ihm dabei als Spiegel seiner Gefühle, Wünsche und Erwartungen. Ihrem Kind wird in der Spieltherapie die Chance eröffnet, seine Erlebnisse – insbesondere die negativen – nochmals neu zu durchleben, sie neu darzustellen, andere Varianten des Ablaufs zu erproben und bessere Lösungsmöglichkeiten zu finden. Es werden neue Formen der Verarbeitung und veränderte Verhaltensweisen getestet. Dabei lernt das Kind nicht nur, eine Möglichkeit zu haben, mit seinem Verstand Situationen so zu steuern, dass es zum gewünschten Ergebnis kommt. Bei diesen Spielen wird auch ein angemessener Umgang mit Emotionen, die bei konfliktgeladenen Situationen eine bedeutende Rolle einnehmen, geübt. Für Ihr Kind ist es sehr wichtig, dass das Spiel im so genannten therapeutisch geschützten Raum stattfindet, weil es dann sicher sein kann, dass es keine negativen Konsequenzen zu befürchten hat.
- Die Spieltherapie ist für Kinder vom zweiten bis zum zwölften Lebensjahr eine effektive Behandlungsmethode bei Störungen des Sozialverhaltens. Sie erfolgt als Kurzzeittherapie mit etwa 30 bis 40 Stunden, kann sich aber auch bei schweren Störungen auf mehr als 100 Stunden ausdehnen. Angeboten wird sie als Einzel- oder Gruppentherapie, oft ist eine Kombination sinnvoll.

Familientherapie

Es ist erwiesen, dass Aggressivität bei Kindern oft durch schwelende Konflikte und heftige Auseinandersetzungen in der Familie verursacht wird. Unduldsamkeit und Aggressionen zwischen den Eltern oder gar elterliche Gewaltausbrüche gegen die Kinder verursachen bzw. begünstigen kindliche Aggressionen. Mit dem Ziel, Störungen im familiären Beziehungssystem aufzudecken und positiv zu verändern, stehen in einer Familientherapie also mögliche Konflikte zwischen den Ehepartnern oder den Geschwistern bzw. zwischen Eltern und Kindern immer im Vordergrund. Voraussetzung ist, dass sich die einzelnen Familienmitglieder freiwillig zu einer solchen Therapie entschließen und regelmäßig an den Sitzungen teilnehmen.

Autogenes Training

Durch das autogene Training können Probleme wie Stress, Nervosität und psychische Belastungen positiv beeinflusst werden. Wenn Sie Ihrem Kind dabei helfen wollen, seine Aggressionen abzubauen, ist dies ab einem Alter von etwa sechs Jahren eine geeignete

Methode. Sofern Sie mit dieser Entspannungsmethode bereits vertraut sind, können Sie Ihr Kind zu Hause in der Technik anleiten und regelmäßig mit ihm üben. Andernfalls machen Sie einen Kurs. Das autogene Training kann auch vom Arzt durchgeführt werden, weil es von den Krankenkassen als wirkungsvolle Therapie anerkannt ist (siehe dazu auch das Special S. 298ff.).

Hyperaktivität abklären

Bei etwa einem Drittel der Jugendlichen mit überdurchschnittlich hohem Aggressionspotenzial wurde im Kindesalter ein ADS mit Hyperaktivität (ADHS) festgestellt. Tatsächlich ist eine übermäßige Impulsivität (Wutausbrüche, Reizbarkeit) auch ein typisches Symptom des ADHS. Wenn Sie den Verdacht haben, dass Ihr Kind hyperaktiv ist, suchen Sie einen Kinderarzt oder eine Erziehungsberatungsstelle auf. (Siehe auch ADHS, S. 236ff.)

Sinnvolle Grenzen setzen

Es ist wichtig, dass Sie Ihrem Kind klare Grenzen setzen, an denen es sich orientieren kann. Diese Haltung muss keineswegs im Widerspruch dazu stehen, in angemessener Weise auf die Bedürfnisse des Kindes einzugehen und ihm mit Verständnis, Respekt und Zuneigung zu begegnen. Fest steht: Eine alles tolerierende Erziehung ist auf Dauer ebenso abträglich wie eine übermäßig autoritäre; beide Ansätze führen zum gestörten Aggressionsverhalten des Kindes. Sinnvoll sind vielmehr feste Regeln und ein geregelter Tagesablauf – auch z. B. im Kindergarten.

Gewalt im Fernsehen ist tabu

Nahezu alle Kinder neigen dazu, sich mit den strahlenden Helden in einem Video- oder Fernsehfilm unkritisch zu identifizieren und Gewaltszenen im realen Umgang mit anderen zu imitieren. Hinzu kommt, dass regelmäßiger Fernsehkonsum aggressiv-unruhiges Verhalten bei Kindern fördert. Kinder sind dazu bestimmt, sich viel zu bewegen, und nicht dazu, sich stundenlang berieseln zu lassen. Das ständige bewegungslose Sitzen vor dem Fernseher führt zu einem körperlichen Energiestau, der sich – je nach Film – schnell in emotionalen Ausbrüchen entladen kann.

- Lassen Sie Ihr Kind möglichst nur in Ausnahmefällen fernsehen oder einen Videofilm anschauen – und achten Sie auf das, was es sieht.
- Begrenzen Sie die Zeit, die Ihr Kind täglich vor dem Fernseher sitzt.
- Beschäftigen Sie sich selbst mit Ihrem Kind, indem Sie gemeinsam mit ihm spielen, basteln, musizieren oder Sport treiben.
- Setzen Sie Ihr Kind niemals vor den Fernseher, damit Sie selbst ungestört sein können. Ihr Kind spürt genau, dass Sie es nur abschieben wollen.
- Kinder, die in den ersten Lebensjahren eindeutige Bezugspersonen haben und bindungsfähig erzogen werden, entwickeln wesentlich seltener Aggressionsverhalten – auch nicht durch Gewalt im Fernsehen.

Gewalt in der Schule

Es könnte sein, dass sich Ihr Kind zu Hause wesentlich weniger aggressiv verhält als z. B. in der Schule oder im Umgang mit Gleichaltrigen. Oder es wird im umgekehrten Fall immer wieder zum wehrlosen Opfer der Gewalt seiner Mitschüler. Dadurch entsteht ein Gefühl der Unterlegenheit. Demütigungen können aggressives Verhalten hervorrufen bzw. begünstigen, wobei die Aggressionen dann verstärkt zu Hause (z. B. gegen kleinere Geschwister) ausgelebt werden.

Lassen Sie Ihr Kind Sport treiben

In einigen Fällen hat es sich bewährt, Aggressionen durch regelmäßige sportliche Betätigung in Leistungsbereitschaft umzuwandeln. Insbesondere sportliche Wettbewerbe, die mit Kräftemessen einhergehen, aber auch Einzelsportarten, bei denen das Kind lernt, die Grenzen seiner Leistungsfähigkeit auszuloten, helfen, Aggressionen und innere Spannungen abzubauen. Ihr Kind wird dadurch insgesamt ausgeglichener und zufriedener. Voraussetzung ist, dass sich Ihr Kind die Sportart selbst aussucht und Spaß daran hat.

⊕ Das hilft

Verständnis und Zuneigung für das Kind
Stabile Gemütsverfassung der Eltern und gutes Familienklima
Psychotherapien

⊖ Das schadet

»Du musst ...!«
Zu viel Fernsehen
Unregelmäßige Tagesabläufe

Ängste in der Kindheit

Angst ist eine primäre Schutzfunktion des Körpers und der Psyche und gehört deshalb unmittelbar zur menschlichen Existenz. Zunächst ist sie nichts weiter als die natürliche Reaktion auf eine Gefahr. Wer nun versucht, sein Kind überhaupt keinen Gefahren auszusetzen, tut ihm nichts Gutes. Im späteren Leben wird es Gefahren nur sehr schwer einschätzen können und eventuell leichtsinnig werden. Sinnvoller ist es, dem Kind zwar Grenzen aufzuzeigen, ihm aber die Erfahrung zu ermöglichen, seine Ängste zu bewältigen und zu lernen, mit ihnen umzugehen. Die Voraussetzung, um später konstruktiv mit Ängsten umgehen zu können, ist ein Grundvertrauen in die Welt. Kinder, die in ihrer Familie Geborgenheit erfahren, die sich geschützt und geliebt, aber nicht überbehütet fühlen, entwickeln in der Regel ein gesundes Verhältnis zur Angst.

Ursachen häufig vorkommender Angstsyndrome

Reizüberflutung

Bis zur zehnten Lebenswoche verfügt der Säugling über einen angeborenen Reizschutz; danach lernt er selbst, das Gespür für ein gesundes Maß zu entwickeln. Überflutet man ihn mit Reizen, wird er allmählich quengelig und nörgelt, fängt an, zu weinen oder gar zu toben. Dem kleinen Wesen wird schnell alles zu viel, es fühlt sich der Welt hilflos ausgeliefert und reagiert darauf mit Angst.

- Zu vielen Reizen ist der Säugling in manchen Familien vor allem abends ausgesetzt, wenn er durch Lärm, Fernseher oder heimkommende Familienmitglieder aufgeweckt wird, die ihm noch einmal ihre ganze Liebe zeigen wollen. Er reagiert dann mitunter mit nervösen Schlafstörungen.

Fremdeln

Etwa im sechsten bis achten Lebensmonat erwerben Säuglinge die Fähigkeit, Gesichter differenzierter zu unterscheiden. Im Zusammenhang damit fangen sie an, sich Fremden gegenüber abzugrenzen. Das Ausmaß der Angst vor fremden Menschen variiert von Kind zu Kind und baut sich nach dem ersten Lebensjahr allmählich ab. Mit eineinhalb bis zwei Jahren ist sie dann im günstigsten Fall überstanden. Aus diesem Grund ist es auch nicht unbedingt ratsam, die Kinder bereits nach dem ersten Lebensjahr wechselnden fremden Betreuungspersonen zu übergeben.

- Falls Sie als Mutter gern wieder in den Beruf einsteigen möchten, sollten Sie – wenn möglich – am besten damit warten, bis Ihr Kind eineinhalb oder zwei Jahre alt ist.
- Von früh auf bekannten Bezugspersonen, etwa den Großeltern, können Sie das Kind auch schon vor dem ersten Geburtstag zeitweise anvertrauen. Machen Sie Ihr Kind bereits im frühen Säuglingsalter mit zwei bis drei zusätzlichen Bezugspersonen vertraut, statt es nur an sich zu binden.
- Zu beachten ist, dass Säuglinge und Kleinkinder noch keine Zeiterfahrung haben. Für sie können einige Minuten eine Ewigkeit bedeuten, wenn keine vertraute Person in ihrer Nähe ist. Sie können absolut nicht einschätzen, ob und wann ihre Mama wiederkommt, und reagieren darauf mit Angst und Verzweiflung. Zunächst werden sie in der so genannten Protestphase wütend aufbegehren, schreien und sich aufbäumen. Falls niemand darauf reagiert, werden sie in der Verzweiflungsphase zunehmend ruhiger und apathischer, bis sie hoffnungslos resignieren. Nimmt man sie dann auf den Arm, so lassen sie sich zwar scheinbar gut beruhigen und wirken sehr anschmiegsam, innerlich aber sind sie schwer enttäuscht. Kommt dies öfter vor, haben sie bereits resigniert und lassen auch dann keine Freude aufkommen, wenn die Eltern bei ihnen sind.
- Mit zunehmendem Alter wird man sein Kind langsam und allmählich an Leute heranführen, die es noch nicht kennt. Das Tempo sollte Ihr Kind jedoch selbst mitbestimmen. Auf keinen Fall darf man es zu plötzlich mit unbekannten Situationen konfrontieren und sein Schutzbedürfnis enttäuschen. Bis das Kind ein Sicherheit vermittelndes eigenes inneres Bild aufgebaut hat, vergeht etliche Zeit. In der Regel ist das nicht vor Abschluss des dritten oder vierten Lebensjahres der Fall.

Trennungsängste, Verlustängste

Nach dem dritten Lebensjahr wird das Kind auch zunehmend Trennungen verkraften müssen, etwa beim

Eintritt in den Kindergarten. Hilfreich kann dabei ein Übergangsobjekt sein, z. B. ein Teddy oder ein anderes Plüschtier, das symbolisch für die Mutter steht und das Kind begleitet. Zur Bewältigung von Trennungen benötigen Kinder auch sehr viel Ermutigung, und je mehr Geborgenheit sie daheim finden, desto leichter wagen sie sich hinaus. Vorher sollte man aber genau ausmachen, wann die Eltern wiederkommen und, falls möglich, wo sie telefonisch erreichbar sind. Ein fünfjähriges Kind kann in der Regel Trennungen gut bewältigen, wenn es behutsam darauf vorbereitet wurde.

Schlüsselerlebnisse

Besondere Erlebnisse können prägend sein und einen kleinen Draufgänger auch mal in einen Angsthasen verwandeln. Ein Kind, das beispielsweise vom Baum gestürzt ist, wird anschließend beim Klettern sehr viel vorsichtiger sein. Umgekehrt kann aus einem ängstlichen und scheuen Kind, nachdem es eine Mutprobe bestanden hat, plötzlich ein lebhaftes Kind voller Selbstbewusstsein werden, das sich eine Menge zutraut. Zu den Schlüsselerlebnissen für Erstgeborene gehört auch die Geburt eines Geschwisters.

Traumata

Zu den schweren Traumata, die sich nicht von allein auflösen, gehört die körperliche oder emotionale Kindesmisshandlung. Bei Misshandlungen oder umfassenden Erkrankungen muss möglichst rasch ein Kinder- und Jugendarzt und/oder Kinderpsychologe zurate gezogen werden. Eigentlich bedürfen diese Kinder sofort der therapeutischen Hilfe eines Fachmediziners (Kinder- und Jugendpsychotherapeuten), wenn das unverarbeitete Erlebnis bleibenden Schäden verursachen soll.

Ängste der Eltern

Eltern sind die ersten Personen, an denen sich das heranwachsende Kind orientiert. Es wird also dazu neigen, Gefühle oder Unsicherheiten der Bezugspersonen zu übernehmen. Ist die Mutter ängstlich, so ist oft auch das Kind scheu. Hat die Mutter etwa Angst vor Spinnen, so wird das Kleinkind diese Angst leicht übernehmen. In der Pubertät werden die übernommenen Ängste meist wieder abgelegt: Der Jugendliche will sich nun spürbar von seinen Eltern abgrenzen und bevorzugt Verhaltensweisen, die gegensätzlich zu denen seiner Eltern sind.

Phobien

Bei einer Phobie lässt sich ein übersteigerter Schutzmechanismus feststellen. Angst hat eigentlich die Aufgabe, den Körper in einen Alarmzustand zu versetzen, damit die Angst erregende Situation, die ja auch gefährlich sein kann, vermieden und die Person davor geschützt werden kann. Dieser Mechanismus kann sich jedoch auch verselbstständigen, was dann zu einer Überreaktion führt.

Die Ursachen für eine Phobie liegen meist in der Erziehung begründet. Ein Auslöser kann beispielsweise die bestehende Phobie eines Elternteils oder einer anderen Identifikationsfigur sein: Das Kind »erlernt« sie also. Ein weiterer Auslöser können erschreckenden Erlebnisse in der frühen Kindheit sein. Wird das Kind beispielsweise eingesperrt, kann sich später daraus eine Klaustrophobie (Angst vor geschlossenen Räumen) entwickeln. Oft ist die Angst auslösende Situation oder Person so affektbeladen, dass zusätzlich eine Übertragung des phobischen Reizes auf eine Ersatzsituation oder einen Ersatzgegenstand vorgenommen wird. Es bereitet der Person also so viel Angst, sich an den Angstauslöser zu erinnern, dass die Angst auf ein anderes Objekt verschoben wird.

- Ein weltberühmtes Beispiel dafür stammt von Sigmund Freud. Er analysierte den fünfjährigen kleinen Hans, der sich vor Pferden fürchtete. In der Analyse stellte sich heraus, dass das Kind eigentlich Angst vor seinem Vater hatte. Nachdem ihm das deutlich wurde, hörte die Phobie auf.
- Da Phobien im Erwachsenenalter erhebliche Einschränkungen in der Lebensführung nach sich ziehen können, sollte man möglichst frühzeitig eine Therapie anstreben. Empfehlenswert wäre – für Jugendliche oder Erwachsene – die Psychoanalyse. Für Kinder eignen sich Verfahren, die mit ihrer bildhaften Vorstellung, die meist sehr ausgeprägt ist, arbeiten. Eine Methode wäre z. B. das katathyme Bild-Erleben. Dabei wird das Kind schrittweise an die Angstsituation heran- und aus ihr herausgeführt. Auch die Hypnose hat sich als hilfreich erwiesen, insbesondere wenn rasches Handeln erforderlich ist, z. B. bei schweren Prüfungsängsten.
- Die folgenden Phobien lassen sich erfolgreich behandeln: Agoraphobie (Platzangst), Akrophobie (Höhenangst), Angst vor dem Alleinsein, Dentistophobie (Angst vor dem Zahnarzt), Erythrophobie (Errö-

tungsangst), Examensangst, Herzangst, Hydrophobie (Angst vor dem Wasser), Karzinophobie (Krebsangst), Klaustrophobie (Angst vor geschlossenen Räumen), Nyktophobie (Dunkelangst), Schulangst, Todesangst, Zoophobie (Angst vor Tieren).

- Da die Schilddrüse eng mit der Angstentwicklung verwoben ist, sollte sie in diesen Fällen auch mituntersucht werden.

Minderwertigkeitsgefühle

Auch Minderwertigkeitsgefühle des Kindes sind genau genommen Ängste, so die Angst, nicht liebenswert zu sein. Sie können sich gerade in der Pubertät zu einer existenzbedrohenden Depression steigern. Auch hier ist der Auslöser eine falsche Erziehung. Das Kind erfährt, dass man sich in der Familie nicht gegenseitig respektiert und achtet, auch die Eltern gehen miteinander nicht achtsam um. Außenstehende werden sehr viel höher eingeschätzt und respektiert, während sich die Familienmitglieder ständig kritisieren. Gesteigert wird das Ganze noch dann, wenn das Kind laufend mit anderen Kindern verglichen wird, die schöner, klüger oder geschickter sind. Die gleichzeitig einhergehende Erziehung zur Unselbstständigkeit verhindert Erfolgserlebnisse, so dass kein stabiles Selbstwertgefühl aufgebaut werden kann. Das Kind wird dann als Erwachsener mit seiner Familie wieder genauso umgehen.

Psychiatrisch bedingte Ängste

Ängste können auch im Rahmen des ADHS, weiterhin bei Autismus und bei verschiedenen Verhaltensstörungen, wie etwa Depression, Schizophrenie, Zwangskrankheit und schweren Selbstwertproblematiken, auftreten.

Heilungschancen und -methoden

Vertrauen und Sicherheit

Im Alter von drei bis sechs Jahren sind Kinder besonders leicht beeinflussbar. In dieser Zeit vertrauen sie auch den Eltern in einem besonders hohen Maß. Diese Zeit sollten Eltern grundsätzlich dazu nutzen, ihr Kind zu ermuntern und Angstsituationen positiv anzugehen. Fatal wäre es, wenn Sie Ihrem Kind jetzt das Gefühl geben, dass es sich nicht auf Sie verlassen kann.

Rituale

Leichten Ängsten wird man sehr gut mit Ritualen begegnen können. Hierzu zählt auch die Gutenachtgeschichte. Kinder lieben es, immer wieder die gleiche Geschichte zu hören. Damit wird die Welt für sie überschaubar. Sie finden sich leichter zurecht, wenn sich ein bestimmter Ablauf stets wiederholt – es vermittelt ihnen Sicherheit.

- Auch Abschiedsrituale sind sinnvoll: Das Kind lernt, mit einer Trennung umzugehen, und weiß gleichzeitig, dass es nicht im Stich gelassen wird.

Problemlösungen

Mit größeren Kindern kann man bereits über ihre Ängste reden und gemeinsam nach einer Lösung suchen. Hexen, Monster und Gespenster sind immer Abbilder der Sorgen eines Kindes und daher ein guter Bezugspunkt. Deshalb soll man sie dem Kind auch nicht einfach ausreden, sondern sich Zeit für ein ausführliches Gespräch nehmen.

Psychotherapie

Haben die Ängste durch ein Schlüsselerlebnis ein derart bedrohliches Ausmaß angenommen, dass das Kind angstbesetzte Situationen vermeidet, so kann man es nur schrittweise an den Angstauslöser heranführen. Nun gilt es, das gelernte Vermeidungsverhalten langsam abzubauen.

Bei einer Angst vor Hunden beispielsweise wird man dem Kind wahrheitsgemäß antworten, dass es ganz unterschiedliche Hunde gibt. Es sollte also zunächst den Besitzer fragen, ob der Hund lieb ist. Im nächsten Schritt kann es sich mal einem ganz kleinen Hund im Bekanntenkreis nähern und ihn mit Abstand betrachten usw.

- Wenn keine Schlüsselerlebnisse zugrunde liegen, sondern die ursprüngliche Angst auf ein Objekt verschoben wurde, kann nur der Psychotherapeut helfen. Würde man das Kind trainieren, sich dem angstbesetzten Objekt zu stellen, würde es seine Angst sofort auf ein anderes Objekt richten. Die Konditionierung wäre somit endlos, psychosomatische Beschwerden wären die Folge.

Hypnose

Bei ausgeprägteren Schlüsselerlebnissen ist eine Hypnosebehandlung durch einen Fachmann hilfreich.

Allerdings muss vor der Behandlung nach familiären Hintergründen für die Angst gesucht werden. Würde man das Symptom einfach nur beseitigen, käme es zu einer klassischen Symptomverschiebung.

Einnässen

Ursachen: familiäre Veranlagung (80 Prozent); Harnwegsinfekte (vor allem bei Mädchen); Zuckerkrankheit (Diabetes mellitus); besonders tiefer Schlaf; Sichelzellanämie; psychische Belastungen, Überforderung, verfrühte oder zu strenge Sauberkeitserziehung; Unterscheidung zwischen primärem (Kind war noch nie trocken) und sekundärem Bettnässen (Kind war eine Zeit lang trocken, nässt jetzt wieder ein), Reifungsverzögerung
Typische Anzeichen: regelmäßiges, unwillkürliches nächtliches Wasserlassen ab einem Alter von 5 Jahren (bis zu diesem Alter ist nächtliches Einnässen nichts Ungewöhnliches – etwa 90 Prozent der Kinder können im Alter von 5 Jahren nachts die Blasenentleerung kontrollieren); darüber hinaus tritt nächtliches Einnässen bei 15 Prozent aller 6-Jährigen und 2 Prozent aller 12-Jährigen auf (häufiger bei Jungen als bei Mädchen)
• Siehe auch Blasenentzündung und Harnwegsinfektionen (S. 80ff.)

Sofortmaßnahmen – Was Sie gleich tun können

Verständnis aufbringen

Für Sie ist das Einnässen Ihres Kindes mit Aufwand und vielleicht auch mit Ärger verbunden. Dennoch sollten Sie versuchen, für seine Lage Verständnis aufzubringen. Die meisten Kinder empfinden selbst große Scham über ihr Missgeschick und würden es am liebsten vor anderen geheim halten. Machen Sie deshalb das Einnässen nicht zum großen Thema, sondern bleiben Sie gelassen.

- Loben Sie Ihr Kind ausdrücklich, wenn es eine Nacht nicht ins Bett gemacht hat.

Klingelhose oder -matratze

Zur Besserung des Einnässens werden Klingelhosen oder -matratzen empfohlen (die sind jedoch umstritten). Dabei handelt es sich um spezielle Warngeräte, die zum Schlafengehen auf die Matratze gelegt bzw. angezogen werden. Wird Hose bzw. Matratze durch die ersten Tropfen feucht, löst dies eine Warnklingel aus, die das Kind aufweckt und daran erinnert, dass es auf die Toilette muss. So soll es lernen, auch im Tiefschlaf die volle Blase zu spüren.

- Unter Umständen empfiehlt es sich, dass Sie während der Zeit dieser Anwendung im selben Zimmer wie Ihr Kind schlafen, um es zu beruhigen, falls es wegen des Klingelns erschrickt.

Babys und Kleinkinder

Es ist als normal anzusehen, wenn Kleinkinder die Blasenentleerung nachts (noch) nicht kontrollieren können, auch wenn dies zeitweise schon der Fall gewesen sein sollte.

Grenzen der Selbstbehandlung

Es muss immer eine organische Störung ausgeschlossen werden. Suchen Sie bei länger bestehendem Einnässen auf jeden Fall einen Kinder- und Jugendarzt auf. Hinweise auf eine mögliche ursächliche Erkrankung sind:

- Wenn das Kind auch tagsüber in die Hose macht
- Wenn es über Schmerzen kurz vor oder während des Wasserlassens klagt
- Wenn es tagsüber oft urinieren muss
- Wenn der Harnstrahl beim Wasserlassen unterbrochen wird
- Wenn es unter plötzlicher Müdigkeit leidet, abmagert, obwohl es viel isst, und ein starkes Durstgefühl entwickelt (Verdacht auf Diabetes mellitus)

AUS DER APOTHEKE

Die medikamentöse Behandlung richtet sich danach, ob organische Ursachen, eine Reifungsverzögerung der nächtlichen Urinproduktionssteigerung (die häufigste Ursache!) vorliegen oder ob das Einnässen eher auf psychische Konflikte zurückzuführen ist (z. B. Geburt eines Geschwisters, Schulwechsel, das Gefühl der Überforderung). Bei neurogenen Blasenentleerungsstörungen, bei denen sich der Schließmuskel, der die Blasenentleerung steuert, unkontrolliert zusammenzieht, kann der Arzt ein Anticholinergikum verordnen. Damit werden der Schließmuskel entspannt und der Harndrang vermindert. Seltene Nebenwirkungen sind Mundtrockenheit und eine erhöhte Pulsfrequenz.
Bei psychischen Ursachen steht Verhaltenstherapie oder das Führen eines Kalenders über die Häufigkeit des Bettnässens im Vordergrund. Ist die nächtliche Urinproduktion noch nicht altersgemäß gesteuert

(Reifungsverzögerung), so wird ein Antidiuretikum gegeben werden, um die Harnausscheidung zu bremsen. Natriumverlust ist die kritischste Nebenwirkung, vor allem bei sehr kleinen Kindern. Die Therapie muss konsequent und manchmal über einen längeren Zeitraum durchgeführt werden.

Synthetische Medikamente

- **Anticholinergika (Rp):** Propiverin
- **Antidiuretika (Rp):** Desmopressin

Homöopathika

In der Regel ist bei Einnässen eine homöopathische Konstitutionsbehandlung von Vorteil. Auch die folgenden Mittel helfen.

- **Capsicum:** bei Heimweh, Urlaub in fremder Umgebung, für Heimkinder
- **Gelsemium:** bei Lampenfieber, Erwartungsspannung, Schlafstörungen, Zittrigkeit
- **Ignatia:** wenn das Kind sehr empfindsam ist, bei Kummer, Einschlafzuckungen
- **Staphisagria:** wenn das Kind schnell beleidigt ist, alles in sich hineinfrisst und Wutausbrüche hat

DAS KÖNNEN SIE NOCH TUN

Zuneigung und Geborgenheit

Einnässen kann ein Symptom dafür sein, dass Ihr Kind Ihnen sagen möchte: »Ich will noch einmal klein sein und behütet werden.« In diesem Fall können verstärkte Aufmerksamkeit und liebevolle Zuwendung bereits Wunder wirken. Der unbewusste Wunsch Ihres Kindes geht meist mit dem Gefühl, überfordert zu sein oder vernachlässigt zu werden (z. B. nach der Geburt eines Geschwisters), einher. Versuchen Sie dann, diese durch Ermutigung und aktive Unterstützung abzubauen.
In so einem Fall ist es im Übrigen besonders wichtig, Ihrem Kind nicht das Gefühl zu vermitteln, dass das Einnässen etwas Schlimmes ist. Schließlich soll es wieder genug Selbstvertrauen entwickeln, um früher oder später von sich aus das Problem überwinden zu können.

Keine Bestrafung, sondern Belohnung

Sie sollten Ihr Kind immer nur dann angemessen bestrafen, wenn es absichtlich etwas getan hat, was Sie aus erzieherischen Gründen nicht ohne angemessene Reaktion durchgehen lassen können. Einnässen aber ist durch strenge erzieherische Maßnahmen in keiner Weise zu beheben. Im Gegenteil: Oft verschlimmern sich die Symptome, weil das Kind Angst vor Bestrafung entwickelt. Einnässen hat mit Ungehorsam, Gleichgültigkeit oder Nachlässigkeit nicht das Geringste zu tun.

- Lassen Sie Ihr Kind einen »Sonne-Wolken-Kalender« führen. Ist es trocken, malt es eine lachende Sonne; ist es nass gewesen, malt es eine Regenwolke. Ab vier Sonnen pro Woche gibt es eine (kleine) Belohnung. Lassen Sie diesen Kalender über drei Monate hinweg führen; oft hat sich dann das Problem mit Hilfe der »positiven Verstärkung« von selbst gelöst.

Kinder- und Jugendpsychologe

Ist Ihr Kind älter als acht Jahre und nässt wieder ein, sollten Sie erwägen, mit ihm einen Kinder- und Jugendpsychologen aufzusuchen. Denn in diesem Alter nehmen die psychischen Ursachen (z. B. Leistungsdruck, Schulangst, Minderwertigkeitsgefühl) zu.
Oft können nur in einer Therapie, in der Ihr Kind Vertrauen zum Psychologen entwickeln kann, die zugrunde liegenden Probleme aufgedeckt werden. Auch bringt der Psychologe mehr Geduld und Objektivität als die Eltern auf.

Maßvolles Trinkverhalten

Zwar haben sich frühere Empfehlungen, nach denen Kinder am Nachmittag und Abend keine Getränke mehr bekommen sollten, als sinnlos und sogar schädlich erwiesen. Dennoch sollte man gegebenenfalls darauf achten, dass die Flüssigkeitszufuhr während der Nacht nicht übermäßig ist. Sofern es sich um kein Gewohnheitsmuster handelt, spricht nichts dagegen, das Kind ein paar Schlucke Wasser trinken zu lassen, wenn es nachts aufwacht und durstig ist.

Allein in den Urlaub?

Soll Ihr Kind allein in den Urlaub fahren (z. B. ins Schullandheim), ist es sinnvoll, während dieser Zeit eine medikamentöse Behandlung mit einem Nasenspray ins Auge zu fassen. Erklären Sie Ihrem Kind, dass das Medikament es vor der (vermeintlichen) Blamage schützt, um bei ihm die Akzeptanz für diese Maßnahme zu erhöhen. Zudem empfiehlt es sich, auch eine Aufsichtsperson in das Problem einzuweihen. Allerdings: Bei kurzzeitiger Therapie verliert sich mit dem Absetzen des Präparats in der Regel auch der therapeutische Effekt.

Schutz der Matratze

Damit die Matratze durch die Feuchtigkeit keinen Schaden nimmt, sollte sie besonders geschützt werden. Zu diesem Zweck legen Sie entweder zwischen Matratze und Überzug eine Gummidecke ein, oder Sie umhüllen die Matratze mit einem speziellen Gummibezug.

Auf den Zeitpunkt achten

Zeichnet sich beim Einnässen eine gewisse zeitliche Regelmäßigkeit ab (z. B. kurz vor Mitternacht), sollten Sie Ihr schlafendes Kind in dieser Zeit eine Weile genau beobachten. Wird es unruhig, was dem Wasserlassen in der Regel vorausgeht, wecken Sie es behutsam auf, nehmen es aus dem Bett bzw. lassen es aufstehen. Führen oder setzen Sie es auf die Toilette, und lassen Sie es die Blase entleeren. Es kann sein, dass es durch diese Maßnahme mit der Zeit von selbst rechtzeitig wach wird und die Toilette aufsucht.

Keine Windeln anlegen

Vor allem bei Kindern im Vorschulalter scheint es nahe liegend, nächtliches Einnässen dadurch zu umgehen, dass Sie Ihrem Kind nachts wieder Windelhosen anziehen. Das hat natürlich den Vorteil der bequemen Entsorgung, kann aber keine dauerhafte Lösung sein. Ihr Kind wird sich vermutlich ebenfalls schnell an diese bequeme Möglichkeit gewöhnen mit der Folge, dass es nicht lernt, auf die Signale seines Körpers zu reagieren.

Mitwirken lassen beim Saubermachen

Es wird von Ihrem Kind normalerweise nicht als Strafe empfunden, wenn Sie es beim Abziehen der nassen Bettwäsche und beim Neubezug teilnehmen lassen. Im Gegenteil: Sie geben Ihrem Kind damit die Gelegenheit, selbst aktiv etwas gegen diese Unannehmlichkeiten zu unternehmen. Kinder spüren, dass sich Vater oder Mutter gerade aufregt – auch wenn Sie Ihr Kind nicht schimpfen. Sie bekommen ein schlechtes Gewissen, wenn sie die Saubermachaktion der Eltern mitten in der Nacht beobachten. So gesehen ist die Teamarbeit für Ihr Kind eine sinnvolle Maßnahme, sein angeschlagenes Selbstvertrauen wieder zu stärken.

Keinen Leistungsdruck ausüben

Bei einem Schulkind kann das Bettnässen auch damit zusammenhängen, dass es sich entweder überfordert fühlt und/oder einem Leistungsdruck ausgesetzt sieht, der vielleicht nicht nur vonseiten der Lehrer (bzw. des Leistungsniveaus der Klasse), sondern auch von seinen Eltern ausgeübt wird. Die Folge können Versagensängste sein, weil das Kind meint, den Anforderungen nicht gewachsen zu sein. Nicht zuletzt kann es daraus Schulangst entwickeln. In so einem Fall empfiehlt es sich, die eigene Erwartungshaltung an die schulischen Leistungen Ihres Sprösslings selbstkritisch zu hinterfragen. Überlegen Sie, welche Verhaltensänderungen notwendig sind, um zu erreichen, dass »Leistung erbringen« nicht zum Stressfaktor wird, sondern dem Kind als nützlich und sinnvoll erscheint. Dazu gehört auch, dass es keine Angst haben muss, von Ihnen gemaßregelt oder gar bestraft zu werden, wenn mal etwas schief geht und es schlechte Noten nach Hause bringt. Ziel ist es, dass Ihr Kind sich den Anforderungen der Schule gewachsen fühlt und diesen mit Selbstbewusstsein begegnet. Dann dürfte sich das Einnässen bald bessern.

Kein Streit vor dem Kind

Lautstarke Auseinandersetzungen zwischen den Eltern verursachen bei Kindern immer Unsicherheit und (Trennungs-)Ängste. Nicht selten glauben die Kleinen sogar, den Grund für den elterlichen Ärger hätten sie selbst geliefert. Die Folge ist, dass sich Kinder in der Familie nicht mehr geborgen fühlen, weil ihnen das Vertrauen in das harmonische Zuhause mit jedem neuen Streit immer mehr abhanden kommt. Solche häuslichen Spannungssituationen begünstigen das Einnässen. Halten Sie Ihr Kind bzw. Ihre Kinder deshalb bitte aus Ihren persönlichen Krisen oder partnerschaftlichen Konflikten so weit wie möglich heraus.

⊕ Das hilft

- Geregelter Tagesablauf
- Wenig Stress
- Lobendes Zureden beim Urinieren
- Stolz auf das »schon große Kind« zeigen
- Zuneigung und Geborgenheit

⊖ Das schadet

- Aufregende Filme vor dem Zubettgehen
- Vor dem Kind streitende Eltern
- Abends zu viel Fernsehen
- Kalte Füße beim Schlafen(gehen)

Autogenes Training für gestresste Kinder

Die Lebenssituation von Kindern in der heutigen Zeit ist häufig von Unruhe, Hektik, Stress und Reizüberflutung geprägt. Schon Kleinkinder neigen daher zu Nervosität, sind gereizt oder quengelig und haben große Schwierigkeiten, sich zu konzentrieren. In der Vor- und Grundschule kann dies schnell zum Problem werden. Die visuellen Einflüsse durch Computer, Video und Fernsehen (mit häufig extrem schnellen Bildschnitten) stellen höchste Anforderungen an die Informationsverarbeitung. Kinder und Jugendliche können diese Unmenge von Stimulierungen kaum verarbeiten, obwohl sie sie gewöhnt sind. Hier helfen gezielte Beruhigungs- und Entspannungsübungen, die auch die Kreativität Ihres Kindes wieder fördern sollen. Falls Ihr Kind jedoch unter psychomotorischen Störungen leidet oder extrem aktiv bzw. aggressiv ist, sollten Sie psychotherapeutische Maßnahmen in Erwägung ziehen.

Entspannen – aber richtig

Es gibt eine Reihe von Entspannungsmethoden, die auch für Kinder zu empfehlen sind. Sie eignen sich darüber hinaus als unterstützende Behandlungsmaßnahme bei einer Vielzahl von Beschwerden: von Konzentrationsschwäche über depressive Verstimmungen bis hin zu Bauch- oder Kopfschmerzen.

Grundsätzlich gilt, dass Sie Ihrem Kind Entspannung nicht einfach nur verordnen können. Als Eltern sollten Sie eine angenehme Atmosphäre schaffen, gemeinsam mit Ihrem Kind üben (davon werden auch Sie profitieren) und die Übungen vor allem über einen Zeitraum von mindestens drei Monaten täglich durchführen. Damit die dafür notwendige Disziplin nicht gleich wieder in Stress ausartet, empfiehlt es sich, die Übungen als »Entspannungsritual« zu gestalten – so, als wären sie eine Belohnung für Ihr Kind und für Sie, eine wohlverdiente Pause vom hektischen Alltag.

- Generell sollten Sie Ihren Kindern keine langen Fernsehsitzungen erlauben oder sie stundenlang vor Computerspielen sich selbst überlassen.
- Fördern Sie die Freude Ihres Kindes am Malen und Basteln oder am Tanzen und Musizieren. Beginnen Sie damit schon frühzeitig, und warten Sie nicht, bis sich das Kind über Langeweile beklagt. Geben Sie Ihrem Kind die Chance zu lernen, dass es durch kreative, schöpferische Tätigkeit selbst in der Lage ist, sich große Befriedigung zu verschaffen. Angestaute Aggressionen, aber auch Kummer und Schmerz können so natürlich abgebaut werden. Ein kreatives Kind ist immer entspannter als eines, das sich Ablenkung von außen erhofft.
- Bedenken Sie, dass ein Kleinkind nicht schon einen Terminkalender wie ein Manager braucht, um »alles« mitzukriegen. Alle Kinder benötigen vielmehr Ruhephasen und Besinnung.

Autogenes Training

Das autogene Training ist eine sehr hilfreiche Methode, um unruhige, nervöse oder ängstliche Kinder wieder zu stabilisieren. Entwickelt wurde es von Johannes Heinrich Schultz (1884–1970). Der Arzt kombinierte in seinen autosuggestiven Übungen bestimmte Yoga- und Atempraktiken mit Hypnosetechniken. Ziel des autogenen Trainings ist es, das vegetative Nervensystem in einen entspannten Zustand zu bringen, um anschließend mit Hilfe bestimmter »Leitsätze« die psychische Befindlichkeit zu beeinflussen. Schultz wusste, dass ein entspannter Organismus sehr viel aufnahmefähiger ist als ein gestresster. Konzentration ist folglich leichter möglich, wenn das Nervensystem nicht überlastet ist. Die autosuggestiv wirkenden Formeln, die beim autogenen Training »laut« gedacht werden, helfen, den Körper zu entspannen; die Leitsätze können bestimmte Ziele oder Ideen im Unterbewusstsein verankern. Ergänzend können sich die Kinder schöne Bilder oder einen Rückzugsort, vielleicht einen Garten, in der Entspannung vorstellen. Damit wird es möglich, auch in Phasen stärkerer Belastung das innere Gleichgewicht zu bewahren.

Der Einstieg

Beim autogenen Training konzentriert man sich zunächst auf bestimmte Körperpartien und lernt, bewusst ein Gefühl der Wärme und der Schwere zu erzeugen. Die damit einhergehende Muskelentspannung wird so eingeübt und ist dann in fortgeschrittenem Stadium jederzeit abrufbar. Der beste Einstieg ist ein Kursbesuch, gemeinsam mit Ihrem Kind (z. B. Volkshochschule, Gesundheitszentrum, Kinderärzte). In der Gruppe und unter guter Anleitung übt es sich einfach leichter. Zu Hause müssen Sie beide dann ohnehin allein weiterüben, denn die Wirkung stellt sich nur bei regelmäßiger Praxis ein.

- **Kleine Kinder:** Das autogene Training kann sich auch schon für ältere Kindergartenkinder eignen. Allerdings sollten Sie dann an die ganze Übung phantasievoll herangehen. Damit Ihr Kind die nötige Konzentration aufbringt, ist es wichtig, dass Sie es vorher spielen oder sich austoben lassen. Manche Kinder üben auch lieber vor dem Schlafengehen. Bei sehr nervösen Kindern wäre ein warmes Bad vor der Übung angebracht.
- **Schulkinder:** Für Schulkinder brauchen Sie aus dem autogenen Training kein Spiel mehr zu machen. Sie lassen sich zu der Übung auch anders motivieren. Sobald erste Erfolge spürbar werden, gefällt den Kindern diese Entspannungspraxis ohnehin. Unabhängig vom Alter Ihres Kindes sind die folgenden Voraussetzungen wichtig.
- Sorgen Sie für eine behagliche Atmosphäre.
- Lassen Sie Ihr Kind entscheiden, wo es sich am wohlsten fühlt und wo es üben möchte.
- Geben Sie Ihrem Kind Zeit, die ihm angenehmste Körperhaltung selbst zu finden.
- Üben Sie immer am selben Ort und möglichst um die gleiche Tageszeit.
- Nehmen Sie sich für die Übung selbst – ohne Vorbereitung – jeweils fünf bis zehn Minuten Zeit. Und sorgen Sie dafür, dass Sie nicht gestört werden.

Die geeignete Körperhaltung

Die Körperhaltung ist beim autogenen Training nicht streng vorgeschrieben, obgleich sich manche Positionen bewährt haben. Hauptsache ist, dass das Kind locker bleibt und sich nicht verkrampft. Wichtig ist bei den Sitzhaltungen, dass die Füße fest auf dem Boden stehen. Die Schuhe sollten ausgezogen werden. Dazu ein paar Beispiele.

- **Sitzhaltung:** Das Kind sitzt auf einem Stuhl mit hoher Rückenlehne, mit dem Rücken an der Lehne. Die Unterarme liegen dabei auf den Oberschenkeln; der Kopf ist hinten angelehnt.
- **Flegelhaltung:** Das Kind sitzt bequem auf einem Stuhl mit Armlehnen; der Rücken bleibt dabei gerade und berührt die Stuhllehne, die Unterarme ruhen auf den Armlehnen; Schultern und Kopf sind ein wenig nach vorn geneigt. Die Füße stehen auch hier fest auf dem Boden.
- **Kutscherhaltung:** Das Kind sitzt entspannt und nach vorn geneigt auf einem Stuhl oder Hocker; Schultern und Kopf fallen gelöst nach vorn, der Nacken ist locker, die Wirbelsäule ist jedoch aufrecht; die Arme liegen ganz entspannt auf den Oberschenkeln der auseinander gestellten Beine, die Hände berühren sich nicht.
- **Rückenlage:** Das Kind liegt mit ausgestreckten Beinen auf dem Rücken, die Fußspitzen fallen etwas nach außen; die Arme liegen am oder neben dem Körper, die Hände bzw. Handflächen leicht auf dem Boden auf. Bei Bedarf können Sie ein Kissen unter die Knie oder den Nacken legen.

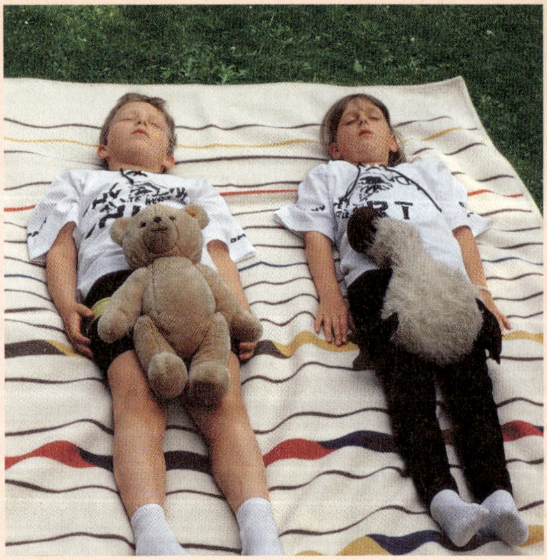

In der Rückenlage lässt sich autogenes Training gut üben – und Teddy oder Plüschtier können mitmachen.

1. Übung – Ruhe erfahren

Zunächst beginnt man damit, den Körper im Ruhezustand zu spüren. Hierzu legen oder setzen Sie sich mit Ihrem Kind in die bequemste Haltung, schließen die

Augen und konzentrieren sich beide für ein bis zwei Minuten auf den Körper. Weisen Sie Ihr Kind dazu an, sich innerlich die jeweilige Übungsformel vorzusagen. Wichtig: Die Formeln werden nicht laut ausgesprochen, sondern nur »laut« gedacht.

- **Ruheformel:** »Ich bin ganz ruhig.« Die Formel sollte sechsmal sehr konzentriert wiederholt werden. Fragen Sie Ihr Kind im Anschluss an die Übung, was es verspürt, und berichten Sie ihm anschaulich von Ihren eigenen Empfindungen.
- Die Ruheformel steht immer am Beginn jedes Trainings; sie wird auch zwischen den einzelnen darauf folgenden Übungen eingesetzt.
- Alle weiteren Formeln werden ebenfalls sechsmal wiederholt, dazwischen folgt jedes Mal als Kurzformel: »Ich bin ganz ruhig.«
- Die einzelnen Schritte werden für jeweils zwei Minuten geübt.

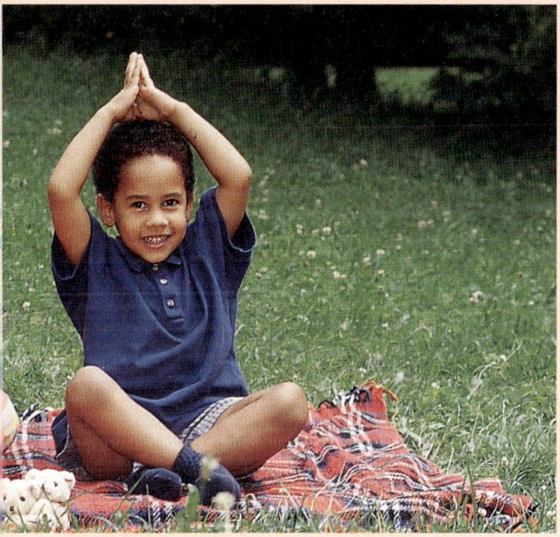

»Ich bin groß wie eine Giraffe und beobachte ruhig die anderen Tiere.« Auch diese Imagination ist eine gute Ruheübung für die Kleinen.

Motivationsfördernde Ruheübungen

Kinder, die noch im Kindergarten, in der Vor- oder Grundschule sind, lassen sich mit spielerischen »Aufwärmübungen« gut auf das autogene Training einstimmen. Dabei wird ihnen auch bewusst, wie sehr ihre eigenen Gedanken das Körpergefühl beeinflussen können. Ruhe kann z. B. auch durch anschauliche Bilder, um die herum Sie eine Geschichte erzählen können, vermittelt werden.

- **Ruhiges Boot:** Schildern Sie einen ruhigen See, den Ihr Kind kennt, und beschreiben Sie, wie darauf ein Boot sanft schaukelt. Ihr Kind soll sich nun vorstellen, in diesem Boot zu liegen. Es schaut in den Himmel und spürt, wie es durch das sanfte Schaukeln auf dem Wasser ganz tief beruhigt wird.
- **Blumenwiese:** Ihr Kind soll sich vorstellen, an einem warmen Frühlingstag über eine bunte Wiese mit vielen Blumen und Schmetterlingen zu laufen. Es ist in Begleitung von einer ihm lieben Person, beide legen sich ins Gras und ruhen sich aus.
- Verwenden Sie für diese Erzählungen immer nur Bilder, Landschaften und Personen oder Tiere, die Ihr Kind mag und mit denen es sich wohl fühlt.

2. Übung – Schwere erfahren

Nach der Ruheübung folgt in unmittelbarem Anschluss die Schwereübung.

- **1. Schwereformel:** »Mein rechter (für Linkshänder: linker) Arm ist schwer« – ein Rechtshänder konzentriert sich dabei auf den rechten Arm, ein Linkshänder auf den linken; diese Formel in Gedanken wiederum sechsmal wiederholen.
- **2. Schwereformel:** »Rechter und linker Arm sind schwer« oder »Rechte (linke) Körperseite ist schwer« – bei dieser Formel ist das persönliche Körpergefühl entscheidend; sobald Ihr Kind das Gewicht der Arme fühlt, soll es die erste Schwereformel wiederholen und dem Gefühl nachspüren; sobald es nach einiger Zeit die Schwere in der betreffenden Körperseite fühlt, soll es wieder die zweite Formel anwenden.
- **3. Schwereformel:** »Arme und Beine sind schwer« – mit dieser Formel erreicht man die Schwere (und damit auch die Entspannung) im ganzen Körper. Leiten Sie Ihr Kind dementsprechend an.

Motivationsfördernde Schwereübung

Auch das Gefühl der Schwere lässt sich mit passenden Geschichten gut vermitteln.

- **Walross:** Zeigen Sie Ihrem Kind im Tierpark ein Walross. Zu Hause soll es sich dann auf den Boden legen und sich ebenso schwer fühlen: »Ich fühle mich ganz schwer – schwer wie ein Walross.«

Selbstverständlich können Sie auch hier variieren und statt des Tiers z. B. eine Natursituation beschreiben, die das Schweregefühl vermittelt, z. B. »schwer wie ein großer Fels«.

3. Übung – Wärme erfahren

Im Anschluss an die Schwereformel folgt die Wärmeformel.

- **1. Wärmeformel:** »Der rechte (Linkshänder: linke) Arm ist warm.« Auf diese Formel soll sich Ihr Kind nicht länger als zwei Minuten konzentrieren.
- **2. Wärmeformel:** »Rechter und linker Arm sind warm.« oder »Rechte (linke) Körperseite ist warm.« – auch hier genügen zwei Minuten Konzentration.
- **3. Wärmeformel:** »Arme und Beine sind warm.« – diese Übung gemeinsam nach etwa zwei Minuten abschließen.

Motivationsfördernde Wärmeübung

Das Gefühl der Wärme kann sich Ihr Kind wahrscheinlich am besten vorstellen.

- **Warmer Sand:** Schildern Sie Ihrem Kind ausführlich eine schöne Insel mit Palmen oder einen ihm bekannten (Sand-)Strand. Es liegt auf dem Sand und spürt, wie die Wärme des Bodens seinen ganzen Körper durchdringt.
- **Warmer Ofen:** Falls Ihr Kind Wintergeschichten lieber hat, schildern Sie ihm, wie die Welt in Eis erstarrt, es nach einer Schneeballschlacht ins Haus kommt und sich an einen warmen (Kachel-)Ofen gelehnt mit einer Tasse Kakao erwärmt.

Wie geht es weiter?

Die Grundübung des autogenen Trainings besteht aus sieben Schritten: Ruhe – Schwere – Wärme – Atem– Herz – Körper – Stirn. Hier sind nur die ersten drei Schritte vorgestellt. Wenn das Basisprogramm konsequent geübt wird, wird die so genannte Tiefenentspannung möglich. Darauf aufbauend wird dann mit Leitsätzen weitergeübt.

Leitsätze für gestresste Kinder

Sobald sich bei Ihrem Kind problemlos das Gefühl der Ruhe, Schwere und Wärme einstellt, können Sie mit den so genannten Leitsätzen weiterarbeiten. Hierbei ist es wichtig, dass Sie diese Sätze so einfach wie möglich und positv halten. Also z. B. nicht »Ich habe keine Angst.«, sondern »Mir geht es gut«. Oder statt »Die Prüfung werde ich schaffen.« »Prüfung erfolgreich« usw. Sobald Ihr Kind mit der Technik vertraut ist, kann es seine eigenen Leitsätze bilden. Ihnen wird dies zeigen, was Ihr Kind bewegt.

- Für das Arbeiten mit Leitsätzen gilt dieselbe Regel wie für alle anderen Formeln: Sie werden nur gedacht, nicht gesprochen. Der beste Zeitpunkt, den Leitsatz anzuwenden, ist vor der Rücknahme, wenn sich der Körper schon tief entspannt hat.
- In der Entspannung können auch Bilder und Geschichten heraufbeschworen werden (Imagination, katathymes Bild-Erleben).

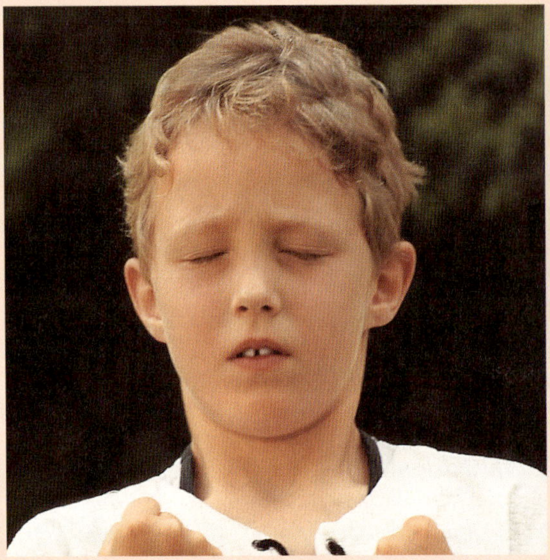

Allein der Gedanke an eine angenehme Situation kann bereits eine gute Entspannung bewirken.

Die Rücknahme

Selbsthypnose und Versenkung müssen am Ende jedes Trainings zurückgenommen werden, der Übende muss sich in die Realität zurückholen. Machen Sie Ihr Kind mit den Formeln vertraut.

- **1. Formel:** »Meine Arme sind fest.« – mit beiden ausgestreckten Armen wird in der ursprünglichen Übungshaltung mehrmals eine Faust geformt; die Arme werden dabei schwunghaft angezogen.
- **2. Formel:** »Tief einatmen – tief ausatmen« – dabei dreimal tief in den Bauch hineinatmen.
- **3. Formel:** »Bei drei öffne ich die Augen und bin wach – eins, zwei, drei.« – die Augen öffnen; jetzt ist man endgültig zurück, wach und munter.

- **Ausnahme:** Wenn Sie das autogene Training mit Ihrem Kind unmittelbar vor dem Einschlafen durchführen, dann ist die aufkommende Benommenheit eine erwünschte Einschlafhilfe; die Rücknahme entfällt. Ansonsten gilt: kein Übungsende ohne ausreichende Rücknahme!

Bulimie

Ursachen: seelische Störungen, widersprüchliches Verhältnis zum eigenen Körper (einerseits massive Ablehnung der eigenen Weiblichkeit, andererseits Sehnsucht nach Liebe, Anerkennung und Bewunderung als Frau), Ablösungskonflikte gegenüber dem Elternhaus, übertriebener leistungsorientierter Perfektionismus; übermäßige Angst vor Gewichtszunahme; Multiimpulsivität (Störungen der Impulskontrolle); betroffen sind zu 95 Prozent Mädchen und junge Frauen (überwiegend zwischen 13 und 31 Jahren)
Typische Anzeichen: ständiger (suchtartiger) Wechsel von Heißhungerattacken mit übermäßiger Nahrungsaufnahme (im Extremfall bis zu 30000 Kilokalorien), die ohne Genuss- oder Sättigungsgefühl meist durch hastiges Verschlingen erfolgt, und anschließendem selbst herbeigeführten Erbrechen (oder seltener Abführen mit Hilfe von Klistieren, Abführmitteln oder harntreibenden Medikamenten); bei länger bestehender Bulimie körperliche Symptome wie chronische Entzündungen und Schädigungen an Mundschleimhaut, Zähnen, Speiseröhre und Magen, Herzfunktionsstörungen, Apathie, Schwäche- und Erschöpfungszustände und Krämpfe infolge starken Wasser- und Kaliumverlusts sowie Eisen- bzw. Vitaminmangel
• Siehe auch Esssucht (S. 133ff.) und Magersucht (S. 245f.)

Sofortmaßnahmen – Was Sie gleich tun können

Nahrungsergänzungspräparate
Der durch das häufige Erbrechen meist entstehende Mangel an Vitaminen, Mineralstoffen und Spurenelementen kann durch die regelmäßige Einnahme von Multivitaminpräparaten, die auch Mineralstoffe und Spurenelemente enthalten, gemildert werden.

Gemeinsame Mahlzeiten
Besteht nur eine leichte Bulimie und/oder ist Ihr Kind in einem Alter, in dem es noch nicht in der Pubertät und häufiger zu Hause ist, haben Sie als Eltern im Allgemeinen mehr Möglichkeiten, auf das Seelenleben Ihres Kindes positiv Einfluss zu nehmen.

Nehmen Sie die Störung ernst!
- Achten Sie z. B. darauf, mit Ihrem Kind möglichst viele Mahlzeiten gemeinsam und in Ruhe einzunehmen, bei denen Sie bevorzugt leichte vollwertige Kost servieren sollten.
- Versuchen Sie, ihm ein »Essensvorbild« zu sein, indem Sie das gemeinsame Essen mit Genuss verzehren und dafür sorgen, dass eine entspannte Atmosphäre herrscht. Auf diese Weise kann es manchmal gelingen, das Muster des zwanghaften Ess-Abführ-Zyklus Ihres Kindes zu durchbrechen.

Grenzen der Selbstbehandlung
Da Bulimie immer Ausdruck von schweren seelischen Konflikten ist, kann die Essstörung letztlich nur mit fachkundiger Hilfe eines Kinder- und Jugendpsychotherapeuten behandelt werden. Bestehen bereits ernsthafte gesundheitliche die Probleme, wie etwa chronische Entzündungen der Mundschleimhaut, der Speiseröhre oder des Magens, bzw. Hinweise auf eine Mangelerkrankung (z. B. Eisenmangel), sollten Sie bei Ihrem Kind unbedingt eine umfassende Untersuchung durchführen lassen.

AUS DER APOTHEKE
Zur Behandlung einer schweren Bulimie kommt inzwischen häufiger eine Kombination von Psychotherapie und medikamentöser Therapie mit Antidepressiva zum Einsatz. Dieses Verfahren hat sich vor allem in Fällen bewährt, bei denen zusätzlich eine Depression sowie Angst- und Zwangsstörungen bestehen. Mangelerscheinungen werden mit entsprechenden Ergänzungsmitteln ausgeglichen.

Homöopathika
Bei leichteren Formen der Bulimie kann eventuell eine homöopathische Konstitutionsbehandlung hilfreich sein. Dabei empfiehlt es sich, zunächst allein ein Gespräch mit dem Homöopathen zu führen. Informieren Sie ihn über auffällige Verhaltensweisen oder gegebenenfalls über familiäre Konflikte, bevor Sie ihn für eine ausführliche Anamnese gemeinsam mit Ihrem Kind aufsuchen.

NATURHEILKUNDE

Schleimdrogen

Die durch das häufige Erbrechen stark strapazierten Schleimhäute Ihres Kindes regenerieren sich, wenn sich Schleimstoffe von Heilkräutern wie ein Schutzfilm darüber legen. Eibisch und Isländisch Moos haben sich in dieser Hinsicht bewährt.

- **Anwendung:** 2 Teelöffel zerkleinertes Isländisch Moos oder Eibisch mit 1/4 Liter kochend heißem Wasser übergießen, 15 Minuten lang ziehen lassen und ab und zu umrühren. Dann abseihen und Ihr Kind den Tee schluckweise trinken lassen.

ERNÄHRUNG

Milchprodukte

Saure Milchprodukte, zu denen Dickmilch, Buttermilch, Kefir und Joghurt zählen, tragen maßgeblich zum Aufbau und Erhalt einer gesunden Bakterienflora im Darm bei. Außerdem schonen sie die Schleimhaut. Bei Bulimie kann die Funktion des Darms auf Dauer in Mitleidenschaft gezogen werden, vor allem dann, wenn auch Abführmittel oder Klistiere zum Einsatz kommen.

- **Anwendung:** Achten Sie darauf, dass Ihr Kind, wenn möglich, täglich 1 Becher Biojoghurt mit lebenden Kulturen pur oder zusammen mit Müsli verzehrt. Oder lassen Sie es jeden Morgen 1 Glas Buttermilch trinken. Vollwertige Ernährung sollte gerade hier selbstverständlich sein.

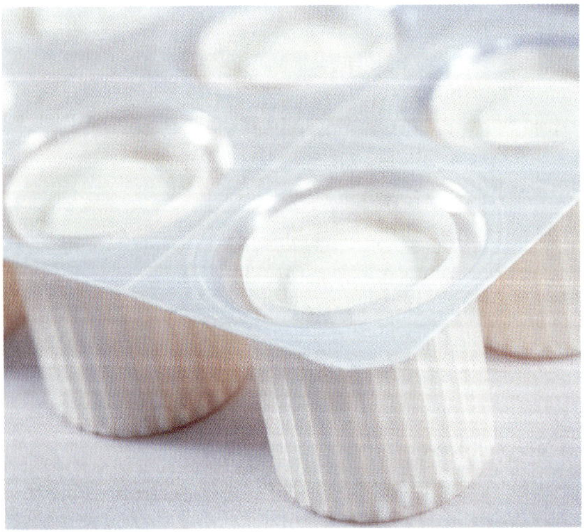

Saure Milchprodukte sind reich an gesunden Inhaltsstoffen, die helfen, einen angegriffenen Darm zu regenerieren.

Wachsam bleiben

Charakteristisch ist, dass Kinder und Jugendliche, die unter Bulimie leiden, bestrebt sind, ihre Essstörungen geheim zu halten. Sowohl der Essvorgang, bei dem meist wahllos sämtliche zur Verfügung stehenden Nahrungsmittel regelrecht hinuntergeschlungen werden, als auch das anschließende Erbrechen geschehen unter Ausschluss der Öffentlichkeit – erst recht der der Eltern. Daher bleibt sogar Familienmitgliedern oft lange Zeit verborgen, wenn ein Kind an Bulimie erkrankt – vor allem dann, wenn die Eltern berufstätig sind und es häufig allein (zu Hause) ist. Hinzu kommt, dass die Betroffenen – im Gegensatz zu anderen Essstörungen – häufig Normalgewicht oder allenfalls leichtes Übergewicht haben, also erst einmal keine auffälligen Veränderungen festzustellen sind. Es gibt jedoch einige Hinweise, die Sie auf jeden Fall ernst nehmen sollten.

- Wenn Sie feststellen, dass Ihr Kind zunehmend gereizt, traurig oder verschlossen ist und/oder ein immer ausgeprägteres Bedürfnis entwickelt, allein zu sein.
- Wenn Ihr Kind zunehmend unter Schwäche- bzw. Erschöpfungszuständen leidet und nur noch geringes Interesse am Familiengeschehen bzw. an seinen Freunden zeigt.
- Wenn deutliche Zahnschäden (infolge des hohen Säuregehalts von Erbrochenem) und häufige Gewichtsschwankungen auftreten.
- Wenn wiederholt Entzündungen von Mundschleimhaut, Speiseröhre und/oder Magenschleimhaut bestehen.
- Wenn Ihnen immer öfter Wunden bzw. Narben am Handrücken auffallen – es könnte ein Hinweis auf gewaltsam herbeigeführtes Erbrechen sein.
- Ebenso sollten Sie den regelmäßigen Gang zur Toilette unmittelbar nach einer Mahlzeit (um sich zu erbrechen), das (heimliche) Hamstern von Nahrungsvorräten oder häufiges und scheinbar unerklärliches Verschwinden von Lebensmitteln als Alarmsignale werten.
- Schließlich sollte Sie auch chronischer Geldmangel Ihres Kindes stutzig machen. Es ist möglich, dass es sich die für seine Essanfälle benötigten Lebensmittel selbst kauft, was eine durchaus kostspielige Angelegenheit werden kann.
- Im Extremfall wird Ihr Kind durch Diebstähle von Nahrungsmitteln auffällig.

Suchen Sie den Kontakt

Haben Sie den Verdacht, dass Ihr Kind unter Bulimie leidet, so sollten Sie unbedingt das Gespräch mit ihm suchen. Das wird zu Beginn sicher nicht ganz einfach werden. Lassen Sie jedoch nicht locker – auch dann nicht, wenn Ihr Kind abstreitet, an einer Essstörung zu leiden. Vermeiden Sie es jedoch, Ihr Kind unter Druck zu setzen. Damit würden Sie nur das Gegenteil bewirken. Bitten Sie im Zweifelsfall eine Person, zu der Ihr Kind großes Vertrauen hat, mit ihm zu sprechen und gegebenenfalls gemeinsam mit ihm einen Arzt aufzusuchen.

- Falls Ihr Kind bereit sein sollte, mit Ihnen über sein Problem zu sprechen, begegnen Sie ihm mit Verständnis und Anteilnahme. Und verstehen Sie seine Offenheit als großen Vertrauensbeweis.

Psychotherapie

Bulimie ist ein schwer wiegendes Krankheitsbild, das auf jeden Fall in ärztliche Behandlung gehört. Besonders bewährt haben sich ambulant durchgeführte (kognitive) Verhaltenstherapien sowie Psychotherapien in Gruppen- und Einzelsitzungen.

- Ziel der Verhaltenstherapie ist es, Ihr Kind darin zu bestärken, sein zwanghaftes Essverhalten zu normalisieren, indem es Reaktionsmuster, die zu dem Ess-Brech-Zyklus geführt haben, aufgibt. Als Ersatz werden neue Verhaltensweisen erlernt, die ihm dabei helfen, das Suchtverhalten aufzugeben. Dazu gehört zum einen die Stärkung des Selbstvertrauens; zum anderen muss es lernen, Belastungen und Konflikte nicht »hinunterzuschlucken«, sondern sie aktiv zu bewältigen.
- Der stationäre Aufenthalt in einer Spezialklinik ist erst dann erforderlich, wenn Ihr Kind unter einer schweren Form der Bulimie leidet und/oder ernsthafte medizinische Probleme bestehen. Wie allen Betroffenen, die an einer suchtartigen Erkrankung leiden, wird es zunächst auch Ihrem Kind schwer fallen zu akzeptieren, dass es seelisch und körperlich krank ist. Wenn der Verdacht besteht, dass eine Bulimie vorliegt, sollten Sie daher versuchen, Ihr Kind so einfühlsam wie möglich auf den selbstzerstörerischen Aspekt der Erkrankung hinzuweisen. Helfen Sie ihm, zur eigenen Einsicht zu kommen, dass (ärztliche) Hilfe nötig ist.

Familientherapie

Um Ihrem Kind in angemessener Weise helfen zu können, müssen Sie sich als Eltern über die tieferen Gründe der Erkrankung klar werden. Denn letztlich drückt sich in der bulimischen Handlung vor allem das Gefühl der inneren Leere und mangelnden Geborgenheit bzw. einer trostlosen, selbstverlorenen Lage aus, die durch das gierige Essen kompensiert werden soll. Dabei wird der Heißhungeranfall als Niederlage und Verlust der Selbstkontrolle erlebt. Schuldgefühle entstehen, wobei die Selbstvorwürfe und Verzweiflung von Attacke zu Attacke stärker werden. Alarmierend ist, dass in den letzten Jahren zunehmend Mädchen an Bulimie erkranken, die erst neun oder zehn Jahre alt sind. Schon allein deshalb liegt es nahe, Konflikte auch und gerade in der Eltern-Kind-Beziehung zu vermuten. Diese können am besten in einer Familientherapie aufgearbeitet werden.

Festgelegte Essordnung

Wenn Ihr Kind sich bereits in psychotherapeutischer Behandlung befindet oder wenn Sie den Verdacht hegen, dass Ihr Kind an Bulimie erkrankt ist, kann eine so genannte Essordnung mit fester Regelung der Mahlzeiten, der Uhrzeit, der Menge und der Nahrungsart sinnvoll sein. Am besten ist es, Sie entwerfen dieses Programm gemeinsam und halten es dann schriftlich fest. Besonders wichtig ist, die Essordnung gemeinsam mit Ihrem Kind einzuhalten. Im Idealfall beteiligen sich auch die übrigen Familienmitglieder an seiner Umsetzung.

⊕ Das hilft

Festes Essprogramm zu möglichst regelmäßigen Zeiten
Gemeinsame Mahlzeiten
Gemeinsame Unternehmungen
Anteilnahme und Verständnis
Psychotherapie, Familientherapie

⊖ Das schadet

Das Kind unter Druck setzen
Leistungsdruck in der Schule, Stress und Kummer
Kritik am Gewicht oder am Aussehen, soziale Isolation
Mangelnde Aufmerksamkeit, Vorwürfe, Bestrafung

Depressive Verstimmungen

Ursachen: seelische Konflikte, Vernachlässigung, familiäre Spannungen, unbewältigte traumatische Erlebnisse (z. B. Scheidung der Eltern), Stress, Überforderung; tritt familiär gehäuft auf (erbliche Disposition)
Typische Anzeichen: Gefühle von Schwermut, Hoffnungslosigkeit oder Niedergeschlagenheit, Rückzug von den gewohnten Aktivitäten, plötzlicher Leistungsabfall in der Schule, Konzentrationsschwäche, Müdigkeit und Erschöpfungszustände, aber auch Schlafstörungen, mangelnder Appetit, Bauch- und Kopfschmerzen, verstärkte Neigung zum Grübeln, mangelndes Selbstvertrauen, Freudlosigkeit; selten Angst- und Erregungszustände; in schweren Fällen: Todesgedanken, die sich zur Selbstmordabsicht steigern können
• Siehe auch Konzentrationsschwäche (S. 239ff.), Schlafstörungen, Schlafwandeln (S. 247ff.) und Aggressionen (S. 292ff.)

Sofortmaßnahmen – Was Sie gleich tun können

Nähe und Zuwendung

Leidet Ihr Kind an einer depressiven Verstimmung, benötigt es vor allem Nähe und Zuwendung. Suchen Sie das Gespräch mit ihm, und bieten Sie ihm Ihre Hilfe an. Vielleicht ist es froh, sich seinen Kummer endlich einmal von der Seele reden zu können.

• Verbringen Sie so viel Zeit wie möglich mit Ihrem Kind. Animieren Sie es zu gemeinsamen Unternehmungen, von denen Sie wissen, dass sie ihm normalerweise Spaß machen. Schenken Sie ihm und seinen Bedürfnissen sehr viel Aufmerksamkeit. Dazu gehört auch zu respektieren, wenn es sich für eine Weile zurückziehen und allein sein möchte.

Jeden Tag etwas Schönes

Bewegen Sie Ihr Kind dazu, sich jeden Tag etwas Schönes vorzunehmen. Und seien Sie in dieser Zeit vielleicht ab und zu etwas großzügiger, wenn es sich ausgerechnet für etwas entscheidet, was Sie normalerweise nicht billigen würden (z. B. das Fußballspiel mit dem Vater am Abend, obwohl es eigentlich Zeit wäre, ins Bett zu gehen, oder das Ausleihen Ihrer Lieblingsbluse für die nächste Verabredung, auch wenn Sie dies bis dahin abgelehnt haben).

Babys und Kleinkinder

Auch Babys können bei Vernachlässigung depressive Verstimmungen zeigen. Ältere Kleinkinder können auf schwere traumatische Erlebnisse aber durchaus mit Gemütsveränderungen reagieren, die in Symptomatik und Verlauf einer depressiven Verstimmung ähneln.

Grenzen der Selbstbehandlung

Bei schweren depressiven Zuständen, die sich z. B. durch Todesgedanken, Angstzustände, Schlafstörungen, offensichtliches Zwangsdenken, Gefühl der Niedergeschlagenheit über Wochen hinweg, Antriebshemmung, Rückzug aus der Außenwelt bzw. Abkapselung von der Familie oder übertriebene Selbstvorwürfe äußern, sollten Sie nicht zögern, mit Ihrem Kind einen Kinder- und Jugendpsychologen aufzusuchen. Ziel einer Psychotherapie ist es, seelische Konflikte zu erkennen und aufzulösen und die Fähigkeit des Kindes, sich mit belastenden oder bedrückenden Situationen auseinander zu setzen, zu stärken. Leichtere Formen einer depressiven Verstimmung bessern sich unter fachkundiger Behandlung oft innerhalb weniger Wochen. Schwere Fälle müssen hingegen über Monate, manchmal sogar über Jahre hinweg betreut werden.

AUS DER APOTHEKE

Depressive Verstimmungen bei Kindern und Jugendlichen sollten nicht ohne Rücksprache mit einem Kinder- und Jugendarzt bzw. einem Kinder- und Jugendpsychotherapeuten medikamentös behandelt werden. Im Vordergrund muss immer die Psychotherapie stehen. Unterstützend kann der Arzt Johanniskrautpräparate verordnen. Hierbei sollten sich die Kinder vor zu starker Sonneneinwirkung schützen, da dann die Haut sensibel auf Licht reagiert. Phytopharmaka müssen über einen längeren Zeitraum eingenommen werden, um eine Wirkung zu entfalten. Ist die Erkrankung schwer wiegend, muss möglicherweise vorübergehend zu synthetischen Antidepressiva gegriffen werden, um eine Psychotherapie überhaupt möglich zu machen. Sie sind meist für Kinder und Jugendliche nicht oder nur beschränkt zugelassen. Hier muss der Kinder- und Jugendpsychiater die richtige Wahl treffen.

Phytopharmaka

- Johanniskrautpräparate, Melisse, Hopfen, Baldrian

Homöopathika

Oft kann eine Konstitutionstherapie helfen, bei Ihrem Kind die depressive Verstimmung zu lindern.
In Abstimmung mit einem homöopathischen Kinderarzt können Sie darüber hinaus die folgenden Mittel verabreichen.

- **Aurum metallicum:** bei depressiver Verstimmung, die mit Selbstmordgedanken einhergeht; bei ehrgeizigen, musikliebenden Kindern mit hoch gesteckten Zielen
- **Ignatia:** wenn depressive Verstimmung infolge von Kummer auftritt, bei hysterischen Komponenten und Wechselbädern der Gefühle
- **Natrium muriaticum:** bei stillem Kummer, enttäuschter Liebe, wenn der Kummer und die Demütigung nicht vergessen werden können; wenn das Kind allein sein will und sehr gern Salz und Saures isst
- **Acidum phosphoricum:** wenn Kummer bis zur Apathie sowie Antriebslosigkeit bestehen; beim Gefühl, innerlich tot zu sein; wenn das Kind gern Obst und frische Nahrungsmittel isst

NATURHEILKUNDE

Akupressur

Mit dieser Selbsthilfemaßnahme können Sie bei Ihrem Kind die Lebensenergie anregen, so dass es ihm leichter fällt, die schwierige Zeit zu überstehen. Ein schöner »therapeutischer Nebeneffekt« der Akupressur sind zweifellos auch die körperliche Nähe zu Ihnen und das sichere Gefühl, in dieser Zeit Ihrer ungeteilten Aufmerksamkeit gewiss sein zu können.

- **LU 9:** Sie finden diesen Lungenpunkt an der Daumenseite des Handgelenks, in der Vertiefung der Handgelenksfalte. Stimulieren Sie den Akupressurpunkt bei Ihrem Kind mindestens 2 Minuten lang kräftig mit Kreisbewegungen im Uhrzeigersinn.
- **MA 36:** Dieser Punkt des Magenmeridians liegt am Unterschenkel an der Außenseite des Schienbeins, gut 3 Finger breit unterhalb der Kniescheibe zwischen dem großen Streckmuskel und dem Schienbeinmuskel. Drücken Sie den Punkt 1 Minute lang kraftvoll.

Johanniskraut zur Kuranwendung

Johanniskrautextrakt eignet sich bei Kindern, die unter depressiven Verstimmungen und der damit häufig verbundenen Antriebsschwäche leiden, gut zur Selbstbehandlung. Den stimmungsaufhellenden Effekt verdankt die Pflanze dem Inhaltsstoff Hyperizin. Es gibt unterschiedliche Zubereitungsformen zum Einnehmen.
Allerdings sollte nicht jedes »Deprimiertsein« sofort mit Medikamenten angegangen werden. Die Bewältigung auch solcher Phasen ist für die seelische Gesundheit notwendig!

DAS KÖNNEN SIE NOCH TUN

Psychotherapie

Anzeichen einer depressiven Verstimmung sind vor allem bei jüngeren Kindern oft schwer zu erkennen, weshalb Sie im Zweifelsfall einen Kinderarzt aufsuchen sollten. Befürwortet dieser eine Psychotherapie, sollten Sie nicht zögern, seinen Rat zu beherzigen. Zwar fällt es Eltern bisweilen schwer, sich an einen Kinderpsychologen zu wenden, weil sie das Gefühl haben, dass sie doch eigentlich selbst in der Lage sein müssten, das Problem ihres Kindes angemessen zu lösen. Machen Sie sich jedoch klar, dass depressive Verstimmungen fast immer mit ausgeprägten seelischen Konflikten einhergehen, für deren Bewältigung man sich am besten einem erfahrenen Therapeuten anvertraut. Sie als Eltern sind in erster Linie Mutter und Vater Ihres Kindes und sollen Co-Therapeuten sein. Aber der Anspruch, als Eltern perfekt sein zu müssen und immer alles richtig machen zu müssen, ist viel zu hoch. Auch ein Schuldgefühl, das sich leicht einstellt, wenn Ihr Kind ausgeprägte Sorgen hat und diese in einer Depression münden, sollten Sie Sich nicht einreden. Es ist kein Zeichen von Schwäche, wenn Sie Sich professionelle Hilfe suchen, sie zeigen damit eher eine Stärke der Selbsteinsicht.

- Hinzu kommt, dass aus einem leichten depressiven Zustand eine wirkliche Depression werden kann. Schon allein deshalb sollten Sie sichtbare Gemütsveränderungen, die über einen längeren Zeitraum bestehen, bei Ihrem Kind auf jeden Fall ernst nehmen.

Licht, Sonne, Bewegung

Die Lichttherapie eignet sich für Kinder, deren depressive Zustände im Herbst und im Winter auftreten und auf einen Mangel an Sonnenlicht zurückzuführen sind (Winterdepression). Hier können Spaziergänge bei Sonnenschein (am besten zur Mittagszeit) hilfreich sein. Zudem empfiehlt sich der Einsatz spezieller Lampen (so genannter Lichtduschen), die eine Lichtintensität von 2500 bis 10000 Lux besitzen. Fragen Sie bitte den Kinderarzt, ob dies bei Ihrem Kind angezeigt ist.

Strukturierung des Tagesablaufs

Um der bei depressiven Verstimmungen häufig auftretenden Antriebshemmung und Unentschlossenheit entgegenzuwirken, ist es ratsam, den Tagesablauf Ihres Kindes (und den der Familie) möglichst klar und konkret zu strukturieren. Hilfreich ist dabei ein Stundenplan.

- Gehen Sie Schritt für Schritt vor, um Ihr Kind nicht unnötig unter Druck zu setzen. Lassen Sie es nur kleinere Vorhaben in Angriff nehmen. Haben Sie mit ihm Geduld, und achten Sie darauf, dass es sich Beschäftigungen widmet, die es normalerweise gut und sicher beherrscht.
- Es könnte jedoch auch der Fall sein, dass die Schwermut Ihres Kindes auf eine Erschöpfungsdepression zurückzuführen ist, weil es zu vielen Verpflichtungen nachkommen muss. Kinder, die zusätzlich zu Schule und Hausaufgaben jeden Nachmittag Kurse, etwa Nachhilfeunterricht, Sportunterricht, Musikunterricht etc., besuchen, werden überfordert. Besprechen Sie mit Ihrem Kind, wie es das Wochenpensum verringern kann und welche Tätigkeit es für eine Weile ganz weglassen möchte.

Sport

Kinder bewegen sich eigentlich von Haus aus gern und viel. Depressive Kinder ziehen sich dagegen oft zurück und brauchen dann einen Anstoß. Überlegen Sie gemeinsam mit Ihrem Kind, ob es eine sportliche Betätigung gibt, die ihm Spaß macht und die es regelmäßig ausüben möchte. Bewegung, am besten an der frischen Luft, hilft, Spannungen abzubauen, sich abzulenken und den Kreislauf anzuregen. Hilfreich sind beispielsweise Fahrradfahren, Fußball, Reiten, Jogging, aber auch Schwimmen oder (Kinder-)Turnen in der Halle.

Mandalas ausmalen

Wenn Ihr Kind gern malt und Freude an Farben und Formen hat, kann das Ausmalen von Mandalas eine Möglichkeit sein, es psychisch zu stabilisieren und wieder mehr Zuversicht, Energie, Ausgeglichenheit, innere Ruhe und Gelassenheit zu entwickeln. Das Mandalamalen gehört inzwischen zum Repertoire einiger Psychotherapeuten und wird sowohl zur Behandlung von Kindern als auch von Erwachsenen herangezogen. Doch kann man Mandalamalen auch gut zu Hause durchführen.

- Überlassen Sie es Ihrem Kind, wie es beim Ausmalen (oder auch Selbstentwerfen) eines Mandalas vorgehen möchte. Denn die wichtigste Regel lautet: keine Regeln! Überlassen Sie dies der Phantasie Ihres Kindes.

Tagebuch schreiben

Ist Ihr Kind schon älter, schlagen Sie ihm doch vor, seine Gefühle und Gedanken einem Tagebuch anzuvertrauen. Vielleicht hilft es ihm, sich seinen Kummer buchstäblich von der Seele zu schreiben. Kaufen Sie ihm zu diesem Zweck ein schönes Tagebuch (mit Schlüssel), und versichern Sie ihm, dass es ganz allein darüber entscheidet, ob jemand außer ihm selbst das Buch zu lesen bekommt.

Haustiere

Wenn Kinder sich sehr verlassen fühlen, tut es ihnen oft gut, die Verantwortung für ein Wesen, das kleiner ist als sie selbst, zu übernehmen. Gerade kinderliebe kleine Hunde können gute Seelentröster sein und eignen sich, zum Freund Ihres Kindes zu werden. Wichtig ist natürlich, dass sich Ihr Kind ein Tier wünscht und sich bereit erklärt, für es zu sorgen. Tiere sollten niemals zum Spielzeug degradiert werden.

⊕ Das hilft

Johanniskraut, Licht, Sonne und Bewegung
Farbtherapie, geregelter Tagesablauf
Eventuell ein Haustier,
Tagebuch führen

⊖ Das schadet

Stress, Überforderung
Selbstvorwürfe, Rückzug, Isolation

Typische Beschwerden, die in der Pubertät auftreten

Während der Pubertät treten bei Jugendlichen zunehmend körperliche Veränderungen auf. Die sekundären Geschlechtsmerkmale beginnen, sich zu entwickeln, was dazu führt, dass der Jugendliche seinen Körper nicht mehr so selbstverständlich wahrnimmt, wie das ein Kind tut. Der eigene Körper wird, u. a. auch in seinen triebhaften Bedürfnissen, vielmehr als fremd empfunden. Hinzu kommt, dass Jugendliche sich oft mit ihren Altersgenossen vergleichen. Dabei fühlen sie sich in der Regel unzulänglich und schießen in ihrer Selbstkritik oft über das Ziel hinaus. So empfinden sie sich meistens als dicker, dünner, kleiner, hässlicher, ängstlicher oder weniger erfolgreich als die anderen; in der Folge kann es zu Depressionen mit allgemeinem Rückzug und Antriebslosigkeit bis hin zum »allgemeinen Weltschmerz« kommen, vielleicht auch nur zu übler Laune, was die Eltern oft zu Mahnungen herausfordert, wodurch sich die Lage wiederum zuspitzt. Pubertierende fühlen sich dann schnell unverstanden und einsam.

Psychosomatische Beschwerden

Jugendliche, die in die Pubertät kommen, fangen an, sich selbst, ihre Empfindungen und Gefühle, aber auch ihren Körper kritisch wahrzunehmen und zu betrachten. Ungelöste Probleme werden dabei vorwiegend auf ein bestimmtes Organ projiziert. Als Symptome treten bei Mädchen hauptsächlich Schwindel, Kopfschmerzen und Bauchschmerzen, bei Jungen hingegen Herzstiche und Atembeschwerden auf.

- Grundsätzlich sollten Sie bei auftretenden Beschwerden den Kinder- und Jugendarzt konsultieren, um etwaige organische Befunde auszuschließen. Nehmen Sie den Jugendlichen in seiner Not auch dann ernst, wenn er als völlig gesund gilt. Hören Sie auf seine Probleme. Falls Sie das nicht tun und seine Beschwerden über einen längeren Zeitraum hinweg bestehen, kann es tatsächlich zu einer körperlichen Manifestierung kommen. Als Beispiele seien hier Bulimie (S. 225ff.) und Magersucht (S. 245f.) erwähnt, die im fortgeschrittenen Stadium schwer zu behandeln sind bzw. – bei Magersucht – lebensbedrohlich sein können.
- Auf jeden Fall sollten Sie mit Ihrem pubertierenden Kind das Gespräch suchen. Beobachten Sie, ob es sich zurückzieht oder ob es Selbstmordgedanken hat. Es wird sich aber nur öffnen, wenn es eine verständnisvolle Atmosphäre vorfindet. Verlieren Sie bei solchen Gesprächen nicht die Geduld.
- Im Weiteren geht es darum, mit Ihrem Kind praktikable Lösungen zu suchen. Dabei lernt der Jugendliche, Konfliktlösungen zu erproben. Oft sind die Beziehungen zum Elternhaus, Schule oder Freundschaften die Ursache für die innere Not. Hier gilt es, das Selbstwertgefühl Ihres Kindes zu stärken.
- Falls der Arzt keinen Organbefund feststellt, können die folgenden psychologischen Hintergründe eine Rolle spielen.

Schwindel

Bei genauer Symptombeschreibung klagt der Jugendliche über das Gefühl, dass ihm »der Boden unter den Füßen weggezogen wird«. Die Ursachen dafür können vielfältig sein: Angst vor der Ablösung von den Eltern, aber auch eine erste Liebe oder die Angst davor, allmählich erwachsen zu werden und den Anforderungen nicht gewachsen zu sein. Die Symptome sollten Sie ernst nehmen.

- Helfen Sie Ihrem Kind, wenn es mit solchen Beschwerden zu Ihnen kommt, sein Selbstbewusstsein und Selbstwertgefühl zu stärken, und unterstützen Sie es dabei, selbstständiger zu werden.

Kopfschmerzen

Hier können verschiedene Formen der Migräne, akuter oder chronischer Spannungskopfschmerz oder ein kombinierter Kopfschmerz auftreten. Neben den allgemeinen Auslösern (Änderung des Schlaf-wach-Rhythmus, Wetterwechsel, Diätfehler, Lärm- und Lichtreize) kann hier ein Leistungskonflikt im Hintergrund stehen. Der Jugendliche hat übergroße Ansprüche an das eigene Leistungsvermögen und große Erfolgserwartungen. Enttäuschungen bleiben nicht aus und sind dann unmittelbar mit Schuldgefühlen verknüpft. Schwierige Aufgaben sind für diesen Jugendlichen zu lösen, mit der Befürchtung, es nicht zu schaffen: Er »zerbricht« sich den Kopf.

- Versuchen Sie, Ihrem Kind klarzumachen, dass es mit Hilfe einer gelassenen Haltung sehr viel leichter sein Ziel erreicht. Überprüfen Sie bei sich selbst, ob die Beschwerden nicht auch auf Sie zurückzuführen sind. Stark leistungsorientierte Kinder haben im Elternhaus gelernt, dass gute Noten und Perfektion mit Zuwendung belohnt werden. Machen Sie Ihrem Kind klar, dass Sie es auch lieben, wenn es nicht immer der oder die Beste ist.

Herzbeschwerden

Zu Herzbeschwerden neigen häufig Einzelkinder, die in einer symbiotischen Mutter-Kind-Beziehung leben und meist über eine ängstlich-aggressive Persönlichkeitsstruktur verfügen.

- In der Behandlung geht es vordergründig um eine Ablösung von der Mutter und um die intensive Bearbeitung der Ängstlichkeit.

Bauchschmerzen

Hier spielen die so genannten funktionellen Oberbauchbeschwerden und das Magengeschwür eine große Rolle. Bei Mädchen kann es mit Einsetzen der Regel zu organisch bedingten Bauchschmerzen kommen, über die dann auch gleich seelische Konflikte mit ausgelebt werden. Darüber hinaus wird der Verdauungstrakt mit Nahrungsaufnahme gleichgesetzt, die wiederum auch für Geborgenheit und Liebe steht. Ein Jugendlicher, der über Magen- oder Bauchschmerzen klagt, möchte entweder weiterhin von zu Hause Nahrung bzw. Liebe erhalten und ist im Konflikt mit gleichzeitig auftretenden Wünschen nach Autonomie und Individualität, oder aber er versucht, über die Schmerzen eine Nahrungsverweigerung zu rechtfertigen, die ihm unbewusst bei seinen Bestrebungen, vom Elternhaus oder einer konkreten Bezugsperson unabhängig zu werden, helfen soll.

- Bei der Behandlung sollte unbedingt auf die zugrunde liegenden (Un-)Abhängigkeitswünsche eingegangen werden, damit sich der Jugendliche danach leichter lösen kann.

Atembeschwerden

Genannt sei hier das Hyperventilationssyndrom. Die Hyperventilation ist ein körperliches Angstäquivalent, das über eine massiv verstärkte Atmung zu Krampferscheinungen führt. Der dahinter liegende Konflikt kann nicht gelöst, sondern nur »abgeatmet« oder »ausgeseufzt« werden. Wenn der Jugendliche nicht gelernt hat, sich in adäquater aggressiver Weise auseinander zu setzen, kann die Hyperventilation zu einer gewohnheitsmäßigen Handlung werden.

- Wichtig ist hier ein ruhiges Auftreten. Außerdem kann man eine Hohlhand vor den Mund des Betroffenen halten oder ihn in eine Papiertüte atmen lassen, um damit die Kohlenmonoxid-Rückatmung zu verstärken.

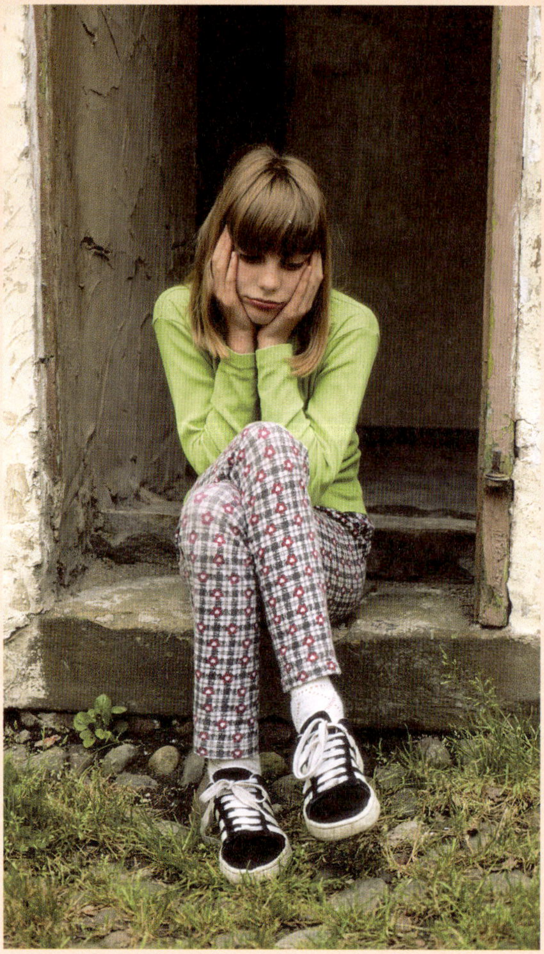

Frust auf der ganzen Linie. Geben Sie Ihrem Kind die Gewissheit, dass es immer mit Ihnen reden kann.

Esssucht

Ursachen: seelische Konflikte, depressive Verstimmung, Vernachlässigung, Einsamkeit, geringe Selbstachtung, Gleichsetzung von Essen mit Zuwendung (Essen als Ersatzbefriedigung); mangelndes Sättigungsgefühl; Antriebsarmut, Bewegungsmangel

Typische Anzeichen: Übergewicht infolge eines Missverhältnisses von Nahrungsaufnahme und Energieverbrauch (20 Prozent und mehr über dem Normalgewicht); Verlust von Genuss- und natürlichem Sättigungsgefühl, Mangelerscheinungen; als Spätfolgen aufgrund des Übergewichts organische Erkrankungen wie Herzrhythmusstörungen, Bluthochdruck, Arteriosklerose oder Zuckerkrankheit (Diabetes mellitus) möglich

• Siehe auch depressive Verstimmungen (S. 228ff.) und Bulimie (S. 225ff.)

Sofortmaßnahmen – Was Sie gleich tun können

Leichte Kost

Leiten Sie, wenn möglich, eine sofortige Ernährungsumstellung ein, an der sich am besten die ganze Familie beteiligt. Servieren und verzehren Sie über den Tag verteilt leichte Kost, d. h. mehrere kleine Portionen an frischem Obst, Gemüse und Vollkornprodukten. Abgesehen davon, dass Sie Ihrem Kind damit wichtige Nährstoffe zuführen, kann es bei einer leichten Form der Esssucht so gelingen, das gestörte Essverhalten Ihres Kindes allmählich zu normalisieren.

• Versuchen Sie, Ihrem Kind ein Vorbild zu sein, indem Sie das gemeinsame Essen nicht hinunterschlingen oder sich übermäßige Portionen auf den Teller laden. Sorgen Sie für eine ruhige, entspannte Atmosphäre während der Mahlzeit – ohne Fernseher oder Radio, ohne Hast und auch ohne Streit.

Nahrungsergänzungspräparate

Da esssüchtige Kinder meist bevorzugt stark zucker- und fettreiche Nahrung verzehren, kann es zu einem Mangel an Vitaminen, Mineralstoffen und Spurenelementen kommen. Dieser kann durch die vorübergehend regelmäßige Einnahme von entsprechenden Präparaten gemildert werden. Sie ersetzen aber auf die Dauer keine ausgewogene Kost.

Babys und Kleinkinder

Babys haben in der Regel ein natürliches Sättigungsgefühl. Wichtig ist, dass man diesen normalen Regulationsmechanismus von Hunger und Sattsein respektiert und das Kind nicht dazu nötigt, mehr zu essen, als es möchte. Dies gilt auch für Kleinkinder. Im Übrigen ist »Babyspeck« erst einmal kein Grund zur Besorgnis, da er sich durch die zunehmende Aktivität Ihres Kindes mit der Zeit von selbst verliert. Bei einem älteren Kleinkind, das übergewichtig ist, sollten Sie jedoch Ihren Kinderarzt zurate ziehen.

Grenzen der Selbstbehandlung

Wenn Sie den Verdacht haben, dass sich hinter der übermäßigen Nahrungsaufnahme Ihres Kindes eine organische Ursache verbirgt (z. B. Schilddrüsenunterfunktion), oder wenn Sie befürchten, dass Ihr Kind im Essen eine Ersatzbefriedigung sieht, sollten Sie einen Kinder- und Jugendarzt und/oder -psychologen aufsuchen.

• Bei älteren esssüchtigen Kindern ist fast immer auch eine Psychotherapie angezeigt. Wenn Ihnen auffällt, dass Ihr Kind trotz übermäßiger Nahrungsaufnahme normalgewichtig bleibt, sollten Sie ebenfalls zum Arzt, da Ihr Kind unter Bulimie (siehe S. 302ff.) leiden könnte.

AUS DER APOTHEKE

Sofern keine organische Ursache vorliegt, ist eine medikamentöse Therapie bei Esssucht in der Regel nicht angezeigt. Ebenso wenig sollten Sie Ihrem Kind Appetitzügler geben; sie schädigen die Gesundheit.

Homöopathika

Zur Behandlung von Esssucht kann eine homöopathische Konstitutionsbehandlung angezeigt sein. Dabei empfiehlt es sich, den Homöopathen allein aufzusuchen, um ihn über Konflikte oder eine mögliche soziale Isolation Ihres Kindes zu informieren.

NATURHEILKUNDE

Heilkräutertees gegen Heißhunger

Bitterstoffdrogen wie Gelber Enzian, Benediktenkraut, Schafgarbe, Tausendgüldenkraut oder Wermut haben sich nicht nur zur Regulierung von Appetitlosigkeit, sondern auch von Heißhunger bewährt. Sie eignen sich als Begleitmaßnahme bei leichteren Formen der Esssucht. Vor allem vermindern Bitterstoffe übermäßiges Verlangen nach Süßem, ein Aspekt, der für die Betroffenen generell von Bedeutung ist, da sie während ihrer Heißhungerattacken häufig Keksen, Schokolade und Torten den Vorzug geben. Stellen Sie sich darauf ein, dass Ihr Kind den Tee vermutlich nicht gerade mit Begeisterung trinken wird – der bittere Geschmack ist gewöhnungsbedürftig. (Siehe Special Hausmittel S. 16ff.)

ERNÄHRUNG

Das Wort »Diät« sollte nur noch für Schonkost bei Krankheiten benutzt werden. Ansonsten und gerade zum Abnehmen ist eine Umstellung der Ernährung und der Essgewohnheiten das Mittel der Wahl!
Kinder wachsen noch; darum müssen sie nicht unbedingt abnehmen. Sie sollten aber lernen, sich gesund (mit Genuss) zu ernähren. Übrigens: Das Gewicht halten und nicht zunehmen ist auch ein Erfolg. Bei starkem Übergewicht und zu Beginn einer Ernährungsumstellung kann kurzfristig eine »Reduktionsdiät« sinnvoll sein. Dabei handelt es sich um eine Nahrungszusammenstellung, die durch Unterversorgung des Körpers mit Energie gezielt zur Gewichtsabnahme eingesetzt wird.
Dabei muss sie eine ausgewogene und zugleich bedarfsdeckende Nährstoffzufuhr (Vitamine, Mineralstoffe, Spurenelemente, essenzielle Fett- und Aminosäuren) gewährleisten. Raffinierter Zucker, fetthaltige Speisen und andere energiereiche Nahrungsmittel sollten konsequent gemieden werden. Auch süßstoffgesüßte Nahrungsmittel sind ungeeignet.
An erster Stelle steht die Fettreduktion, wobei sinnvolle Fette wie Olivenöl, Rapsöl und Butter beibehalten werden. Empfehlenswerte Nahrungsmittel sind frisches Obst und Gemüse sowie langsam abbaubare Kohlenhydrate wie Vollkornbrot, Milchprodukte, mageres Fleisch und Fisch.

- Lassen Sie sich von einem auf Essstörungen spezialisierten Psychotherapeuten oder von einem Ernährungsberater einen Ernährungsplan aufstellen, der sich individuell an den Bedürfnissen und dem notwendigen Energiebedarf Ihres Kindes orientiert. Letzterer hängt jeweils vom Alter, Gewicht und von der körperlichen Entwicklung Ihres Kindes ab.
- Legen Sie die Uhrzeiten für die jeweiligen Mahlzeiten genau fest – es erleichtert die Durchführung.
- Sie sollten Ihrem Kind keinesfalls eine »Blitzkur« mit extrem eiweißreicher oder kohlenhydratarmer Kost verordnen. Abgesehen davon, dass solche einseitigen Diäten immer riskant sind, braucht ein Kind in der Entwicklung täglich genügend lebensnotwendige Nährstoffe.

DAS KÖNNEN SIE NOCH TUN

Akupunktur

Leidet Ihr Kind während der Ernährungsumstellung unter Beschwerden wie übermäßigem Schwitzen, Konzentrationsstörungen, Reizbarkeit und/oder nervöser Unruhe, kann als Begleitmaßnahme eine Akupunktur hilfreich sein. Die Harmonisierung des Energieflusses mittels Akupunktur durch einen erfahrenen Heilpraktiker hilft, die körperlichen Symptome zu lindern und den seelischen Zustand Ihres Kindes zu stabilisieren.

Familientherapie

Um Ihrem Kind helfen zu können, müssen Sie sich über die tieferen Gründe seiner Erkrankung klar werden. Dazu gehört vor allem, dass Sie das Motiv für die übermäßige Nahrungsaufnahme erkennen. In der Regel ist nämlich nicht Hunger der Motor. Das Essen hat vor allem kompensatorische Bedeutung für Ihr Kind.

- Essen wird mit Geborgenheit und Trost gleichgesetzt. Essen entschädigt das Kind für Enttäuschungen und Einsamkeit. Häufig reichen die Wurzeln für eine Esssucht bis ins Kleinkindalter zurück, wobei die Eltern nicht selten den Samen für die spätere Essstörung gelegt haben. Gut gemeinte Gesten, wie etwa der Schokoladenkeks als Trost für eine kleine Verletzung, oder der Versuch, das wütende oder traurige Kind mit Essen abzulenken, prägen das Essverhalten. Über kurz oder lang fängt dieses an, exzessiv zu werden, wenn frustrierende, traurige oder belastende Erlebnisse bewältigt werden müssen.

So gesehen ist Esssucht bei Kindern ein Problem, das letztlich die ganze Familie betrifft. Um das Grundmuster »Essen als Ersatzbefriedigung« zu durchbrechen, bedarf es der aktiven Mithilfe der anderen Familienmitglieder. Dies wiederum setzt in der Regel voraus, dass auch Eltern umzudenken lernen.

• Setzen Sie Essen nicht länger als Erziehungsmittel ein. Wenn Ihnen das schwer fällt, kann eine Familientherapie sehr hilfreich sein. Deren Ziel ist es, (unbewusste) Esssucht fördernde Verhaltensmuster von Eltern und ihren Kindern aufzudecken und alternative Verhaltensweisen zu entwickeln, die dazu beitragen, dass sich die Ess- und Ernährungsgewohnheiten des Kindes bzw. der Familie nachhaltig ändern.

Viel Nähe und Zuwendung

Nicht selten verbirgt sich hinter der Essstörung Ihres Kindes das Gefühl, im Elternhaus zu wenig Aufmerksamkeit und Geborgenheit zu bekommen. Manchmal geht mit der Empfindung, vernachlässigt zu werden, auch eine depressive Verstimmung einher. Ihrem Kind generell mehr Aufmerksamkeit und Zuwendung zu schenken ist deshalb das Wichtigste. Bedenken Sie auch, dass sich Ihr Kind wegen seines Übergewichts vermutlich schwer tut, soziale Kontakte zu knüpfen. Vielleicht wird es in der Schule sogar gehänselt und von den Schulkameraden von gemeinsamen Unternehmungen ausgeschlossen. Ist dies der Fall, benötigt Ihr Kind in ganz besonderem Maß den Rückhalt der Familie. Sprechen Sie mit Ihrem Kind über seine Probleme, und bieten Sie ihm Ihre Hilfe an. Nutzen Sie die Gelegenheit, es behutsam davon zu überzeugen, dass Sie alle gemeinsam ab sofort versuchen sollten, sich bewusster und gesünder zu ernähren – und dass es ihm letztlich nur durch eine Änderung seines Essverhaltens gelingen wird, das Übergewicht abzubauen.

Wertigkeit des Essens überdenken

Manchmal entsteht bei Kindern auch eine Esssucht, weil sie von zu Hause häufige, reichhaltige Mahlzeiten gewöhnt sind. Tatsächlich sind übergewichtige Kinder überdurchschnittlich in Familien anzutreffen, in denen das Essen traditionell einen besonderen Stellenwert hat. Meistens haben hier nicht nur die Kinder, sondern auch der Rest der Familie mehr oder weniger stark ausgeprägte Gewichtsprobleme. Ist dies der Fall, sollten Sie Ihre Essgewohnheiten überdenken und versuchen, eine neue Einstellung zum Essen zu entwickeln. Frühzeitige Intervention ist hier ganz wichtig. Kleine Kinder haben nämlich noch ein gesundes Verhältnis zu Hunger und Sattsein. Zwingen Sie Ihr Kind darum nicht, unbedingt den Teller leer zu essen, wenn es eigentlich schon satt ist.

• Hilfreich ist es dabei, die Ernährung auf Vollwertkost umzustellen. Eine konsequent gesunde Ernährung kann das übermäßige Hungergefühl auf Dauer wieder normalisieren.

Spaß an der Bewegung fördern

Neben der Änderung der Essgewohnheiten ist mehr Bewegung für Ihr Kind unerlässlich. Da übergewichtige Kinder oft zu Trägheit neigen und sich insgesamt unbeholfener und langsamer bewegen als normalgewichtige Kinder, reagieren sie auf die Aussicht, sich sportlich zu betätigen, häufig mit Desinteresse oder Abneigung. Dennoch: Fördern Sie den Spaß an der Bewegung bei Ihrem Kind. Ermutigen Sie es, Sport zu treiben oder Spiele zu spielen. Gehen Sie mit ihm viel an der frischen Luft spazieren, und überlegen Sie sich, was Sie sonst noch gemeinsam mit Ihrem Kind unternehmen könnten. Freizeitaktivitäten, die Spaß machen und das Selbstbewusstsein fördern, sind enorm wichtig für esssüchtige Kinder; nicht zuletzt deshalb, weil sie sie auch vom ausufernden »Naschen« zwischendurch abhalten.

Haben Sie Geduld

Welche Maßnahmen auch immer Sie ergreifen, um das Verhaltensmuster Ihres esssüchtigen Kindes zu durchbrechen: Haben Sie Geduld, und zeigen Sie Entschlossenheit. Ein Kind muss immer wieder neu motiviert werden, sein Essverhalten nachhaltig zu verändern. Das wird ihm viel leichter fallen, wenn es in seiner Familie ermutigt und unterstützt wird. Zum Anschub kann eine 6 wöchige Kur in einer entsprechenden Klinik sehr hilfreich sein!

⊕ Das hilft

Zuwendung und Aufmerksamkeit
Gemeinsame Unternehmungen
Essenstagebuch führen (zur Kontrolle des Essverhaltens)
vollwertige Ernährung
Psychotherapie

⊖ Das schadet

Essen als Trost oder Belohnung
Stress und Kummer, Vorwürfe, »Hänseln«, Kritik
Vernachlässigung, familiäre Auseinandersetzungen
Soziale Isolation

ten raffinierter Zucker und Colagetränke möglichst gemieden werden. Teure Zusatzprodukte, die vielfach als »heilend« verkauft werden, nützen nur demjenigen, der sie verkauft. Lassen Sie lieber die Finger davon.

DAS KÖNNEN SIE NOCH TUN

Hilfe durch den Kinder- und Jugendarzt, Kinder- und Jugendpsychiater

Fast jedes Kind erscheint seinen Eltern irgendwann einmal hyperaktiv; der Begriff »Hyperaktivität« ist jedoch medizinisch genau definiert. Er bezieht sich auf Kinder, deren Aktivität das Leben zu Hause, in der Schule oder im Umgang mit anderen durch ihr ständiges Zappeln und ihre Unfähigkeit, einer Situation, einem Gegenstand oder Gespräch längere Zeit Aufmerksamkeit zu schenken, erheblich beeinträchtigt.
Obwohl dem ADHS eine Stoffwechselstörung im Gehirn zugrunde liegt, lässt sich diese nicht mit einem einfachen Test über das Blut feststellen. In diesem Fall benötigen Kind und Eltern Hilfe von Kinder- und Jugendpsychologen, Ärzten und Psychiatern, die entsprechende Testverfahren durchführen. Erst nach diesen umfangreichen psychologischen und Intelligenztests kann die Diagnose ADHS gestellt werden. Nicht jedes lebhafte Kind hat eine ADHS- Problematik!
Dies ist vor allem für die spätere Entwicklung des Kindes von Bedeutung. Kinder, die frühzeitig betreut wurden, haben eine große Chance, zu lernen mit ihrer Störung umzugehen und damit an ihre Kapazitäten zu gelangen, um ihr zukünftiges Leben zu gestalten.
Hinzu kommt, dass ein hyperaktives Kind nicht selten unter mangelndem Selbstbewusstsein leidet, weil es spürt, dass manche Gleichaltrige (und auch einige Erwachsene) ihm aus dem Weg gehen oder ihm sogar Ablehnung entgegenbringen.

- Ein Behandlungskonzept beinhaltet eine Familientherapie (siehe auch S. 213) und/oder Verhaltenstherapie, eine medikamentöse Behandlung; heilpädagogische Betreuung sowie Ergotherapie, Sport- und/oder Beschäftigungstherapien ergänzen die psychotherapeutische Behandlung.

Musiktherapie

Wenn Ihr Kind für Musik empfänglich ist, kann auch eine Musiktherapie sehr hilfreich sein. Sie wird von speziellen Musiktherapeuten durchgeführt, die mit gemeinsamem Singen und Spielen Ihrem Kind helfen, innere Spannungen abzubauen und unterdrückte Gefühle auszuleben. Ein positiver Nebeneffekt des Singens ist, dass auch die richtige Atmung trainiert wird – ein Aspekt, der für die oft hektische Atmung des hyperaktiven Kindes wichtig ist. Außerdem: Singen macht nachweislich glücklich!

So wenig Fernsehen wie möglich

Der (übermäßige) Konsum von Fernseh- und Videofilmen verursacht bei allen Kindern Störungen der Aufmerksamkeit und der Konzentration sowie der Fähigkeit, Zusammenhänge herzustellen. Insbesondere bei hyperaktiven Kindern werden die ohnehin bestehenden Probleme massiv verstärkt und tragen zur Verschlechterung der Gesamtsituation bei. Achten Sie darauf, dass Ihr Kind, wenn überhaupt, nur sehr wenig Zeit vor der »Glotze« und auch vor dem Computer verbringt. Ihr Kind benötigt eindeutige Ruhephasen zur Entspannung. (Siehe auch autogenes Training, S. 221ff.)

Kontakt zur Schule halten

Sehr wichtig ist es, dass Sie den Kontakt zur Schule (bzw. zum Kindergarten) pflegen. Das (Lehr-)Personal muss genau über die Verfassung Ihres Kindes informiert sein, um verständnisvoll auf seine speziellen Verhaltensweisen und Bedürfnisse eingehen zu können. Lassen Sie nicht zu, dass andere Ihr Kind als mutwilligen Störenfried oder als frech und böse abqualifizieren. Selbstkontrolle und Disziplin gehören nun einmal aufgrund seiner Störung nicht zu seinen Stärken.

⊕ Das hilft

Bewegung und Sport, Entspannungstechniken
Emotionale Zuwendung
Gute Kommunikation zwischen allen Beteiligten
Geborgenheit und Zuneigung

⊖ Das schadet

Konflikte in der Familie
Reizüberflutung (vor allem TV)
Bewegungsmangel, zu wenig Schlaf
Bestimmte Nahrungsmittel

Konzentrationsschwäche, ADS

Ursachen: Teilbereich des Aufmerksamkeitsdefizitsyndroms (ADHS), jedoch ohne Hyperaktivität (ADS); genetisch bedingt wie Hyperaktivität (20 bis 30 Prozent Vererbungsrisiko, Mädchen sind hier häufiger betroffen), manische oder depressive Störungen, Psychosen, Migräne, Epilepsie und andere neurologische Erkrankungen sowie Stoffwechselstörungen (Magnesium-, Vitamin- oder Jodmangel) möglich

Typische Anzeichen: Zeichen erhöhter Ablenkbarkeit (Aufmerksamkeitsstörung, Konzentrationsschwäche): Probleme, längere Zeit zuzuhören; nur kurzzeitig aufmerksam; Probleme, eine Sache zu Ende zu führen; häufiges Verlieren von Sachen, Vergessen von verbaler Information, langsame Verrichtung einer Aufgabe, Probleme bei der Planung von Handlungen, viele Flüchtigkeitsfehler, erhöhte Unfallgefahr durch Ablenkung, schlechte oder stark schwankende schulische Leistungen; Tagträumen, häufige gedankliche Abwesenheit

• Siehe auch Hyperaktivität (S. 236ff.) und depressive Verstimmungen (S. 228ff.)

Sofortmaßnahmen – Was Sie gleich tun können

Ablenkungsmöglichkeiten erkennen

Die vorrangige Maßnahme, etwas gegen die Konzentrationsschwäche Ihres Kindes zu unternehmen, ist, die Quellen der Ablenkung auszuschalten. Es reicht oft schon aus, das Kind in eine Umgebung zu bringen, in der kaum Ablenkungsmöglichkeiten vorhanden sind. Beobachten Sie, von welchen Einflüssen sich Ihr Kind bei einer Tätigkeit stören lässt, und versuchen Sie, diese Störfaktoren auszuschalten.

Für ausreichenden Schlaf sorgen

Das durchschnittliche Schlafbedürfnis eines Kindes beträgt in den ersten Lebenswochen 16 bis 18 Stunden, im zweiten Lebensjahr etwa 13 Stunden und ab dem zehnten Lebensjahr neun bis zehn Stunden. Spätestens ab dem siebten Lebensjahr braucht es keinen Mittagsschlaf mehr. Es ist für die geistige Leistungsfähigkeit Ihres Kindes wichtig, dass es die seinem Alter entsprechende Stundenanzahl schläft.

Babys und Kleinkinder

Wenn die Konzentrationsschwäche (Aufmerksamkeitsstörung) vererbt wurde, erledigen schon Babys und Kleinkinder bestimmte Aufgabenstellungen im Vergleich zu anderen Kindern langsamer.

Grenzen der Selbstbehandlung

Sie können zunächst einige Maßnahmen selbst einleiten, um die Konzentrationsfähigkeit Ihres Kindes zu verbessern.
Ist jedoch trotz aller Bemühungen nach mehreren Wochen keine Besserung zu verzeichnen, sollten Sie sich mit diesem Problem an den Kinderarzt wenden. Er wird die notwendigen Untersuchungen einleiten, um organische Ursachen ausschließen zu können. Der Arzt kann Ihnen auch weiterhelfen und Sie beraten, wenn für Ihr Kind eine Verhaltenstherapie bei einem Kinderpsychologen erforderlich wird.

AUS DER APOTHEKE

Eine medikamentöse Behandlung ist bei Konzentrationsschwäche nicht notwendig, wenn jedoch ein ADS vorliegt, entspricht die Therapie derjenigen des ADHS.

Homöopathika

Konzentrationsschwäche lässt sich gut mit dem für Ihr Kind entsprechenden homöopathischen Konstitutionsmittel behandeln. Darüber hinaus können Sie eines der folgenden Mittel verabreichen.

- **Alumina:** bei Konzentrationsschwierigkeiten, Langsamkeit, Furcht vor Messern
- **Cannabis indica:** bei Konzentrationsschwäche, Panikattacken und wenn das Kind zum Theoretisieren neigt
- **Graphites:** für einfache, schlichte Kinder, die zu Unentschlossenheit neigen
- **Tuberculinum:** für hyperaktive Kinder, die ständig »Action« brauchen, gern reisen, Angst vor Hunden und Katzen haben; oft besteht Milchallergie

NATURHEILKUNDE

Johanniskrauttee

Gegen Konzentrationsstörungen helfen einige beruhigend wirkende Heilpflanzen, darunter auch das Johanniskraut. Es enthält den Wirkstoff Hyperizin, der sich auf die gesamte psychische Befindlichkeit stabilisierend auswirkt. Vorsicht: Die Einnahme von Johanniskraut führt zu erhöhter Lichtempfindlichkeit.

ERNÄHRUNG

Auf die Jodzufuhr achten

Konzentrationsschwäche und ständige Müdigkeit können Anzeichen für eine Unterversorgung mit dem Spurenelement Jod sein. Ein Jodmangel ist dann gegeben, wenn die Jodaufnahme unter 100 Mikrogramm täglich liegt. Dem steht ein Bedarf von 150 bis 200 Mikrogramm pro Tag gegenüber, der leicht gedeckt werden könnte, wenn ausschließlich Jodsalz verwendet würde. Jodsalz setzt sich zwar mehr und mehr durch (auch in Fertigprodukten), ist aber immer noch nicht die Regel. Im Übrigen gilt Süddeutschland als Jodmangelgebiet.

- Überprüfen Sie den Jodgehalt der täglichen Nahrungsaufnahme. Würzen Sie künftig ausschließlich mit Jodsalz, bringen Sie öfter Meeresfische bzw. Meeresfrüchte auf den Tisch. Lassen Sie im Zweifelsfall die Schilddrüse Ihres Kindes untersuchen.

Den Magnesiumstoffwechsel unterstützen

Magnesium ist einer der wichtigsten Mineralstoffe im Körper und maßgeblich an vielen Stoffwechselprozessen beteiligt. Magnesiummangel kann Konzentrationsstörungen und Müdigkeit verursachen. Mit zu vielen denaturierten Nahrungsmitteln (z. B. geschältem Reis, raffiniertem Zucker, raffiniertem Mehl), zu viel Fleisch, dagegen zu wenig Obst und Gemüse wird eine ungenügende Zufuhr von Magnesium und/oder eine erhöhte Ausscheidung des Minerals bewirkt.

- Achten Sie darauf, dass Ihr Kind genügend Magnesium zu sich nimmt. Magnesiumreiche Nahrungsmittel sind Vollkornprodukte, Hülsenfrüchte, Nüsse und Samen, Obst, Gemüse, Geflügel und Fisch. Schon mit 125 Gramm Rohkost können Sie beispielsweise den täglichen Magnesiumbedarf decken.

Vitamin-B-Kur

Vitamin B1 (Thiamin) gilt als Nervenvitamin. Bekommt der Organismus zu wenig davon, kommt es zu Nervosität und Unruhe. Vitamin B1 ist vor allem in Getreide, Naturreis, Bierhefe, Leber, Milch, Kartoffeln, Schweinefleisch und Gemüse enthalten. Der Tagesbedarf lässt sich schon mit 100 Gramm magerem Schweinefleisch (z. B. Schinken) oder einem halben Liter Milch decken. Auch Vitamin B5 (Pantothensäure) steht im Ruf, die Gehirnleistung wirksam anzukurbeln. Praktischerweise ist es in den Nahrungsmitteln, die viel Vitamin B1 aufweisen, ebenfalls in ausreichender Menge vorhanden.

DAS KÖNNEN SIE NOCH TUN

Elektronische Medien

Es ist wichtig, zumindest den Fernsehkonsum Ihres Kindes genau im Auge zu behalten und kompromisslos einzugreifen, wenn es zu viel wird. Kinder, die mit der schnellen Programmfolge berieselt werden wollen und auch die Möglichkeiten dazu geboten bekommen, können sich häufig nur noch schwer längere Zeit auf eine Sache konzentrieren. Gleiches gilt im Übrigen für Computer- oder Videospiele.

Geschichten ohne Bilder, die eigenes Nachdenken, längeres Beobachten und genaues Zuhören verlangen, überfordern und langweilen dann ein Kind. Seine Aufmerksamkeit und mit ihr die Konzentration nehmen rasch ab, weil es an flüchtige Wahrnehmungen, an passiven Bildkonsum und an eine rasche Abfolge von Reizen gewöhnt ist. Dies steht in krassem Gegensatz zu den Anforderungen in der Schule oder im Kindergarten. Darüber hinaus werden die sozialen Kontakte im täglichen Leben massiv beeinträchtigt. Wenn dann in der Schule oder mit den Freunden mal wieder alles danebengegangen ist, »flieht« das betroffene Kind vor den Fernsehapparat – es hat sich in einen Teufelskreis begeben, den Sie als Eltern durchbrechen können und müssen.

Yoga für Kinder

Es ist für bereits größere Kinder geeignet, Ruhe in sich selbst zu finden und Ausgeglichenheit und Erlebnistiefe zu verspüren – eine zunächst kaum vorstellbare Situation für Kinder mit Aufmerksamkeitsstörungen .

- Wenn Sie selbst noch keine Erfahrungen mit Yoga gemacht haben, sollten Sie ohne Ihr Kind einen Kurs besuchen, in dem Sie die Übungen unter professioneller Anleitung lernen. Die ersten Yogaübungen mit Ihrem Kind können Sie anschließend zunächst zu Hause machen. Sofern es Interesse daran findet, sollten Sie es einen Yogakurs für Kinder absolvieren lassen, so dass es später die Übungen allein ausführen kann. Findet es wirklich Gefallen daran, wäre viel gewonnen.

Nicht zu viel Spielzeug

Eine ausgeprägte Konzentrationsschwäche kann sogar antrainiert oder »gelernt« werden. Dies geschieht vor allem dann, wenn dem Kind früh so viel Spielzeug zur Verfügung steht, dass es sich nicht entscheiden kann, mit welchem es spielen will. Greift es dann zu einem, kann es sich häufig für längere Zeit nicht darauf konzentrieren und nimmt schon bald das nächste in die Hand.

- Kaufen Sie Ihrem Kind nicht so viel, dafür aber gutes Spielzeug, was die Qualität und den didaktischen Wert angeht.
- Bevorzugen Sie dabei Holzspielzeug, Malutensilien, Knete oder Legosteine, mit denen Ihr Kind auch eigene Dinge formen und gestalten kann.
- Lassen Sie Ihr Kind so lange mit einem bestimmten Spielzeug spielen, wie es will, und animieren Sie es nicht zu früh dazu, etwas Neues zu beginnen.

Besonders aufmerksam beaufsichtigen

Ein Kind mit Konzentrationsschwäche ist prädestiniert dafür, in Unglücksfälle verwickelt zu werden. Nach neuen Erkenntnissen ist das Risiko für schwere Unfälle um 300 bis 500 Prozent gegenüber anderen Kindern erhöht. Denn auch in der aktiven Unfallverhütung, ob es nun beim Spielen, im Straßenverkehr oder zu Hause ist, sind solche Kinder nicht aufmerksam genug. Gefahren werden zu spät oder überhaupt nicht erkannt, und sie sind deswegen oft auf die Reaktionsfähigkeit anderer Menschen angewiesen. Beaufsichtigen Sie Ihr Kind deshalb besonders gut, und denken Sie mit. Dann sind Sie auch in der Lage, im Gefahrenfall schnell zu reagieren.

Viel körperliche Bewegung

Noch weitaus mehr als bei anderen Kindern ist es bei einem Kind mit Konzentrationsschwäche unerlässlich, seine körperliche Bewegung zu fördern. Es ist erwiesen, dass damit neben der körperlichen Ertüchtigung auch die Leistungsfähigkeit des Gehirns gefördert wird. Es ist sinnvoll, wenn die körperliche Betätigung regelmäßig stattfindet. Deshalb sollten Sie Ihr Kind dazu animieren, in einen Sportverein einzutreten. Dies hätte neben der sportlichen Betätigung auch noch einen weiteren Vorteil: Ihr Kind müsste lernen, sich mehr auf andere Menschen einzustellen. Damit wäre die Gefahr gebannt, dass mit der Konzentrationsschwäche auch eine zunehmende soziale Isolation einhergeht.

Richtiges Sitzen – richtige Möbel

Manche Kinder mit Konzentrationsstörungen haben eine erniedrigte Muskelspannung. Sie verbrauchen sehr viel Energie, um sich aufrecht zu halten, und können sich dann nicht mehr konzentrieren. Sorgen Sie für größenangepasste Sitzplätze, bei denen das Kind guten Bodenkontakt hat – nicht nur zu Hause, sondern auch in der Schule. Aktives Sitzen auf dem Sitzball oder Sitzen mit einem speziellen Sitzkissen hat sich in diesen Fällen bewährt.

Kontakt mit der Schule pflegen

Es ist für Ihr Kind sehr wichtig, dass Sie mit seinen Lehrkräften in engem Kontakt bleiben und sie über die Konzentrationsschwäche informieren. Sie gilt als Teil des Aufmerksamkeitsdefizitsyndroms (ADS) und ist folglich als Erkrankung anerkannt. Denn ungenügende oder stark schwankende Leistungen, das häufige Vergessen von wichtigen Unterlagen, ständige Träumereien (»guckt dauernd aus dem Fenster«), fehlende Konzentration sowie Unaufmerksamkeit werden den Lehrkräften ohnehin bald (unangenehm) auffallen. Zwar wirkt ein Kind mit Aufmerksamkeitsdefizitsyndrom nicht so störend wie eines mit Hyperaktivität, doch gerade darin könnte eine potenzielle Gefahr liegen. Die Lehrkraft könnte es einfach als nicht lernwillig einschätzen, was Auswirkung auf seine Noten hätte. Womöglich wäre ein Übertritt in die Realschule oder ins Gymnasium gefährdet.

⊕ Das hilft

Autogenes Training, Yoga
Musikinstrument erlernen lassen
Ansprechende Freizeitaktivitäten
Körperliche Bewegung, Vitamin B
Geregelter Tagesablauf

⊖ Das schadet

Unruhiges Zuhause
Familienstreitigkeiten
Fernsehen und Computerspiele

Schulprobleme

Es gibt Kinder, die ihren ersten Schultag gar nicht erwarten können und ihm entgegenfiebern, und andere, verträumte, die lieber zu Hause bleiben und nur spielen möchten. In diesem Fall hilft es schon, wenn man das Kind ein Jahr später einschult. Bei Kindern, die nur schwer zu bewegen sind, in die Schule zu gehen, können verschiedene Ursachen vorliegen: Angst, schlechte Erfahrung mit anderen Kindern oder einfach das Bedürfnis, musische Talente auszuleben. Hier kann schon die Wahl der geeigneten Schule bzw. eine verständnisvolle, aufgeschlossene Grundschullehrerin hilfreich sein. Wieder andere Schulprobleme treten erst im Lauf des Schulbesuchs auf. Manche geben sich von allein wieder, bei anderen kann therapeutische Hilfe notwendig werden.

Einschulungsprobleme

Ob ein Kind die entsprechende Schulreife besitzt, wird anhand bestimmter Kriterien überprüft.

1. Körperliche Entwicklung, Hör- und Sehkraft

Ist das Kind körperlich in der Lage, den Anforderungen der Schule zu genügen?

2. Selbstständigkeit

Kann es sich auch in Abwesenheit der Eltern allein an- und ausziehen, einschließlich der Handhabung von Knöpfen und Schleifen?

3. Soziale Fähigkeiten

Ist das Kind in der Lage, zu anderen Kindern Kontakt aufzubauen und sich zu integrieren? Ist es hilfsbereit? Kann es im Spiel auch verlieren?

4. Motorische Geschicklichkeit

Ist es in der Lage, einen Ball aufzufangen bzw. mit der rechten oder linken Hand in einer Sekunde dreimal auf den Tisch zu klopfen? Kann es, ohne zu fallen, von einem Stuhl springen? Kann es den Urin- und Stuhlabgang kontrollieren?

5. Sprachliche Ausdrucksfähigkeit

Stottert oder stammelt das Kind? Kann es Bedeutungen erfassen und beschreiben? Kann es Bilder einer Geschichte zuordnen?

6. Zahlen und Mengen erfassen

Kann das Kind schon bis 20 zählen? Erfasst es, aus wie vielen Hälften ein durchgeschnittener Apfel besteht?

7. Konzentrationsfähigkeit

Ist das Kind in der Lage, sich eine halbe Stunde lang auf eine Sache zu konzentrieren?

8. Zeitliche und räumliche Orientierung

Kennt es den Unterschied zwischen heute, gestern, vorgestern und rechts, links sowie vorn und hinten?

9. Zeichnen, Gestaltwahrnehmung

Kann das Kind ohne Probleme ein Quadrat von einem Kreis unterscheiden?

10. Verhaltensauffälligkeiten

Besteht Hyperaktivität oder Aggressivität? Leidet das Kind an starken Stimmungsschwankungen?

Begabungsmängel

Bei Begabungsmängeln handelt es sich um eine Minderung der Intelligenz, wobei unter Intelligenz die Fähigkeit verstanden wird, Denkanlagen und das aktuelle Denkvermögen zweckmäßig, klar und zielstrebig zu gebrauchen.

Durch Testverfahren werden die anschaulichen, abstrakten, dinglichen, sprachlichen, numerischen, raumzeitlichen und sozialen Vorstellungen und Beziehungen erfasst. Außerdem wird die Fähigkeit, komplexe Aufgaben zu lösen und sich auf neue geistige Anforderungen einzustellen, getestet.

Daraus wird ein so genannter Intelligenzquotient errechnet, der sich am Durchschnitt der Bevölkerung ausrichtet und in der Größenordnung zwischen 80 und 120 als normal angesehen wird. Nicht erfasst werden mit den Tests Fähigkeiten wie Phantasie oder praktische Fertigkeiten, Vorstellungskraft oder das psychologische Geschick im Umgang mit Menschen.

Begabungsmängel bei der Einschulung

Die folgenden Auffälligkeiten eines Kindes können auf Begabungsmängel hinweisen:

- Übergroße Ängstlichkeit
- Extremes Zappeligsein
- Ausgeprägte Sprachfehler
- Körperliche Ungeschicklichkeit

- Unfähigkeit, Bilder zu beschreiben
- Fehlende Mengenvorstellungen

Teilleistungsstörungen

So genannte Teilleistungsstörungen, bei denen eine Schwäche in einem Bereich vorliegt (z. B. Lese- und Rechtschreibschwäche oder Rechenschwäche), erfordern eine Sonderbehandlung. Diese Kinder müssen gezielt gefördert werden.

Anzeichen für Lese- und Rechtschreibschwäche

- Bekannte Buchstaben werden nicht erkannt.
- Buchstaben werden in der falschen Reihenfolge geschrieben.

Am Ende der ersten Klasse kann das Kind also schon bekannte Buchstaben und Wörter nicht schreiben. Deshalb gebraucht es möglichst wenig Wörter beim Schreiben und versucht, Lesen und Schreiben überhaupt zu vermeiden. Eine intensive Förderung durch Physiotherapeuten, Psychologen, Logopäden und Sonderschullehrer muss erfolgen, sonst versagt das Kind zunächst in einem Teilbereich. Daraus kann eine Angst vor Misserfolgen entstehen, so dass es zunehmend auch in anderen Teilbereichen schlechter wird.

Allgemeine Schulleistungsstörungen

Auf einen eventuellen Leistungsabfall sollten die Eltern achten, wenn eine oder mehrere der folgenden Auffälligkeiten auftreten:

- Wenn das Kind bedrückt wirkt
- Wenn es verhaltener als sonst reagiert
- Bei plötzlichem Auftreten von körperlichen Symptomen, wie z. B. Appetitlosigkeit, Kopfschmerzen, Bauchschmerzen, Schlafstörungen oder Einnässen, Einkoten
- Bei auffälligem Verhalten wie Schwänzen, Lügen oder ständigem Herumsitzen zu Hause

Falls Ihnen bei Ihrem Kind über mehrere Tage oder gar Wochen hinweg ein ungewohntes Verhalten auffällt, sollten Sie umgehend den zuständigen Schulpsychologen konsultieren.

Mangelnde Motivation

Nach Ausschluss von eventuellen Begabungsmängeln durch den Schulpsychologen kann es sich auch um eine mangelnde Motivation handeln, ausgelöst durch verschiedene Faktoren, beispielsweise:

- Durch zu viel oder zu wenig Ehrgeiz der Eltern
- Durch eine lieblose Atmosphäre im Elternhaus mit zu viel Druck und zu wenig Unterstützung
- Durch mangelnde Anerkennung
- Durch Verwöhnung statt Anleitung zur Selbstkontrolle

Auf jeden Fall sollten Eltern und Lehrer verständnisvoll miteinander zusammenarbeiten; im Einzelfall kann auch zusätzlich Nachhilfeunterricht angezeigt sein, der dem Kind zu den fehlenden Erfolgserlebnissen verhilft.

Totstellreflex

Reagiert Ihr Kind mit dem so genannten Totstellreflex, d.h., macht es so gut wie gar nichts mehr, dann ist es für diese Maßnahmen bereits zu spät. In diesem Fall muss es unbedingt entlastet werden. Nehmen Sie es dann mit einem ärztlichen Attest vorübergehend von der Schule. Nach einer Erholungspause mit therapeutischer Betreuung sollte Ihr Kind dann in eine niedrigere Klasse zurückgestuft werden. Dies wird es zwar zunächst als schockierend und vielleicht sogar als beleidigend empfinden, doch die Erleichterung beim Lernen bleibt nicht aus. Somit kann es auch innerhalb der Schule wieder Erfolgserlebnisse verbuchen.

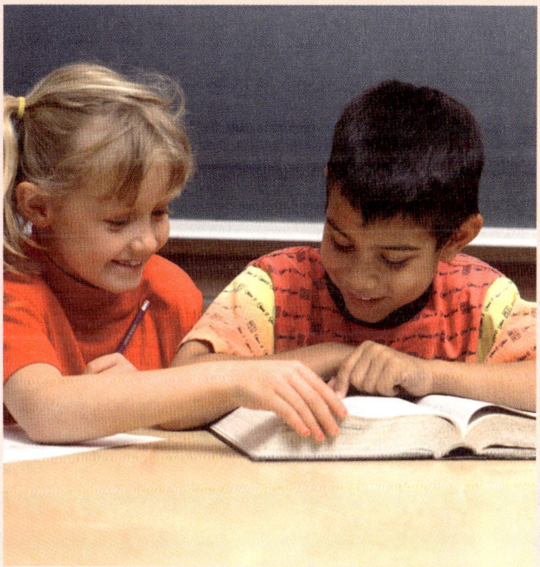

Ständiges Schwätzen und Stören kann ein Zeichen für mangelnde Motivation aber auch für Hochbegabung sein.

Konzentrationsförderung

Es gibt viele Möglichkeiten, gegen Phasen der Unlust bei Kindern anzugehen – egal, ob sich diese Phasen nun als mangelnde Motivation, allgemeine Unlust oder Konzentrationsstörungen äußern. Wichtig sind zunächst ein geregelter Tagesablauf und eine Atmosphäre, in der das Kind seine Sorgen und Probleme äußern kann. Als therapeutische Maßnahmen zur Selbstanwendung eignen sich ganz unterschiedliche Dinge, etwa sportliche Betätigung sowie verschiedene »Beschäftigungstherapien« wie Mal- oder Musiktherapie. Nutzen Sie das Angebot von Vereinen, Gruppen oder auch Selbsthilfegruppen. Sie können aber auch selbst aktiv werden, sich konzentriert mit den Problemen Ihres Kindes auseinander setzen und beispielsweise autogenes Training mit ihm betreiben (siehe dazu das Special S. 221ff.). Geeignet sind auch musiktherapeutische Übungen. Die Musiktherapie ist vielseitig einsetzbar und erfreut sich wachsender Beliebtheit – zumal mit ihrer Hilfe schnell ein Zustand psychischer Ausgeglichenheit zu erreichen ist. Versuchen Sie es doch einmal mit aktiven Sing- und Lauschübungen, die sich sowohl für ängstliche, motivationslose Kinder als auch für besonders ehrgeizige eignen.

Sing- und Lauschübung – Körpergeräusche

Veranlassen Sie Ihr Kind, sich entspannt auf den Rücken (am besten auf den Boden) zu legen. Lassen Sie es die Augen schließen. Den Übungsverlauf können Sie in beliebiger Reihenfolge gestalten. Diese Übung fördert vor allem bei scheuen, ängstlichen Kindern den Bezug zu ihrem Körper. Sie beruhigt und schult die Aufmerksamkeit.

- Lassen Sie Ihr Kind summen, singen und Vokallaute von sich geben. Dabei soll es ganz genau auf die Resonanz in seinem Körper hören. Wie klingt ein tief gesummter Ton im Kopf, in der Brust, im Bauch? Wo schwingt der Körper spürbar mit?
- Klopfen Sie mit den Fingerknöcheln vorsichtig auf seinen Kopf, auf die Brust und auf den Rücken. Wie hört sich das Geräusch an?
- Lassen Sie es ganz tief durch die Nase ein- und durch den Mund wieder ausatmen. Dabei soll es ganz aufmerksam dem Atemgeräusch lauschen.

Richtige Sitzmöbel

Unterschätzen Sie die Bedeutung von Sitzmöbeln nicht. Sie müssen an die Größe der Kinder angepasst werden. Sie brauchen festen Bodenkontakt und den richtigen Stuhl-Tisch-Abstand. Aktives Sitzen mit dem Sitzball für zwischendurch und Atemübungen steigern ebenfalls die Konzentration.

Hochbegabung

Von Hochbegabung spricht man bei einem Intelligenzquotienten von über 130, wobei man unterscheiden muss, ob das Kind gleichzeitig auf allen Gebieten hoch begabt ist oder ob es ein besonderes Talent für ein bestimmtes Gebiet besitzt.

Neugierige Babys

Bereits im Babyalter sind diese Kinder besonders aufmerksam und neugierig, denn sie brauchen ständig geistigen Nachschub. Sie wollen unbedingt beschäftigt werden, schlafen relativ wenig, sind in der Regel sehr sensibel und lernen ziemlich früh sprechen. Lesen, Schreiben und Rechnen bringen sie sich oft selbst bei. Sie lesen dann sehr viel, insbesondere Bücher, die ihrem Alter noch gar nicht entsprechen. Ständig sind sie auf der Suche nach logischen Erklärungen, und sie suchen eher den Umgang mit Größeren oder Erwachsenen, weil sie geistig gefordert sein wollen. Bei allen geistigen Prozessen findet sich eine hohe Flexibilität des Denkvermögens, einhergehend mit einer schnellen Auffassungsgabe und einem guten Gedächtnis.

Das Problem der Hochbegabtenförderung

Leider sind unsere Schulen noch nicht so angelegt, dass sie auf Hochbegabungen besonders eingehen könnten. Deshalb langweilen sich diese Kinder nach relativ kurzer Zeit – weil sie einfach unterfordert sind. Sie fangen an zu träumen und passen nicht mehr auf; sie schwatzen und zappeln herum, so dass sie laufend ermahnt werden, bis sie schließlich die Lust an der Schule verlieren.

- Wenn Sie den Eindruck haben, dass Ihr Kind besondere Fähigkeiten hat, sollten Sie möglichst rasch den Schulpsychologen aufsuchen, der die genaue Intelligenz erfasst und weiterleitende Schritte unternehmen kann. Es gibt einige Zentren, die hochbegabte Kinder aufnehmen oder spezielle Förderklassen haben.
- Eine weitere Möglichkeit besteht darin, Ihr Kind außerschulisch entsprechend seinen Talenten zu fordern bzw. zu fördern. Lassen Sie ein musisch hochbegabtes Kind ein Instrument erlernen, oder schenken Sie einem technischen Genie einen Computer, auf dem es nach Herzenslust experimentieren kann. Wichtig ist hierbei vor allem, dass Sie auf die spezifischen Interessen Ihres Kindes bewusst eingehen und das Kind diese ausleben kann.
- Lassen Sie sich nicht von dummen Bemerkungen anderer aus der Ruhe bringen. Das Kind will mehr »Hirnfutter«; es sind keineswegs Sie, der es drillt.

Magersucht

Ursachen: übertriebene Angst vor Gewichtszunahme durch eine zugrunde liegende psychische Störung, gestörte Körperwahrnehmung, »Modelkrankheit«, Schlankheitswahn, Ablehnung der eigenen Weiblichkeit, übertriebener Hang zu Disziplin, Perfektion und Selbstkontrolle; zu 95 Prozent sind Mädchen und junge Frauen betroffen; das Durchschnittsalter liegt zwischen 12 und 25 Jahren, bei Mädchen zunehmend auch schon unter 10 Jahren
Typische Anzeichen: sehr starke Gewichtsabnahme bis hin zu lebensgefährlichem Untergewicht infolge extrem reduzierter Nahrungsaufnahme (manchmal auch gleichzeitiges Erbrechen der Mahlzeit oder Gebrauch von Abführmitteln), zwanghaftes Gedankenkreisen um Kalorien und Nahrungsmittel; bei länger bestehender Magersucht schwere Symptome wie Zyklusstörungen und Ausbleiben der Regel, Mangelerkrankungen, Schilddrüsenfunktionsstörungen, niedrige Körpertemperatur (Hypothermie), niedriger Blutdruck, verlangsamter Herzschlag, Ödeme, Haarausfall, Herzrhythmusstörungen, Verwirrtheitszustände, im Extremfall Herzstillstand wegen Untergewichts
• Siehe auch Bulimie (S. 225ff.)

Sofortmaßnahmen – Was Sie gleich tun können

Nahrungsergänzungspräparate

Durch die extrem reduzierte Nahrungsaufnahme entsteht ein Mangel an Vitaminen, Mineralstoffen und Spurenelementen, der durch die vorübergehende Einnahme von Komplexpräparaten gemildert wird.

Babys und Kleinkinder

Verweigern Babys oder Kleinkinder die Nahrung, liegt meist eine organische Ursache zugrunde, die unbedingt ärztlich abgeklärt werden sollte.

Suchen Sie das Gespräch

Haben Sie den Verdacht, dass Ihr Kind magersüchtig ist, sollten Sie auf jeden Fall das Gespräch mit ihm suchen. Es wird vermutlich zuerst einmal leugnen, dass es unter einer Essstörung leidet. Dennoch: Wenn es Ihnen gelingt, sich behutsam an das Problem heranzutasten und so allmählich das Vertrauen Ihres Kindes zu gewinnen, könnte dies enorm hilfreich sein. Im Idealfall erklärt sich Ihr Kind dann früher oder später bereit, mit Ihnen gemeinsam einen Arzt aufzusuchen.

Grenzen der Selbstbehandlung

Magersucht liegen schwere seelische Konflikte zugrunde, die grundsätzlich von einem ärztlichen oder psychologischen Psychotherapeuten sowie von Fachärzten behandelt werden müssen. Manchmal ist sogar die stationäre Behandlung in einer Klinik notwendig – vor allem wenn der körperliche Zustand der Betroffenen Besorgnis erregend ist, Begleiterkrankungen bestehen und/oder wegen akuter Unterernährung die Gewichtsgrenze unterschritten ist.
• In diesen Fällen geht es zunächst darum, die Gewichtsabnahme zu stoppen und den körperlichen Zustand engmaschig zu überwachen. Erst wenn das akute Untergewicht wieder rückgängig gemacht werden konnte, wird die psychotherapeutische bzw. psychiatrische Behandlung eingeleitet. Hierbei soll der Patient motiviert werden, sich seines abnormen Essverhaltens bewusst zu werden, es zu normalisieren und in der Therapie mitzuarbeiten.

Sofort den Notarzt rufen

• Bei akuten Herz-Kreislauf-Problemen

AUS DER APOTHEKE

Eine medikamentöse Behandlung ist bei Magersucht nicht angezeigt. Die körperlichen Begleiterkrankungen werden meist in der Klinik behandelt.

DAS KÖNNEN SIE NOCH TUN

Die Alarmsignale erkennen

Meist ist die Magersucht bereits relativ weit fortgeschritten, wenn die Eltern medizinische Hilfe suchen. In der Regel bleiben selbst Familienmitgliedern die unmerklichen Veränderungen an den Betroffenen verborgen. Die folgenden Verhaltensweisen sollten auf jeden Fall ernst genommen werden:
• Bizarre Essgewohnheiten, wie etwa das Zerschneiden der Nahrung in sehr kleine Bissen oder Ihr Zerbröseln
• Heftige Ablehnung, stark kalorienhaltige Nahrungsmittel zu verzehren, und geradezu panische Abwehr, wenn jemand zusätzlich etwas auf den Teller legt

- Weigerung, an gemeinsamen Mahlzeiten teilzunehmen

Auffällig ist auch das häufige Thematisieren von Nahrung, Gewicht, Kalorien, Dicksein, Schlank-sein-wollen etc. Da für Magersüchtige eine motorische und intellektuelle Überaktivität charakteristisch ist, könnte z. B. auch exzessiver Sport ein Hinweis sein. Auf der körperlichen Ebene ist – neben dem Gewichtsverlust – auch das Ausbleiben der Regel (sofern keine Schwangerschaft vorliegt) ein mögliches Indiz, dass eine Magersucht besteht.

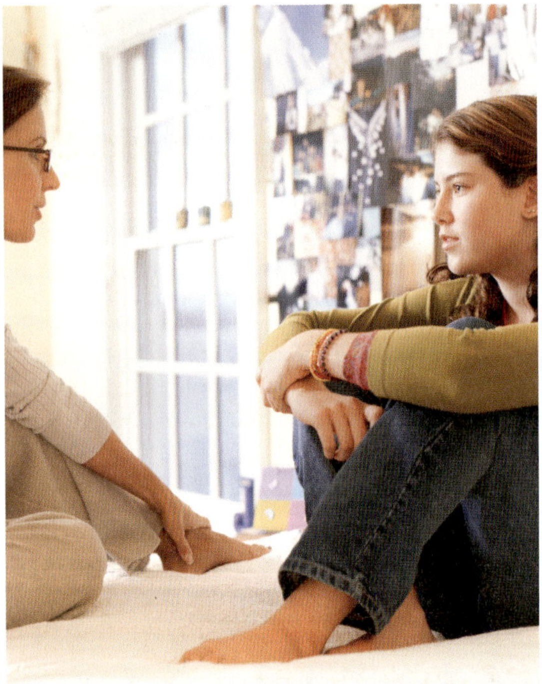

Immer mehr junge Mädchen leiden an Magersucht – sie wollen den »falschen« Schönheitsidealen nacheifern.

Werden Sie aktiv

Magersüchtigen fehlt das Krankheitsbewusstsein. Ihr Kind wird also niemals von sich aus um Hilfe bitten. Das Gefühl, dick zu sein oder sich »voll« zu fühlen, wird vielmehr als unerträglich erlebt. Sie müssen daher selbst aktiv werden, um Ihr magersüchtiges Kind vor Schlimmerem zu bewahren. Fragen Sie Ihren Kinder- und Jugendarzt, oder lassen Sie sich beim Jugendamt Adressen geben.

Bestärken Sie Ihr normalgewichtiges Kind darin, dass es so, wie es ist, in Ordnung ist! Unterstützen und fördern Sie sein Selbstbewusstsein, damit es nicht dem in den Medien so hochgespielten »Schlankheitswahn« und »Modelvorbildern« nacheifert!

Nicht die Nerven verlieren

Es gibt wohl kaum einen traurigeren Anblick als einen bis auf die Knochen abgemagerten Menschen, bei dem buchstäblich jede einzelne Rippe unter der Haut sichtbar wird. Für Eltern ist es häufig ein Schock, wenn sie, meist eher zufällig, das Ausmaß der Magersucht ihres Kindes das erste Mal wahrnehmen. Denn die Betroffenen wissen den Gewichtsverlust meist geschickt zu verbergen. Sie vermeiden es, sich vor anderen auszuziehen, oder sie tragen weite Kleidung. Sie weigern sich zuzugeben, dass sie zu dünn sind – und tatsächlich sind sie in ihren Augen niemals dünn genug. Sie lehnen deshalb in der Regel kategorisch jede elterliche Maßnahme ab, die darauf abzielt, dass sie an Gewicht zunehmen. Insofern helfen weder das gut gemeinte Kochen der Lieblingsspeisen Ihres Kindes noch verzweifelte Zornausbrüche oder wiederholte Vorhaltungen weiter.

- Bemühen Sie sich darum, mit Ihrem Kind (wieder) behutsam in Kontakt zu treten. Suchen Sie das Gespräch mit ihm, und seien Sie unbedingt da, wenn es seinerseits Anstalten macht, auf Sie zuzugehen. Dadurch kann sich auch eine Möglichkeit eröffnen, das zwanghafte Verhaltensmuster allmählich zu durchbrechen.

⊕ Das hilft

Emotionale Zuwendung
Gemeinsame Mahlzeiten
Gemeinsame Unternehmungen
Psychotherapie
Spezialisierte Ärzte

⊖ Das schadet

Drängen, verzweifelte Wutausbrüche, zum Essen »zwingen«
Diäten
Soziale Isolation
Stress, Kummer
Exzessiver Sport

Schlafstörungen, Schlafwandeln

Ursachen: Schlafstörungen aufgrund unnötiger Einschlafhilfen, keine festen Zubettgehzeiten und Rituale, Einschlaf- und Wiedereinschlafstörungen als Reaktion auf äußere Reize und Erlebnisse (z. B. Angst vor Dunkelheit, unverarbeitete Tagesereignisse, Schulängste, Trennungsängste); organische Faktoren (vor allem Nahrungsmittelallergie und Epilepsie); Schlafwandeln: tritt familiär gehäuft auf, psychische Belastungen
Schlafstörungen – typische Anzeichen: Einschlafschwierigkeiten bei normaler Schlafqualität und Schlafdauer nach dem Einschlafen, bei psychischer Belastung plötzliches Erwachen im mittleren Schlafdrittel und/oder Schreien sowie Weinen und Erregung mit dranghaftem Aufstehen, intensiver Furcht, beschleunigter Atmung, keiner Reaktion auf Ansprache; bei Nahrungsmittelallergie häufige und lange Aufwachperioden bei Verkürzung der Gesamtschlafzeit sowie allgemeine nächtliche Unruhe mit Weinen
Schlafwandeln – typische Anzeichen: Aufsitzen und/oder Umhergehen, häufig im ersten Schlafdrittel, keine Reaktion auf Ansprache, kurzzeitige Orientierungsstörung, keine Erinnerung an das Ereignis
- Siehe auch Nahrungsmittelallergien (S. 201ff.)

Sofortmaßnahmen – Was Sie gleich tun können

Das Kind beruhigen
Wenn Ihr Kind in der Nacht aufwacht, sollten Sie es erst einmal beruhigen, indem Sie leise mit ihm reden und es streicheln. Lassen Sie es spüren, dass Sie bei ihm sind und dass es keine Angst zu haben braucht. Auf das Wiedereinschlafen ungünstig wirkt es sich dagegen aus, wenn Sie Ihr Kind auf den Arm nehmen, es umhertragen oder aufstehen lassen.

Einschlafrituale einführen
Schläft Ihr Kind schlecht ein oder will es nicht ins Bett gehen, ist es vor allem bei jüngeren Kindern hilfreich, einen möglichst genauen zeitlichen Ablauf unmittelbar vor dem Zubettgehen festzulegen. Führen Sie bestimmte Einschlafrituale ein, die jeden Abend strikt eingehalten werden sollten: Das letzte Füttern oder die gemeinsame Abendmahlzeit, die Gutenachtgeschichte (die allerdings nicht zu »spannend« sein sollte), das gemeinsam gesungene Gutenachtlied, das Zähneputzen – all diese ritualisiert durchgeführten Handlungen geben Ihrem Kind zu verstehen, dass es nun Zeit ist, ins Bett zu gehen. Wehrt sich Ihr Kind gegen die Durchsetzung des Programms, sollten Sie auf jeden Fall konsequent bleiben.

Babys und Kleinkinder
Treten bei Säuglingen nach der letzten Mahlzeit des Tages Schlafstörungen auf, könnte dies die Folge einer Nahrungsmittelallergie sein. Babys und Kleinkinder leiden in diesem Fall meist an einer Kuhmilchunverträglichkeit.

Grenzen der Selbstbehandlung
Es versteht sich von selbst, dass Sie mit Ihrem Kind zum Arzt gehen sollten, wenn es nach dem nächtlichen Aufwachen höheres Fieber hat und/oder über Schmerzen klagt. Warten Sie ab, ob sich der Zustand bis zum Morgen bessert.
- Bei über viele Nächte anhaltenden Schlafstörungen, die zudem noch mit Ängsten, Weinen und Verhaltensauffälligkeiten verbunden sind, empfiehlt es sich, den Rat Ihres Kinderarztes einzuholen.

AUS DER APOTHEKE
Schlafstörungen bei Kindern sollten möglichst nicht medikamentös behandelt werden. Unterstützend wirken pflanzliche Präparate mit Melissenextrakten, allein oder in Kombination mit Passionsblumen- oder Baldrianextrakt. Wählen Sie hier Zubereitungen, die für Kinder zugelassen sind (in der Apotheke fragen!) und, wie etwa Säfte oder Tropfen, eine altersentsprechende Dosierung möglich machen. Reine Baldrianextrakte sind für Kleinkinder nicht geeignet.

Phytopharmaka
- Reiner Melissen- und Passionsblumenextrakt

Homöopathika
Schlafstörungen lassen sich nach einer umfassenden Anamnese gut mit einem homöopathischen Konstitu-

tionsmittel behandeln. Im akuten Fall können Sie eines der folgenden Mittel geben.

- **Cypripedium pubescens:** wenn Kinder nachts plötzlich spielen wollen
- **Chamomilla:** bei zahnenden Kindern, die in den Schlaf gewiegt werden wollen; bei unruhigem Schlaf, häufigem Erwachen, launischem Verhalten
- **Carcinosinum:** bei sehr lieben Kindern, die besser einschlafen, wenn man sie in den Schlaf wiegt

NATURHEILKUNDE

Hydrotherapie

Bei größeren Kindern können folgende Wasseranwendungen nach Kneipp hilfreich sein: ansteigende Fuß- oder Armbäder am Morgen, absteigende Vollbäder am Abend. Als Badezusätze eignen sich Melisse, Lavendel, Baldrian und Fichtennadeln. Anschließende Leibwickel und kühle Ganzkörperwaschungen in der Nacht sind zwar hilfreich, bei Kindern jedoch sehr unbeliebt.

Schlafteemischung

Eine Teemischung aus Baldrianwurzeln, Hopfenzapfen und Melissenblättern wirkt beruhigend und kann Schlaf- bzw. Einschlafstörungen mildern.
Verabreichen Sie Ihrem Kind eine Tasse Schlaftee gegen Abend. Der Tee könnte auch Teil des abendlichen Rituals werden. (Siehe Special Hausmittel S. 16ff.)

ERNÄHRUNG

Abends nichts Schwerverdauliches

Das Abendessen Ihres Kindes sollte gut verdaulich sein. Achten Sie darauf, dass es nur wenig Fett enthält. Zu empfehlen ist leichte Kost, bestehend aus Milchbrei, Joghurt, Obst (aber keine Südfrüchte, weil Vitamin C als Muntermacher gilt), Kartoffelbrei, Brot mit Käse und dazu Kräutertee. Ballaststoffreiche Nahrung und Rohkost sollten abends nicht auf den Tisch kommen, weil sie nur schwer verdaulich sind.

- Ein Baby sollten Sie unmittelbar nach der abendlichen Milchmahlzeit wach ins Bett legen.
- Ein Kleinkind sollte so leichte Kost bekommen, dass es gleich nach dem Essen ins Bett gehen kann.
- Ein größeres Kind, dem Sie auch abends mengenmäßig mehr bieten müssen, sollte nicht unmittelbar nach dem Abendessen ins Bett gehen.
- Grundsätzlich: Abendessen nicht nach 19 Uhr

Abends nicht zu viel Flüssigkeit

Achten Sie darauf, dass Ihr Kind am Abend nicht mehr allzu viel trinkt. Denn Sie sollten nach Möglichkeit vermeiden, dass Ihr Kind nachts die Toilette aufsuchen muss oder dass Sie die Windel wechseln müssen und so der Schlaf unterbrochen wird.

Heiße Milch mit Honig

Als Einschlafhilfe (ab zwei Jahren) hat sich Bienennektar bewährt.

- **Anwendung:** 1/4 Liter Milch erhitzen und 1 Esslöffel Honig hineingeben; gut verrühren. Das Kind den Schlaftrunk nicht zu heiß in kleinen Schlucken trinken lassen.

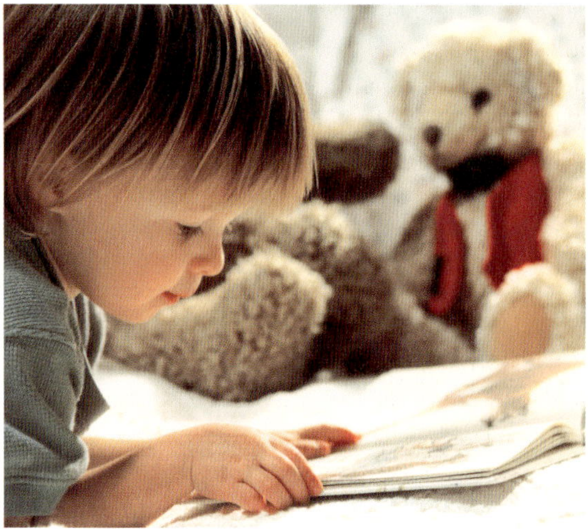

Im Bett ein schönes Bilderbuch anschauen oder eine Geschichte vorgelesen bekommen – das sind schöne Rituale.

DAS KÖNNEN SIE NOCH TUN

Keine Hilfsmittel zum Einschlafen

Es gibt auch Einschlafrituale, die sich ungünstig auf das Schlafverhalten auswirken. Dazu gehört beispielsweise das Einschlafen an der Brust, mit der (Milch-) Flasche (ein Ritual, das für Zähne, Schlafrhythmus und Verdauung gleichermaßen abträglich ist) oder mit dem Schnuller. Wacht ein Kleinkind nachts auf, verlangt es naturgemäß erneut nach der Flasche, um wieder einschlafen zu können. Der Ruf nach den Eltern, wenn die Flasche leer oder nicht zu finden ist, ist dann vorprogrammiert. In diesem Fall hilft nur, das Kind vom Fläschchen zu entwöhnen. Dabei können Sie entweder schrittweise vorgehen, indem Sie Menge und Anzahl der Fläschchen (in denen ab dem sechsten Lebensmonat nur noch Wasser oder ungesüßter Tee sein sollte) kontinuierlich verringern, oder aber Sie beenden das nächtliche Trinken bzw. Nuckeln sofort. Der Entwöhnungsprozess ist bei beiden Vorgehensweisen in der Regel nach etwa einer Woche erfolgreich abgeschlossen. Einfach wird diese Zeit für alle Beteiligten gewiss nicht, und Eltern sollten sich zu diesem Schritt auch nur dann entschließen, wenn sie sich zutrauen, absolut konsequent zu bleiben. Dennoch: Der gesunde Schlaf Ihres Kindes sollte es Ihnen wert sein, den vorübergehenden nächtlichen Stress auszuhalten.

Fernsehverbot vor dem Schlafengehen

Weil nicht nur die tatsächlich erlebten Tagesereignisse den Schlaf Ihres Kindes stören können, sondern dies auch für die fiktiv erlebten gilt, sollten Sie Ihr Kind abends nicht mehr fernsehen lassen. Noch zu frisch sind die Eindrücke eines Films, wenn es dann einschlafen soll. Träumt es davon, wird es möglicherweise aufwachen. Lassen Sie sich vom Kind den Tagesablauf erzählen – erst das Unangenehme, dann das Angenehme, so dass es mit einem guten Gedanken einschlafen kann.

Nur ab und zu ins elterliche Bett

Kinder, die schon laufen können, versuchen häufig, nachts aufzustehen und zu den Eltern ins Bett zu kriechen, wenn sie plötzlich aufwachen und Angst verspüren. Es spricht sicher nichts dagegen, dem Kind gelegentlich (aber nur als Ausnahme) zu gestatten, die restliche Nacht im elterlichen Bett zu verbringen. Voraussetzung ist, dass beide Elternteile einverstanden sind und ihr Schlaf dadurch nicht beeinträchtigt wird. Ist dies nicht der Fall, sollten Sie Konsequenz walten lassen und Ihr Kind immer wieder ins eigene Bett zurückschicken, sobald es sich beruhigt hat. Dies wird in der Anfangszeit zweifellos auch für Sie etwas mühsam sein, bringt aber früher oder später den gewünschten Erfolg. Holen Sie Sich im Zweifelsfall Rat bei Ihrem Kinder- und Jugendarzt.

Nicht vom Schmusetier entwöhnen

Schmusetiere sind heutzutage meist in größerer Anzahl vorhanden, doch in der Regel erlaubt Ihr Kind nur einem, es in den Schlaf zu begleiten. Bei vielen Kindern nimmt diese Funktion auch ein Fell wahr, das häufig bis ins Schulalter »geliebt« wird. Ob Kuscheltier oder Fell – entwöhnen Sie Ihr Kind nicht davon. Es ist vor allem ein guter Trostspender und hilft dem Kind, nachts Ängste abzubauen, ohne dass es die Eltern rufen muss.

Schwaches Licht brennen lassen

Auch Kinder, die jahrelang ohne Licht geschlafen haben, können nachts aufwachen und im Dunkeln Angst bekommen. Dies ist ein Zeichen, dass Ihr Kind (etwa ab dem dritten Lebensjahr) beim nächtlichen Aufwachen nun auch Träume reflektieren kann. Um negative Eindrücke verarbeiten zu können, muss es nach dem Aufwachen wissen, dass es sich in der gewohnten Geborgenheit zu Hause befindet. Lassen Sie zu diesem Zweck eine kleine (Nacht-)Lampe brennen, oder stecken Sie eine hübsche Glimmlampe in die Steckdose.

Bei Schlafwandeln Zimmer sichern

Wenn Ihr Kind zum Schlafwandeln neigt, müssen Sie dafür sorgen, dass es dabei nicht verunglücken kann. Stellen Sie alle Kleinmöbel und andere Gegenstände aus dem Weg, so dass es nicht darüber fällt. Die Wohnungstür muss verschlossen und der Schlüssel abgezogen werden. Sichern Sie frei zugängliche Treppen mit einem Gitter, denn ein Sturz könnte katastrophale Folgen haben. Sinnvoll wäre auch ein Bewegungsmelder mit integriertem Lichtschalter, der Ihnen das Schlafwandeln Ihres Kindes anzeigt. Übrigens: Kindliches Schlafwandeln legt sich oft in der Pubertät.

⊕ Das hilft

- Bewegungstherapie
- Ruhe und Geborgenheit vor dem Einschlafen sowie Rituale
- Entspannungstechniken
- Verzicht auf Mittagsschlaf
- Gut gelüftetes Schlafzimmer

⊖ Das schadet

- Herumtoben vor dem Schlafengehen
- Zu warmes Kinderzimmer
- Zu warme Nachtwäsche
- Unruhe durch die Eltern
- Exzessiver Sport

Suchtphänomene

Kinder, die in die Pubertät kommen, suchen zunächst ihre eigene Identität, die ja noch nicht voll ausgeprägt ist. Dabei entwickeln sie das starke Bedürfnis, sich von den Erwachsenen abzugrenzen. Es wird alles ausprobiert, was anders ist, und verbotene Reize gelten dabei als besonders interessant. Als Eltern ist es Ihre Aufgabe, Heranwachsende ohne Beschönigung über die Risiken und schweren Folgen des Suchtmittelmissbrauchs aufzuklären. Verbieten Sie Ihrem Kind aber nichts kategorisch, sondern sorgen Sie in Ihrer Familie für eine offene, vertrauensvolle Atmosphäre. Wenn ein Kind in seiner Familie Geborgenheit, Halt und Akzeptanz erfährt, ist es in der Regel nicht so gefährdet, auf die »schiefe Bahn« abzurutschen, wie ein Jugendlicher, der sich selbst überlassen wird.

Suchtkrankheiten

Die Wörter »Sucht« und »Suchen« haben nicht nur die gleiche Sprachwurzel, sondern sind auch von ihrer Bedeutung her miteinander verwandt. Menschen, die eine schwach ausgeprägte Identität haben, die sich also als unsicher, abgelehnt, ungeliebt und ohne ausgeprägtes Selbstwertgefühl wahrnehmen, versuchen, dies durch bestimmte andere Verhaltensmuster wettzumachen. Bei Jugendlichen sind vorübergehende Unsicherheiten normal. Sie können meist von guten Freunden oder einem angenehmen Familienklima aufgefangen werden. Schwieriger gestaltet sich das Ganze, wenn diese Jugendlichen Eltern haben, die unter den gleichen Symptomen leiden und diese dann beispielsweise durch Alkohol zu kompensieren versuchen.

Eine Sucht ist keine vorübergehende Laune, sondern eine Krankheit, die psychische Ursachen hat. Sie entsteht auch nicht von heute auf morgen, sondern bahnt sich langsam an. Ihr geht in der Regel die »Probierphase« voraus. Dabei gibt es sehr viele Hinweise, die Sie als Eltern stutzig machen sollten. Und es gibt im Anfangsstadium einer Sucht auch noch bessere Chancen der Heilung.

- **Betäubungsmittel-Suchtkranke**: Betäubungsmittel-Suchtkranke, also Alkohol-, Medikamenten- und Drogenkonsumenten, haben zumindest eines gemeinsam: Sie fühlen sich unverstanden und flüchten aus der Realität in eine Scheinwelt, die sie ihr trauriges Dasein vergessen lässt. Sediert und benebelt können sie das Leben leichter ertragen als im Wachzustand. Versagensängste und Schüchternheit schwinden. Nach dem Griff zur Flasche oder schlimmstenfalls zur Heroinspritze fühlen sie sich stark, mutig und der Welt mit ihren Anforderungen gewachsen. Dass der momentane »Kick«, also das kurz währende Hochgefühl nach der Einnahme der Droge, schnell nachlässt und in einem Katzenjammer endet, der tödliche Folgen haben kann, ist auch unter Süchtigen hinlänglich bekannt. Was ihnen fehlt, ist die Kraft und manchmal auch der Wille, von der Droge wegzukommen. Denn keine Drogen nehmen oder nicht mehr trinken würde ja bedeuten, dass man sich der Welt und ihren Leistungsanforderungen stellen muss. Allein diese Vorstellung genügt den meisten schon, um erneut zum Beruhigungsmittel zu greifen. Die therapeutischen Maßnahmen zielen daher auf zwei Dinge ab: den körperlichen Entzug, der mit heutigen Methoden jedoch relativ schnell und gut durchzustehen ist, und die viel schwierigere Aufgabe, dem Jugendlichen eine Lebensperspektive zu geben. Dazu gehören ein gesundes, harmonisches Umfeld, kein Umgang mehr mit den alten Freunden, eine Ausbildung, Arbeit, Wohnmöglichkeit und konstante therapeutische Überwachung. Das neue gesellschaftliche Umfeld ist dabei von besonderer Bedeutung, denn erfahrungsgemäß schaffen nur jene Jugendlichen den Absprung, die sich von der »Szene« konsequent fernhalten.
- **Sucht nach Aufputschmitteln**: Wieder anders verhält es sich mit Suchtkranken, die zu Aufputschmitteln greifen (Amphetamine, Ecstasy, Crack, Kokain). Die körperliche Gefährdung – Erkrankungen des zentralen Nervensystems und der inneren Organe – ist hier ebenso gegeben wie bei Betäubungsmittelmissbrauch, allerdings mit dem Unterschied, dass diese Jugendlichen sozial nicht so extrem absteigen und ausgegrenzt

werden wie etwa Alkoholiker oder Heroinkonsumenten. Anzeichen finden sich auch hier schon früh, vor allem wenn Ihr Kind Kokain schnupft und plötzlich unter chronischer Nasenschleimhautreizung leidet. Die Jugendlichen sind meist sehr aufgedreht mit einem Hang zur Aggression und oft hypernervös.

- **Kompensatorische Suchtkrankheiten**: Des Weiteren gibt es noch die kompensatorischen Suchtkrankheiten, also Erscheinungen, mit denen sich ein Mensch mangelnde Liebe, Bestätigung oder Geborgenheit ersatzweise zu verschaffen sucht. Hierzu gehören die Esssucht (siehe S. 233ff.), in manchen Fällen die Nikotinsucht, aber auch Arbeitssucht, Fernsehsucht bzw. die Sucht, im Internet zu surfen, sowie die Kaufsucht und Spielsucht.

Allen Süchten liegt die Neigung zugrunde, sich mit Hilfe von chemischen Substanzen, Dingen oder Situationen ein bestimmtes Gefühl zu verschaffen, das als angenehm empfunden wird und ohne das der Süchtige nicht mehr leben zu können glaubt.

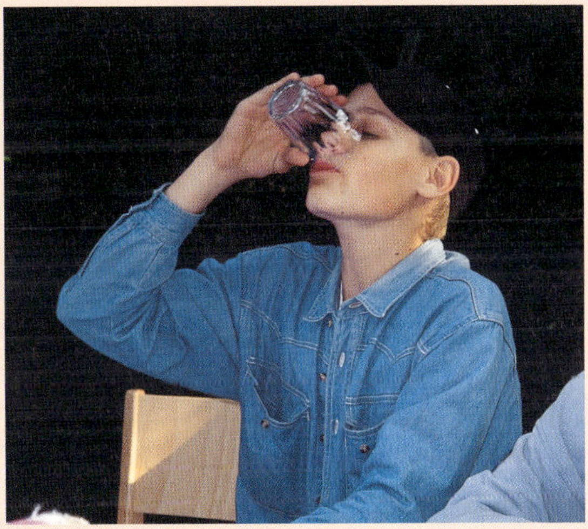

Mittrinken, um akzeptiert zu werden: Hierzulande gibt es für das angebliche Trinkenmüssen immer einen willkommenen Anlass.

Alkoholismus

Alkoholkrank ist ein Jugendlicher dann, wenn er ein abweichendes Trinkverhalten zeigt, also regelmäßig große, sich steigernde Mengen konsumiert. Hinzu kommen sehr häufig psychosoziale Probleme sowie Schwierigkeiten im mitmenschlichen Bereich. Es treten deutliche Zeichen von körperlicher und psychischer Abhängigkeit auf, beispielsweise Zittern, Wutanfälle oder die Behauptung, jetzt unbedingt etwas trinken zu müssen, um sich wieder zu beruhigen. Im fortgeschrittenen Stadium kommt es bei jugendlichen Alkoholikern, die noch zu Hause wohnen, zum versteckten Trinken. Flaschen werden in Schränken und sonstigen Verstecken gehortet, Situationen, in denen Alkohol nicht zugänglich ist, werden vermieden, und der Verzehr von stark riechenden Pfefferminzbonbons nimmt zu – um die »Fahne« zu überdecken.

Bei mehr als täglich 80 Gramm reinem Alkohol bzw. wöchentlichen 240 Gramm spricht man von Alkoholismus. Dabei ist es für den Grad der Suchtkrankheit zunächst irrelevant, ob der Jugendliche seine Sucht mit Bier oder mit härteren Alkoholika, z. B. Schnaps, befriedigt. Gleichwohl kommt es vor allem bei hochprozentigem Alkoholkonsum schneller zu Folgekrankheiten wie Leberleiden, Nervenschäden, Herz-Kreislauf-Störungen usw.

Gerade in der Pubertät wird Alkohol wegen seiner enthemmenden Wirkung als Mittel zum Mutantrinken und später zum Lösen von Spannungen konsumiert. Ist der Weg erst einmal gebahnt, greift der Jugendliche zur Flasche, um Kummer oder Sorgen zu ertränken. Hinzu kommt, dass in unserer Gesellschaft Alkohol eigentlich mehr als Genussmittel denn als Suchtmittel empfunden wird. Wer nicht (mit-)trinkt, wird schnell ausgeschlossen. Das hat gerade bei Jugendlichen fatale Folgen, wenn sie sich gezwungen fühlen, zur Flasche zu greifen, um vor der Gruppe als »cool« und erwachsen zu gelten.

Besorgnis erregend ist diese Entwicklung vor allem deshalb, weil die alkoholkranken Kinder immer jünger werden. Stark alkoholisierte (und rauchende) Zehnjährige sind in gewissen sozialen Randgruppen leider keine Seltenheit mehr.

Bei länger andauerndem Alkoholkonsum kommt es zu verschiedenen Folgeerscheinungen.

- Nerven und Gehirn werden geschädigt; es kommt des Weiteren zu Herz-Kreislauf-Störungen, Stoffwechselstörungen, zu Leberschäden und zu Potenzstörungen.
- Auf der seelischen Ebene treten Konflikte mit der Umgebung auf, die Stimmungslage wird labil und depressiv bzw. gereizt, die Kritikfähigkeit ist vermindert, das Intelligenzniveau sinkt.
- Im sozialen Bereich kommt es zu vermehrten schulischen oder beruflichen Fehlzeiten, zu finanziellen

Schwierigkeiten, zur zunehmenden Isolation innerhalb und außerhalb der Familie und zur Unfallhäufung.

Therapie

Die Behandlung ergibt sich aus den Begleiterscheinungen und ist dementsprechend komplex. Voraussetzung zur Durchführung und zum Erfolg einer Therapie ist, dass sich der Jugendliche aus freien Stücken zur Therapie anmeldet und nicht von den Eltern oder gar von einem Amt geschickt wird.

- Am Beginn steht eine Kontakt- und Motivationsphase, während deren der Betroffene umfassend medizinisch untersucht wird und die seelischen und sozialen Auswirkungen abgeklärt werden.
- Daran schließt sich eine so genannte Entgiftungsphase an, die ambulant oder stationär durch einen Arzt durchgeführt werden kann, wobei die Entzugserscheinungen durch Medikamente (Neuroleptika) gemindert werden können.
- In der darauf folgenden Entwöhnungsphase geht es um eine Verbesserung der Selbstkontrolle, um den Aufbau von neuen Lebensinhalten, um eine Lösung der familiären Konflikte und um die schulische und berufliche Rehabilitation. Möglichst viele Bezugspersonen sind dabei von Wichtigkeit.
- In der Nachsorge sollte sich der Betroffene unbedingt einer Selbsthilfegruppe anschließen (Anonyme Alkoholiker, Blaues Kreuz, Guttempler).

Drogenabhängigkeit

Drogenabhängige begeben sich sofort an den Rand der Gesellschaft, da Drogen im Gegensatz zu Alkohol sozial nicht toleriert werden. Sie sind auch nicht legal erhältlich und werden nicht im üblichen Rahmen angeboten.

Hauptsächlich sehr haltlose Jugendliche wenden sich den Drogen zu. Sie haben es nicht geschafft, eigene Wertvorstellungen zu entwickeln, sondern ordnen sich der Kumpanei einer Antigesellschaft unter, wo sie sich unter Gleichgesinnten bewegen. Die Führungsfigur der Drogenszene wird oft zur bisher vermissten Identitätsperson – dadurch kann der einsetzende Kreislauf schwerer unterbrochen werden.

Hinzu kommen die Kriminalität der Drogenbeschaffung, der damit verbundene soziale Abstieg und die allgegenwärtige Angst, die wiederum mit Drogen gedämpft wird. Ein weiterer Aspekt: Das Credo vieler Jugendlicher heißt »Immer gut drauf sein« – jederzeit und überall; mit den »bunten Pillen« geht das ganz einfach.

Therapie

- Konsum von Haschisch, LSD, Marihuana und Ecstasy kann zur Gewohnheit werden, ohne sofort schwer wiegende Erkrankungen nach sich zu ziehen. Allerdings hat die Forschung inzwischen erwiesen, dass der Konsum der »bunten Pillen« langfristig schwere Nerven- und Gehirnschäden zur Folge hat. Dennoch: Diese Abhängigkeiten können auch ambulant behandelt werden.
- Bei Heroin-, Morphium- und Opiumsucht kann nur stationär therapiert werden. Schwer gefährdet sind Heroinabhängige außerdem, wenn sie gemeinsam eine Spritze benutzen: Nicht zuletzt sind Drogenabhängige eine der Hauptrisikogruppen bei der Übertragung des HI-Virus (AIDS).

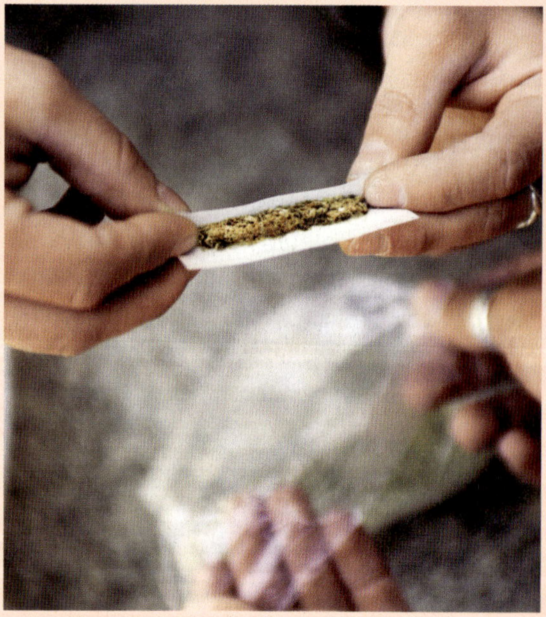

Mit dem Rauchen oder dem Kiffen anzufangen ist leicht. Wer aber erst einmal der Sucht verfallen ist, braucht einen starken Willen, um davon wieder wegzukommen.

Nikotinabhängigkeit

Viele Jugendliche durchleben eine Phase, in der sie es einfach »cool« finden zu rauchen. Sie folgen damit manchmal dem Vorbild ihrer Eltern oder der Werbung. Oder sie wollen umgekehrt ein Verhalten an den Tag legen, das in einem gesundheitsbewussten Elternhaus zwangsläufig auf Empörung stößt. Ab und zu eine Zigarette zu paffen ist noch keine Nikotinsucht. Dennoch: Klären Sie Ihr Kind über die Gesundheitsschäden auf.

Therapie

Eine ausgeprägte Nikotinsucht ist bei Jugendlichen nicht so häufig vorzufinden wie bei Erwachsenen. Die Therapie beruht im Wesentlichen auf dem körperlichen Entzug, für den es vielerlei bewährte Methoden gibt. Letztlich ist das Aufgeben des Rauchens eine bloße Willensfrage – allerdings meist erst bei hohem Leidensdruck. Wer es allein nicht schafft, für den gibt es verschiedene therapeutische Maßnahmen, etwa Hypnose oder Akupunktur.

Wichtige Adressen

Da Suchtkrankheiten weit verbreitet sind, gibt es in nahezu jedem Ort psychosoziale Beratungsstellen, Selbsthilfegruppen und Therapieeinrichtungen für Suchtkranke sowie für deren Angehörige. Die Ihnen am nächsten gelegene Gruppe finden Sie im örtlichen Telefonbuch. Darüber hinaus können Sie sich an folgende Einrichtungen wenden:

- Die Suchtpräventionsabteilung Ihres Krankenhauses
- Die psychosozialen Beratungsdienste der Inneren Mission oder katholischer Einrichtungen
- Anonyme Alkoholiker e. V.
- Eltern helfen Eltern e. V. (für Angehörige drogensuchtkranker Jugendlicher)

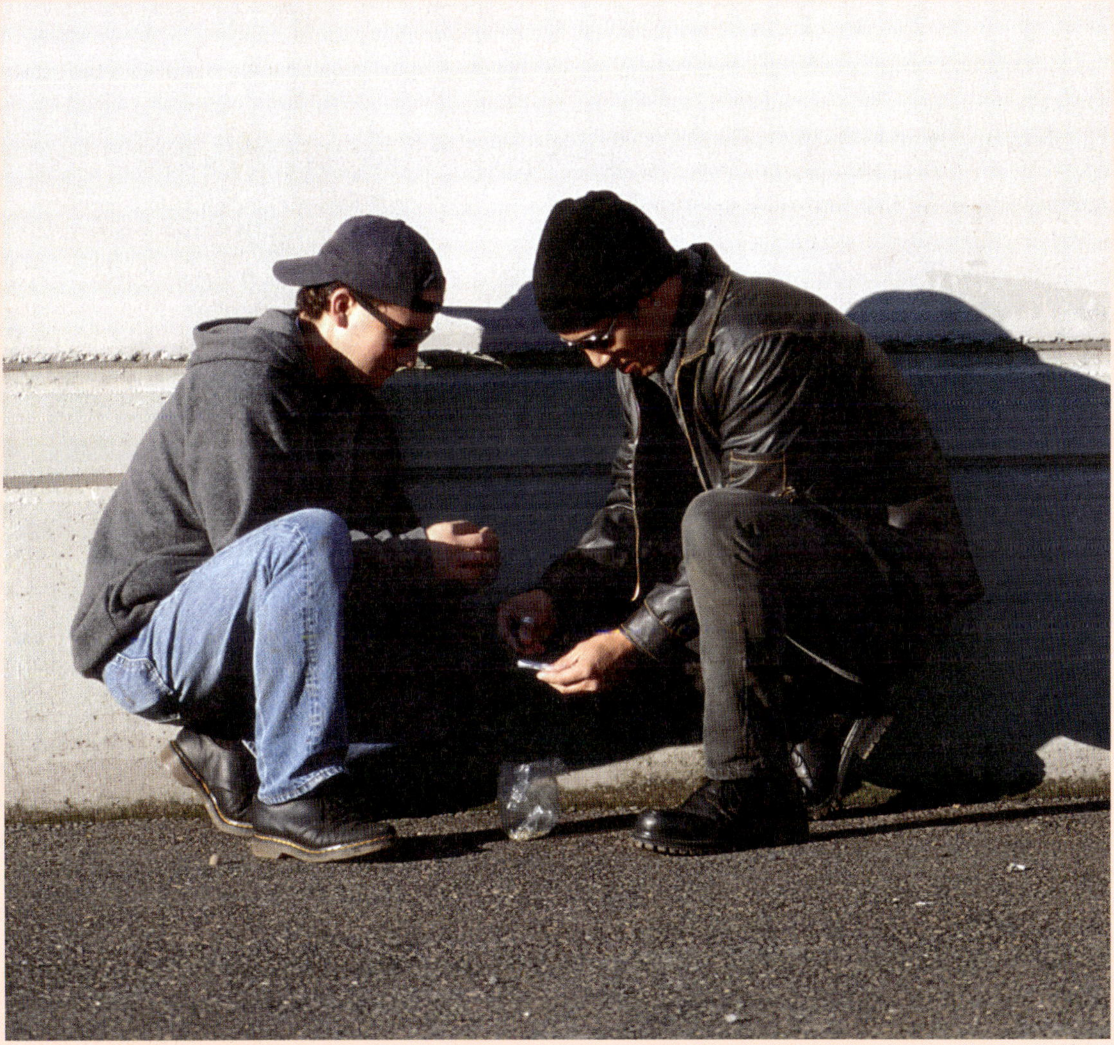

Drogen machen nicht nur abhängig, sie können den Organismus auch schwer schädigen.

Klassische Kinderkrankheiten

Windpocken & Co

Der schnelle Diagnoseüberblick

Die folgenden Kurzbeschreibungen von Symptomen und Symptomenkomplexen sollen Ihnen die Diagnose bei Ihrem Kind erleichtern. Gleichzeitig führen sie mit Seitenverweisen zur entsprechenden Erkrankung – sowohl in diesem Kapitel als auch eventuell in einem anderen Kapitel (siehe hierzu »Ähnliche Beschwerden«). Auf diesen Seiten finden Sie auch bereits Warnhinweise, wann Sie mit Ihrem Kind (sofort) zum Arzt gehen müssen.

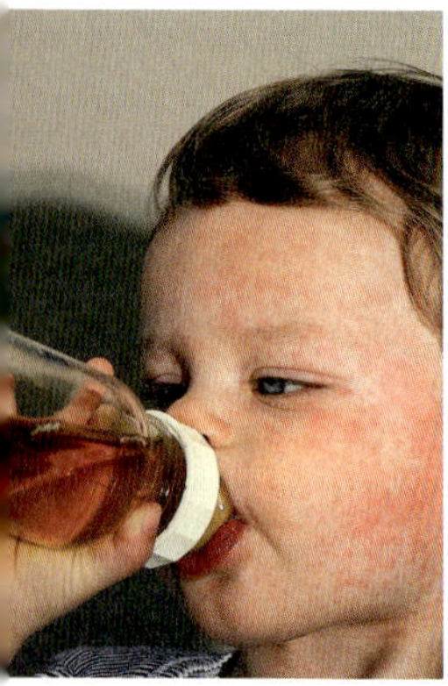

Masern

Zunächst Symptome einer schweren Erkältung (Husten, Halsschmerzen), Appetitlosigkeit, Bindehautreizung und -entzündung, dann hartnäckiges hohes Fieber; ab dem 3. Tag kleine weiße Flecken auf der Umschlagfalte der geschwollenen Mundschleimhaut, 2 Tage später meist typischer flächenhafter Masernausschlag auf der Haut – ausgehend von hinter den Ohren und dann über Arme und zuletzt Beine verlaufend → **Masern** (S. 259f.)

Mumps

Appetitlosigkeit, Reizbarkeit, Hals- und Kopfschmerzen, dann Anschwellen der Ohrspeicheldrüsen – erst einseitig (»dicke Backe«), dann beidseitig mit Kau- und Schluckbeschwerden und raschem Fieberanstieg auf bisweilen über 40 °C → **Mumps** (S. 260f.)

ÄHNLICHE SYMPTOME

- Sowohl Masern als auch Mumps können im Anfangsstadium Erkältungskrankheiten ähneln → **Halsweh und Angina** (S. 14ff.), → **Husten und Bronchitis** (S. 27ff.), → **Ohrenschmerzen** (S. 5ff.), → **Schnupfen** (S. 58ff.), → **Erkältung** (grippaler Infekt) (S. 174ff.)

Wann zum Arzt?

- Bei Verdacht auf Masern sollte ein Arzt ins Haus kommen
- Bei Verdacht auf Mumps

Windpocken

Bisweilen Temperaturanstieg, dann beginnender Pockenausschlag (zuerst Bildung von einzeln stehenden roten Flecken, die sich dann zu linsengroßen Papeln mit wasserhellen Bläschen entwickeln, Bläschen trocknen später ein), schubweiser Auftritt des Ausschlags mit Pocken in allen Phasen, meist vom Rumpf her über den gesamten Körper bis zur Kopfhaut; auch Befall von Augenlidern, Mundschleimhaut und Schambereich; starker Juckreiz → **Windpocken** (S. 270f.)

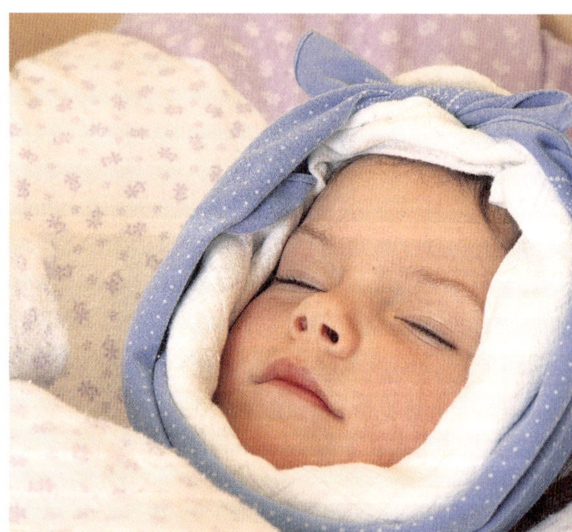

Röteln

Bisweilen leichter Schnupfen mit geringfügigen Kopfschmerzen, Ausschlag mit typischem Anschwellen der Hals- und Nackenlymphknoten, Ausschlag in Form von kleinen blassrosa Flecken, die im Gesicht beginnen und sich dann über den ganzen Körper ausbreiten; gering erhöhte Körpertemperatur möglich → **Röteln** (S. 267f.)

Ringelröteln

Meist im Schulalter auftretender schmetterlingsförmiger Ausschlag mit Juckreiz, Ausschlag beginnt auf Nase und Wangen und breitet sich über die Streckseiten der Arme und Beine aus, wobei er mehrmals verblasst und dann wieder neu auftritt, meist ohne Fieber → **Ringelröteln** (S. 267)

ÄHNLICHE SYMPTOME

- Bisweilen verlaufen Röteln nur sehr schwach bzw. ohne Ausschlag, so dass sie teilweise gar nicht diagnostiziert werden oder mit anderen Hautproblemen verwechselt werden können → **Juckreiz** (S. 128f.), → **Nesselsucht** (S. 137f.)

Polio (Kinderlähmung)

Zunächst leichtes Fieber, dann auf 39 bis 40 °C steigend, Krankheitsgefühl, Kopfschmerzen und Nackensteifigkeit; Lähmungserscheinungen an Beinen, Armen und Rumpfmuskulatur nach 1 bis 3 Tagen, mehrere Tage lang fortschreitend; akute Lebensgefahr durch mögliche Atemlähmung → **Polio (Kinderlähmung)** (S. 266)

Keuchhusten

In den ersten beiden Wochen Schnupfen, Husten und schwere Erkältungssymptome; dann ca. 6 Wochen lang anfallartiger Krampfhusten mit kurzen Hustenstößen, begleitet von tiefer, ziehender und keuchender Einatmung; Hustenstöße wiederholen sich in dichter Abfolge (so genannter Stakkatohusten); japsendes Atemholen wegen zunehmender Atemnot, rote oder blaue Gesichtsverfärbung; Auswürgen von glasigem Schleim, Erbrechen unter Verschlimmerung der Atemnot; zwischen den Anfällen meist keine Beeinträchtigung des Allgemeinbefindens → **Keuchhusten** (S. 257f.)

ÄHNLICHE SYMPTOME

- Husten und Hustenanfälle sowie Atemnot → **Husten und Bronchitis** (S. 27ff.), → **Erkältung (grippaler Infekt)** (S. 174ff.), → **Kehlkopfentzündung und Pseudokrupp** (S. 31f.)

Wann zum Arzt?

- Bei Erstickungsanfällen
- Grundsätzlich bei Verdacht auf eine Kinderkrankheit

Scharlach

Bis zu 39 °C hohes Fieber, Kopfschmerzen, Schüttelfrost, Halsschmerzen und/oder Schluckbeschwerden; Entzündung des Rachens und Gaumens mit einer flammend roten (»scharlachroten«) Verfärbung und Schwellung; gelblich weiße Beläge an Mandeln und Zunge, geschwollene Hals- und Kieferlymphknoten; nach 3 Tagen typischer Hautausschlag unter den Achseln, an den Leisten und auf der Brust mit kleinsten, dicht beieinander liegenden roten Pünktchen; Ausschlag fließt zu einer roten Fläche zusammen, stark gerötete Zunge; nach 3 Tagen Verblassen des Ausschlags, Haut beginnt, sich abzuschuppen → **Scharlach** (S. 269f.)

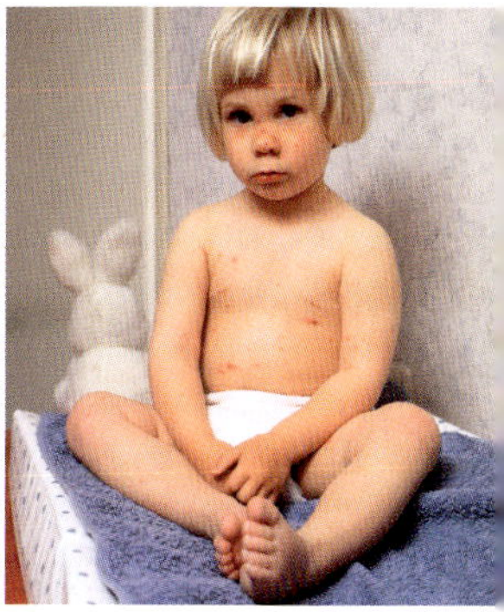

Diphtherie

Anfangs geschwollene Mandeln, geröteter Rachenraum; meist Schluckbeschwerden, Kopf-, Leibschmerzen und Mattigkeit; nur leichte Temperaturerhöhung auf 38 bis 39 °C; nach 2 bis 6 Tagen Verschlimmerung: graue eitrige Beläge auf den Mandeln und im Kehlkopfbereich, süßlich fauliger Mundgeruch, beschleunigter Puls, der entweder unregelmäßig oder deutlich langsamer wird; »bellender« Husten, der sich zu Kruppanfällen (nicht zu verwechseln mit Pseudokrupp) steigern kann; oft mit schwerer Atemnot und Erstickungsanfällen verbunden → **Diphtherie** (S. 256f.)

! **Vorsicht**: Sowohl Diphtherie und Polio als auch Keuchhusten und Scharlach können am Anfang Erkältungskrankheiten ähneln.

ÄHNLICHE SYMPTOME

- Halsweh und Schluckbeschwerden → **Halsweh und Angina** (S. 14ff.), → **Kehlkopfentzündung und Pseudokrupp** (S. 31f.), → **Erkältung (grippaler Infekt)** (S. 174ff.)

Wann zum Arzt?

- Bei Verdacht auf Polio, Diphtherie oder Scharlach sofort den Arzt rufen

Diphtherie

Ursachen: vom Bakterium Corynebacterium diphtheriae ausgelöste, durch Tröpfcheninfektion übertragene, hochansteckende schwere Infektionskrankheit, bei der Membranen die Atemwege verlegen (so genannte pseudomembranöse Beläge); außerdem an Herz, Gehirn und Nieren abgegebene Bakteriengifte (Toxine) mit schweren Folgeschäden – **Inkubationszeit:** 1 bis 7 Tage

Typische Beschwerden: anfangs geschwollene Mandeln, geröteter Rachenraum; meist Schluckbeschwerden, Kopf-, Leibschmerzen und Mattigkeit; nur leichte Temperaturerhöhung auf 38 bis 39 °C; nach 2 bis 6 Tagen Verschlimmerung: graue eitrige Beläge auf den Mandeln und im Kehlkopfbereich, süßlich fauliger Mundgeruch, beschleunigter Puls, der unregelmäßig oder deutlich langsamer wird; »bellender« Husten, der sich zu Kruppanfällen (nicht zu verwechseln mit Pseudokrupp) steigern kann; oft mit schwerer Atemnot und Erstickungsanfällen • Siehe auch Asthma bronchiale (S. 8ff.), Halsweh und Angina (S. 114ff.), Husten und Bronchitis (S. 127ff.) sowie Kehlkopfentzündung und Pseudokrupp (S. 131f.)

Sofortmaßnahmen – Was Sie gleich tun können

Schnell zum Arzt oder in die Klinik
In westlichen Industrienationen erkranken nur nicht geimpfte Kinder an Diphtherie. Sofern Ihr Kind noch keine Schutzimpfung erhalten hat und die oben genannten Symptome aufweist, müssen Sie sofort einen Kinderarzt oder eine Kinderklinik aufsuchen und es untersuchen lassen.

Babys und Kleinkinder
Lassen Sie Ihr Kind am besten im Alter von zwei Monaten gegen Diphtherie (in der Regel als Kombinationsimpfung) impfen.

Sofort den Notarzt rufen
- Wenn Ihr Kind an Atemnot leidet

AUS DER APOTHEKE
Bei Diphtherie wird der Patient mit Antibiotika behandelt. Zudem wurde früher ein Gegengift gegen den Erreger der Diphtherie, das Bakterium Corynebacterium diphtheriae, gegeben. Dieses Präparat wird in Deutschland nicht mehr hergestellt. Die Gifte des Bakteriums können zu Herz-Kreislauf-Versagen führen. Deshalb gehört jedes Kind mit Diphtherie umgehend in ein Krankenhaus. Kontaktpersonen müssen oral vorbeugend behandelt werden. Phytopharmaka und Homöopathika sind wirkungslos.

DAS KÖNNEN SIE NOCH TUN

Impfung
Lassen Sie Ihr Kind rechtzeitig impfen. Nur dann hat die Diphtherie – im Volksmund »der Würgeengel der Kinder« genannt –, die noch Anfang des 20. Jahrhunderts zahllose Opfer unter den Kindern fand, keine Chance. Machen Sie keine Experimente, indem Sie die Impfung unnötigerweise aufschieben. Ihr Kind würde im Fall der Erkrankung in Lebensgefahr schweben.

- Die Impfung gegen Diphtherie erfolgt meist als Kombinationsimpfung mit anderen Impfstoffen, und zwar im 3. Lebensmonat, im 4. Lebensmonat, im 5. Monat und zwischen dem 12. und 24. Monat. Der Impfstoff wird dem Kind im Abstand von 4 Wochen in den Oberschenkel gespritzt (siehe »Impfungen«, S. 352ff.).
- Überprüfen Sie Ihren eigenen Impfschutz!

Vorsicht bei Reisen nach Osteuropa
In osteuropäischen Ländern ist die Zahl der Diphtheriefälle in den letzten Jahren rapide angestiegen. Konsultieren Sie Ihren Hausarzt bei Reisen dorthin.

⊕ Das hilft
Rechtzeitige Impfung

Frische Luft, Sauerstoff, Raumbefeuchtung

⊖ Das schadet
Trockene, verbrauchte Luft im Kinderzimmer

Keuchhusten

Ursachen: Tröpfcheninfektion mit Bakterien (Bordetella pertussis); hochansteckend – auch schon vor den ersten Keuchhustenanfällen und bis zu 6 Wochen nach Ausbruch der Erkrankung – **Inkubationszeit:** 7 bis 14 Tage
Typische Beschwerden: in den ersten 2 Wochen Schnupfen, Husten und schwere Erkältungssymptome; dann ca. 6 Wochen lang vorwiegend nachts anfallartiger Krampfhusten mit kurzen Hustenstößen, begleitet von tiefer, ziehender und keuchender Einatmung; Hustenstöße wiederholen sich in dichter Abfolge (so genannter Stakkatohusten); japsendes Atemholen wegen zunehmender Atemnot, rote oder blaue Gesichtsverfärbung; Auswürgen von glasigem Schleim, Erbrechen unter Verschlimmerung der Atemnot; zwischen den Anfällen meist keine Beeinträchtigung des Allgemeinbefindens; durch den starken Druck beim Husten können kleine Blutungen in den Bindehäuten auftreten

• Siehe auch Husten und Bronchitis (S. 127ff.) sowie Asthma bronchiale (S. 18ff.)

Sofortmaßnahmen – Was Sie gleich tun können

Ruhig bleiben

Während eines Hustenanfalls sollten Sie Ihr Kind in eine aufrechte Sitzposition bringen und es den Kopf leicht vornüberbeugen lassen. Beruhigen Sie Ihr Kind, um ihm die durch die Atemnot entstehenden Ängste zu nehmen. Das bedeutet vor allem, dass Sie selbst Ruhe bewahren sollten.

Babys und Kleinkinder

Neugeborene und Babys haben gegen Keuchhusten keinen Nestschutz. Eine Impfung ist aber erst ab dem dritten Lebensmonat möglich. Für Babys können Keuchhustenanfälle lebensgefährlich werden. Sie können noch nicht richtig abhusten, und es treten Atemstillstände (Apnoen) auf. Deshalb müssen Babys stationär behandelt bzw. überwacht werden.

Viele hustende Erwachsene wissen gar nicht, dass sie möglicherweise Keuchhusten haben und können so kleine Kinder anstecken.
Häufig tritt vor allem bei Kleinkindern, aber auch bei Asthmatikern eine gefährliche Lungenentzündung auf.

Grenzen der Selbstbehandlung

Haben Sie den Verdacht, dass Ihr Kind an Keuchhusten erkrankt sein könnte, sollten Sie umgehend den Kinderarzt aufsuchen.

Sofort den Notarzt rufen

- Bei schweren Hustenanfällen mit Atemnot (oder Atemstillständen bei Babys)
- Bei Erstickungsgefahr

AUS DER APOTHEKE

Der Einsatz von Antibiotika ist nur zu Beginn der Erkrankung sinnvoll. Deshalb sollten Babys und Kleinkinder, die an Keuchhusten erkrankt sind, so früh wie möglich antibiotisch behandelt werden. Gegen den Erreger Bordetella pertussis wird meist Erythromyzin oder Clarithromyzin verordnet. Herkömmliche hustenstillende und schleimlösende Arzneimittel erleichtern, wirken aber nur gegen die Symptome.

Synthetische Medikamente

- **Antibiotika (Rp)**: Erythromyzin, Clarithromyzin

Homöopathika

Folgenden Homöopathika haben sich bewährt.

- **Drosera**: wenn Keuchhusten am heftigsten nachts zwischen 24 und 1 Uhr auftritt und der Schleim blutig ist, wenn Nasenbluten zu beobachten ist und sich das Kind unmittelbar nach dem Hustenanfall gut erholt
- **Belladonna**: wenn sich das Gesicht während des Anfalls stark rötet, die Pupillen weit gestellt sind, die Hustenattacken nach dem ersten Schlaf auftreten und die Anfälle durch Bewegung ausgelöst werden
- **Coccus cacti**: wenn fadenziehender, klarer Schleim zu beobachten ist, kalte Luft den Zustand verbessert, aber warme Luft ihn verschlechtert
- **Ipecacuana**: wenn trockener, kraftloser Husten mit Erbrechen einhergeht, typischerweise aber eine ganz saubere Zunge zu beobachten ist

DAS KÖNNEN SIE NOCH TUN

Zitronenwickel

Als ein klassisches Hausmittel zur Behandlung von Keuchhusten gilt der warme Brustwickel mit Zitronensaft. Man sollte den Wickel abends machen, um die Nacht möglichst beschwerdefrei zu halten. Siehe Hausmittel

Klimakur im Hochgebirge

Wenn es nicht zu viele Umstände macht, sollten Sie mit Ihrem Kind einige Tage im Hochgebirge verbringen, weil das Gebirgsklima eine lindernde Wirkung auf die Husten- und Brechanfälle aufweist. Allerdings sollten Sie eine körperliche Anstrengung Ihres Kindes vermeiden.

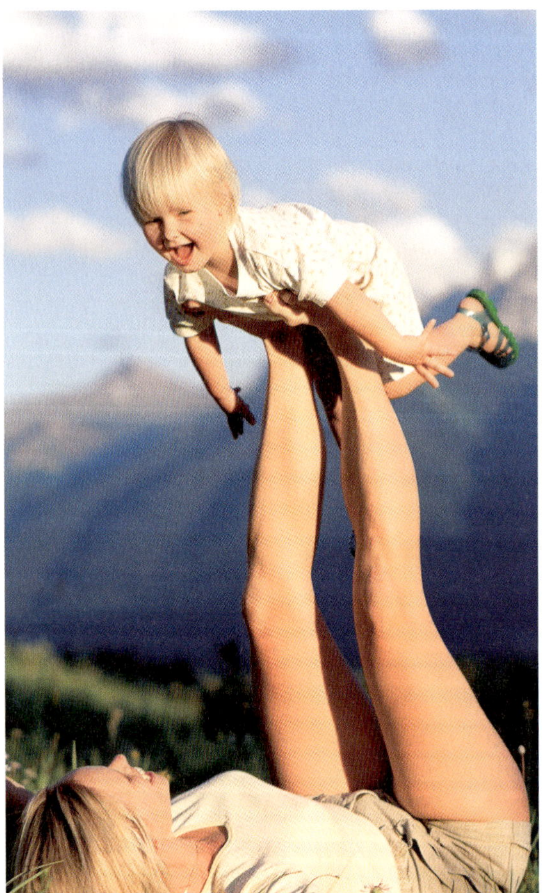

Ein Keuchhusten benötigt viel Zeit zur Ausheilung. Warten Sie also ausreichend lange, bevor Sie wieder mit Ihrem Kind ausgelassen herumtoben!

Impfung

Die beste Vorbeugung besteht darin, Ihr Kind rechtzeitig impfen zu lassen. Nur ein ausreichender Impfschutz kann Ihre Kleinen wirklich vor der Ansteckung mit Keuchhusten bewahren.

- Die Impfung gegen Keuchhusten erfolgt in der Regel als Kombinationsimpfung mit anderen Impfstoffen, und zwar im 3. Lebensmonat, im 4. Lebensmonat, im 5. Monat und zwischen dem 12. und 15. Monat. Der Impfstoff wird dem Kind im Abstand von 4 Wochen in den Oberschenkel gespritzt (siehe dazu das Special »Impfungen«, S. 352ff.).

Sowohl die Krankheit als auch die Impfung hinterlassen keinen lebenslangen Schutz, man kann also erneut an Keuchhusten erkranken. Daher ist es sinnvoll, die Impfung alle 10 Jahre zusammen mit Diphtherie und Tetanus auffrischen zu lassen.

Immunstimulation

Nach durchgemachter Keuchhustenerkrankung sind die Kinder erfahrungsgemäß mehrere Monate lang anfälliger für Atemwegserkrankungen. Eine gezielte Immunstimulation mit Medikamenten ist hier sinnvoll.

Kinder, die an Asthma bronchiale leiden, haben nach dem Keuchhusten oft monatelang mit Atembeschwerden zu kämpfen.

Sorgen Sie dafür, dass Ihr Kind regelmäßig inhaliert, Atemübungen macht zudem regelmäßig seine Lungenfunktion überprüft (siehe auch Asthma bronchiale S. 8)

⊕ Das hilft

Impfung, Ruhe
Leichte, aber vollwertige (flüssige oder breiige) Ernährung – öfter in kleinen Mengen
Ausreichend viel trinken
Spaziergänge an der frischen Luft

⊖ Das schadet

Herumtoben, körperliche Anstrengung
Einseitige Ernährung
Kontakt mit anderen Kindern, insbesondere mit Säuglingen

Masern

Ursachen: extrem ansteckende Virusinfektion, die durch Tröpfcheninfektion oder Körperkontakt übertragen wird; das Virus (Briarcus morbillorum) kann auch über größere Entfernung angeweht werden
Inkubationszeit: 10 bis 14 Tage
Typische Beschwerden: anfänglich Schnupfen, Husten, Halsschmerzen, schlechter Appetit; dann Bindehautentzündung oder -reizung mit rasch ansteigendem Fieber bis zu 40 °C; kleine weiße, kalkspritzerartige Flecken mit rotem Ring auf der Umschlagfalte der geschwollenen Mundschleimhaut, wieder sinkendes Fieber; Masernausschlag hinter den Ohren beginnend, dann an Rumpf, Armen und Beinen (kleine rote, etwas erhabene Flecken, die zusammenfließen, später bräunlich violett) verlaufend, wieder steigendes Fieber; 1 Woche später Rückbildung des Ausschlags, keine Ansteckungsgefahr mehr; Komplikationen: Masernpneumonie (Lungenentzündung); Masernotitis (Ohrentzündung), Masernkrupp (schwere Kehlkopfentzündung), Masernenzephalitis (Gehirnentzündung), SSPE (Zerstörung des Gehirns)
- Siehe auch Röteln (S. 267f.) und Windpocken (S. 270f.)

Sofortmaßnahmen – Was Sie gleich tun können

Fiebersenkende Maßnahmen
Greifen Sie erst ab 39,5 °C zu fiebersenkenden Maßnahmen, da Fieber das beste körpereigene Mittel ist, um Viren wirkungsvoll zu bekämpfen. Steigt die Körpertemperatur stärker an, geben Sie Ihrem Kind Parazetamol oder Ibuprofen.

Babys und Kleinkinder
Sofern eine Mutter Masern hatte, ist auch ihr Baby etwa bis zum neunten Monat durch Leihantikörper geschützt. Hat die Mutter die Masern nicht durchgemacht, kann es sogar bei Neugeborenen zu einer Erkrankung kommen. Klingt der Nestschutz ab, sollten Sie Ihr Baby von Kindern, die an Masern erkrankt sind, sorgfältig fern halten.

Grenzen der Selbstbehandlung
Konsultieren Sie auf jeden Fall einen Arzt, um sicherzustellen, auf was die sehr hohe Temperatur Ihres Kindes zurückzuführen ist.

Sofort den Notarzt rufen
- Bei Anzeichen einer Masernenzephalitis (Gehirnentzündung mit Kopfschmerzen, Erbrechen, Bewusstseinsstörungen und Krämpfen)
- Bei Anzeichen von Masernkrupp

AUS DER APOTHEKE

Gegen das Masernvirus gibt es kein wirksames Medikament. Je nach Krankheitsbild wird der Arzt fiebersenkende Medikamente, Schnupfenmittel oder Hustenstiller verordnen.
Komplikationen wie die Masernpneumonie (Lungenentzündung) oder die Masernotitis (Ohrentzündung) werden mit spezifischen Antibiotika (siehe dazu »Lungenentzündung«, S. 136f., und »Ohrenschmerzen«, S. 156ff.) behandelt.

Synthetische Medikamente
- **Fiebersenkende Mittel:** Parazetamol, Ibuprofen
- **Hustenstiller:** Clobutinol, Pentoxyverin, Kodein (Rp)
- **Schnupfenmittel:** Xylometazolin, Oxymetazolin, Tetryzolin

Homöopathika
Unterstützend können Sie das folgende homöopathische Präparat anwenden.
- **Pulsatilla:** das »Masernmittel«, sollte aber nur in Abstimmung mit einem homöopathischen Kinderarzt verabreicht werden

ERNÄHRUNG

Leichte Kost und Wunschkost
Leichte Kost, die in kleinen Mahlzeiten über den Tag verteilt wird und die reich an Vitaminen (vor allem an Vitamin A in Karotten, Spinat, getrockneten Aprikosen, Leberwurst, Paprika und Vitamin C in Zitrusfrüchten, Erdbeeren, Himbeeren, grünem Gemüse und Salat), Mineralstoffen und Spurenelementen ist, fördert die Genesung Ihres Kindes, weil dadurch das Immunsys-

tem gestärkt wird. Wegen der bei Masern häufig auftretenden Schluckbeschwerden sollten Sie Ihrem Kind Gemüse oder Obst am besten als Brei oder als Saft reichen.
Gehen Sie aber auch auf die Wünsche des kleinen Patienten ein. Falls das Kind Appetit auf etwas hat, soll es dieses zu essen versuchen.

DAS KÖNNEN SIE NOCH TUN

Bettruhe einhalten

Ihr Kind darf das Bett erst dann wieder verlassen, wenn es drei Tage lang kein Fieber hatte. Auch in der Rekonvaleszenzzeit sollte es nicht gleich wieder herumtoben. Das Immunsystem ist nach einer überstandenen Masererkrankung sehr geschwächt, so dass sich das Kind leicht andere Krankheiten einfangen kann.

Zimmer abdunkeln und gut lüften

Weil Masern oft mit einer Reizung der Bindehaut einhergehen, ist Ihr Kind wahrscheinlich recht lichtempfindlich. Deshalb sollten Sie tagsüber die Vorhänge zuziehen.
Auch ist es wichtig, das Zimmer gut gelüftet zu halten, weil mit gutem Raumklima einer Masernpneumonie (Lungenentzündung) vorgebeugt wird.

Impfung

Die Masern können sehr gefährliche Komplikationen mit sich bringen. Deshalb ist es wichtig, Ihr Kind gegen Masern impfen zu lassen.

- Die 1. Impfung erfolgt als Kombinationsimpfung (zusammen mit der Impfung gegen Mumps/Röteln und Varicellen) nicht vor dem 11. Lebensmonat.
- Die 2. Impfung erfolgt frühestens 4 bis 6 Wochen später, spätestens aber im 2. Lebensjahr (siehe dazu auch S. 262ff.).

Komplikationen vermeiden

Beobachten Sie Ihr Kind gut! Die Masern können zu gefährlichen Komplikationen führen. Gleichzeitig ist Ihr Kind auch anfälliger gegenüber anderen Krankheiten. Darum sollten Sie bei jeder negativen Veränderung des Krankheitsbildes (und im Zweifel immer!) unverzüglich Ihren Kinderarzt aufsuchen.

⊕ Das hilft

Impfung
Bettruhe
Leichte, vitaminreiche Kost
Viel trinken
Viel Zuwendung
Gut gelüftetes Zimmer

⊖ Das schadet

Hektik am Krankenbett
Kontakt mit ungeimpften Erwachsenen oder Kindern

Mumps

Ursachen: mäßig ansteckende Infektion der Speicheldrüsen im Kieferwinkel mit Viren aus der Gruppe der Myxoviren; Übertragung durch Tröpfcheninfektion; Jungen sind doppelt so oft betroffen wie Mädchen
Inkubationszeit: bis zu 3 Wochen
Typische Beschwerden: kurzes Vorstadium mit Appetitlosigkeit, Reizbarkeit, Mattigkeit, Hals- und Kopfschmerzen; danach zunächst nur einseitig, später auch beidseitig Anschwellung der Ohrspeicheldrüsen mit gespannter und glänzender Haut um die Ohrmuschel, abstehendem Ohrläppchen und Bildung einer »dicken Backe«; vor dem Ohr harte, druckempfindliche Stelle, Schmerzen beim Kauen und Schlucken; 38,5 bis 40,5 °C hohes Fieber; Komplikationen: Entzündung der Bauchspeicheldrüse mit der Folge eines Jugenddiabetes (Typ-I-Diabetes), Hirnhautentzündung (selten Gehirnentzündung), während und nach der Pubertät Hoden- und Nebenhodenentzündung mit der Gefahr der Sterilität, (selten Eierstockentzündung)
- Siehe auch Ohrenschmerzen (S. 156ff.)

▶▶▶

Sofortmaßnahmen – Was Sie gleich tun können

Halswickel
Zur Linderung der Schwellungen haben sich warme Halswickel mit Archangelikasalbe oder Eukalyptuspaste (beide in der Apotheke erhältlich) bewährt, die eine stärkere Durchblutung fördern. So kann der Organismus Ihres Kindes die Krankheitserreger besser bekämpfen.

Babys und Kleinkinder
Es werden hauptsächlich Kinder zwischen dem vierten und zehnten Lebensjahr von Mumps befallen. Trotzdem sollten Sie Babys und Kleinkinder vom erkrankten Kind fern halten.

Grenzen der Selbstbehandlung
Grundsätzlich sollte Ihr Kind dem Arzt vorgestellt werden, wenn Schwellungen im Gesicht, begleitet von Fieber, auftreten.

- Sie sollten spätestens dann Ihr Kind zum Kinderarzt bringen, wenn das Fieber nach einer Woche nicht sinkt oder nach zwei bis drei Wochen erneut ansteigt.
- Wenn zudem Kopfschmerzen, Bauchschmerzen, Erbrechen und/oder Nackensteifheit auftreten, müssen Sie ebenfalls zum Arzt. Es besteht die Gefahr, dass sich bereits eine gefährliche Komplikation eingestellt hat.

AUS DER APOTHEKE
Gegen die Viren, die Mumps verursachen, gibt es keine Medikamente. Verläuft die Infektion normal, wird der Arzt nur die Beschwerden lindern und Schmerzmittel wie Parazetamol/Ibuprofen verordnen, das, bei Bedarf, zugleich auch das Fieber senkt. Kommt bei Ihrem Kind dagegen eine Hirnhautentzündung oder eine Entzündung der Hoden hinzu, werden gegebenenfalls Glukokortikoide eingesetzt.

Synthetische Medikamente
- **Schmerzmittel:** Parazetamol, Ibuprofen (Rp)
- **Glukokortikoide (Rp):** Prednisolon

Homöopathika
Unterstützend können Sie das folgende homöopathische Mittel anwenden.

- **Barium carbonicum:** das Hauptmittel gegen Mumps, es sollte nur in Abstimmung mit einem homöopathischen Kinderarzt verabreicht werden

DAS KÖNNEN SIE NOCH TUN

Bettruhe
Sie sollten darauf achten, dass Ihr Kind eine etwa einwöchige Bettruhe unbedingt einhält. Dadurch wird die Gefahr verringert, dass es zu Erkrankungen des Gehirns oder der Keimdrüsen kommt. Die Bettruhe sorgt auch für die psychische Erholung, wobei Sie darauf achten sollten, dass Ihr Kind von Aufregung und Stress verschont wird: Fernsehen und Computerspiele sind in dieser Zeit »out«.

Umschläge
Umschläge mit Zwiebeln, essigsaurer Tonerde, Quark oder Archangelikasalbe, die direkt auf die geschwollene Wange gelegt werden, sind geeignete Mittel, um die Schmerzen im Mund- und Ohrenbereich zu lindern. Lassen Sie aber den oberen Teil des Kopfes frei. (Siehe Special Hausmittel, S. 16ff.)

Impfung
Die beste Vorbeugung ist auch bei Mumps das Impfen. Die zwar seltenen, aber immerhin möglichen schweren Komplikationen lassen es ratsam erscheinen, nicht allein dem Glück zu vertrauen.

- Der Wirkstoff wird zusammen mit dem gegen Masern und Röteln als Kombinationsimpfung (MMR) verabreicht. Die lebenslange Schutzwirkung beginnt etwa 2 Wochen nach der 1. Impfung, die nicht vor dem 11. Monat erfolgt und im 2. Lebensjahr aufgefrischt wird (siehe S. 262ff.).
- Ein Kontakt des erkrankten Kindes mit nicht geimpften Jungen oder Männern muss vermieden werden. Die Entzündung der männlichen Keimdrüsen führt in 30 Prozent der Fälle zu Sterilität.

⊕ Das hilft
Impfung, Bettruhe, viel Flüssigkeit

⊖ Das schadet
Fettreiche Kost und Süßigkeiten
Aufregung und Stress

Impfungen – welche sind empfehlenswert?

Durch Vorbeugung wollen Ärzte verhindern, dass Kinder krank werden. In allererster Linie gehören die Impfungen zu den vorbeugenden Maßnahmen. Wenn ein Kind geboren wird, so ist sein Immunsystem noch untrainiert, sofern es nicht während der Schwangerschaft selbst erkrankte. Die Abwehrstoffe des kleinen Organismus sind von der Mutter »geliehen«. Während der Schwangerschaft gehen Antikörper der Mutter in das kindliche Blut über und helfen dem Baby in den ersten Lebensmonaten gegen schwer wiegende Erkrankungen (z. B. Masern). Voraussetzung ist natürlich, dass die Mutter diese Krankheiten durchgemacht hat oder gegen sie geimpft wurde. Auch durch die Muttermilch wird der Säugling noch mit mütterlichen Abwehrstoffen versorgt. Doch nach einigen Monaten ist diese geliehene Abwehr, der so genannte Nestschutz, erschöpft.

Wann sollte man impfen?

Der Nestschutz hält für verschiedene Krankheiten unterschiedlich lange an, für die Masern z. B. etwa neun Monate lang. Danach muss der kleine Organismus selbst in der Lage sein, sich zu wehren. Damit beginnt er bereits kurz nach der Geburt. Denn vom ersten Moment an wird das Neugeborene von guten und weniger guten Mikroorganismen attackiert und muss sich gegen sie zur Wehr setzen.

Das Immunsystem eines Kindes reift vor allem in den ersten beiden Lebensjahren. Jeder Infekt und jede Impfung trainiert es. Diesen Zeitraum sollte man sich deshalb für die Impfungen zunutze machen, da der Organismus dann weniger belastet wird.

Impfstoffe

Es gibt heute sehr gut verträgliche Impfstoffe. Wir unterscheiden Totimpfstoffe, z. B. gegen Diphtherie und Tetanus, von Lebendimpfstoffen, z. B. gegen Masern. Die meisten notwendigen Impfungen können einzeln oder in Kombinationen verabreicht werden. Kombinationsimpfstoffe haben zwei wichtige Vorteile: Sie benötigen weniger Konservierungsstoffe, und es sind weniger Einstiche erforderlich. Dennoch kann das Immunsystem des Kindes gegen alle einzelnen Komponenten des jeweiligen Impfstoffes genügend Antikörper bilden, ohne überfordert zu werden.

Impfreaktionen

Immer wieder warnen so genannte Impfgegner vor den Impfschäden. Dabei vergessen sie aber zu erwähnen, dass die Schäden, die durch die entsprechenden Krankheiten verursacht werden, sehr viel größer sind und vor allem sehr viel häufiger vorkommen.

Jede Impfung spricht das Immunsystem an und verursacht dort Reaktionen, die gelegentlich auch zu Fieber, Unwohlsein, Unruhe und vorübergehenden Schlafstörungen führen können. Ebenso können örtliche Reaktionen an der Impfstelle auftreten (Überwärmung, Schwellung oder Schmerzen). Diese Reaktionen sind harmlos und klingen in der Regel schnell wieder ab.

Echte Impfschäden kommen extrem selten vor und stehen in keinem Verhältnis zu den schwer wiegenden Komplikationen, die z. B. bei einer Masernerkrankung mit einer Gehirn- oder Lungenentzündung auftreten können. Bei den heutigen modernen Impfstoffen sind schwer wiegende Impfkomplikationen nahezu ausgeschlossen.

- Wenn Sie Ihr Kind impfen lassen wollen, besprechen Sie am besten mit dem Kinder- und Jugendarzt Ihres Vertrauens Ihre persönlichen Fragen.

Wo wird geimpft?

Die in der frühen Kindheit notwendigen Impfungen werden in der Regel in den Muskel des Kindes, gespritzt, aus dem sich das Blut den Impfstoff nach und nach zur weiteren Verarbeitung holt; einige wenige werden auch unter die Haut gespritzt.

- Bei Säuglingen impft der Arzt bevorzugt in die Mitte der vorderen äußeren Oberschenkelmuskulatur.

Dort ist weniger Fettgewebe, und es verlaufen keine größeren Nerven oder Blutgefäße. Ebenso sinnvoll und geeignet ist der Oberarmmuskel, der so genannte Deltamuskel.

- In den Gesäßmuskel sollte heute gar nicht mehr geimpft werden.
- Sobald ein Kind laufen kann, sollte es nicht mehr ins Bein geimpft werden. Dann ist die beste Stelle der Oberarm.

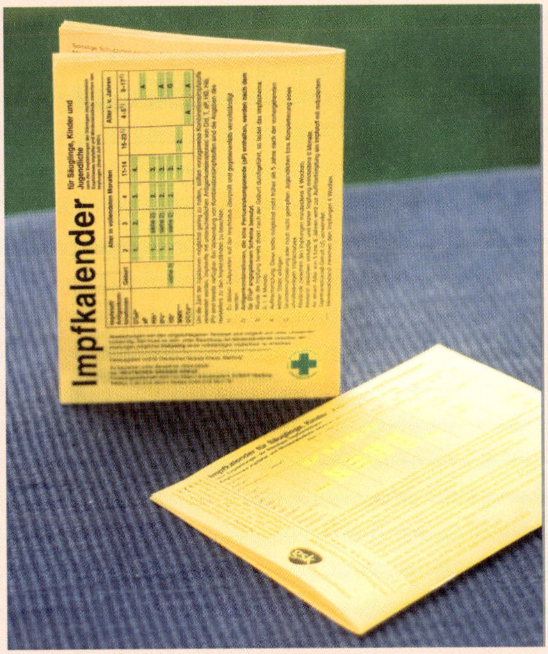

Lassen Sie Impfungen immer in den Impfpass eintragen!

Wogegen sollte geimpft werden?

Im Folgenden erhalten Sie einen Überblick über die wichtigsten Impfungen. Alle werden in einen Impfpass eingetragen, den Sie gut aufbewahren sollten.

Diphtherie, Tetanus

Vor allem die Diphtherie scheint aus unserem Bewusstsein verschwunden zu sein, kommt sie doch in Deutschland fast nicht mehr vor. Diese lebensgefährliche Krankheit ist in osteuropäischen Ländern und Russland jedoch wieder stark im Kommen; deshalb ist auch in Deutschland die Impfung notwendig. Erreger könnten aus diesen Ländern eingeschleppt werden. An Tetanus (Wundstarrkrampf) kann jeder erkranken, denn die Bakterien sind überall zu finden, vor allem in der Erde. Eine kleine offene Verletzung reicht als Eintrittspforte für die Erreger völlig aus. Eine ursächliche Behandlung gibt es nicht, die Kranken erleben die Krämpfe (auch die der Atemwege) bei vollem Bewusstsein. Die Todesrate liegt bei 50 Prozent.

Polio

Die Impfung gegen Kinderlähmung wird nicht mehr geschluckt, sondern ebenfalls gespritzt. In Deutschland gibt es keine Polioinfektionen durch »Wildviren« mehr. Die zuletzt aufgetretenen Erkrankungen wurden aus dem Ausland eingeschleppt oder durch die Schluckimpfung bei nicht geimpften Personen verursacht. Aus diesem Grund wird jetzt nur noch der so genannte Totimpfstoff verabreicht. Leider ist Kinderlähmung weltweit noch lange nicht ausgerottet. Darum ist die Impfung auch in Deutschland nach wie vor sehr wichtig.

Keuchhusten (Pertussis)

Keuchhusten ist vor allem für Säuglinge bedrohlich, weil diese nicht den typischen Husten zeigen, sondern aufhören zu atmen. Kinder, die eine Keuchhustenerkrankung durchgemacht haben, sind mehrere Monate lang deutlich anfälliger für Atemwegserkrankungen. Besonders beeinträchtigt werden Kinder, die an Asthma bronchiale leiden. Gefährliche Komplikationen sind die Lungen- und die Gehirnentzündung.
Neuerdings weiß man, dass auch eine durchgemachte Keuchhustenerkrankung, ebenso wie die Impfung im Kindesalter, nicht zu lebenslanger Immunität führt. Darum lautet die Empfehlung dahingehend, alle Jugendlichen, die die Grundimmunisierung in den ersten zwei Lebensjahren bekommen haben, noch einmal zwischen dem 11. und 18. Lebensjahr impfen zu lassen.

HIB

Haemophilus influenzae B (HIB) ist der Erreger zweier hochakuter und lebensbedrohlicher Krankheiten, die nur im Kindesalter auftreten: einer Hirnhautentzündung und einer Kehldeckelentzündung. Beide Krankheiten können so rasant verlaufen, dass jegliche ärztliche Hilfe zu spät kommen kann. Seit Einführung der Impfung treten sie jedoch nur noch selten auf, und dies nur bei nicht oder nur unvollständig geimpften Kindern.

Hepatitis B

Die Viren dieser Leberentzündung werden durch Blut oder Geschlechtsverkehr übertragen und sind hochansteckend. Je jünger der Erkrankte, desto höher das Risiko eines chronischen Verlaufs mit Leberzirrhose oder

Leberkrebs. Das bedeutet, dass die Leber zugrunde geht oder nicht mehr arbeiten kann und der Infizierte auch weiterhin andere Menschen anstecken kann. Man sieht es ihm aber nicht gerade an, denn eine Infektion mit Hepatitis Typ B führt nicht unbedingt zur Erkrankung, d. h. zu einer sichtbaren Gelbsucht. Dennoch ist das Virus in dem betreffenden Menschen aktiv.

- Ganz besonders groß ist die Gefahr einer chronischen Infektion, wenn sich ein Neugeborenes während der Geburt bei der Mutter ansteckt.
- Seit 1993 wird in Deutschland bei jeder Frau während einer Schwangerschaft durch einen Bluttest festgestellt, ob eine Infektion mit Hepatitis B vorliegt. Ist dies der Fall, wird das Neugeborene gleich nach der Geburt durch eine so genannte Simultanimpfung geschützt, denn das Virus wird erst während des Geburtsvorgangs durch das mütterliche Blut übertragen. Das Baby bekommt gleichzeitig Antikörper und die eigentliche Impfung, die es dann noch zweimal zur Vervollständigung des dauerhaften Schutzes erhalten wird.
- Alle Kinder sollten bereits im Säuglingsalter geimpft werden. Man macht sich für diese Impfung die hohe Antikörperantwort im Kindesalter und die vorhandene Impfstruktur zunutze. Spätestens aber vor dem ersten Geschlechtsverkehr sollte jeder Jugendliche einen ausreichenden Schutz vor Hepatitis B haben.

Pneumokokken

Diese Bakterien sind für eitrige Ohrenentzündungen und Lungenentzündungen verantwortlich. (Pneumo = Lunge) Sie kommen in unserem Rachenraum vor und können vor allem bei kleinen Kindern sehr schnell wegen des noch kleinen Gesichtsschädels ins Gehirn gelangen und dort zu einer Meningitis führen. Besonders frühgeborene Kinder sind gefährdet und solche Säuglinge, die nach der Geburt krank waren oder nicht richtig gedeihen. Darum ist es sinnvoll, auch hier frühzeitig eine Impfung durchzuführen.

Masern, Mumps und Röteln

Diese Krankheiten werden auch als typische Kinderkrankheiten bezeichnet, die leider nicht so harmlos verlaufen, wie manche immer noch glauben. Abgesehen davon, dass sich Kinder bei einer Masernerkrankung ganz und gar nicht wohl fühlen, stellen die möglichen Komplikationen die eigentliche Gefahr dar.

- Bei den Masern ist die schlimmste Komplikation die Gehirnentzündung (ein bis vier Fälle pro 1000 bis 2000 kranke Kinder). Ebenso gefährlich und manchmal tödlich kann die Masernlungenentzündung verlaufen. Weitere Begleiterkrankungen können eine Mittelohrentzündung und ein ausgeprägter Maserncrupp sein.
- Mumps, im Volksmund auch als »Ziegenpeter« bekannt, kann bei Jungen, die nach oder während der Pubertät daran erkranken, zu 30 Prozent eine Sterilität zur Folge haben, weil nicht nur die Ohrspeicheldrüse entzündet ist, sondern auch die Hoden und die Nebenhoden betroffen sind. Bei den meisten erkrankten Kindern liegt außerdem eine Hirnhautentzündung vor.
- Röteln sind als Krankheit im Kindesalter zwar relativ harmlos, das Virus erzeugt aber beim ungeborenen Kind einer nicht geimpften schwangeren Frau Schäden, die zu schwersten Behinderungen des Babys führen können. So genannte Rötelnembryopathien werden in Deutschland auch heute noch bis zu 50-mal pro Jahr registriert. Daher sollten auch Jungen gegen Röteln geimpft werden, denn eine Schwangere kann sich auch an ihnen anstecken.

Je älter eine an Röteln erkrankte Person ist, umso häufiger treten im Übrigen schmerzhafte Gelenkentzündungen auf.

Windpocken (Varicellen)

Inzwischen wird die generelle Impfung auch gegen Windpocken empfohlen. Die Windpocken sind eine hochansteckende Krankheit, die bevorzugt Kindergartenkinder befällt. Hier kann sie sich schnell ausbreiten. Solange die Kinder noch ansteckend sind, dürfen sie keine Gemeinschaftseinrichtungen besuchen. Das kann bis zu 10 Tage dauern.

In seltenen Fällen treten als Komplikationen Gehirnentzündungen und Lungenentzündungen auf, die leider auch tödlich verlaufen können.

Die Impfung sollte gleichzeitig mit Masern, Mumps und Röteln erfolgen.

FSME (Frühsommer-Meningoenzephalitis)

Wenn Sie in einer Region leben oder Urlaub machen möchten, die für infizierte Zecken bekannt ist, sollten Sie Ihr Kind und auch sich selbst unbedingt gegen die mögliche Übertragung dieser besonderen Form von Gehirn- und Hirnhautentzündung impfen lassen. Der Biss einer infizierten Zecke genügt, um neben der Hirnhautentzündung auch lebenslang bleibende Folgeschäden am ZNS (zentralen Nervensystem) davonzutragen. Es gibt keine ursächliche Behandlung der Krankheit! Im schlimmsten Fall kann die FSME auch zum Tod führen.

- Informieren Sie sich über mögliche Risikogebiete.

In Zeckenregionen werden von den Gemeinden auch entsprechende Infobroschüren herausgegeben.

Welche Impfungen gibt es außerdem?

Es gibt weitere Impfungen, wie z. B. gegen Hepatitis A, Grippe und Meningokokken C. Diese Impfungen sind bei bestimmten Indikationen notwendig. Informieren Sie Sich darüber bei Ihrem Kinder- und Jugendarzt.

- Bei Reisen ins Ausland, vor allem in die Tropen, gilt es, rechtzeitig Vorkehrungen zu treffen und sich über notwendige Impfungen zu informieren. Mit Kindern sollten sich Eltern nicht auf »Last-Minute-Trips« oder ausgefallene Abenteuerurlaube einlassen. Die Gefahr einer Erkrankung ist für die Kinder einfach zu groß.

Wer bezahlt die Impfungen?

Alle von der STIKO (der Ständigen Impfkommission) empfohlenen Impfungen sollten von den gesetzlichen und privaten Krankenkassen bezahlt werden. Das ist leider nicht in allen Bundesländern so! Reiseimpfungen müssen allerdings immer selbst bezahlt werden.

Wer darf impfen?

Jeder Kinder- und Jugendarzt, jeder Allgemein- und Hausarzt kann alle Impfungen verabreichen. Ärzte anderer Fachrichtungen können nach entsprechender Weiterbildung ebenfalls impfen.

- Für eine Impfung gegen Gelbfieber braucht jeder Arzt eine besondere Ausbildung; daher darf diese Impfung nur ein speziell ausgewiesener Arzt durchführen.
- Impfungen können in den Gesundheitsämtern und Tropeninstituten vorgenommen werden. Dort werden Sie auch über andere Impfungen informiert.

Wann	Impfungen
2. Monat 3. Monat[4] 4. Monat 11. - 14. Monat	Diphtherie, Keuchhusten[1], Tetanus, Haemophilus influenzae Typ b (Hib), Hepatitis B[3], Kinderlähmung (Poliomyelitis) möglichst als 6-fach Kombination[2]
2., 3., 4. Monat	Rotavirus
12. - 26. Monat	Meningokokken
11. - 14. Monat 15. - 23. Monat[6] [7]	Masern, Mumps, Windpocken (Varizellen)[5], Röteln (als Kombinationsimpfstoff)
6. Jahre	Tetanus, Diphtherie, Keuchhusten[8]
9. – 17. Jahre	Diphtherie, Tetanus, Keuchhusten, Kinderlähmung
9. – 17. Jahre	Hepatitis B[9], HPV (humane Papillomaviren; nur Mädchen)
9. – 17. Jahre	Windpocken[10] (2-mal im Abstand von vier Wochen), Meningokokken

Quelle: Empfehlung der ständigen Impfkommision (STIKO) des Robert-Koch-Instituts. Stand: 2008

1) Vor Geburt eines Kindes sollte bei den Geschwistern und engen Kontaktpersonen der Immunschutz gegen Keuchhusten (Pertussis) überprüft und gegebenenfalls aufgefrischt werden. **2)** Impfschemata nach Herstellerangaben. **3)** Die Hepatitis-B-Impfung ist auch gleich nach der Geburt des Kindes möglich. **4)** Bei Verwendung von Kombinationsimpfstoffen, die eine Pertussiskomponente enthalten. **5)** Seit Juli 2004 empfiehlt die STIKO eine Impfung für alle Kinder. Sie sollte in der Regel im Alter von 11 bis 14 Monaten durchgeführt werden – entweder gleichzeitig mit der 1. MMR-Impfung oder frühestens vier Wochen nach dieser. **6)** Mindestabstand zwischen den Impfungen vier Wochen. Die 2. MMR-Impfung sollte so früh wie möglich erfolgen, spätestens bis zum vollendeten 2-ten Lebensjahr. **7)** Zu diesem Zeitpunkt soll der Impfstatus überprüft und gegebenenfalls vervollständigt werden. **8)** Auffrischimpfung nicht früher als 5 Jahre nach der vorhergehenden letzten Dosis. **9)** Grundimmunisierung aller noch nicht geimpften Jugendlichen bzw. Komplettierung eines unvollständigen Impfschutzes. **10)** Grundimmunisierung ungeimpfter 9- bis 17-jähriger Jugendlicher, die noch nicht an Windpocken erkrankt sind oder noch keine Meningokokken-Impfung erhalten haben.

Polio (Kinderlähmung)

Ursachen: durch Viren hervorgerufene Infektionskrankheit (Enteroviren, die über den Darm aufgenommen und auch ausgeschieden werden), übertragen durch Schmier- und Schmutzinfektion über Mund und After oder durch engen Körperkontakt – **Inkubationszeit:** 3 bis 14 Tage

Typische Beschwerden: zunächst leichtes, dann auf 39 bis 40 °C steigendes Fieber, Krankheitsgefühl, Kopfschmerzen, Gliederschmerzen und Nackensteifigkeit; Lähmungserscheinungen an Beinen, Armen und Rumpfmuskulatur nach 1 bis 3 Tagen, mehrere Tage lang fortschreitend; akute Lebensgefahr durch mögliche Atemlähmung; vollständige Rückbildung der Lähmungen möglich (in 50 Prozent der Fälle nach über 1 Jahr)

Sofortmaßnahmen – Was Sie gleich tun können

Babys und Kleinkinder

Die Kinderlähmung (Poliomyelitis) gilt in Deutschland als ausgestorben. Nur die Impfung schützt nahezu vollkommen (in der BRD seit 1960 kein Fall – vorher 2000 bis 4000 Fälle pro Jahr). Lassen Sie Ihr Kind also rechtzeitig impfen. Die Schluckimpfung, bekannt unter dem Motto »Schluckimpfung ist süß, Kinderlähmung ist grausam«, ist allerdings überholt. Inzwischen gibt es einen neuen, besser verträglichen Impfstoff, der Kindern injiziert wird.

Sofort den Notarzt rufen

- Bei Lähmungserscheinungen der Rumpfmuskulatur eines ungeimpften Kindes (Gefahr einer lebensgefährlichen zentralen Atemlähmung)

AUS DER APOTHEKE

Gegen die Kinderlähmung gibt es keine speziellen Medikamente. 1998 wurde die Schluckimpfung durch den neuen Impfstoff IPV (Inaktiviertes Polio Vakzin) abgelöst. Es handelt sich um einen so genannten Totimpfstoff mit abgetöteten Polioviren der Typen I, II und III.

DAS KÖNNEN SIE NOCH TUN

Impfung auffrischen lassen

Bei bestehender Grundimmunisierung reicht eine Auffrischimpfung. Personen, die zu Risikogruppen gehören (Ärzte, medizinisches Personal, Entwicklungshelfer, Kindergärtnerinnen etc.), sollten routinemäßig alle zehn Jahre aufgefrischt werden. Auch Personen, die viel reisen, sollten an eine solche Auffrischung denken. Für Asien und Zentralafrika gehört die Impfung zu den empfohlenen Reiseimpfungen. Eine Schutzwirkung wird etwa zwei Wochen nach der zweiten Impfung erreicht – sie hält etwa zehn Jahre an.

- Sind nahezu alle Menschen in einer Bevölkerung immun, kann sich der Erreger nicht mehr vermehren und stirbt aus. Um diesen Zustand zu erhalten, müssen die Impfungen fortgeführt werden, weil in Ländern Südasiens und Zentralafrikas (vor allem in Indien bzw. in der Subsahara und am Horn von Afrika) nach wie vor Erkrankungen auftreten. Übrigens: Die Schluckimpfung wird heute noch durchgeführt, wenn man eine ausbrechende Polioepidemie in den Griff bekommen will.

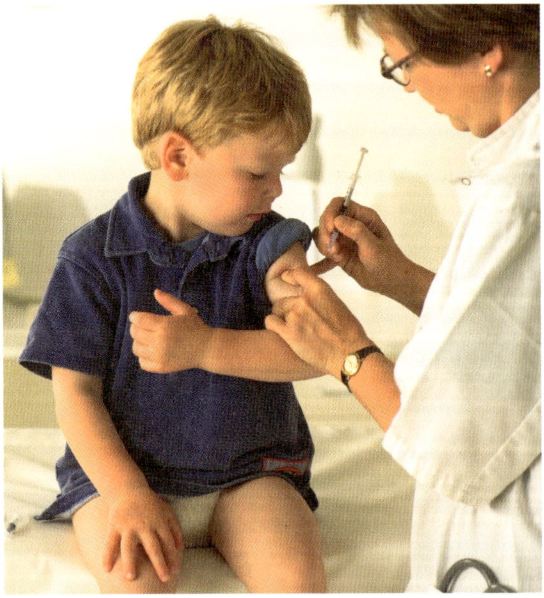

Die Schluckimpfung ist überholt, der heutige Impfstoff wird gespritzt und ist besser verträglich.

Ringelröteln

Ursachen: seltene Infektionskrankheit, die durch das Parvovirus B19 ausgelöst wird; Übertragung durch Tröpfcheninfektion, auch durch Blut bzw. Blutprodukte von Spendern – **Inkubationszeit:** 7 bis 14 Tage
Typische Beschwerden: zuerst Ausschlag auf den Wangen mit intensiver Rötung und leichter Schwellung; der Bereich des Mundes bleibt frei, wodurch die Hautrötung die Gestalt eines Schmetterlings aufweist; die Haut spannt, juckt und fühlt sich leicht erhitzt an; nach 1 bis 2 Tagen Ausschlag mit roten Flecken an Armen und Beinen, wobei vor allem die Streckseiten der Extremitäten betroffen sind; die Flecken verwandeln sich in blassrote Ringe, die verschwinden und wieder auftauchen – typische girlandenähnliche Form; selten Fieber; nach etwa 8 Tagen keine Beschwerden mehr; sobald der Ausschlag auftritt, keine Ansteckungsgefahr mehr

• Siehe auch Röteln (S. 267f.)

Sofortmaßnahmen – Was Sie gleich tun können

Kontakt mit Schwangeren vermeiden

Kommen schwangere Frauen, die noch nicht an Ringelröteln erkrankt waren, mit einem von der Krankheit befallenen Menschen in Kontakt, kann dies für das Ungeborene schlimme Folgen haben. Es kann zur Beeinträchtigung der Blutbildung (schwere Anämie) kommen, und auch die Gefahr einer Totgeburt bzw. einer Fehlgeburt ist nicht auszuschließen. Dagegen werden Missbildungen selten beobachtet. Sehr selten kann eine so genannte Embryopathie mit schweren Schädigungen des Ungeborenen durch akut entzündliche Veränderungen (auch des Herzens) auftreten.

Babys und Kleinkinder

Babys und Kleinkinder werden von der Erkrankung nicht betroffen. Meistens erkranken Schulkinder, Vorschulkinder und Erwachsene. us

AUS DER APOTHEKE

Ringelröteln bedürfen keiner medikamentösen Behandlung. Allerdings sollte man die Haut anschließend gut pflegen, da sie ca. vier bis sechs Wochen lang sehr trocken ist.

DAS KÖNNEN SIE NOCH TUN

Keine Impfung möglich

Gegen Ringelröteln ist kein Impfstoff vorhanden. Für Schwangere besteht also eine gewisse Gefahr.

Entwicklung des Fötus beobachten

Ist es zu einem Kontakt zwischen einem an Ringelröteln erkrankten Kind und einer schwangeren Frau in den ersten 20 Schwangerschaftswochen gekommen, sollte der Antikörpertiter beim Gynäkologen getestet werden. Gegebenenfalls ist eine Kontrolle der Entwicklung des Fötus durch Ultraschall notwendig, um bei beginnender Wassersucht (Hydrops fetalis) infolge einer Herzinsuffizienz rechtzeitig eine intrauterine (innerhalb der Gebärmutter) Bluttransfusion beim Fötus durchzuführen.

Röteln

Ursachen: durch Rötelnviren verursachte, meist harmlose Infektion; Übertragung durch Tröpfcheninfektion
Inkubationszeit: 2 bis 3 Wochen
Typische Beschwerden: zu Beginn leichter Schnupfen mit geringen Kopfschmerzen; dann Anschwellen der Hals- und Nackenlymphknoten; Ausschlag mit kleinen blassen rosaroten Flecken im Gesicht, am Hals und innerhalb von 24 Stunden schließlich am ganzen Körper; kann unbemerkt einen sehr leichten Verlauf nehmen; Komplikationen: Gehirn- oder Hirnhautentzündung sowie Gelenkentzündungen

• Siehe auch Ringelröteln (S. 267)

▶▶▶

Sofortmaßnahmen – Was Sie gleich tun können

Kontakt mit Schwangeren vermeiden

Für ein ungeborenes Kind sind Röteln extrem gefährlich, da es sich über die Plazenta der Mutter infizieren kann. Geschieht dies in den ersten drei Monaten der Schwangerschaft, kann es im Zuge der Rötelnembryopathie zu schwer wiegenden Folgen kommen. Sie sollten deshalb Ihr erkranktes Kind von Schwangeren fern halten.

- Beim Fötus könnte es sonst zu Herzfehlern, Augenmissbildungen (grauer Star), Taubheit und geistiger Behinderung kommen.
- Weitere Fehlbildungen wie Zahndefekte, Milzvergrößerung usw. sind ebenfalls möglich.
- Tot- und Fehlgeburten werden durch das Virus ebenfalls begünstigt.

Babys und Kleinkinder

Babys unter sechs Monaten erkranken sehr selten an Röteln. Hauptsächlich werden ältere Kinder und Jugendliche befallen.

Grenzen der Selbstbehandlung

Es gibt keine Möglichkeit, eine Rötelnerkrankung selbst zu behandeln.

- Rufen Sie einen Arzt an, wenn Sie den Verdacht hegen, Ihr Kind sei an Röteln erkrankt.
- Beobachten Sie den Verlauf der Erkrankung bei Ihrem Kind genau, um Anzeichen einer sehr seltenen Komplikation (Gehirn- oder Hirnhautentzündung mit hohem Fieber, Kopfschmerzen, Erbrechen) nicht zu übersehen.

AUS DER APOTHEKE

Eine Behandlung mit synthetischen Medikamenten ist bei Röteln nicht erforderlich.

DAS KÖNNEN SIE NOCH TUN

Impfung

Kinder, die nicht gegen Röteln geimpft sind, stellen eine potenzielle Gefahr für schwangere Frauen und ihr ungeborenes Kind dar. Röteln können unbemerkt auftreten und sind bereits vier Tage vor dem sichtbaren Ausbruch der Krankheit ansteckend. In diesem Fall ist ein Fötus der Gefahr schutzlos ausgeliefert, weil sich die Mutter vor einer Ansteckung nicht schützen kann.

Ansteckung vermeiden

Behalten Sie Ihr Kind während der Erkrankung am besten zu Hause – schicken Sie es nicht in den Kindergarten oder in die Schule, lassen Sie es nicht mit anderen Kindern spielen, und fahren Sie nicht mit ihm in öffentlichen Verkehrsmitteln.

- Alle Schwangeren sollten einen Antikörpertiter gegen Röteln haben und spätestens nach der Geburt des ersten Kindes geimpft worden sein.
- Wegen der hohen Ansteckungsgefahr für schwangere Frauen ist es auch nicht sinnvoll, mit Ihrem Kind unangemeldet in einer Arztpraxis zu erscheinen.
- Ihr Arzt gibt Ihnen Tipps zum Umgang mit schwangeren Frauen.

Rötelntest vor der Schwangerschaft

Um völlig sicherzugehen, dass die Mutter ihr ungeborenes Kind nicht direkt anstecken kann, wird vor oder spätestens zu Beginn einer Schwangerschaft durch eine Untersuchung, den Röteln-HAHT, getestet, ob ein wirksamer Schutz gegen Röteln besteht.

- Lassen Sie sich von Ihrem Gynäkologen oder Hausarzt diesbezüglich beraten.

Zusatzimpfung für Mädchen

Mädchen werden zwischen dem 10. und dem 14. Lebensjahr gegen Röteln geimpft, sofern sie bis dahin noch keine Impfung hatten, um eine spätere Infizierung ihres Ungeborenen durch sie selbst auszuschließen.

- Der Wirkstoff wird als Kombinationswirkstoff (Masern/Mumps/Röteln) verabreicht. Die in der Regel lebenslange anhaltende Schutzwirkung beginnt etwa 2 Wochen nach Verabreichung der 1. Impfung, die nicht vor dem 11. Monat erfolgt und im 2. Lebensjahr aufgefrischt wird (siehe auch S. 262ff.).

Das hilft

Impfung, leichte vitaminreiche Kost, viel trinken

Das schadet

Generell Kontakt zu Ungeimpften, insbesondere zu schwangeren Frauen, Herumtoben

Scharlach

Ursachen: Infektion durch Streptokokken der Lancefield-Gruppe A; Übertragung überwiegend durch Tröpfcheninfektion (auch von gesunden Menschen), selten über Nahrungsmittel und Wasser oder über Schmierinfektion, obwohl die Streptokokken außerhalb des Körpers überleben können – **Inkubationszeit:** 2 bis 7 Tage
Typische Beschwerden: als Frühsymptom oft Bauchschmerzen, dann bis zu 39 °C hohes Fieber, Kopfschmerzen, Schüttelfrost, Halsschmerzen und/oder Schluckbeschwerden; Entzündung des Rachens und Gaumens mit einer flammend roten Verfärbung und Schwellung des Rachens und der Mandeln; gelblich weiße Beläge an Mandeln und Zunge, geschwollene Hals- und Kieferlymphknoten; nach 3 Tagen Hautausschlag am Öberkörper mit dicht beieinander liegenden roten Pünktchen; Ausschlag fließt bald zu einer roten Fläche zusammen, stark gerötete Zunge; nach weiteren 3 Tagen Verblassen des Ausschlags; Haut schuppt sich ab, nach etwa 3 bis 4 Wochen in großen Hautfetzen an Händen und Füßen (kann bis zu 8 Wochen andauern); Komplikationen: rheumatisches Fieber, Gelenkentzündungen, Herz- und Nierenschädigungen, Störungen des zentralen Nervensystems (ZNS)
• Siehe auch Halsweh und Angina (S. 14ff.) sowie Husten und Bronchitis (S. 27ff.)

Sofortmaßnahmen – Was Sie gleich tun können

Antibiotika/Penizillin

Das Standardmittel bei Scharlach war früher Penizillin. Zwar wirkt Penizillin immer noch gegen Streptokokken, aber im Rachen gibt es häufig Bakterien, die ein Enzym produzieren, welches das Penizillin unwirksam machen kann. Deshalb reicht reines Penizillin oft nicht aus; es kommt zu Rezidiven – d.h., ein bis zwei Tage nach Absetzen der vollständig durchgeführten Therapie ist die Erkrankung wieder da. Aus diesem Grund wird heute in der Praxis eher ein breiter wirksames Antibiotikum verabreicht (Cephalosporine oder Makrolide), um diesen Effekt zu verhindern.

• Es ist unerlässlich, dass Sie Ihrem Kind das Antibiotikum streng nach den Anweisungen des Arztes geben, es also nicht frühzeitig absetzen. Andernfalls wäre die Gefahr des Wiederaufflammens der Infektion und der Resistenzbildung gegen Antibiotika gegeben. Ihr Kind könnte außerdem Gesundheitsschäden oder Unverträglichkeiten davontragen.

Babys und Kleinkinder

Scharlach tritt etwa ab dem dritten Lebensjahr gehäuft auf. Im Säuglingsalter verlaufen seltene Infektionen mit A-Streptokokken meist als leichte Rachenentzündung bzw. Rachenkatarrh, die sich von den in diesem Alter üblichen Virusinfektionen kaum unterscheiden lassen.

Grenzen der Selbstbehandlung

Beim Auftreten von Scharlachsymptomen ist zunächst an eine Selbstbehandlung nicht zu denken, denn das Kind muss umgehend zum Arzt gebracht werden, der in der Regel ein Antibiotikum verordnen wird.

• Keinesfalls sollten Sie von sich aus alternative Heilmethoden einsetzen, ohne dies mit dem Kinderarzt abgestimmt zu haben.

AUS DER APOTHEKE

Das Antibiotikum der Wahl gegen die A-Streptokokken war früher Penizillin, heute werden auch breiter wirkende Antibiotika (Cephalosporine und Makrolide) verabreicht. Die Mittel sind alle verschreibungspflichtig. Bei kleineren Kindern wird der Arzt einen Trockensaft verordnen, den Sie entsprechend zubereiten und dann im Kühlschrank aufbewahren müssen. Geben Sie das Antibiotikum dennoch konsequent über die vorgeschriebenen 5 bis 10 Tage, um die Keime komplett zu vernichten. Andernfalls riskieren Sie, dass die Infektion wieder aufflammt.

Homöopathika

Unterstützend zur Therapie mit Antibiotika können Sie die folgenden Homöopathika anwenden.

• **Belladonna:** bei heißem, rotem Gesicht, hochroten großen Mandeln, wenn Kälte schadet
• **Mercurius:** bei starkem Mundgeruch, großen roten Mandeln, Fieber

- **Baptisia:** bei stark entzündeten Mandeln ohne Halsschmerzen, bei Durst ohne Hunger und dem Bedürfnis nach frischer Luft

DAS KÖNNEN SIE NOCH TUN

Nährstoffreiche leichte Kost

Vitamin- und mineralstoffreiche leichte Kost, die Ihr Kind trotz Schluckbeschwerden in Form von Brei, Gemüsesuppe oder Mus aufnehmen kann, hilft, das Immunsystem zu stabilisieren. Allerdings sollten Sie Ihr Kind nicht zwingen, etwas zu essen, wenn es keinen Appetit hat. Achten Sie darauf, dass es viel Kräutertee und Mineralwasser trinkt. Mund- und Rachenspülungen mit Kamillen- oder Salbeitee helfen die Beschwerden zu lindern.

Kontakt mit anderen Kindern vermeiden

Kindergartenkinder sollten während der gesamten Behandlungszeit zu Hause bleiben. Die Ansteckungsgefahr ist spätestens am dritten Tag vorbei. Schulkinder können dann wieder in die Schule gehen. Sie müssen sich aber schonen und dürfen keinen Sport treiben, bis die Behandlung beendet ist.

⊕ Das hilft

Antibiotikum, Bettruhe, viel trinken
Bettwäsche öfter wechseln

⊖ Das schadet

Antibiotikum zu früh absetzen, zu frühe Belastung

Windpocken

Ursachen: hochgradig ansteckende Infektion durch Varicella-Zoster-Viren. Übertragung meist durch Tröpfcheninfektion und aus den Bläschen, das Virus kann aber auch über eine Entfernung von mehreren Metern »fliegen«.
Inkubationszeit: 2 bis 3 Wochen
Typische Beschwerden: rote Flecken, die sich rasch bis zu linsengroßen Papeln, dann zu wasserhellen, in der Mitte eingedellten Bläschen entwickeln; bis zu 39 °C Fieber möglich; vom Rumpf ausgehender Ausschlag, der sich auf alle Körperbereiche verbreitet; starker Juckreiz; Bläschen trocknen bald unter Krustenbildung; Erkrankung tritt schubweise auf; Komplikation: Hirnentzündung, Lungenentzündung; Gürtelrose als Zweitinfektion
- Siehe auch Röteln (S. 267f.) sowie Herpes (S. 127f.)

Sofortmaßnahmen – Was Sie gleich tun können

Kratzen verhindern

Windpocken sind eine lästige Krankheit. Eltern sollten verhindern, dass ihr Kind die stark juckenden Bläschen aufkratzt. Dadurch können bakterielle Infektionen verursacht werden, durch die Abszesse entstehen, die hässliche Narben hinterlassen.

Babys und Kleinkinder

Die Windpocken kommen in allen Altersgruppen vor, am häufigsten jedoch zwischen zwei und sechs Jahren. Es kann auch ein Säugling in den ersten fünf Lebensmonaten befallen werden, wenn die Mutter noch nicht an Windpocken erkrankt war. Ansonsten genießt er während dieser Zeit einen geliehenen Schutz durch die mütterlichen Antikörper.

In den ersten 7 Lebenstagen können Windpocken allerdings für das Neugeborene äußerst gefährlich sein! Darum darf niemals ein Kind, das die Windpocken hat, Kontakt zu Neugeborenen haben.

Grenzen der Selbstbehandlung

Treten die ersten Symptome auf, sollten Sie mit Ihrem Kind zum Kinderarzt gehen. Rufen Sie allerdings vorher an, damit Ihr Kind nicht das Wartezimmer »verseucht«.

- Ziehen Sie auf jeden Fall einen Arzt (erneut) hinzu, wenn Ihr Kind an hohem Fieber, Mattigkeit, Kopfschmerzen, Erbrechen oder Krämpfen leidet, denn diese Symptome können auf eine Hirnhautentzündung hinweisen.

AUS DER APOTHEKE

Gegen den quälenden Juckreiz, den die Windpocken verursachen, helfen Lotionen oder Puder, die meist aus einer Kombination von Wirkstoffen wie Isoprenalin und Salizylsäure oder Polidocanol und Zinksulfat bestehen. Auch gerbstoffhaltige Lotionen lindern die Beschwerden. Lotio alba aquosa, die in der Apotheke angefertigt wird, ist ebenso hilfreich. Damit Ihr Kind schlafen kann, können abends auch Antihistaminika wie Dimetinden verabreicht werden, die gleichzeitig müde machen.
Ist auch die Mundschleimhaut des kleinen Patienten befallen, können Sie den Mundraum mit anästhesierenden Gelen betupfen.
Nur bei Kindern, die wegen eines geschwächten Immunsystems (z. B. wegen Leukämie oder schwerer Neurodermitis) ein hohes Komplikationsrisiko haben, wird das Virustatikum Aciclovir gegeben.

Synthetische Medikamente

- **Gegen Juckreiz (äußerlich):** synthetische Gerbstoffe
- **Gegen Juckreiz (innerlich):** Dimetinden, Kombinationspräparate

Homöopathika

Das folgende homöopathische Mittel hat sich bei Windpocken bewährt.

- **Rhus toxicodendron:** bei brennenden, juckenden Bläschen sowie Unruhe

DAS KÖNNEN SIE NOCH TUN

Impfung

Inzwischen wird die Impfung für alle Kinder empfohlen. Ganz besonders wichtig ist die Vermeidung des Windpockenausbruchs bei den Kindern, die an Neurodermitis leiden, eine schwer wiegende chronische Krankheit haben oder an Krebs erkrankt sind. Die Impfung wird gleichzeitig mit Masern/Mumps und Röteln verabreicht. Die erste ab dem 11. Lebensmonat, die 2. 4 bis 6 Wochen später , auf jeden Fall im 2. Lebensjahr. Unabhängig davon kann in jedem Lebensalter geimpft werden.

Fingernägel kurz schneiden

Schneiden Sie Ihrem Kind die Fingernägel so kurz wie möglich, damit es sich die Bläschen nicht so leicht aufkratzen kann. Außerdem sollten Sie die Fingernägel dreimal täglich mit Seife abbürsten, um das Risiko einer bakteriellen Infektion zu verringern. Ihrem Baby können Sie Fäustlinge oder kleine Söckchen als Handschuhe über die Hände ziehen.

Erst einmal nicht baden

Mit einem Wannenbad tun Sie Ihrem Kind absolut keinen Gefallen, denn warmes Wasser erhöht den Juckreiz beträchtlich. Auch können sich Kinder im Badewasser aufgrund der Bläschen immer wieder infizieren. Dagegen sind kalte (bzw. kühle) Abduschungen meist eine Wohltat für die juckende Haut. Baden Sie Ihr Kind erst dann wieder, wenn sich am ganzen Körper feste Krusten gebildet haben.

Windeln oft wechseln

Wenn Ihr Kind noch Windeln trägt, sollten diese oft gewechselt oder möglichst ganz weggelassen werden. Das feuchtwarme Klima verstärkt den Juckreiz und verhindert die Verschorfung der Bläschen. Ihr Kind sollte auch nicht ins Schwitzen kommen, weil der salzige Schweiß den Juckreiz verstärkt.

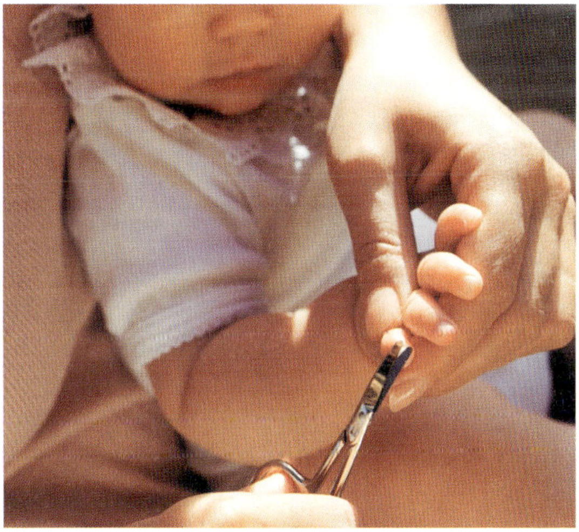

Kurz geschnittene Nägel müssen sein!

⊕ Das hilft

Kaltes Abduschen, Handschuhe

⊖ Das schadet

Aufkratzen der Bläschen, warme Wannenbäder
Wadenwickel zur Fiebersenkung

Umgang mit chronisch kranken Kindern

So fit und gesund Kinder in der Regel sind und so schnell sie sich meist von (Kinder-)Krankheiten erholen, gibt es dennoch leider eine Reihe chronischer, also schwerer und langwieriger Erkrankungen im Kindesalter. Einige der chronischen Erkrankungen sind bereits in den jeweiligen Krankheitskapiteln erwähnt, etwa Asthma bronchiale (siehe S. 8ff.), Neurodermitis (siehe S. 204ff.) und Zöliakie (siehe S. 89ff. sowie S. 201ff.). Sie werden deshalb hier nicht mehr beschrieben. Im Folgenden soll auf einige weitere chronische Erkrankungen bei Kindern eingegangen werden, die Eltern vor besondere Aufgaben stellen.

Wie viel Mitgefühl ist angebracht?

Grundsätzlich sollten sich Eltern darüber im Klaren sein, dass ihr chronisch krankes Kind einen anderen Bezug zu seiner Krankheit hat als der gesunde Erwachsene. Dies gilt auch für Kleinkinder. Sie kennen ein Leben ohne ihre Krankheit gar nicht und verstehen daher nur selten, weshalb ihnen so viel Mitleid entgegengebracht wird.

Zu viel »Mitleiden« kann immer dann im Weg stehen, wenn das betroffene Kind sich um ein möglichst normales Leben bemüht. Es bekommt stets eine Extrabehandlung, will sich aber in normale Lebensabläufe integrieren. Eltern sollten ihr Kind daher nicht bejammern, sondern es unterstützen, eine einigermaßen normale Kindheit erleben zu können. Dazu gehört auch, dass sie dem Kind beibringen, wie es sich zu verhalten hat, wenn andere Kinder es hänseln oder fremde Erwachsene sich ihm gegenüber unpassend benehmen.

Wenn Ihr Kind gerade Schmerzen hat oder sonst einen Kummer, sollten Sie ihm selbstverständlich beistehen. Sie sollten es allerdings trösten und ihm Mut machen und nicht zu viel Mitleid äußern.

Kinder wissen genau, wie es um sie steht, man kann ihnen nichts vormachen. Eine überbesorgte Mutter ist ihnen genauso wenig eine Hilfe wie eine Mutter, die alles auf die leichte Schulter nimmt und Schmerz und Leid nicht mit dem Kind teilt.

Normalität hilft allen

Ein vorrangiges Ziel bei der Behandlung chronisch kranker Kinder ist es, ihnen weitgehend normale Lebensabläufe zu ermöglichen. Sie sollen in den Kindergarten gehen, mit anderen Kindern spielen und sich später auch in der Schule integrieren und wohl fühlen können.

- **Soziale Integration:** Kindergarten und Schule sollten genauso im Mittelpunkt stehen wie bei gesunden, gleichaltrigen Kindern. Integration und ein normaler Tagesablauf stehen an erster Stelle.
- **Die Krankheit annehmen:** Die Lebensaufgabe, die den Kindern mit ihrer Erkrankung gestellt wird, müssen sie früher oder später annehmen und bewältigen. Dies kann nur mit Hilfe verständiger Eltern, Ärzte und Freunde geschehen. Abnehmen kann ihnen ihr Leiden keiner, auch wenn die Eltern dies gern tun würden.

Diabetes mellitus (Zuckerkrankheit)

Beim kindlichen Diabetes mellitus (Typ 1) liegt immer eine Störung der Insulin produzierenden Zellen der Bauchspeicheldrüse (Pankreas) vor – im Gegensatz zum Altersdiabetes (Typ 2), wo zwar ausreichend Insulin produziert wird, aber nicht genügend in die Körperzellen gelangen kann.

Die Bauchspeicheldrüse produziert also zu wenig oder gar kein Insulin mehr, um den Blutzuckerspiegel zu regulieren. Die betroffenen Kinder müssen sich deshalb das Insulin spritzen. Ständige Messung des Blutzuckers und daran angepasste Dosierungen des Insulins verlangen ein hohes Maß an Disziplin von den Kindern. Sie können zwar ein normales Leben führen, müssen aber lernen, regelmäßig Zwischenmahlzeiten einzunehmen, Sport zu treiben und Diät zu halten. Auf Schwankungen des Blutzuckerspiegels müssen sie rechtzeitig reagieren.

Frühzeitiger Umgang mit der Krankheit

So jung wie möglich lernen sie, sich mit Hilfe eines Pens die nötigen Injektionen selbst zu geben. Durch einen einfachen Mechanismus des Pens wird dabei die nötige Menge an Insulin aus einer großen Ampulle bereitgestellt; die Kinder müssen nur noch auf einen

Knopf drücken und sich das Insulin spritzen. In den endokrinologischen Abteilungen der Kinderkliniken gibt es eigene Diabetesabteilungen, wo regelmäßige Kontrollen durchgeführt werden.

Tipp: Es existieren auch eigene Kurkliniken, wo spezielle Jugendfreizeiten für kindliche Diabetiker durchgeführt werden.

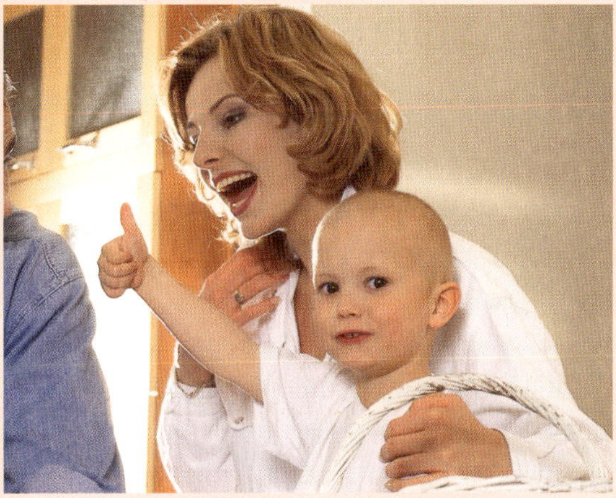

Chemotherapie bei Leukämie ist strapaziös. Doch was nicht vergessen werden sollte: Die Selbstheilungskräfte bei Kindern sind groß.

Kinderkrebs

Die häufigste bösartige Erkrankung im Kindesalter ist die Leukämie, ein Blutkrebs. Die ersten Anzeichen sind eher harmlose Signale wie Müdigkeit, Neigung zu blauen Flecken und andere unspezifische Hinweise.

Wird die Leukämie rechtzeitig erkannt und ist die Prognose gut, so ist die Heilungsrate sehr hoch. In jeder großen Kinderklinik gibt es eigene Abteilungen für Kinderonkologie, wie Kinderkrebs auch genannt wird. Hier kennt man sich mit allen kindlichen Krebsformen aus, und hier erhalten die Eltern alle notwendigen Informationen.

Die Therapieform bei Krebs wird erst festgelegt, wenn genau bekannt ist, welche Zellart bösartig (maligne) entartet ist und wie weit sich der Krebs im Organismus ausgebreitet hat. Das Behandlungsschema setzt sich dann aus Chemotherapie und Bestrahlungen zusammen. Sollte keine vollständige Heilung erreicht worden sein, gibt es noch die Möglichkeit der Knochenmarktransplantation.

All diese Behandlungen sind strapaziös für die ganze Familie. Die Selbstheilungskraft des kindlichen Organismus ist aber so groß, dass die starken Medikamente oft besser vertragen werden, als das bei Erwachsenen der Fall ist – was auch für die gute Heilungschance (im Gegensatz zu derjenigen von Erwachsenen) mitverantwortlich ist.

Mukoviszidose (zystische Fibrose)

Dieser Erkrankung liegt ein Fehler in der Schleimbildung der Lunge und auch der Bauchspeicheldrüse zugrunde. Das gebildete Sekret ist zu zäh und verlegt somit das jeweilige Organ. Funktionsminderung und ständige Infekte sind die Folgen.

Exakte Therapiepläne mit strengem Stundenplan sind für die betroffenen Kinder oft Alltag. Krankengymnastik und Inhalationen stehen mehrmals täglich auf dem Programm, außerdem müssen Diäten genau befolgt werden. Immer wiederkehrende, schwere Infekte, die sich in dem zähen Schleim hartnäckig festsetzen können, gehören leider genauso zum Alltag wie die erforderliche Behandlung mit antibiotischen Infusionen.

Hoffnung für die Zukunft

Die Therapie bei Mukoviszidose wurde in den letzten Jahren optimiert. Dennoch kann für den Einzelfall keine Prognose für das Erwachsenenalter gemacht werden. Mit der Möglichkeit der Lungentransplantation sind allerdings große Fortschritte erreicht worden – und die Medizintechnik wird sich in den nächsten Jahren noch weiterentwickeln.

Ehemalige Frühgeborene

Etwa ein Drittel aller ehemaligen Frühgeborenen wird zwar in den großen Zentren regelmäßig kontrolliert, ist aber völlig gesund. Auch wenn sie als Frühgeburten lang in den Brutkästen lagen und viel durchmachen mussten, sind alle Schäden folgenlos ausgeheilt. Besonders wichtig ist, dass die Mutter frühzeitig mit dem Kind spricht und stets in seiner Nähe bleibt.

Ein weiteres Drittel aller ehemaligen Frühgeborenen hat lediglich so genannte Teilleistungsstörungen. Dies bedeutet: Sie sind völlig gesund, ein Teil der Gehirnleistung fällt ihnen allerdings schwer. So sind sie im Alltag sehr geschickt, aber beispielsweise im Mathematikunterricht eher nicht so gut.

Das letzte Drittel aller ehemaligen Frühgeborenen kann behindert sein. Sie haben sowohl geistige als auch körperliche Behinderungen unterschiedlichen Ausmaßes.

Tipp: In den neuropädiatrischen Zentren werden den Kindern viele Therapieformen angeboten, die dem jeweiligen Beschwerdebild angepasst werden. Die kindliche Potenz zu Regenerierung sollte auf das äußerste gefordert werden.

Angeborene, genetische Krankheiten

Erkrankungen, die von Geburt an bestehen, haben ihren Ursprung oft in genetischen Defekten, etwa das Down-Syndrom oder die oben beschriebene Mukoviszidose. Die Chromosomen, die die Erbinformation enthalten, sind an einer Stelle beschädigt. Bei manchen bleibt das ohne Folgen. Ist jedoch ein bestimmtes Stück defekt, können sich daraus schwere Krankheiten entwickeln. Nicht erkrankte Eltern geben das betroffene Gen an die Kinder weiter. Kommt von beiden Elternteilen ein erkranktes Gen, so erkrankt das Kind.
Info: Bei einer genetischen Beratungsstelle können sich junge Familien noch vor der Familienplanung beraten lassen, wie hoch das Risiko für eine familiär bedingte Erbkrankheit ist.
Auch im Bereich des Stoffwechsels ist eine große Anzahl genetisch bedingter Erkrankungen bekannt. Oft gilt: Rechtzeitig erkannt können die meisten Erkrankungen gut behandelt werden. Bei allen Neugeborenen wird deshalb in den ersten Lebenstagen (nicht jedoch vor dem dritten Lebenstag) der so genannte Guthrie-Test durchgeführt, eine Blutuntersuchung, bei der nach den wichtigsten Stoffwechseldefekten gesucht wird.

Mit Unterstützung geht vieles leichter

In den Kinderkliniken gibt es für die meisten Erkrankungen Spezialteams, etwa für Spina bifida (eine Spaltbildung der Wirbelsäule). Oft haben die Kliniken sogar eigene Abteilungen und speziell ausgebildete Schwestern, Pfleger und Ärzte. In eigenen Ambulanzen steht das Team den betroffenen Familien immer zur Verfügung. Engmaschige Kontrollen verhindern oft rechtzeitig akute Verschlechterungen.
Jeder bemüht sich, das Kind so wenig wie möglich zu belasten. Jede Blutuntersuchung, jeder Tag in der Klinik wird genau geplant und auf seine Notwendigkeit hin geprüft. Aber auch Fragen, die sich neben medizinischen Problemen ergeben, können in den Zentren besprochen werden. Klinische Psychologen und Seelsorger stehen zur Verfügung, und es gibt viele zusätzliche Angebote. Eltern und Kinder werden im Umgang mit der Krankheit sehr gut »angelernt«. Oft werden Eltern bald perfekte »Krankenschwestern« für ihre Kinder. Aber auch die Kinder werden angehalten, selbst Verantwortung für sich zu übernehmen. Sie lernen so früh wie möglich, alle notwendigen Maßnahmen selbst zu erledigen. Die vertrauensvolle Anbindung an ein Team von Profis ist sicher die beste Unterstützung, die eine Familie mit einem kranken Kind bekommen kann.

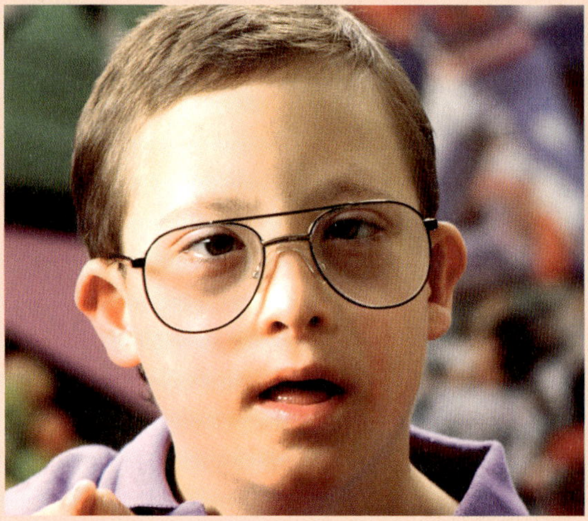

Falls Ihr Kind eine chronische Krankheit hat oder behindert ist, finden Sie Rat in einer Selbsthilfegruppe.

Selbsthilfegruppen

Für viele Erkrankungen gibt es Selbsthilfegruppen. Die Organisationen reichen von Stiftungen für bestimmte Krankheiten über Kinderfreizeitheime bis hin zu örtlichen Elterninitiativen, Gesprächskreisen und Spielgruppen. In vielen Städten finden sich zudem geschulte Ansprechpartner für bestimmte Krankheiten. Falls Ihr Kind an einer chronischen Krankheit leiden sollte, erfahren Sie die wichtigsten Adressen an Ihrem Ort bei Ihrem zuständigen Arzt bzw. der behandelnden Klinik. Darüber hinaus gibt es unzählige Informationen im Internet, die auch leicht zu finden. In der Regel genügt es, wenn Sie den Namen der Krankheit Ihres Kindes bei einer Suchmaschine eingeben und nach diesem Begriff suchen lassen.
Das Gespräch mit ebenfalls betroffenen Eltern kann sehr hilfreich sein. Es tut gut, Unterstützung zu erfahren, Solidarität zu spüren und von anderen zu hören, dass sie unter Umständen dieselben Probleme, Zweifel oder Ängste haben. Außerdem sind Elterninitiativen

dieser Art meistens auf dem neuesten Stand der Dinge. Sofern es also Neuheiten in der medizinischen Forschung gibt, erfahren Sie diese hier zuerst.
Wichtig sind diese Gruppen auch für Ihr Kind, da es in diesem Kreis andere betroffene Kinder kennen lernen kann. So erfährt es, dass es mit seiner Krankheit nicht allein auf der Welt ist. Ein gutes soziales Netz wirkt sich immer positiv auf die angespannte Situation in einer Familie mit einem chronisch kranken Kind aus. Schon deshalb ist eine Selbsthilfegruppe empfehlenswert.

Nützliche Adressen

- http://www.kindernetzwerk.de

Die Website dieses Vereins bietet eine umfangreiche Adressdatei zu Eltern- und Selbsthilfegruppen, Zentren, Anlaufstellen, Infobroschüren etc. sowie Schlagwörter auch zu seltenen Erkrankungen.

- Sterntaler e.V.: Gemeinnütziger Verein zur Förderung erweiterter Therapieformen für krebskranke, chronisch erkrankte und frühgeborene Kinder
Gerhard-Kienle-Weg 4, 58305 Herdecke
http://www.sterntaler-ev.de
- Elterninitiative Kinder und Jugendliche mit Diabetes e.V.
An den Stadtwiesen 16, 21682 Stade
http://www.home.findall.de/diabetes/ueber.htm
- DLFH Dachverband und Deutsche Krebsstiftung
Joachimstraße 20, 53113 Bonn
Tel.: 02 28/9 13 94-30; Fax: 02 28/9 13 94-33
http://www.kinderkrebsstiftung.de
- Mukoviszidose (Cystische Fibrose), CF-Selbsthilfe Köln e.V.
Altonaer Straße 17, 50737 Köln
Tel.: 02 21/74 61 30; Fax: 02 21/74 05 04
http://www.cf-selbsthilfe-koeln.de

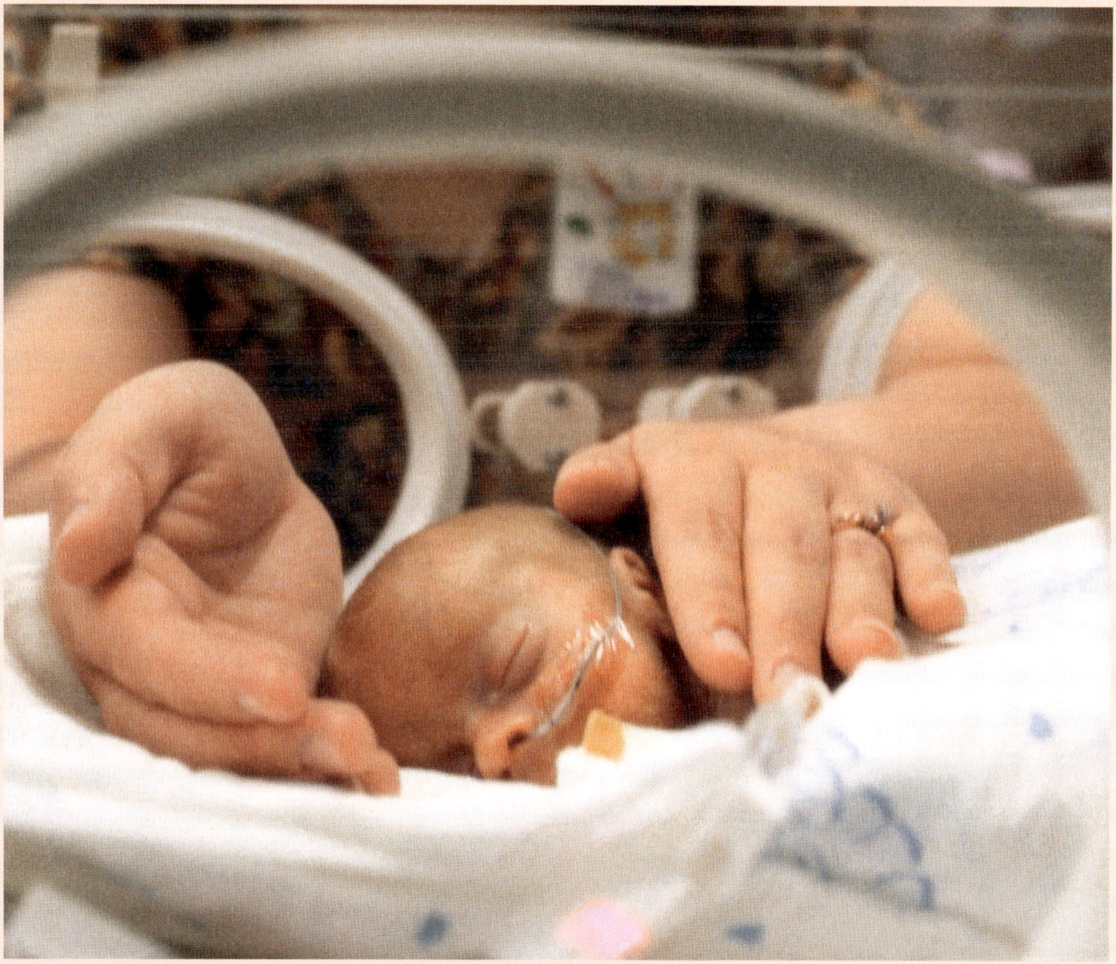

Die so genannten Früchen brauchen viel Zuwendung und Liebe.

Erste-Hilfe-Maßnahmen

Unfälle/Notfälle

Der schnelle Diagnoseüberblick

Die folgenden Kurzbeschreibungen von Symptomen und Symptomenkomplexen sollen Ihnen die Diagnose bei Ihrem Kind erleichtern und führen Sie mit Seitenverweisen zum entsprechenden Unfall oder Notfall. Gleichzeitig finden Sie hier einige andere Hinweise, die Sie beachten sollten.

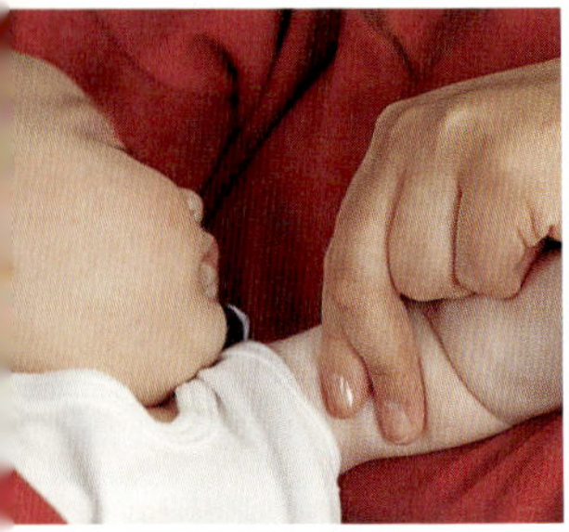

Kopf, Atemwege und Körperöffnungen

Nach Badeunfall Husten, starke Atemnot, Angst; Bewusstlosigkeit und Atemstillstand; auch Herzstillstand möglich → **Ertrinken** (S. 289f.)

Kurzzeitige Bewusstlosigkeit nach Sturz, kurzzeitiger Gedächtnisverlust, Übelkeit, Erbrechen, Kopfschmerz, Müdigkeit, Schläfrigkeit → **Gehirnerschütterung** (S. 294f.)

Plötzliche Atemnot, anhaltender Hustenreiz, ziehendes Geräusch beim Einatmen, akute bläuliche Verfärbung der Haut (bei drohender Erstickung); Auge: Rötung, Brennen, Juckreiz, Tränen; Ohr: Schmerzen, schlechteres Hören, Ausfluss; innerlich: Brennen in der Speiseröhre, Schluckbeschwerden, Bauchschmerzen; Scheide: Schmerzen, Rötung, blutiger, übel riechender Ausfluss → **Fremdkörper in Körperöffnungen** (S. 291ff.)

! Lassen Sie ein verunglücktes Kind nie allein. Es hat Angst. Sprechen Sie mit ihm, beruhigen Sie es, bis der Notarzt eintrifft. Erklären Sie ihm, was Sie tun. Die psychologische Betreuung von Verletzten ist ein ganz wichtiger Teil der ersten Hilfe.

Wann zum Arzt?

- Bei Bewusstlosigkeit immer den Notarzt rufen
- Bei Verdacht auf Gehirnerschütterung
- Fremdkörper am besten vom Arzt entfernen lassen

Herz-Kreislauf-Störungen, (allergischer) Schock

Fehlende Ansprechbarkeit, rote Gesichtshautverfärbung (bei hochfieberhaften Temperaturen, Meningitis); blasse Hautfarbe (bei Kreislaufkollaps, inneren Blutungen, Schock); bläuliche Verfärbung der Haut (bei akutem Sauerstoffmangel, Beeinträchtigung des Herzes) → **Bewusstlosigkeit, Atemstillstand** (S. 280ff.)

Fehlende Ansprechbarkeit, blasse Hautfarbe bei Kreislaufkollaps, inneren Blutungen, Schock; bläuliche Verfärbung der Haut bei akutem Sauerstoffmangel →**Kreislaufkollaps, Herzstillstand** (S. 302ff.)

Angst, zunehmende Benommenheit, Übelkeit, Teilnahmslosigkeit bis hin zur Bewusstlosigkeit; bei psychischer Ursache Zittern, Schwächegefühl, Blässe; bei Herz-Kreislauf-Schwäche blasse, kaltschweißige Haut, schnelle Atmung, stark beschleunigter Puls; bei allergischer Ursache Quaddelbildung auf der Haut, Atemnot, Rötung und Schwellung bei Insektenstichen → **Schock** (S. 305f.)

Plötzliche Atemnot, Hautrötungen, Blässe und Schwitzen durch starken Blutdruckabfall, Angstzustände, Schwellungen im Mund-Rachen-Raum, Krämpfe, Herz-Kreislauf-Störung bis hin zum Herzstillstand → **allergischer Schock** (S. 278f.)

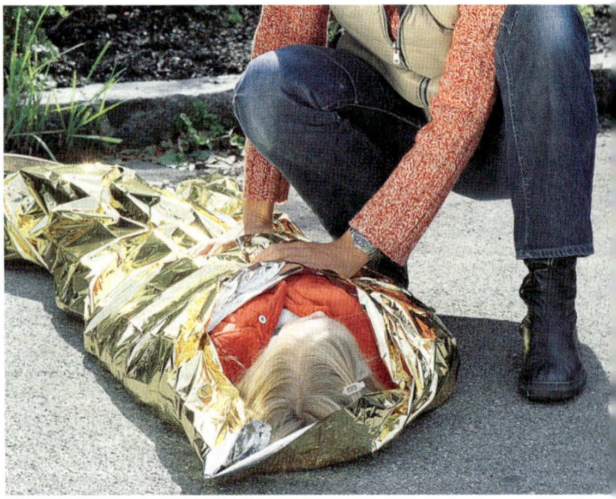

! Bitte überprüfen Sie immer Puls und Atmung bei Verdacht auf Herz-Kreislauf-Störungen. Wenn Puls und Atmung nicht mehr wahrnehmbar sind, muss besonders rasch gehandelt werden.

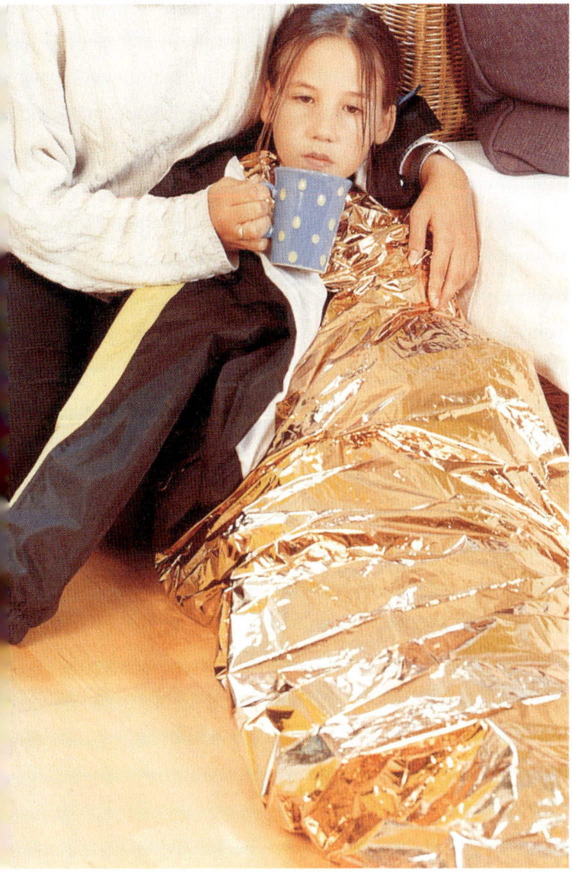

Thermische Schädigungen und Elektrounfälle

Erfrierungen: rote bis bläuliche Verfärbungen meist von Nase, Ohren, Fingern oder Zehen, schmerzhafte Bläschenbildung mit Weißfärbung; Unterkühlung: bei Körpertemperatur unter 35 °C Zittern, kalte Haut; bei unter 31 °C langsamer Puls, flache Atmung; bei unter 22 °C Blutdruckabfall, Herzstillstand → **Erfrierungen, Unterkühlung** (S. 288f.)

Bei Verbrennungen 1. Grades Rötung, Schwellung; bei Verbrennungen 2. Grades Blasen, nässende hellrote Wundflächen; bei Verbrennungen 3. Grades große Brandblasen, weißgraue Wundflächen; bei Verbrennungen 4. Grades Verkohlung → **Verbrennungen, Verbrühungen** (S. 307f.)

Heiße, trockene Haut, rote Gesichtsfärbung, Übelkeit, Erbrechen, Kopfschmerzen; bei Temperaturanstieg bis über 40 °C Bewusstlosigkeit, Muskelkrämpfe, Blutdruckabfall → **Hitzschlag, Sonnenstich** (S. 299f.)

Äußere Verbrennungen an der Eintritts- und Austrittsstelle des Stroms; starke Muskelverkrampfung, »Festkleben« an der Stromquelle; Atemnot, Herzjagen, Krämpfe, Bewusstlosigkeit, Atemstillstand oder Herzstillstand; in schweren Fällen innere Verbrennungen an Organen und Geweben → **Elektrounfall** (S. 283f.)

ÄHNLICHE BESCHWERDEN

- Verbrennungen 1. und 2. Grades → **Sonnenbrand** (S. 141f.)
- Veränderungen der Haut durch Sonneneinwirkung → **Sonnenallergie** (S. 208f.)

Wann zum Arzt?

- Bei allen Verbrennungen und Erfrierungen von Kindern
- Bei Verdacht auf Schock den Notarzt rufen

Insektenstiche, Vergiftungen, Verätzungen, Wunden

Bei Vergiftungen Übelkeit, Erbrechen, Durchfall, Sprachstörungen, Schwindelanfälle, Schweißausbrüche, Kopfschmerzen, Atemnot, Bewusstlosigkeit → **Giftunfälle** (S. 296ff.)

Bei Verätzungen mit Laugen im Mund-Rachen-Bereich: geschwollene Mundschleimhaut, glasige Beläge; bei Verätzungen mit Säuren: schmerzhafte Schleimhaut- und Hautschädigung mit schorfigem roten Wundrand → **Giftunfälle** (S. 296ff.)

Schwellung, Rötung, Juckreiz, Schmerzen, allergische Reaktionen; bei Insektenstich im Kopf- und Halsbereich auch Atemnot → **Insektenstiche, Zeckenbisse** (S. 300f.)

Hautverletzungen, Blutungen und/oder Blutergüsse, Schmerzen, bisweilen eingeschränkte Beweglichkeit, Schonhaltung → **Wundversorgung** (S. 308ff.)

Wann zum Arzt?

- Wenn bei Wunden keine Blutstillung erreicht wird
- Bei Verdacht auf Schock
- Bei Insektenstichen im Gesichts- oder Mundbereich
- Bei Vergiftungen

Allergischer Schock

Typische Anzeichen: plötzliche Atemnot, Hautrötungen, Blässe und Schwitzen durch starken Blutdruckabfall, Angstzustände, Schwellungen im Mund-Rachen-Raum, Krämpfe, Herz-Kreislauf-Störung bis hin zum Herzstillstand

• Siehe auch das Kapitel »Allergische Erkrankungen« (S. 188ff.) sowie Insektenstiche, Zeckenbisse (S. 300f.), Giftunfälle (S. 296ff.), Kreislaufkollaps, Herzstillstand (S. 302ff.) und Schock (S. 305f.)

Wichtige Hinweise

Was Sie zuerst tun müssen

Um angemessen reagieren zu können, sollten Sie sofort die Ursache für die allergische Reaktion Ihres Kindes ergründen. Wurde Ihr Kind von einem Insekt gestochen? Hat es Nahrung zu sich genommen, auf die es allergisch reagiert? Wurden Medikamente verabreicht?

- Kontrollieren Sie zunächst Atmung und Puls Ihres Kindes.
- Bei Kindern, die eine bekannte Allergie haben, geben Sie ein Antiallergikum. Kinder mit bekannter Allergie sind üblicherweise mit einem Notfallkid versorgt, in dem sich die notwendigen Medikamente befinden (meistens Adrenalin, Kortison, Antihistaminikum).
- Bei drohendem Atem- und Herzstillstand rufen Sie umgehend den Notarzt an und führen die Atemspende (siehe S. 282) bzw. Herzdruckmassage durch (siehe S. 303ff.).
- Bei einem Insektenstich im Kopf- und Halsbereich beruhigen Sie das Kind und legen einen kalten Umschlag auf die Einstichstelle.

Babys und Kleinkinder

Wenn Ihr Baby das erste Mal eine schwere allergische Reaktion zeigt, müssen Sie es umgehend zum Arzt bringen, da nur dieser feststellen kann, welche Substanz Ihr Baby nicht verträgt.

Sofort den Notarzt rufen

- Bei Atemstillstand und Bewusstlosigkeit
- Bei Verdacht auf Erstickung
- Bei einem Insektenstich in Mund oder Rachen
- Bei akuter Herz-Kreislauf-Störung

ERSTE HILFE

1. Aufrechte Lagerung

Sofern Ihr Kind bei Bewusstsein ist, aber unter Atemnot leidet, setzen Sie es aufrecht hin und setzen sich zu ihm. Ein kleines Kind sollten Sie behutsam auf den Arm nehmen.

- Lockern Sie beengende Kleidung.
- Lüften Sie, aber halten Sie das Kind warm. Am besten ist hier die Rettungsdecke (Kfz-Verbandkasten) geeignet (Goldseite außen, Silberseite innen).

2. Beruhigen

Beruhigen Sie das Kind, indem Sie es liebevoll ansprechen und ihm gut zureden. Lassen Sie sich dabei Ihren eigenen Schrecken nicht anmerken.

- Lassen Sie Ihr Kind keinesfalls allein. Liebevolle Zuwendung und ruhige Ansprache sind besonders wichtig, denn Atemnot oder Herz-Kreislauf-Störungen machen dem kleinen Patienten Angst. Er verkrampft sich dadurch noch mehr, und die Symptome könnten sich weiter verschlimmern. Die psychologische Betreuung ist bei Notfällen mindestens so wichtig wie die Erste-Hilfe-Maßnahmen.

3. Gegenmittel verabreichen

Wurde der allergische Schock durch ein Ihnen bekanntes Nahrungsmittel oder durch einen Insektenstich ausgelöst, verabreichen Sie Ihrem Kind das entsprechende Antihistaminikum, das die allergische Reaktion des Körpers eindämmt.

! Ist der allergische Schock auf eine Unverträglichkeit von Medikamenten (anaphylaktischer Schock) zurückzuführen, dürfen Sie kein Antihistaminikum geben, sondern müssen sofort den Notarzt rufen. Er wird dem Kind Adrenalin spritzen, das einem möglichen Kreislaufkollaps entgegenwirkt, oder er wird Kortison verabreichen.

VERHALTEN BEI …

… Herzstillstand

Wenn Sie feststellen, dass die Atmung Ihres Kindes aussetzt, rufen Sie den Rettungsdienst an und beginnen unverzüglich mit der Atemspende – und zwar bei Babys mit der Mund-zu-Mund-und-Nase- und bei Kindern und Jugendlichen mit der Mund-zu-Mund- oder Mund-zu-Nase-Beatmung (siehe S. 182f.). Bei einem Herzstillstand müssen Sie eine Reanimation durchführen (siehe S. 303ff.). Atmet das Kind wieder selbstständig, bringen Sie es in die stabile Seitenlage (siehe S. 302f.).

… Insektenstich

- Sofern der allergische Schock Ihres Kindes auf eine bekannte Allergie zurückzuführen ist, versorgen Sie es mit den notwendigen Medikamenten aus dem Notfallset.
- Bei einem Stich im Gesichtsbereich, auf der Zunge oder auf der Mund- und Rachenschleimhaut rufen Sie sofort den Notarzt. Hier droht Erstickungsgefahr.
- Bei allergischen Reaktionen auf Bienen-, Wespen- oder Hornissengift kann es zu starken Rötungen oder Quaddelbildung der Haut kommen. Legen Sie einen feuchtkalten Umschlag (oder Eiswürfel) oder eine halbe Zwiebel auf die Stelle; das lindert den Juckreiz und lässt die Schwellung abklingen.

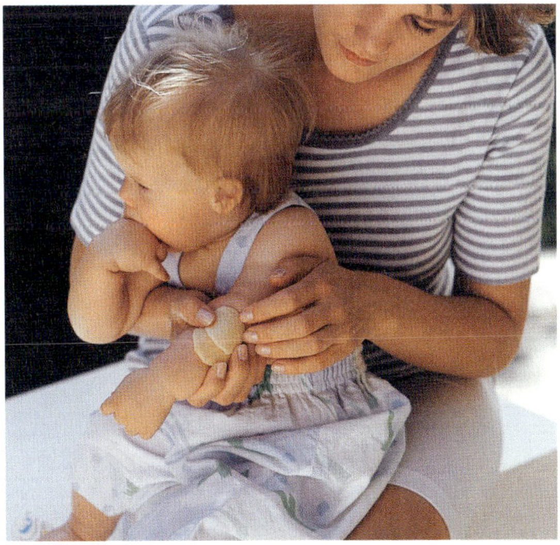

Beobachten Sie Ihr Kind genau, ob es eine allergische Reaktion zeigt. Wenn nicht, hilft das Auflegen einer rohen Kartoffel- oder Zwiebelscheibe.

… Schock

Wirkt Ihr Kind plötzlich blass und apathisch und hat es hohen Puls, so deutet dies auf einen Schockzustand durch akuten Blutdruckabfall hin (siehe S. 305f.). In diesem Fall lagern Sie den Oberkörper des Kindes tief und seine Beine leicht erhöht. Diese Position stabilisiert den Kreislauf und verhindert eine weitere Senkung des Blutdrucks.

- Decken Sie das Kind zu, und rufen Sie dann den Notarzt. Bis er eintrifft, beruhigen Sie Ihr Kind und kontrollieren dabei Puls und Atmung.

AUS DER APOTHEKE

Allergische Symptome sind auf eine Überreaktion des Immunsystems auf ein bestimmtes Allergen zurückzuführen. Dabei kommt es im Körper zu einer Überproduktion an Histamin, was Atemnot, Hautausschläge, Schwellungen der Schleimhäute, Juckreiz oder eben Schockreaktionen zur Folge haben kann. Im Extremfall kann der allergische Schock zum Tod führen. Kinder, von denen bekannt ist, dass sie allergisch reagieren, sind üblicherweise mit einem Notfallset versorgt, das sie immer bei sich tragen müssen. Meist besteht das Notfallkid aus einer Kombination von Adrenalin, Kortison und Antihistaminikum (beispielsweise Fastjekt® + Celestamine® + Fenistil®). Seit einiger Zeit gibt es einen Injektionsstift mit Adrenalin (Anapen®) zur einmaligen Verabreichung, der vor allem bei Bienen- und Wespenallergikern immer vorhanden sein sollte! Wenn Sie mit der Notfallsituation eines allergischen Schocks konfrontiert sind, müssen Sie immer nach einer Notfallausrüstung suchen und dem Kind so schnell wie möglich die Medikamente geben. Ihr Kinder- und Jugendarzt unterweist Sie, um für den Notfall gerüstet zu sein.

Homöopathika

Die Homöopathie kennt einige hilfreiche Mittel bei allergischen Reaktionen.

- **Antimonium tartaricum C30**: 1-mal 3 bis 5 Globuli unter der Zunge zergehen lassen
- **Acidum carbolicum C30**: bei allergischem Schock nach Bienenstich; 1-mal 3 bis 5 Globuli
- **Apis C30**: bei Bienenstichen gegen Schwellung, Anzeichen einer allergischen Reaktion und bei starken Schmerzen; 1-mal 3 bis 5 Globuli

Bewusstlosigkeit, Atemstillstand

Typische Anzeichen: fehlende Ansprechbarkeit (das Kind reagiert nicht auf Ihre Stimme oder Schmerzreize wie Kneifen und Zwicken); rote Gesichtshautverfärbung (bei hochfieberhaften Temperaturen, Meningitis, Fieberkrampf, Hitzschlag); blasse Hautfarbe (bei Kreislaufkollaps, inneren Blutungen, Schock); bläuliche Verfärbung der Haut (bei akutem Sauerstoffmangel, Beeinträchtigung des Herzes)

• Siehe auch Elektrounfall (S. 282f.), Ertrinken (S. 289f.), Gehirnerschütterung (S. 294f.), Giftunfälle (S. 296ff.), Kreislaufkollaps, Herzstillstand (S. 302ff.) und Schock (S. 305f.)

Wichtige Hinweise

Was Sie zuerst tun müssen

Versuchen Sie umgehend, die Ursache für die Bewusstlosigkeit Ihres Kindes zu ergründen. Ist es gestürzt, wurde es verletzt, oder ist es krank?

- Sprechen Sie Ihr Kind laut an. Berühren Sie es kräftig an den Schultern. Erfolgt keine Reaktion auf solche äußeren Reize, so ist Ihr Kind bereits bewusstlos.
- Kontrollieren Sie anschließend sofort den Puls des Kindes und die Atmung, und verständigen Sie den Notarzt. Am besten ist es, wenn Sie eine zweite Person telefonieren lassen und selbst erste Hilfe leisten.
- Atmet Ihr Kind regelmäßig, bringen Sie es sofort in die stabile Seitenlage; auf dem Rücken liegend könnte es sonst ersticken.
- Atmet das Kind nicht mehr, beginnen Sie sofort mit der Atemspende und führen auch, wenn der Puls noch tastbar ist, dann die Herzdruckmassage durch. Bewahren Sie Ruhe, und handeln Sie zügig.

Babys und Kleinkinder

Ein bewusstloses Baby dürfen Sie nicht auf den Bauch legen. Versuchen Sie, es lieber vorsichtig auf eine Seite zu rollen, und stützen Sie es dabei ab.

Sofort den Notarzt rufen

- Bei Bewusstlosigkeit
- Bei Atemstillstand
- Bei Herzstillstand
- Bei Schock

ERSTE HILFE

1. Prüfen von Atmung und Puls

Prüfen Sie umgehend die Atmung Ihres Kindes, indem Sie eine Hand auf seinen Brustkorb legen. Bei normaler Atembewegung hebt und senkt sich der Brustkorb regelmäßig.

- Sie können auch einen kleinen Spiegel nehmen und ihn vor Mund und Nase des kleinen Patienten halten. Bei funktionierender Atmung beschlägt der Spiegel.
- Sie können sich aber auch einfach über Ihr Kind beugen und hören, ob es atmet.

Babys und Kleinkinder: Den Puls von Babys fühlen Sie am besten am Handgelenk.

Kinder und Jugendliche: Bei größeren Kindern lässt sich der Puls auch an der Halsschlagader prüfen.

! Benutzen Sie zum Pulsfühlen Ihren Zeige- und Mittelfinger, nicht jedoch den Daumen, da Sie sonst Ihren eigenen Puls fühlen könnten.

- Für ein verletztes oder bewusstloses Kind ist es besonders wichtig, dass Sie es während der ganzen Zeit immer wieder liebevoll ansprechen. Tun Sie dies mit einer kräftigen, beruhigenden Stimme.
- Sofern Ihr Kind ohne Schwierigkeiten gleichmäßig atmet, bringen Sie es vorsichtig in die stabile Seitenlage.

! Hat Ihr Kind einen Unfall erlitten, ist es auf dem Spielplatz gestürzt oder z. B. von der Wickelkommode gefallen und daraufhin bewusstlos geworden, liegt möglicherweise eine Gehirnerschütterung vor (siehe S. 294f.)

2. Stabile Seitenlage

Im Fall einer regelmäßigen Atmung und eines gut tastbaren Pulses bringen Sie Ihr Kind in die stabile Seitenlage. Diese wurde kürzlich neu entwickelt und ist in dieser Form einfacher für den Helfer.

Dazu führen Sie möglichst konzentriert die folgenden Schritte aus.

• Legen Sie Ihr Kind auf den Boden oder auf eine feste Unterlage. Knien Sie sich neben seinen Oberkörper, und schieben Sie den Ihnen zugewandten Arm so weit wie möglich unter seinen Körper. (siehe Abb.1)

1

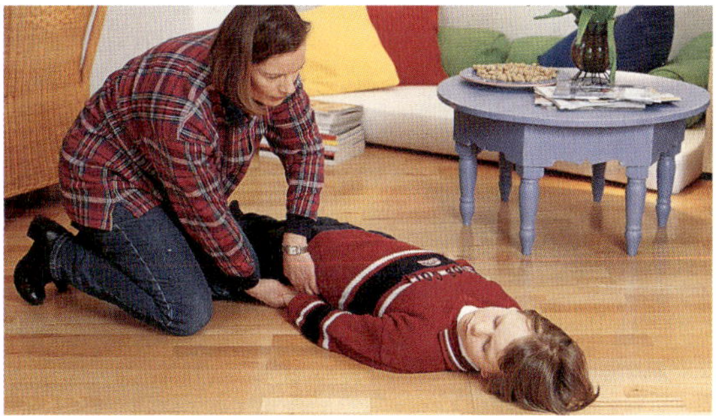

• Stellen Sie nun das Bein der Ihnen abgewandten Seite angewinkelt auf (siehe Abb. 2).

2

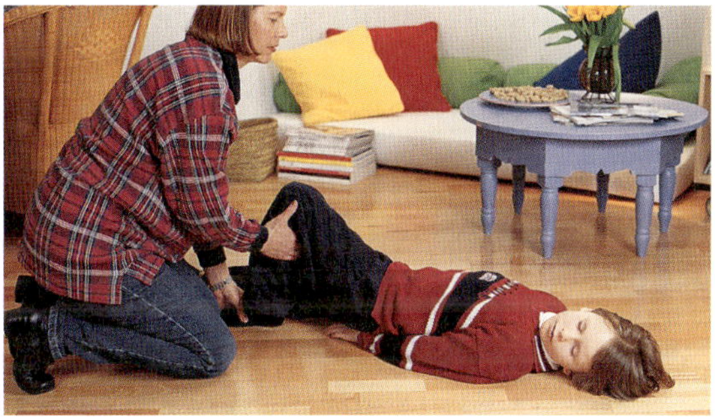

• Drehen Sie Ihr Kind behutsam zu sich her, indem Sie es vorsichtig an Hüfte und Schulter der gegenuberliegenden Seite hochheben und zu sich herüberrollen (siehe Abb. 3).

3

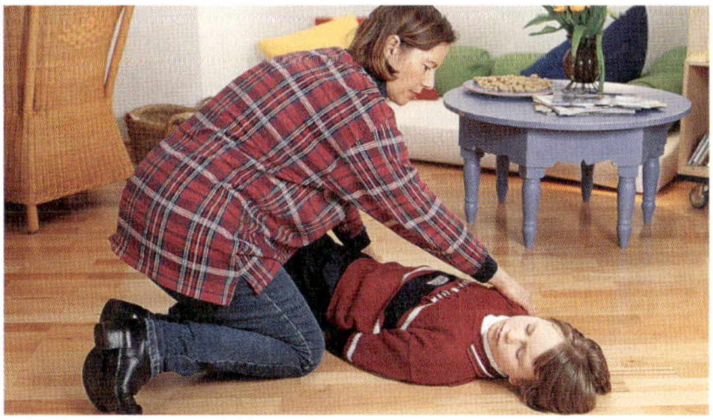

• Ziehen Sie nun den unter dem Körper liegenden Arm leicht nach hinten, und legen Sie die andere Hand unter die am Boden liegende Wange (siehe Abb. 4).

4

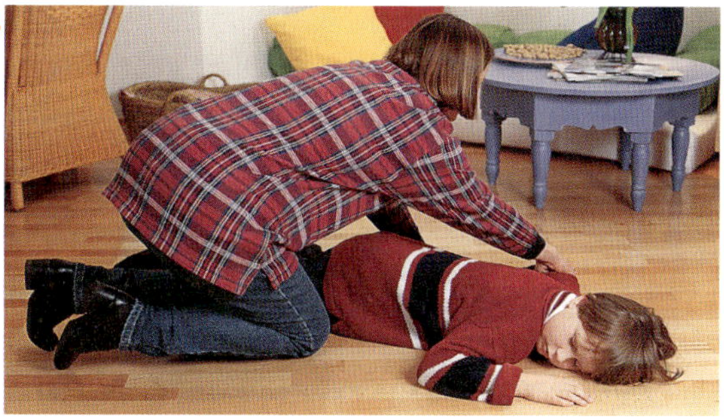

• Überstrecken Sie den Kopf vorsichtig nach hinten, und drehen Sie ihn so, dass der geöffnete Mund nach unten zeigt (siehe Abb. 5). So vermeiden Sie, dass Blut oder Erbrochenes in die Atemwege gelangt, was zur Erstickung führen könnte.

5

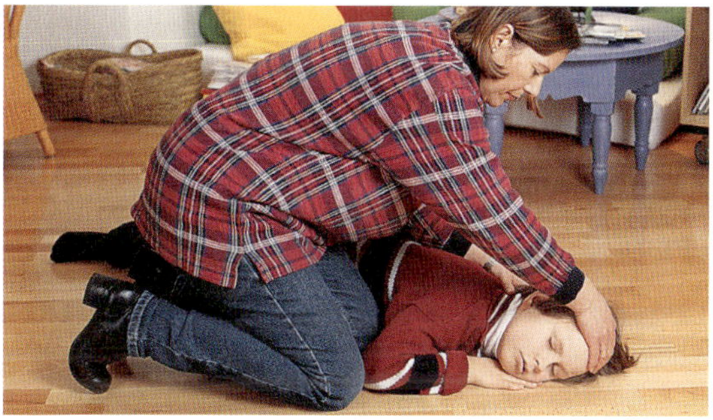

• Decken Sie das Kind mit einer leichten Decke zu, und kontrollieren Sie Puls und Atmung, bis der Rettungsdienst eintrifft (siehe Abb. 6).

6

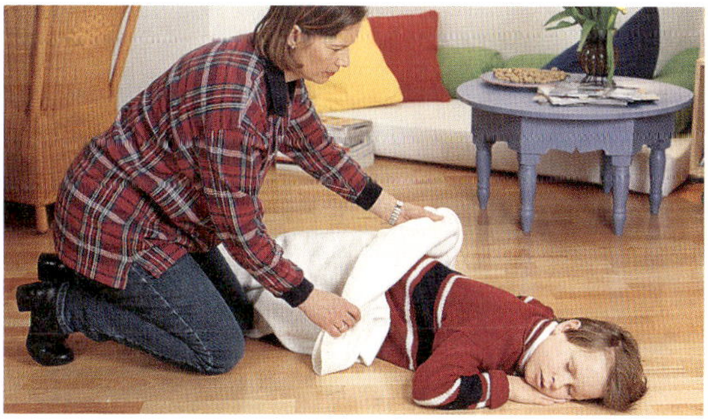

Neue Empfehlung: Statt den Arm unter den Körper zu schieben (Abb.1), winkeln Sie den Ihnen zugewandten Arm des Kindes um 90 Grad vom Körper ab. Legen Sie die andere Hand quer auf die Schulter und später unter die Wange (Abb.4).

VERHALTEN BEI ...

... Atemstillstand

Wenn Sie feststellen, dass die Atmung Ihres Kindes ausgesetzt hat, rufen Sie sofort den Rettungsdienst an und beginnen dann unverzüglich mit den Wiederbelebungsmaßnahmen. Die Atemspende führen Sie so lange durch, bis die Atmung des Kindes wieder einsetzt. Ist der Puls wieder spürbar, fahren Sie mit der Atemspende fort, bis der Rettungsdienst eintrifft. Ist der Puls nicht spürbar, beginnen Sie sofort mit der Herzdruckmassage (siehe S. 303ff.).

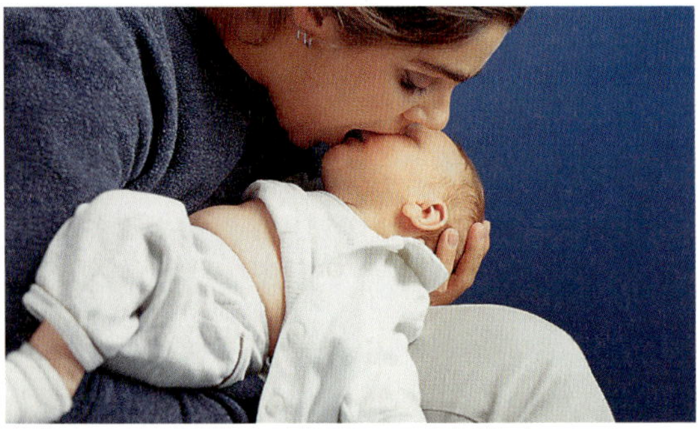

Atemspende

Legen Sie Ihr Kind auf eine stabile Unterlage oder auf den Fußboden. Prüfen Sie mit den Fingern, ob es vielleicht Fremdkörper oder Erbrochenes im Mund hat, und entfernen Sie dies. Dazu drehen Sie seinen Kopf leicht zur Seite.

- Um die Atemwege frei zu machen, nehmen Sie den Kopf des Kindes in beide Hände und dehnen ihn vorsichtig in den Nacken.

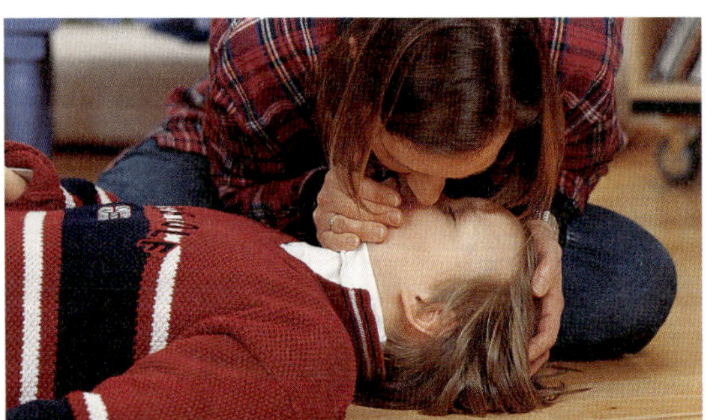

! Der Kopf von Säuglingen darf nur ganz vorsichtig gezogen und nicht überstreckt werden.

Babys: Nehmen Sie Ihr Baby auf den Arm, und halten Sie mit Ihrer freien Hand vorsichtig seinen Kopf. Drehen Sie den Kopf des Babys in die Mitte, und umschließen Sie mit Ihrem Mund seine Nase und seinen Mund.

- Beatmen Sie Ihr Baby jeweils mit »einem Mund voll« Luft – und vor allem nicht zu heftig. Spenden Sie dem Kind etwa 30 bis 40 Atemstöße pro Minute, und kontrollieren Sie immer wieder auch seinen Puls am Handgelenk.
- Führen Sie die Atemspende etwa alle zwei Sekunden durch. Ein Baby hat eine höhere Atemfrequenz als ein größeres Kind, kann jedoch pro Atemzug nicht so viel Luft aufnehmen.
- Nach jeweils vier Atemspenden kontrollieren Sie den Puls. Schlägt das Herz des Babys regelmäßig, beatmen Sie es so lange weiter, bis es von allein wieder atmet bzw. bis der Rettungsdienst eintrifft.
- Sobald Ihr Baby wieder von allein atmet, rollen Sie es vorsichtig auf eine Körperseite.

Kinder und Jugendliche: Hier verfahren Sie genauso, mit dem Unterschied, dass Sie den Kopf Ihres Kindes leicht nach hinten überstrecken und seinen Unterkiefer etwas anheben. Die Beatmung erfolgt von Mund zu Nase, kann aber auch von Mund zu Mund erfolgen (etwa wenn die Nase verletzt ist).

- Bei der Mund-zu-Nase-Beatmung stabilisieren Sie mit der einen Hand Stirn und Kopf Ihres Kindes und verschließen ihm mit der anderen Hand den Mund, indem Sie das Kinn leicht nach oben drücken.
- Holen Sie nun tief Luft, setzen Sie Ihren geöffneten Mund um die Nase herum dicht an, und blasen Sie die Atemluft langsam in die Nase des Kindes.
- Nach jeder Beatmung heben Sie den Mund ab, damit das Kind ausatmen kann. Wiederholen Sie die Beatmung etwa alle drei Sekunden, und beobachten Sie dabei, ob sich der Brustkorb wieder hebt und senkt.
- Auch wenn Ihr Kind wieder von allein atmet, kontrollieren Sie weiterhin den Puls.

... Ohnmacht

Eine Ohnmacht entsteht durch einen plötzlichen Blutdruckabfall. Dabei ist Ihr Kind nur vorübergehend nicht reaktionsfähig. Es sieht blass aus, Puls und Atmung sind aber gleichmäßig. Die oben beschriebenen Maßnahmen sind daher meist nicht nötig. Bei jungen Mädchen, die in die Pubertät kommen, kann es während der Regel hin und wieder zu Ohnmachtsanfällen kommen.

Sofortmaßnahmen

- Lagern Sie die Beine Ihres Kindes ca. 45 bis 90 Grad auf einer weichen Unterlage hoch.
- Legen Sie ihm einen kalten Waschlappen auf die Stirn.
- Halten Sie Ihrem Patienten (nur bei älteren Kindern!) eine stark riechende Essenz unter die Nase (z. B. Kampfer oder Menthol).

! Kommt Ihr Kind nach diesen Maßnahmen nicht gleich wieder zu sich, müssen Sie von einer echten Bewusstlosigkeit ausgehen. Führen Sie dann die oben beschriebenen Schritte der ersten Hilfe durch, und alarmieren Sie den Rettungsdienst.

- Sofern Atmung und Puls stabil sind, bringen Sie Ihr Kind in die stabile Seitenlage.
- Kommt Ihr Kind wieder zu sich, kümmern Sie sich liebevoll um es. Reden Sie ihm gut zu, und geben Sie ihm sofort etwas zu trinken. Nach einer Ohnmacht ist ein Glas kühles Wasser oder Fruchtsaft am besten.

Elektrounfall

Typische Anzeichen: äußere Verbrennungen an der Eintritts- und Austrittsstelle des Stroms; starke Muskelverkrampfung an der Berührungsstelle, »Festkleben« an der Stromquelle; Atemnot, Herzjagen, Krämpfe, Bewusstlosigkeit, Atemstillstand oder Herzstillstand; in schweren Fällen innere Verbrennungen an Organen und Geweben

- Siehe auch Bewusstlosigkeit, Atemstillstand (S. 280ff.), Kreislaufkollaps, Herzstillstand (S. 302ff.) und Schock (S. 305f.)

Wichtige Hinweise

Was Sie zuerst tun müssen

Einen Elektrounfall erkennen Sie daran, dass Ihr Kind wegen der starken Muskelverkrampfung in der Regel an der Stromquelle »klebt«. Es sind auch deutliche Verbrennungen an den Händen, so genannte Strommarken, zu erkennen.

- Wenn Sie Ihr Kind nicht ansprechbar oder bewusstlos neben einer Stromquelle auffinden, dürfen Sie es zunächst nicht berühren.
- Schalten Sie den Strom über den Sicherungskasten ab, und entfernen Sie Ihr Kind dann umgehend von der Stromquelle.
- Achten Sie darauf, dass weder Sie noch eine andere Hilfsperson mit der ungesicherten Stromquelle in Berührung kommt.
- Überprüfen Sie die Bewusstseinslage Ihres Kindes, und führen Sie die entsprechenden Maßnahmen durch.
- Alarmieren Sie den Rettungsdienst.

Sofort den Notarzt rufen

- Ein Stromschlag erfordert oft eine klinische Versorgung oder eine Untersuchung durch den Arzt – egal, wie sich der Betroffene fühlt.

ERSTE HILFE

1. Strom sofort abschalten

In jedem Fall müssen Sie den Stromkreis unterbrechen, bevor Sie das verletzte Kind berühren. Ziehen Sie den Stecker raus, oder schalten Sie das Elektrogerät aus. Falls das nicht möglich ist, müssen Sie die Hauptsicherung ausschalten.

- Wenn ein defektes Kabel oder Gerät den Unfall verursacht hat, müssen Sie darauf achten, dass Sie selbst oder eine andere Hilfsperson nicht damit in Berührung kommt.
- Falls es sich um einen Hochspannungsunfall handelt, dürfen Sie gar nichts tun, sondern müssen warten, bis das alarmierte Fachpersonal eintrifft.

2. Kind von der Stromquelle trennen

Gelingt die Unterbrechung des Stromkreises nicht, können Sie versuchen, das Kind von der Stromquelle zu trennen oder wegzuziehen. Suchen Sie einen Gegenstand aus Gummi, Holz, Plastik oder Glas, z. B. einen Besen aus Holz, mit dem Sie die Stromquelle von Ihrem Kind wegstoßen können. Stellen Sie sich mit beiden Füßen auf eine isolierende Unterlage (z. B. Gummimatte).

! Ziehen Sie keinesfalls direkt mit den Händen an Ihrem Kind, weil der Strom sonst auf Sie überspringt. Bitte unterdrücken Sie diesen Reflex. Niemandem ist damit geholfen, wenn Sie ebenfalls an der Stromquelle kleben und nichts mehr tun können.

3. Überprüfen der Bewusstseinslage

Sollte Ihr Kind nicht mehr bei Bewusstsein sein, müssen Sie sofort Atmung und Puls kontrollieren und gegebenenfalls Wiederbelebungsmaßnahmen durchführen, bis der Notarzt eintrifft – also die Atemspende (siehe S. 282f.) oder die Herzdruckmassage (siehe S. 303ff.).

4. Stabile Seitenlage

Ist bei Ihrem bewusstlosen Kind die Atmung gleichmäßig, bringen Sie es in die stabile Seitenlage (siehe S. 280f.).

5. Schocklage

Zwar ist es in der Regel ein gutes Zeichen, wenn Ihr Kind nach einem Elektrounfall bei Bewusstsein ist – dennoch muss es dringend in ärztliche Behandlung. Bringen Sie das Kind in die Schocklage, also in eine Lage mit erhöhten Beinen, indem Sie seine Beine auf ein paar zusammengefaltete Decken oder aufeinander gelegte Matratzen oder Kissen legen (siehe S. 410f.). Bleiben Sie bei ihm, und beruhigen Sie es, bis der Rettungsdienst eintrifft.

6. Brandwunden versorgen

Der Grad der Verbrennungen hängt davon ab, wie lang Ihr Kind mit der Stromquelle verbunden war. Es können Verbrennungen 1. Grades mit Rötungen und Schwellungen der Haut auftreten. An den Berührungsstellen kann es aber auch zu Verbrennungen 3. Grades gekommen sein, bei denen das Hautgewebe zerstört ist und weißliche bis schwärzliche Verfärbungen zu erkennen sind. Übrigens: Bei größeren Stromstärken gibt es Eintrittswunden und auch Austrittsstellen (besonders deutlich bei Blitzschlägen sichtbar).

- Kühlen Sie auf jeden Fall die Stellen mit nasskalten Lappen. Oder halten Sie, wenn in erster Linie die Finger bzw. die Hände betroffen sind, wie oft bei Elektrounfällen, diese in eine Schüssel mit kaltem Wasser oder auch unter fließendes kaltes Wasser.
- Bedecken Sie dann die Hautverletzungen Ihres Kindes mit sterilen Wundauflagen.
- Behalten Sie nach einem Elektrounfall in jedem Fall die Nerven! Ihre Ruhe und Konzentration können Ihrem Kind das Leben retten.
- Beruhigen Sie Ihr Kind, und vermitteln Sie ihm den Eindruck, dass alles wieder gut wird und Sie die Situation unter Kontrolle halten.
- Sorgen Sie für ausreichende Frischluftzufuhr.
- Decken Sie das Kind mit einer leichten Decke (am besten Rettungsdecke aus dem Kfz-Verbandkasten) zu; Verletzte frieren leicht.

DAS KÖNNEN SIE NOCH TUN

Elektrounfällen vorbeugen

- Solange Ihr Kind noch im Krabbelalter ist und alles eigenhändig untersuchen möchte, sollten Sie an allen Steckdosen eine Kindersicherung anbringen. Lassen Sie das Kind nie unbeaufsichtigt an einem Ort spielen, wo es Elektrogeräte vorfindet.
- Einem älteren Kind müssen Sie unbedingt erklären, dass es mit elektrischen Geräten nicht spielen darf.
- Wenn Kinder beim Spielen in ein Gewitter geraten, sollten Sie die Nähe von Bäumen und Gewässern meiden.

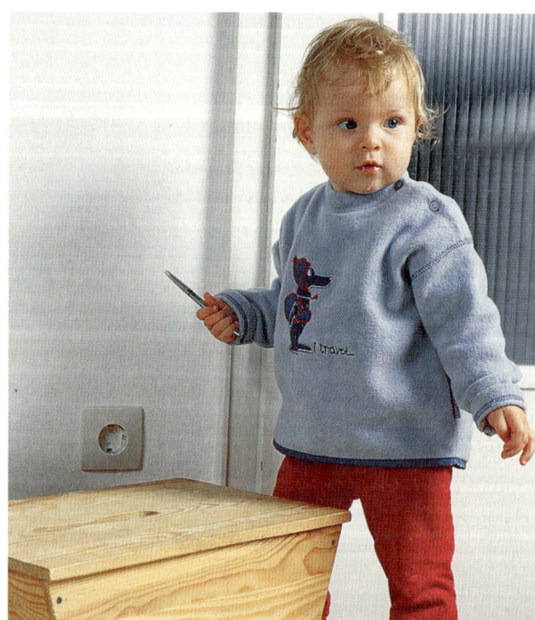

Zu einem kindersicheren Haushalt gehören auf jeden Fall Schutzkappen auf den Steckdosen.

Kindersicherer Haushalt

Die meisten Unfälle passieren nicht im Straßenverkehr, sondern zu Hause – dies gilt auch für Kinderunfälle. Vor allem für Kleinkinder ist der Haushalt eine Gefahrenzone. Sobald ein Baby »mobil« wird, also sich aus eigener Kraft fortbewegen kann und die Welt zu entdecken beginnt, fängt eine gefährliche Phase an: Alles wird angefasst, alles wird in den Mund genommen, und überall versucht das Kind, hinzukommen oder hochzukommen. Machen Sie also Ihren Haushalt so gut es geht kindersicher. Übrigens: Bei den Vorsorgeuntersuchungen erhalten Sie von Ihrem Kinder- und Jugendarzt regelmäßig Informationsblätter zur Unfallverhütung bei Kindern.

Gefahren vorbeugen

Die Sicherheit Ihres Babys oder Kleinkindes hängt in erster Linie von den Vorkehrungen ab, die Sie treffen, um bestimmte Unfälle von vornherein auszuschließen. Darüber hinaus hängt sie von der Aufsicht ab, die in diesem Alter praktisch »rund um die Uhr« gewährleistet sein muss. Die Maßnahmen zur Unfallverhütung sind in der Regel einfach, sie müssen aber sorgfältig durchgeführt werden und alle denkbaren Unfallsituationen erfassen.

- Versetzen Sie sich in die Welt Ihres Kindes, und versuchen Sie, alle für das Kind erreichbaren potenziellen Gefahrenquellen zu erkennen und diese zu beseitigen. Ist dies nicht überall möglich, müssen Sie Ihr Kind daran hindern, bestimmte Bereiche zu betreten oder zu »berutschen«.
- Im Haushaltsbereich wird immer ein Restrisiko bestehen bleiben, weil niemand alle Zufälle, die zu einem Unfall führen können, voraussehen kann. Deshalb ist es wichtig, dass Sie sich über Erste-Hilfe-Maßnahmen informieren oder zusätzlich einen Erste-Hilfe-Kurs absolvieren.

Treppen sichern

Auch wenn eine Treppe nur wenige Stufen hat, stellt sie eine Gefährdung dar. Schon drei Stufen können genügen, um das Kind nach einem unkontrollierten Sturz sehr hart am Ende der Treppe – häufig mit dem Kopf voraus – aufschlagen zu lassen. Fällt Ihr Kind in einem Treppenhaus mehrere Stufen hinab, sind schwerere Verletzungen – insbesondere im Kopfbereich – vorprogrammiert.

- Entfernen Sie alle Kleinmöbel aus dem Treppenbereich, über die Ihr Kind hochklettern und dann über das Geländer stürzen könnte.
- Sichern Sie Treppen mit Kinderschutzgittern, die von einem Kind nicht geöffnet werden können.
- Sichern Sie Wohnungstüren mit einer Kette, so dass Ihr Kind nicht unbeaufsichtigt das Treppenhaus betreten kann.
- Achten Sie beim Spielen im Garten darauf, dass Ihr Kind nicht über Haustür-, Terrassen- oder Kellertreppen abstürzen kann.

Stromschlag durch Elektrogeräte

Stromschläge haben bisweilen tödliche Folgen oder verursachen teilweise schwere Verletzungen. Nun sind Elektrogeräte heutzutage in der Regel so sicher, dass ein Kind durch das reine Berühren der Geräte keinen Stromschlag abbekommen kann. Gefährlich wird es, wenn die Geräte nicht mehr in ordnungsgemäßem Zustand sind, wenn das Kind an ihnen herummanipulieren kann oder wenn es mit seinen Fingern in ungesicherte Steckdosen greift. Auch die Elektrogeräte in Feuchträumen (etwa der Föhn im Bad) sind Gefahrenquellen.

- Stellen Sie Tisch- und Stehlampen sowie Elektrokleingeräte außerhalb der Reichweite Ihres Kleinkindes auf. Achten Sie darauf, dass die Stromzuführung, an der die Lampe bzw. das Gerät herabgezogen werden könnte, ebenfalls nicht erreicht werden kann.
- Vermeiden Sie, dass Ihr Kind mit einer angeschlossenen Lampe herumspielt und dabei möglicherweise die Glühbirne herausschraubt. Die dann frei liegenden Kontakte stellen eine hohe Gefahrenquelle dar, weil sie leicht mit einem Finger erreicht werden können.
- Alle Steckdosen müssen mit einer Kindersicherung versehen werden, die es unmöglich macht, einen stromleitenden Gegenstand (etwa einen Bleistift oder Schraubenzieher) in die Kontaktöffnungen zu stecken.

• Überprüfen Sie alle Stromleitungen, Stehlampen etc. auf beschädigte Stellen, denn auch eine aufgescheuerte Leitung mit frei liegenden Drähten kann zu einem Unfall führen. Denken Sie gegebenenfalls auch an die Zuleitung zu einem Elektrorasenmäher oder an andere Stromquellen im Garten oder auf der Terrasse.
• Kupplungen von frei liegenden Stromkabeln können unter Umständen von Ihrem Kind auseinander gezogen werden, wodurch die Kontaktöffnungen freigelegt werden. Versehen Sie also auch die Steckverbindung von Verlängerungskabeln mit einer Kindersicherung.
• Achten Sie im Badezimmer darauf, dass Ihr Kind keine Elektrokleingeräte greifen kann (und beispielsweise einen Föhn in die mit Wasser gefüllte Badewanne werfen könnte).

Gefährliche Substanzen wegsperren

Vor allem Medikamente, Zigaretten, Alkoholika und Putzmittel bergen ein hohes Gefahrenpotenzial für Kleinkinder. Sie können zu schlimmen Vergiftungen oder Verätzungen führen. Denn Babys und Kleinkinder haben den Drang, alles neu Entdeckte in den Mund zu nehmen und auch hinunterzuschlucken.
• Haben Sie den Verdacht, dass Ihr Kind schädliche Substanzen geschluckt hat, müssen Sie sofort den Notarzt rufen oder Ihr Kind in eine Klinik bringen. Dann kann es tatsächlich auf jede Minute ankommen.
• Stellen Sie alle Arzneimittel in einen verschließbaren Schrank, der außerhalb der Reichweite Ihres Kindes erhöht angebracht sein sollte. Tun Sie dies auch, wenn Sie ein Medikament mehrmals täglich brauchen.
• Putzmittel gehören nicht in den Unterschrank, wo sie Ihr Kind schnell finden könnte, sondern z. B. in einem Besenschrank in das oberste Regalfach. Auch WC-Reiniger sollten nicht hinter der Toilettenschüssel abgestellt werden.
• Tabak ist für Kinder hochgradig gefährlich. Wenn in Ihrem Haushalt geraucht wird, müssen Sie darauf achten, dass Ihr Kind keinen Zugriff auf die Zigaretten hat. Es könnte das Zigarettenpapier aufreißen und den Tabak essen. Kippen gehören in den verschlossenen Mülleimer. Sehen Sie Ihr Kind dennoch mit einer Zigarette oder Kippe hantieren, stellen Sie die umherliegenden Tabakkrümel und Zigarettenteile sicher, um zu sehen, wie viel Tabak Ihr Kind gegessen haben könnte. Anschließend müssen Sie mit ihm sofort die nächste Kinderklinik aufsuchen. Nikotin kann – je nach Menge – lebensgefährlich sein; der »Genuss« einer einzigen Kippe kann für ein Kleinkind tödlich enden.
• Alkohol verursacht in den Gehirnzellen eines Kleinkindes massive Schädigungen. Wenn Ihr Kind gar Hochprozentiges erwischt hat, besteht akute Lebensgefahr. Stellen Sie sicher, dass Ihr Kind bei seinen Streifzügen durch die Wohnung nie auf alkoholische Getränke stoßen kann.
• Auch Nüsse, vor allem Erdnüsse, können zur gefährlichen Substanz werden, wenn Ihr Kind sie verschluckt und dadurch akute Atemnot auftritt. Bei Kindern bis zu drei Jahren sollten Sie keine Nüsse in greifbarer Nähe liegen lassen.

Stürze aus größerer Höhe

Schon die Kleinsten sind sturzgefährdet; bitte lassen Sie Babys auf dem Wickeltisch nicht aus den Augen. Stärker gefährdet sind allerdings Kleinkinder, die einen unstillbaren Drang zur Höhe haben, sobald sie aufrecht stehen können. Stürze vom Sofa, vom Bett, von einem Stuhl oder vom mühsam erklommenen Tisch gehen zwar häufig glimpflich aus – doch Vorbeugung wäre besser.
• Vertrauen Sie nicht darauf, dass Ihr Kleinkind durch seine automatischen Schutzreaktionen wie eine Katze fällt. Bei einem Sturz nach hinten können schwere Kopfverletzungen auftreten, weil Kleinkinder in der Regel nicht die Reaktion bzw. die Kraft haben, den Kopf während des Sturzes nach vorn zu halten.
• Nicht nur im Haus, auch auf dem Spielplatz oder im Garten geben Kleinkinder ihrem »Höhendrang« nach, etwa bei Klettergerüsten oder Rutschen. Behalten Sie Ihr Kleinkind daher im Auge. Auch wenn es viel Geduld erfordert, sollten Sie ihm im Freien nicht von den Fersen weichen.

Kindersichere Küche

Küchen sind für Kinder ein faszinierender Ort. Die größte Gefahr geht von Herd und Backofen aus. Aber auch herumliegende Feuerzeuge und Streichhölzer können gefährliches Spielzeug sein.
• Lassen Sie Ihr Kind nicht aus den Augen, während Herdplatten und/oder Backofen in Betrieb sind. Die Herdplatten sichern Sie am besten mit einem im Spezialhandel erhältlichen knapp 20 Zentimeter hohen Gitter. Es verhindert, dass heiße Töpfe samt ihrem Inhalt herabgezogen werden können oder dass Ihr Kind mit

den Händen auf das Kochfeld oder in die Gasflammen greifen kann.

- Sichern Sie die Tür des Backofens, die meist genau auf der Höhe von Kleinkindern angebracht ist, mit einer Schnappsicherung.

Sollten Sie eine neue Küche kaufen, dann denken Sie daran, dass der Backofen nicht selbstverständlich unter dem Kochfeld zu finden sein muss, sondern auch oberhalb der Reichweite eines Kleinkindes in ein spezielles Möbel eingebaut werden kann.

- Lassen Sie keine Streichhölzer oder Feuerzeuge herumliegen, denn so unwahrscheinlich es ist, dass Kleinkinder damit zurechtkommen, umso wahrscheinlicher ist es, dass größere Kinder ein willkommenes Spielzeug darin sehen.
- **Übrigens:** Ein offener Kamin, aber auch der Gartengrill muss so abgeschirmt werden, dass Kinder nicht in die Nähe der Flammen gelangen können. Das gilt auch für ältere Kinder.

Vorsicht beim Baden und Planschen

Kaum nachvollziehbar ist für Erwachsene, dass ein Kleinkind in einer Badewanne, die allenfalls 15 bis 20 Zentimeter hoch mit Wasser gefüllt ist, leicht ertrinken kann. Dies ist aber möglich, weil ein Kind nicht immer aufrecht in der Badewanne sitzt, sondern alle möglichen Positionen ausprobiert und sich auch ins Wasser legt. Seine Versuche, sich wieder aufzusetzen, können fehlschlagen, wenn es auf der glatten Oberfläche keinen Halt findet und dabei in eine gefährliche Bauchlage gerät und nicht mehr in der Lage ist, den Kopf über Wasser zu halten.

- Lassen Sie Ihr Kind keine Minute aus den Augen, wenn es in der Badewanne sitzt.
- Die gleiche Gefahr droht ebenfalls in einem größeren Kinderplanschbecken im Garten oder in der Badeanstalt.
- Unterschätzen Sie auch nicht die Gefahr von Verbrühungen in der Badewanne: Kontrollieren Sie die Wassertemperatur mit einem Thermometer, bevor Sie Ihr Kind hineinsetzen (Badewasser sollte eine Temperatur zwischen 35 und 38 °C haben). Beim Abduschen sollten Sie darauf achten, dass sich das Wasser auf Ihrer Hand nicht warm, sondern nur lauwarm anfühlt – die Haut Ihrer Hand ist mehr Hitze gewöhnt als die Kopfhaut Ihres Kindes.

Spitze Gegenstände entfernen

Kinder können sich gefährliche Schnittwunden zuziehen, wenn sie mit Glasscherben oder mit scharfen Klingen in Kontakt kommen. Mögliche Gefahrenquellen sind u.a.: zersplittertes Glas einer Glastüre, eines Glastisches, einer Flasche oder einer Porzellantasse, ein an der Klinge gegriffenes scharfes Messer, die Scherben eines Tellers, Rasierklingen und sämtliche anderen spitzen, scharfkantigen Haushaltsgegenstände.

- Sind in Ihrer Wohnung Glastüren oder Türen mit Glasfüllung vorhanden, sollten Sie das Glas mit einer durchsichtigen Folie überziehen, um bei einer Beschädigung der Tür zu vermeiden, dass größere Teile des Glases wie ein Dolch von oben auf das Kind fallen können – die Folie hält die Bruchstücke der Scheibe zusammen.
- Außerdem empfiehlt es sich, an Vollglastüren in Gesichtshöhe Ihres Kindes Aufkleber anzubringen, die Ihr Kind auf die durchsichtige Türe aufmerksam machen.
- Glastische sollten Sie ausmustern und durch Holztische ersetzen, denn die Möglichkeit, dass sich Ihr Kind darauf setzt und das Glas darunter zerbricht, ist nicht auszuschließen.
- Achten Sie darauf, dass Ihr Kleinkind nicht mit Flaschen, Gläsern oder Tellern herumläuft, indem es diese vor sich herbalanciert. Wenn es fällt und in die beim Aufprall zerberstenden Splitter mit Händen oder Gesicht gerät, kann das schlimme Wunden zur Folge haben.
- Achten Sie auch beim Besuch von Spielplätzen darauf, dass keine Glasscherben oder kaputten Flaschen herumliegen. (Es sollten natürlich auch keine Kippen bzw. kein Hundekot herumliegen.)

Die »grüne Gefahr«

Pflanzen und Blumen in der Wohnung sind etwas Schönes – doch Kinder können sich daran vergiften. Auch diverse Ziersträucher im Garten (oder in Gärten in der Nachbarschaft), die beispielsweise verlockende rote Beeren haben, stellen eine Gefahrenquelle dar.

- Stellen Sie die Pflanzen am besten so, dass Kleinkinder gar nicht in Versuchung kommen können, grüne Blätter oder bunte Blüten zu »kosten«.
- Was die Gartenbepflanzung anbelangt: Sie können in einschlägigen Büchern nachlesen, welche Pflanzen (für Kinder) giftig sind. Vor allem Kleinkinder müssen in Gärten beaufsichtigt werden.

Erfrierungen, Unterkühlung

Erfrierungen – typische Anzeichen: rote bis bläuliche Verfärbungen meist von Nase, Ohren, Fingern oder Zehen, schmerzhafte Bläschenbildung mit zentraler Weißfärbung
Unterkühlung – typische Anzeichen: bei Körpertemperatur unter 35 °C Zittern, kalte Haut; bei Körpertemperatur unter 31 °C langsamer Puls, flache Atmung; bei unter 22 °C Blutdruckabfall, Herzstillstand

• Siehe auch Bewusstlosigkeit, Atemstillstand (S. 280ff.), Kreislaufkollaps, Herzstillstand (S. 302ff.) und Schock (S. 305f.)

Wichtige Hinweise

Was Sie zuerst tun müssen

Legen Sie Ihre wärmenden Hände ganz vorsichtig auf die bereits erfrorenen Körperteile Ihres Kindes, oder decken Sie diese mit wärmenden Textilien zu. Hierbei ist Vorsicht angesagt, denn erfrorene Körperteile dürfen grundsätzlich nicht bewegt werden. Rufen Sie dann den Rettungsdienst an.

- Aktive Wärme (Wärmflasche oder Heizkissen) dürfen Sie bei Erfrierungen unter keinen Umständen zuführen.
- Hat sich Ihr Kind nur leicht unterkühlt, kann es vorsichtig mit Ihrer Körperwärme oder mit Textilien erwärmt werden, solange es noch ansprechbar ist. Dann reichen Sie ihm ein gesüßtes warmes Getränk.
- Zeigt das Kind bereits Anzeichen von Apathie, bringen Sie es in die stabile Seitenlage, decken es zu und alarmieren den Notarzt. Unternehmen Sie nichts darüber hinaus, und bewegen Sie Ihr Kind nicht, denn sonst droht ihm gegebenenfalls der so genannte Bergungstod, also ein tödliches Kreislaufversagen.

Babys und Kleinkinder

Ein unterkühltes Baby können Sie an Ihrem eigenen Leib aufwärmen oder zur Not so unter Ihren Pullover oder Ihre Jacke stecken, dass es noch Luft bekommt.

Sofort den Notarzt rufen

- Bei apathischem Verhalten
- Bei Bewusstlosigkeit
- Bei Frieren, marmorierter Haut, Blässe und beschleunigter Atmung (dies deutet auf ein beginnendes Kreislaufversagen hin)
- Wenn die Körpertemperatur nicht spürbar wieder ansteigt
- Bei Herzstillstand
- Bei starken Schmerzen

ERSTE HILFE

1. Sofortiges Wärmen

Legen Sie Ihr unterkühltes Kind sofort an einen warmen Ort, und wärmen Sie es dort langsam auf. Ziehen Sie ihm gegebenenfalls nasse und kalte Kleidungsstücke aus und angewärmte, trockene Kleidungsstücke an. Hüllen Sie das Kind in eine warme Wolldecke. Ebenso gut können Sie Ihren Schützling in die folienbeschichtete Rettungsdecke aus dem Kfz-Verbandkasten wickeln. Die Silberseite muss dabei nach innen zeigen, die Goldseite nach außen.

- Haben Sie nichts davon zur Hand, so hilft zur Not Ihre eigene Körperwärme. Nehmen Sie kalte Hände unter die Achseln, Ihre warmen Hände legen Sie auf die Ohren oder die Nase des Kindes. Kalte Zehen oder Füße nehmen Sie zwischen Ihre Hände.

! Bereits erfrorene Körperteile dürfen Sie nicht bewegen, sondern nur zudecken.

2. Überprüfen der Bewusstseinslage

Prüfen Sie Puls und Atmung Ihres Kindes, und beginnen Sie im Zweifelsfall mit Wiederbelebungsmaßnahmen, also mit der Atemspende (siehe S. 282f.) oder der Herzdruckmassage (siehe dazu S. 303ff.), und alarmieren Sie den Notarzt.

- Ist Ihr Kind bewusstlos, atmet aber, so bringen Sie es in die stabile Seitenlage (siehe S. 281f.), decken Sie es mit einer warmen Decke zu und verständigen unverzüglich den Rettungsdienst.

3. Flüssigkeitszufuhr

Eine Erwärmung von innen erzielen Sie, indem Sie Ihrem Kind warme, aber nicht heiße, gezuckerte Getränke einflößen. Am besten eignet sich schwarzer Tee, der auch den Kreislauf wieder anregt.

! Verwenden Sie auf keinen Fall Alkohol. Für Kinder ist er ohnehin schädlich, und außerdem weitet er die Gefäße. Die Unterkühlung wird damit nur noch zusätzlich beschleunigt und – trotz weit verbreiteter Meinung – keinesfalls eingedämmt.

AUS DER APOTHEKE

Die Wiederdurchblutung der erfrorenen Hautareale kann zu sehr starken, stechenden Schmerzen führen, die eine Gabe von Schmerzmitteln nötig machen können. Der Wirkstoff Ibuprofen ist für Kinder besonders geeignet .

Synthetische Medikamente

- Präparate mit Ibuprofen oder Parazetamol

DAS KÖNNEN SIE NOCH TUN

Vorbeugungsmaßnahmen

Abschnürende Kleidung sollte bei Kälte vermieden werden. Ziehen Sie Ihrem Sprössling lieber mehrere Lagen Kleidungsstücke an, sie wärmen besser.

Bäder und Wechselbäder

Wenn ein Kind nur leicht unterkühlt und sein Kreislauf stabil ist, so bereiten Sie ihm ein ansteigendes Bad oder ein Wechselbad. Beides kann ein leichtes Kribbeln verursachen.

- **Ansteigendes Bad:** Badewasser, das zunächst der aktuellen Körpertemperatur des Kindes entspricht, durch schrittweises Zugießen von heißem Wasser auf 37 °C erwärmen. Lassen Sie Ihr Kind anschließend warm eingepackt ruhen.
- **Wechselbad:** Ein Gefäß mit 37 °C warmem Wasser, ein anderes mit 21 °C kaltem Wasser füllen. Die unterkühlten Körperteile, z. B. die Füße bis zur Wade, 5 Minuten lang in das warme, dann 10 Sekunden lang in das kalte Wasser tauchen. 3-mal wiederholen und mit kaltem Wasser abschließen. Anschließend die Füße gut abtrocknen, warme Socken anziehen und das Kind ruhen lassen.

! Wechselbäder dürfen Sie nur bei leichter Unterkühlung durchführen; sie regen den Kreislauf an. Die Behandlung von stärkeren Unterkühlungen oder von Erfrierungen gehört in ärztliche Hände.

Ertrinken

Typische Anzeichen: Husten, starke Atemnot, Angst; Bewusstlosigkeit und Atemstillstand; auch Herzstillstand

• Siehe auch Bewusstlosigkeit, Atemstillstand (S. 280ff.), Kreislaufkollaps, Herzstillstand (S. 302ff.), Erfrierungen, Unterkühlung (S. 288f.) und Schock (S. 305f.)

Wichtige Hinweise

Was Sie zuerst tun müssen

Wenn Sie allein sind und keine Hilfsmittel zur Verfügung stehen, müssen Sie das Kind schwimmend erreichen, indem Sie die Stelle, wo Sie es zuletzt gesehen haben, genau im Auge behalten.

- Ziehen Sie das Kind schwimmend so an Land, dass sein Kopf ständig über Wasser bleibt.
- Nach der Bergung eines bewusstlosen Kindes aus dem Wasser sind sofort Wiederbelebungsmaßnahmen einzuleiten und gleichzeitig der Notarzt zu rufen.
- Falls Sie niemanden alarmieren können, müssen Sie das bewusstlose Kind so lange beatmen, bis es von allein wieder atmet, und es dann in ein Krankenhaus bringen.

Babys und Kleinkinder

Babys und Kleinkinder können auch bei geringer Wasserhöhe ertrinken. Schon zehn Zentimeter tiefes Wasser kann zum Verhängnis werden, wenn das Kind mit dem Gesicht voran ins Wasser fällt und sich aus dieser Lage (mit dem Gesicht unter Wasser) nicht mehr aufrichten kann. Deshalb sind bei kleinen Kindern auch die Badewanne oder das kleine Planschbecken im Garten gefährlich. Lassen Sie aus diesem Grund Ihr Baby oder Kleinkind im oder in der Nähe von Wasser nicht aus den Augen.

Sofort den Notarzt rufen

- Bei Unfällen im Wasser muss nach der Rettung des Kindes grundsätzlich der Notarzt gerufen werden.

ERSTE HILFE

1. Schnelle Bergung aus dem Wasser

Falls ein Kind am Ertrinken ist, müssen Sie es möglichst sofort aus dem Wasser holen. Versuchen Sie Ihr Bestes, auch wenn Sie das Rettungsschwimmen nie gelernt haben. Lassen Sie den Punkt nicht aus den Augen, an dem Sie das Kind zum letzten Mal an der Wasseroberfläche gesehen haben, und schwimmen Sie zügig hin. Noch besser wäre die Bergung mit einem Rettungsboot.

- Setzen Sie Ihre ganze Körperkraft ein, um das Kind in den Griff zu bekommen.
- Bedenken Sie, dass das Kind im Überlebenskampf um sich schlägt. Seien Sie vorsichtig: Sie können getroffen und damit gefährdet werden.
- Lassen Sie sich von dem ertrinkenden Kind nicht in die Tiefe ziehen.
- Umfassen Sie es unter den Armen um die Brust, so dass es auf dem Rücken liegt und sein Kopf aus dem Wasser ragt. So können Sie es seitwärts oder auf dem Rücken schwimmend am besten im Wasser mit sich ziehen.
- In seichtem Wasser können Sie das Kind auch auf ein Brett legen und es an Land schieben – am besten in Bauchlage.

2. Wiederbelebungsmaßnahmen

Sobald das Kind an Land ist, legen Sie es auf den Rücken und überprüfen Atmung und Puls. Stellen Sie einen Atemstillstand fest, beginnen Sie sofort mit der Atemspende (siehe S. 282f.) bzw., wenn nötig, mit der Herzdruckmassage (siehe S. 303ff.).

! Entgegen weit verbreiteter Meinung ist es nicht notwendig, einen Ertrunkenen zu beklopfen, zu schütteln oder das Kind gar auf den Kopf zu stellen, damit das Wasser aus der Lunge ablaufen kann. Sehen Sie von solchen Maßnahmen unbedingt ab. Die Wiederbelebung hat absoluten Vorrang. Sie kann bei einer Unterkühlung eines Ertrunkenen auch nach längerer Zeit noch erfolgreich sein.

3. Stabile Seitenlage nur bei Bewusstlosigkeit

Wenn Ihr Kind zwar bewusstlos ist, aber regelmäßig atmet, bringen Sie es in die stabile Seitenlage (siehe S. 280f.). So verhindern Sie, dass es an seiner eigenen Zunge erstickt.

4. Unterkühlung vorbeugen

Wenn Ihr Kind wieder zu atmen beginnt, müssen Sie es auf Anzeichen einer Unterkühlung untersuchen. Dies gilt vor allem dann, wenn das Kind in kaltes Wasser gelangt ist, etwa im Winter durch Eis ins Wasser eingebrochen ist.

- Hüllen Sie es in eine Wolldecke ein, und halten Sie es schon während der Wiederbelebungsmaßnahmen warm, bis der Arzt eintrifft.

5. Schocklage

Nach einem Badeunfall kann das Kind durch den erlebten Schrecken und die durchgemachte Todesangst nachträglich noch in einen Schockzustand fallen (siehe S. 410f.). Das Kind ist zuerst noch aufgeregt und ängstlich und wird dann zunehmend apathischer.

Da der Schock ein Kreislaufversagen zur Folge haben kann, sollten Sie Ihr Kind vorsichtshalber so lagern, dass sein Kreislauf stabil bleibt, und es beruhigen, bis der Notarzt eintrifft.

- Lagern Sie seine Beine hoch, indem Sie diese auf ein paar zusammengefaltete Decken oder auf Ihr eigenes Knie legen.
- Decken Sie Ihr Kind mit einer leichten Decke zu, oder wickeln Sie es in eine wärmende Rettungsfolie.

! Sofern Ihr Kind einen Badeunfall glimpflich überstanden hat, sollte es dennoch zur intensiven Untersuchung in die Klinik gebracht werden. In der Lunge verbliebenes Wasser könnte zu Entzündungen führen.

DAS KÖNNEN SIE NOCH TUN

Badeunfälle verhindern

- Absolvieren Sie einen Rettungskurs bei der Wasserwacht oder einem Schwimmverein.
- Lassen Sie Ihr Kind nie mit vollem Magen ins tiefe Wasser. Nach einer größeren Mahlzeit sollte es mindestens anderthalb bis zwei Stunden warten, bevor es ins Wasser geht.
- Ihr Kind sollte vor dem Schwimmen nicht lange in der prallen Sonne gewesen sein; dies gilt als Risikofaktor für einen Badeunfall.
- Kopfsprünge in unbekannte Gewässer sind absolut zu verhindern.

Fremdkörper in Körperöffnungen

Fremdkörper in Mund, Hals, Kehlkopf – typische Anzeichen: plötzliche Atemnot, anhaltender Hustenreiz, ziehendes Geräusch beim Einatmen, akute bläuliche Verfärbung der Haut (bei drohender Erstickung)
Fremdkörper im Auge – typische Anzeichen: Rötung, Brennen, Juckreiz, tränendes Auge, Druck
Fremdkörper in der Nase – typische Anzeichen: Mundatmung, näselnde Sprache, Nasenbluten, verstärkte Sekretbildung
Fremdkörper im Ohr – typische Anzeichen: Ohrenschmerzen, schlechteres Hören auf der betroffenen Seite, Ausfluss
Fremdkörper in der Speiseröhre und im Magen-Darm-Trakt – typische Anzeichen: Atemnot, Brennen in der Speiseröhre, Schluckbeschwerden, Bauchschmerzen
Fremdkörper in der Scheide – typische Anzeichen: Schmerzen, Rötung, blutiger oder übel riechender Ausfluss
• Siehe auch Bewusstlosigkeit, Atemstillstand (S. 280ff.)

Wichtige Hinweise

Was Sie zuerst tun müssen

Schnelle Hilfe durch Sie ist oft nur bei Fremdkörpern in Mund oder Auge möglich. Waschen Sie das Auge aus, bzw. entfernen Sie den Fremdkörper aus dem Mund Ihres Kindes. Tief sitzende Gegenstände in Nase und Ohr, in der Luftröhre und im Genitalbereich müssen vom Arzt entfernt werden. Auch bei Atemnot, Schmerzen und Blutungen muss der Arzt Hilfe leisten.

Grenzen der Selbstbehandlung

- Wenn Sie sich nicht sicher sind, ob Ihr Kind Spielzeugteile, Knöpfe, Murmeln o. Ä. verschluckt bzw. in Nase oder Ohr gesteckt hat, sollten Sie besser einen Arzt konsultieren.
- Bei allen unklaren Symptomen und auch, wenn es nicht sofort und mühelos gelingt, den jeweiligen Fremdkörper zu entfernen, muss der Arzt aufgesucht werden.
- Dies ist auch der Fall, wenn es sich um Glas oder einen spitzen Gegenstand handelt, der beim Entfernen weitere Verletzungen verursachen kann.

Sofort den Notarzt rufen

- Bei Bewusstlosigkeit
- Bei Atemstillstand (bis zum Eintreffen muss die Atemspende durchgeführt werden)
- Bei Verletzungen, bei denen das Augenlicht akut gefährdet ist (keine Experimente machen)
- Bei akuter Luftnot (der Fremdkörper könnte tiefere Atemwege verlegen; bei kleinen Kindern kann eine Erbse im Kehlkopf bereits lebensbedrohlich sein)
- Wenn sich Ihr Kind innerlich oder äußerlich (z. B. im Auge) mit einem spitzen Gegenstand verletzt hat
- Bei Blutungen aus dem Ohr oder akutem Hörverlust
- Bei heftigen Blutungen oder akuten Bauchschmerzen (es könnten innere Verletzungen vorliegen)
- Wenn der Fremdkörper verschluckt wurde

ERSTE HILFE

Fremdkörper in Mund, Hals, Kehlkopf

Entfernen Sie einen Fremdkörper nur mit gekrümmtem, niemals mit geradem Finger aus dem Mund, da Sie ihn sonst weiter in den Rachen schieben könnten. Steckt der Gegenstand bereits in Hals oder Kehlkopf fest, müssen Sie versuchen, ihn durch reizauslösende Maßnahmen wieder zu entfernen.

1. Entfernung des Fremdkörpers

Ein Baby legen Sie mit dem Gesicht nach unten auf Ihren Unterarm und klopfen mit der flachen Hand zwischen seine Schulterblätter. Das erzeugt einen Hustenreiz, der Gegenstand wird ausgespuckt.
Bei Kindern und Jugendlichen halten Sie den Kopf Ihres Kindes schräg nach unten. Wenn Sie den Gegenstand nicht sofort festhalten können, klopfen Sie Ihrem Kind mit der flachen Hand zwischen die Schulterblätter, bis es hustet. Bei intensiverer Manipulation im Mund hingegen schieben Sie den Fremdkörper eher tiefer in den Rachen.
• Ist ein Gegenstand bereits im Rachen oder gar im Kehlkopf angelangt, lösen Sie sofort den Hustenreiz aus, indem Sie mit der flachen Hand zwischen die

Schulterblätter Ihres Kindes schlagen. Am besten geht es, wenn Kopf und Oberkörper des Kindes dabei leicht nach vorn gebeugt sind.

2. Bewusstseinskontrolle

Kontrollieren Sie regelmäßig Puls und Atmung Ihres Kindes, vor allem wenn es noch klein ist. Achten Sie auf seine Ansprechbarkeit und seine Reaktionen. Bei verschluckten Fremdkörpern kann nämlich eine verzögert eintretende Atemnot oder Bewusstlosigkeit auftreten.

3. Atemspende

Manchmal kommt es trotz sofortiger Hilfsmaßnahmen, den verschluckten Gegenstand zu entfernen, zum Atemstillstand. Rufen Sie dann sofort den Notarzt, und beginnen Sie unverzüglich mit der Atemspende (siehe S. 282).

4. Transport ins Krankenhaus

Kinder, die einen Fremdkörper in den Atemwegen hatten, sollten, auch wenn dieser erfolgreich ausgehustet werden konnte, im Krankenhaus nachuntersucht werden. Es kann nämlich sein, dass noch Reste des Gegenstands in den Atemwegen verblieben sind und Verletzungen oder Entzündungen in den tieferen Atemwegen verursachen.

VERHALTEN BEI ...

... Fremdkörpern im Auge

Hat Ihr Kind etwas im Auge, so beginnt es in der Regel, sich das Auge zu reiben. Dadurch wird die Bindehaut noch mehr gereizt. Das Auge rötet sich und tränt. Veranlassen Sie Ihr Kind, sich nicht mit den Fingern in die Augen zu fahren, und entfernen Sie den Fremdkörper (siehe S. 392), sofern es sich um kleinere Partikel handelt, etwa um eine Mücke, Sandkörner oder Staubpartikel.

- Bei Verdacht auf Holz- oder Metallspäne decken Sie das betroffene Auge steril ab und verbinden dann beide Augen mit einer Mullbinde. Dann bringen Sie das Kind sofort zum (Augen-)Arzt.

1. Spülen mit klarem Wasser

Spülen Sie das betroffene Auge mit reichlich klarem lauwarmen Wasser. Dabei drehen Sie den Kopf Ihres Schützlings am besten zur Seite. Gleichzeitig halten Sie ihm mit der freien Hand das Ober- und Unterlid auseinander. Lassen Sie das Wasser vom Augenaußenwinkel nach innen laufen.

2. Entfernen eines Fremdkörpers

Wenn durch Spülen mit Wasser kein Erfolg erzielt wurde, versuchen Sie, den Fremdkörper mit der Ecke eines sauberen, fusselfreien Tuchs zu entfernen. Befindet er sich unter dem Oberlid, lassen Sie das Kind nach unten schauen; befindet er sich im Unterlid, lassen Sie es nach oben schauen.

- Ziehen Sie nun das Oberlid leicht nach vorn über das Unterlid. Beim Augenöffnen wird der Fremdkörper dann wahrscheinlich durch die Wimpern des Unterlids herausgeschoben.
- Mit einer feuchten fusselfreien Stofftaschentuchecke wischen Sie den Fremdkörper dann von außen in Richtung Nase weg.

... Fremdkörpern in der Nase

Fremdkörper in der Nase sind bei Kindern relativ leicht zu entfernen, wenn sie nicht sehr weit nach oben geschoben wurden. Tief sitzende Fremdkörper muss der HNO-Arzt entfernen.

Herauspusten

Veranlassen Sie Ihr Kind zunächst, kräftig durch den Mund einzuatmen. Drücken Sie dann das freie Nasenloch mit einem Finger leicht zu, und lassen Sie Ihren Sprössling mit aller Kraft die Luft bei geschlossenem Mund durch das verstopfte Nasenloch wieder hinausblasen. In der Regel löst sich der Fremdkörper dabei und kommt dann häufig von allein heraus.

... Fremdkörpern im Ohr

Tief sitzende Fremdkörper im Ohr sollten vom HNO-Arzt entfernt werden. Versuchen Sie keinesfalls, mit spitzen Gegenständen oder einem Wattestäbchen den Fremdkörper selbst zu entfernen.

Kopfschütteln

Manchmal kann auch einfaches Kopfschütteln einen locker im äußeren Gehörgang liegenden Fremdkörper wieder nach außen befördern.

- Veranlassen Sie Ihr Kind, die betroffene Kopfseite schräg nach unten zu halten, und lassen Sie es locker den Kopf schütteln. Wenn sich der Gegenstand nicht von allein löst, müssen Sie einen HNO-Arzt aufsuchen.

... Fremdkörpern im Magen-Darm-Trakt

Verschluckte Gegenstände können in der Speiseröhre stecken bleiben oder in den Magen-Darm-Trakt gelangen. Wenn Ihr Kind ein Geldstück, Knöpfe oder einen kleinen spitzen Gegenstand verschluckt hat, müssen Sie es sofort ins Krankenhaus bringen. Mit Hilfe eines Röntgenbilds wird der Gegenstand dann lokalisiert und, wenn nötig, unter Narkose herausgeholt.

1. Nicht erbrechen lassen

Beim Verschlucken von spitzen Gegenständen besteht immer die Gefahr einer Durchbohrung der Speiseröhrenwand oder der Verlegung der Atemwege; durch das Erbrechen wird sie noch verstärkt. Lassen Sie Ihr Kind deshalb unter keinen Umständen erbrechen, sondern bringen Sie es zur Untersuchung in ein Krankenhaus.

2. Verdauung beschleunigen

Handelt es sich um harmlose, kleine, runde Gegenstände und treten keine akuten Beschwerden auf, so wird der Gegenstand auf natürlichem Weg (Stuhl) aus dem Körper wieder ausgeschieden.

- Sie können die Darmpassage durch die Gabe von Kartoffelbrei mit Sauerkraut oder flüssigem Milchzucker etwas beschleunigen. Abführmittel sind nicht sinnvoll.

… Fremdkörpern in der Scheide

Kleine Mädchen können sich beim Spielen Murmeln oder sonstige Fremdkörper versehentlich in die Scheide schieben, die dann Schmerzen und Reizungen hervorrufen können.

Inspektion der äußeren Genitalregion

Veranlassen Sie das Mädchen, sich bequem auf den Rücken auf ein Sofa oder aufs Bett zu legen. Beruhigen Sie Ihre Tochter, und versichern Sie ihr, dass Sie ihr nicht wehtun werden. Gerade im Genitalbereich ist ein Mädchen im Allgemeinen besonders empfindlich, so dass Sie noch behutsamer vorgehen müssen als bei allen anderen oben beschriebenen Sofortmaßnahmen.

- Nehmen Sie eine Steh- oder Nachttischlampe, die den Bereich gut ausleuchtet. Nachdem Sie die Unterwäsche entfernt haben, fordern Sie Ihre Tochter auf, die Beine langsam nach außen abzuwinkeln. Spreizen Sie mit einer Hand die großen Schamlippen vorsichtig auseinander. Wenn Sie den Fremdkörper jetzt entdecken und er, soweit einsehbar, abgerundet erscheint, können Sie ihn vorsichtig herausziehen. Andernfalls müssen Sie einen Kinder- und Jugendgynäkologen aufsuchen.

DAS KÖNNEN SIE NOCH TUN

Unfällen bei Kleinkindern vorbeugen

Die häufigsten Unfälle, bei denen Fremdkörper verschluckt werden, geschehen im Kleinkindesalter, vor allem im zweiten und dritten Lebensjahr. Die Kleinen erkunden neugierig ihre Umwelt und stecken alles Mögliche in den Mund. Aber auch andere Körperöffnungen sind interessant. Die Erbse in der Nase, die Erdnuss im Kehlkopf, die Perle im Ohr, die Knopfbatterie im Magen, die Haarspange in der Scheide eines kleinen Mädchens – all das kommt häufiger vor, als man denkt. Lassen Sie Ihr Kind deshalb nicht unbeaufsichtigt.

- Je jünger Ihr Sprössling ist, desto größer sollte das Spielzeug sein. Dies bedeutet: große Duplosteine anstelle von kleinen Legosteinen, große Holzperlen, die mit kurzen Bändern befestigt sind, anstelle von kleinen Perlen an langen Schnüren.
- Ein Kind, das gerade laufen lernt, sollte während der Fortbewegung nichts zu Essen in der Hand halten. Auch ein weiches Stück Banane kann bei Stolpern verschluckt werden und akute Atemnot hervorrufen!
- Das Gleiche gilt für Bonbons, Nüsse, Nussstücke und Kerne.
- Spielzeug sollte grundsätzlich abgerundete Ecken, keine hervorstehenden Spitzen haben und nicht aus Weichplastik hergestellt sein.
- Entfernen Sie alle eckigen, spitzen und kleinen Gegenstände in Ihrem Haushalt, die sich in Reichweite des Kindes befinden und mit denen es sich verletzen könnte.

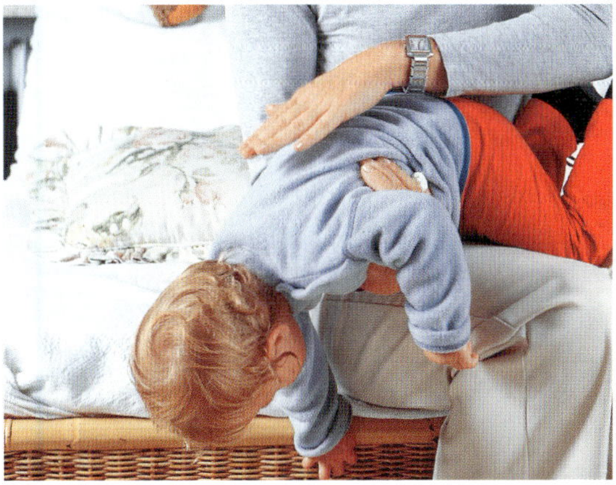

Hat Ihr Kind einen Gegenstand in Rachen oder Kehlkopf klopfen Sie ihm mit der flaschen Hand auf den Rücken.

Gehirnerschütterung

Typische Anzeichen: kurzzeitige Bewusstlosigkeit nach Sturz, kurzzeitiger Gedächtnisverlust, Übelkeit, Erbrechen, Kopfschmerz, Müdigkeit, Schläfrigkeit

• Siehe auch Bewusstlosigkeit, Atemstillstand (S. 280ff.) und Schock (S. 305f.)

Wichtige Hinweise

Was Sie zuerst tun müssen

Legen Sie Ihr verletztes Kind mit leicht erhöhtem Oberkörper ruhig hin, und lassen Sie es keinesfalls allein. Sofern es eine Verletzung am Kopf hat, müssen Sie diese mit einem keimfreien Wundverband versorgen. Falls sich Ihr Schützling nicht nach wenigen Minuten erholt, sollten Sie umgehend den Notarzt rufen.

Babys und Kleinkinder

Säuglinge können manchmal auch bei geringen Kopfverletzungen Schäden an der Schädeldecke erleiden. Lassen Sie Ihr Baby z. B. nach einem Sturz von der Wickelkommode deshalb umgehend von einem Arzt untersuchen.

Grenzen der Selbstbehandlung

Wenn sich Ihr kleiner Patient bei den oben genannten Maßnahmen nicht erholt, wenn er benommen und verwirrt erscheint und über starke Kopfschmerzen klagt, müssen Sie ihn zum Arzt bringen. Gleiches gilt, wenn unmittelbar nach dem Ereignis häufiges Erbrechen auftritt oder wenn Ihr Kind einige Tage nach einer Gehirnerschütterung benommen wirkt oder erbricht (Verdacht auf Hirnblutung).

Sofort den Notarzt rufen

- Bei Krämpfen
- Bei sofortiger oder zeitlich verzögert eintretender Bewusstlosigkeit
- Bei Frieren, marmorierter Haut, Blässe und beschleunigter Atmung (eindeutige Anzeichen für ein beginnendes Kreislaufversagen)
- Bei Blutungen aus Nase und Mund (Verdacht auf einen Schädelbasisbruch)
- Wenn bei regelmäßigen Kontrollen der Puls absinkt oder rasant ansteigt

ERSTE HILFE

1. Ruhigstellen

Lagern Sie das verletzte Kind vorsichtig mit erhöhtem Oberkörper in einem ruhigen und eher kühlen Raum. Hat sich der Unfall Ihres Kindes im Freien ereignet, legen Sie es in den Schatten. Der Kopf sollte weder Wärme noch starker Lichteinstrahlung ausgesetzt werden.

• Weist Ihr Kind eine kleine Wunde am Kopf auf, versorgen Sie diese vorsichtig mit einem keimfreien Wundverband (siehe »Wundversorgung«, S. 308ff.).
Achten Sie jedoch darauf, dass Ihr kleiner Patient nicht auf der verletzten Kopfseite liegt.

• Ist Ihr Kind bereits bewusstlos, atmet aber, so bringen Sie es in die stabile Seitenlage (siehe S. 302f.). Legen Sie es auf die Seite, auf der es keine Kopfverletzung hat.

• Nach einer Gehirnerschütterung ist die Beobachtung in den ersten sechs Stunden am wichtigsten. In dieser Zeit treten meist die Symptome auf, die auf eine Hirnquetschung oder Hirnblutung hinweisen können. Daher sollten in halbstündlichen Abständen Puls und Atmung immer wieder kontrolliert werden.

• In der Nacht sollten Sie Ihr Kind mehrmals wecken, um zu überprüfen, ob es auf Ansprache normal reagiert. Das ist vor allem bei Babys sehr wichtig.

2. Überprüfen der Bewusstseinslage

Prüfen Sie Puls und Atmung Ihres Kindes, und beginnen Sie mit Wiederbelebungsmaßnahmen, sofern Sie einen Atemstillstand (siehe S. 280f.) oder ein Kreislaufversagen (siehe S. 302ff.) feststellen.

3. Flüssigkeitszufuhr

Ist das verletzte Kind bei Bewusstsein und gut ansprechbar, sollten Sie ihm etwas zu trinken geben. Am besten ist Kräutertee oder Mineralwasser ohne Kohlensäure.

• Auf feste Nahrung sollte zunächst verzichtet werden, damit bei eventuellem Erbrechen keine Nahrungsreste in die Atemwege gelangen.

4. Frischluftzufuhr

Öffnen Sie beengende Kleidungsstücke, und sorgen Sie dafür, dass Ihr Kind ausreichend frische Luft bekommt. Geben Sie ihm die nötige Zeit, sich zu erholen. Nach einer Gehirnerschütterung braucht es mindestens 24 Stunden Ruhe.

AUS DER APOTHEKE

Bei schwerem Erbrechen müssen dem Körper Mineralstoffe in Form von Elektrolytlösungen zugeführt werden. Elektrolytlösungen und eventuell Schmerzmittel sollten aber nur dann verabreicht werden, wenn Ihr Kind bei klarem Bewusstsein ist. Elektrolyte sind für Kinder in verschiedenen Geschmacksrichtungen erhältlich. Als Schmerzmitteln sind Ibuprofen oder Parazetamol für Kinder geeignet.

Synthetische Medikamente

- Elektrolytlösungen
- Schmerzmittel mit Ibuprofen, Parazetamol

Homöopathika

Die folgenden Homöopathika haben sich bei Gehirnerschütterung bewährt.

Dosierung: 1-mal 3 bis 5 Globuli, die das Kind unter der Zunge zergehen lassen soll

- **Arnica C30:** bei Schmerzen und Schwellung; bei Gefühl der Zerschlagenheit
- **Helleborus C30:** bei Vergesslichkeit, Ungeschicklichkeit nach einer Gehirnerschütterung oder einer Kopfverletzung
- **Hypericum C30:** bei Verletzung der Nerven; bei Schleudertrauma
- **Opium C30:** bei Kopfverletzung, rotem Gesicht, engen Pupillen

DAS KÖNNEN SIE NOCH TUN

Nachbetreuung

• Halten Sie Ihrem Kind ein Riechfläschchen oder eine stark riechende Essenz wie Kampfer oder Menthol unter die Nase, wenn es durch den Sturz oder die Verletzung ohnmächtig geworden ist.

Achtung: Diese Maßnahme ist nur für ältere Kinder geeignet.

• Hat Ihr Kind eine Gehirnerschütterung erlitten, so müssen Sie unbedingt darauf achten, dass es in den darauf folgenden Monaten immer einen Kopfschutz trägt, wenn es sich in der Sonne aufhält.

• Es ist durchaus nicht ungewöhnlich, dass auch nach einer leichten Gehirnerschütterung immer wieder Kopfschmerzen oder Lichtempfindlichkeit auftreten. Geben Sie Ihrem Kind jedoch nur bei sehr starken Beschwerden ein Schmerzmittel.

• Stürze lassen sich nicht immer verhindern, aber man kann doch vorbeugen: Lassen Sie z. B. Ihr Baby nie allein auf der Wickelkommode liegen oder ein Kleinkind nie unbeaufsichtigt auf dem Sofa sitzen. Gerade dann passieren die meisten Stürze.

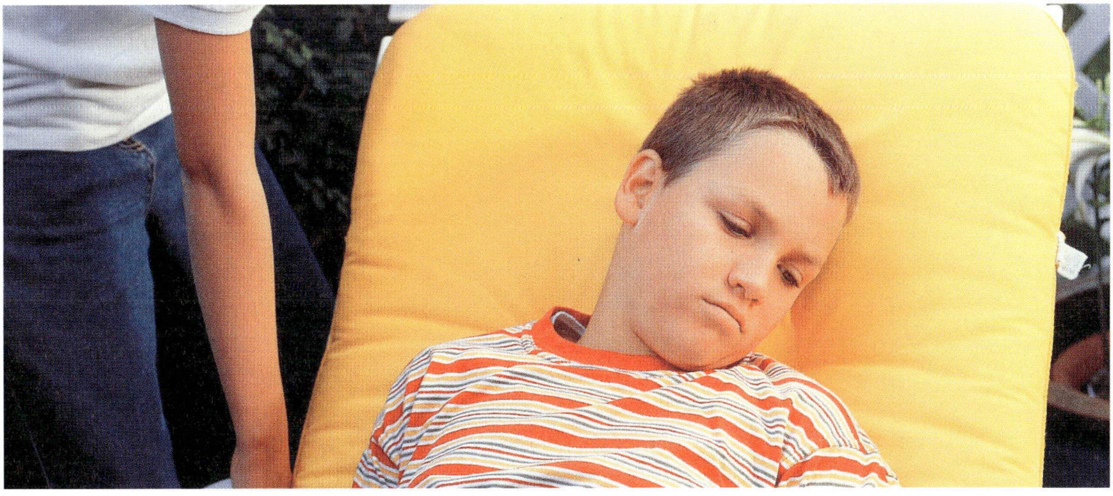

Erhöhter Oberkörper – das ist die richtige Lagerung bei einer Gehirnerschütterung.

Giftunfälle

Vergiftungen – typische Anzeichen: Übelkeit, Erbrechen, Durchfall, Benommenheit, Torkeln, Sprachstörungen, Schwindelanfälle, Schweißausbrüche, Kopfschmerzen; auch Atemnot und Bewusstlosigkeit
Verätzungen – typische Anzeichen: bei Verätzungen mit Laugen (wirken stärker als Säuren) im Mund-Rachen-Bereich geschwollene Mundschleimhaut, glasige Beläge, Gefahr eines Speiseröhrendurchbruchs; bei Verätzungen mit Säuren schmerzhafte Schleimhaut- und Hautschädigung mit schorfigem rotem Wundrand

• Siehe auch Bewusstlosigkeit, Atemstillstand (S. 280ff.)

Wichtige Hinweise

Was Sie zuerst tun müssen

• Falls Ihr Kind eine giftige Substanz, z. B. chemische Mittel, Tabletten oder Pflanzenteile geschluckt hat, prüfen Sie nach, ob sich in seiner Mundhöhle noch Reste der eingenommenen Substanz befinden, und entfernen Sie diese. Ziehen Sie sich dazu möglichst Einmalhandschuhe an.
• Überprüfen Sie die Bewusstseinslage Ihres Kindes, und alarmieren Sie sofort die Kinder-Giftnotrufzentrale in Berlin (Tel. 0 30 / 19 24 0). Bitten Sie dort um genaue Anweisungen, wie Sie sich korrekt zu verhalten haben.
• Hat sich Ihr Kind mit einer Lauge verätzt, entfernen Sie sofort die betroffenen Kleidungsstücke, und lassen Sie kaltes Wasser über die Hautstellen laufen.
• Sind große Hautflächen betroffen, decken Sie diese mit einer keimfreien Kompresse ab, bis der Notarzt eintrifft.
• Hat Ihr Kind eine ätzende Flüssigkeit verschluckt, geben Sie ihm Wasser zu trinken, und verhindern Sie ein Erbrechen!

Babys und Kleinkinder

Manche Substanzen, die bei einem Erwachsenen keine oder nur geringfügige Schäden verursachen, können für ein Baby oder ein Kleinkind tödliche Wirkung haben. Verständigen Sie deshalb sofort einen Arzt.

Grenzen der Selbstbehandlung

• Bei allen unklaren Erscheinungen und Symptomen, die eine Vergiftung (auch durch Nahrungsmittel) möglich erscheinen lassen, sollten Sie einen Arzt aufsuchen. In diesem Fall gilt: Lieber einmal zu viel zum Arzt als einmal zu wenig.
• Bei allen Verätzungen müssen Sie nach den Erste-Hilfe-Maßnahmen Ihr Kind unverzüglich ins Krankenhaus bringen. Nehmen Sie zur raschen Klärung die Reste des Mittels mit, mit dem es sich verätzt hat.
• Ist ein Auge vom Giftunfall betroffen, so decken Sie dieses steril ab und suchen den nächsten Augenarzt auf.

Sofort den Notarzt rufen

• Bei Bewusstlosigkeit
• Bei heftigen, unklaren Bauchschmerzen
• Wenn sich Ihr Kind merkwürdig benimmt, torkelt oder langsam reagiert
• Wenn Ihr Kind sehr schläfrig wird, wenn es zittert oder auffallend unruhig wird
• Wenn es ohne ersichtlichen Grund erbricht
• Bei Frieren, marmorierter Haut, Blässe von Armen oder Beinen und beschleunigter Atmung (eindeutige Anzeichen für ein beginnendes Kreislaufversagen)
• Wenn sich Ihr Kind mit einer Lauge die Schleimhäute verätzt hat

ERSTE HILFE

1. Entfernung der giftigen Substanzen

Untersuchen Sie die Mundhöhle Ihres Kindes nach Ta-bletten-, Pflanzen- oder sonstigen verdächtigen Resten, und entfernen Sie diese möglichst vollständig. Heben Sie die Reste aber zur Identifikation auf. Benutzen Sie zu Ihrem eigenen Schutz Einmalhandschuhe, da manche Giftstoffe auch über die Haut aufgenommen werden können.

2. Anweisungen von der Giftnotrufzentrale einholen

Rufen Sie dann sofort die Giftnotrufzentrale für Kindernotfälle an. Je nach der Art der Vergiftung wird man Ihnen sagen, welche Schritte Sie als nächste unternehmen müssen. Die folgenden Angaben sind dabei sehr wichtig:

• Welches Gift hat Ihr Kind genommen?
• Wie viel davon hat es verschluckt?

- Wann wurde die Substanz eingenommen?
- Welche Symptome hat Ihr Kind?
- Wie alt und wie schwer ist der kleine Patient?
- Welche Sofortmaßnahmen haben Sie bereits ergriffen?

Info: Die Nummern der Informationszentrale für Vergiftungen in Ihrer Nähe stehen im Telefonbuch.

3. Nur in bestimmten Fällen erbrechen lassen

Sofern Ihnen bei der Giftnotrufzentrale empfohlen wurde, das Kind erbrechen zu lassen, tun Sie dies, indem Sie es veranlassen, seinen Finger in den Rachen zu stecken. Bleiben Sie bei Ihrem Schützling, und beruhigen Sie ihn währenddessen.

- Ist Ihr Kind klein, so können Sie ihm selbst Ihren Finger oder einen kleinen Löffelstiel vorsichtig in den Rachen stecken, so dass es zum Brechreiz kommt. Falls auch das nicht hilft, verabreichen Sie ihm ein Brechmittel.
- Bei Pflanzen-, Beeren- und Arzneimittelvergiftungen sollten Sie Ihr Kind ebenfalls ohne Bedenken erbrechen lassen, um zu verhindern, dass sich das Gift im Körper weiter ausbreitet.

! Wenn Sie sich nicht sicher sind, um welche Substanz es sich handelt, dürfen Sie unter keinen Umständen ein Erbrechen herbeiführen, da beispielsweise Duft- oder Lampenöle die Lunge und die Atemwege zusätzlich stark schädigen können.

4. Überprüfen der Bewusstseinslage

Kontrollieren Sie regelmäßig Puls und Atmung Ihres Kindes, seine Ansprechbarkeit und sein Reaktionsvermögen. Führen Sie gegebenenfalls Wiederbelebungsmaßnahmen durch bis der Notarzt eintrifft.

! Achten Sie bei der Atemspende unbedingt darauf, dass Sie selbst nicht mit der giftigen Substanz in Berührung kommen, und tragen Sie im Umgang mit dem Vergifteten immer Handschuhe.

5. Flüssigkeitszufuhr

Geben Sie Ihrem kleinen Patienten auf keinen Fall Milch zu trinken, weil dadurch im Magen befindliche Giftreste noch schneller in den Blutkreislauf gelangen.

- Hat das Kind bereits erbrochen, so können Sie ihm lauwarmes Wasser mit darin aufgelöster Aktivkohle (aus der Apotheke) verabreichen, zumal Kohle Giftstoffe bindet. Fragen Sie jedoch vorher bei der Notrufzentrale an, ob dies auch wirklich hilfreich ist.

6. Frischluftzufuhr

Hat Ihr Kind giftige Gase oder Rauch eingeatmet, so bringen Sie es sofort ins Freie an die frische Luft. Holen Sie das Kind umgehend aus dem Gefahrenbereich – allerdings nur dann, wenn Sie sich nicht selbst gefährden. Vorsicht ist bei so genannten geruchlosen Gasen wie Kohlenmonoxid geboten, es führt nämlich sehr schnell zum Erstickungstod.

7. Transport ins Krankenhaus

Nehmen Sie für den Arzt im Krankenhaus eine Probe oder die Reste der Substanz mit, die Ihr Kind verschluckt hat. Wenn die Ursache für die Vergiftungserscheinungen nicht ganz klar ist, überlegen Sie genau, welche Medikamente in Ihrem Haushalt vorrätig sind. Selbst milde Schlaf- oder Schmerzmittel für Erwachsene können bei Kindern Vergiftungen auslösen.

VERHALTEN BEI …

… Verätzungen

Das Ausmaß von Verätzungen ist abhängig von der Art der chemischen Substanz.

1. Entfernen der Ätzflüssigkeit

Versuchen Sie sofort, verätzte Kleidungsstücke zu entfernen. Schützen Sie sich dabei selbst, indem Sie entweder Handschuhe tragen oder Ihre Hände in Tücher wickeln.

2. Wasseranwendungen

Lassen Sie sofort fließendes kaltes Wasser über die verletzte Körperstelle laufen. Vermeiden Sie dabei, dass bisher nicht verätzte Körperstellen mit dem Spülwasser in Berührung kommen. Im Zweifelsfall stellen Sie Ihr Kind unter die laufende kalte Dusche. Achten Sie jedoch darauf, dass Ihr Schützling nicht zu frieren anfängt und auskühlt.

- Hat Ihr Kind die ätzende Flüssigkeit dagegen eingenommen und verschluckt, spülen Sie seine Mundhöhle mit reichlich klarem Wasser aus.
- Ebenso verfahren Sie, wenn die Augen mit der Ätzflüssigkeit in Berührung gekommen sind. Veranlassen Sie Ihr Kind, sich hinzulegen und seinen Kopf auf die verletzte Seite zu drehen. Nun spülen Sie das Auge vorsichtig, aber anhaltend mit lauwarmem Wasser von innen nach außen aus.

3. Sterile Abdeckung

Decken Sie die verätzten Hautstellen vorsichtig mit sterilen Kompressen aus dem Verbandkasten ab. Verfahren Sie genauso, wenn die Augen des Kindes betroffen sind.

• Reiben Sie unter keinen Umständen irgendwelche Wundsalben oder sonstigen Hausmittel auf die verätzten Hautteile. Die weitere Behandlung gehört in die Hände eines Arztes.

4. Erbrechen verhindern

Lassen Sie Ihr Kind keinesfalls erbrechen. Dadurch könnte es zu einer erneuten Verätzung in der Speiseröhre sowie im Mund- und Rachenraum kommen. Außerdem können dadurch auch Ätzstoffe in die Lunge geraten.

• Wenn Ihr Kind schwache Laugen, wie etwa Shampoo, Duschgel, Wasch- oder Spülmittel, getrunken hat, so verabreichen Sie ihm ein Entschäumermittel, durch das die Schaumbildung im Magen verhindert wird. Außerdem können somit keine Schaumbläschen in die Lunge Ihres Sprösslings geraten.

5. Flüssigkeitszufuhr

Um die verätzten Speisewege zu spülen und die Ätzflüssigkeiten zu verdünnen, sollten Sie dem Betroffenen Wasser oder Tee zu trinken geben.

! Verabreichen Sie keine Milch und keine Säfte, da diese zusätzlich säuern.

6. Frischluftzufuhr

Wenn ätzende Gase oder Dämpfe eingeatmet wurden, bringen Sie Ihr Kind sofort an die frische Luft. Lagern Sie seinen Oberkörper leicht hoch, und rufen Sie dann den Arzt.

AUS DER APOTHEKE

Bei Vergiftungen dürfen manchmal Mittel verabreicht werden, die das Erbrechen ermöglichen. Außerdem können Sie in leichteren Fällen Kohletabletten geben, da medizinische Aktivkohle Giftstoffe im Magen-Darm-Trakt bindet.

Verätzte Hautstellen müssen nach der Wasserbehandlung mit Desinfektionslösungen gereinigt und steril abgedeckt werden. Bei starken Schmerzen geben Sie Ihrem Kind ein Schmerzmittel, wobei zu beachten ist, dass Schmerzmittel mit dem Wirkstoff Parazetamol für Kinder besonders geeignet sind. Nur bei Asthma bronchiale darf kein Parazetamol verabreicht werden.

Für die Desinfektion gilt grundsätzlich, dass die Wundfläche nicht größer als der Handteller des Betroffenen sein darf.

Synthetische Medikamente

- Medizinische Kohle
- Schmerzmittel mit Ibuprofen oder Parazetamol
- Desinfektionslösungen
- Entschäumermittel

Homöopathika

Bei Hautverätzungen sind die folgenden Homöopathika zu empfehlen.

• **Cantharis C30:** 1-mal 5 Globuli unter der Zunge zergehen lassen; in Wasser aufgelöst auch äußerlich auf der Verletzung anwendbar

• **Causticum C30:** 1-mal 5 Globuli einnehmen, bei starken Schmerzen auch viertelstündlich

Verbandmaterial & Co.

- Sterile Kompressen, sterile Augenklappen

DAS KÖNNEN SIE NOCH TUN

Vorbeugen

Achten Sie auf Gefahrenquellen in Ihrem Haushalt. Am häufigsten verletzen sich Kinder unter drei Jahren mit Säuren oder Laugen. Sie sind neugierig, nehmen alles in den Mund und können ohnehin Gefahren nicht richtig einschätzen.

• Deponieren Sie Putz- und Waschmittel immer außer Reichweite Ihres spielenden Kindes.

• Bewahren Sie ätzende Flüssigkeiten, wie beispielsweise Reinigungsmittel, in verschließbaren Schränken auf.

• Füllen Sie keinesfalls ätzende Flüssigkeiten in Trinkflaschen. (Die Verwechslungsgefahr ist sehr hoch!)

Die meisten Vergiftungen erleiden Kleinkinder, vor allem in der Zeit, in der sie noch alles in den Mund stecken. Beugen Sie also unnötigen Unfällen in Haus und Garten unbedingt vor. Hat Ihr Kind dennoch etwas »eingenommen«, gilt folgende Regel.

• Einem größeren Kind können Sie nach Rücksprache mit Ihrem Arzt oder der Giftnotrufzentrale Ipecacuanha-Sirup verabreichen, der Erbrechen auslöst.

! Salzwassergabe als Brechmittel ist im Kindesalter absolut nicht geeignet.

Hitzschlag, Sonnenstich

Typische Anzeichen: heiße, trockene Haut, rote Gesichtsfärbung, Übelkeit, Erbrechen, Kopfschmerzen; bei Temperaturanstieg bis über 40 °C Bewusstlosigkeit, Muskelkrämpfe, Blutdruckabfall

• Siehe auch Bewusstlosigkeit, Atemstillstand (S. 280ff.) und Kreislaufkollaps, Herzstillstand (S. 302ff.)

Wichtige Hinweise

Was Sie zuerst tun müssen

Bringen Sie Ihr Kind sofort an einen dunklen, kühlen Ort, und lagern Sie seinen Oberkörper hoch, damit der Kreislauf nicht versagt. Überprüfen Sie dann seinen Puls. Ist Ihr kleiner Patient gut ansprechbar, geben Sie ihm Wasser oder Fruchtsaft (nicht eiskalt) zu trinken.

Babys und Kleinkinder

Bei kleinen Kindern tritt oft eine verzögerte Reaktion auf zu starke Sonneneinstrahlung ein. Noch Stunden später kann es zu Erbrechen oder Fieber kommen. Falls Ihr Kind diese Symptome zeigt, müssen Sie es sofort zum Arzt bringen. Andernfalls könnte sich eine gefährliche Hirnhautentzündung entwickeln.

Grenzen der Selbstbehandlung

Wenn sich Ihr kleiner Patient bei den unten genannten Maßnahmen nicht rasch erholt, benommen und verwirrt erscheint und sich die Körpertemperatur nicht normalisiert, müssen Sie ihn auf jeden Fall zum Arzt bringen. Ebenso gilt dies, wenn Ihr Kind über Übelkeit, starke Kopfschmerzen oder Bewusstseinstrübungen klagt.

Sofort den Notarzt rufen

- Bei Bewusstlosigkeit
- Bei Frieren, Zittern, marmorierter Haut, Blässe und beschleunigter Atmung (Das sind erste Anzeichen für ein beginnendes Kreislaufversagen)

ERSTE HILFE

1. Sofort in den Schatten legen

Legen Sie das erkrankte Kind sofort an einen kühlen Ort. Lagern Sie seinen Kopf hoch, bzw. lehnen Sie seinen Oberkörper in einem Winkel von ca. 45 Grad an eine Mauer. Bleiben Sie bei Ihrem Kind.

2. Einengende Kleidung öffnen

Öffnen Sie einschnürende, eng anliegende Kleidungsstücke, und fächeln Sie Ihrem Kind kühle Luft zu.

3. Überprüfen der Bewusstseinslage

Prüfen Sie sodann Puls und Atmung Ihres Kindes, und beginnen Sie gegebenenfalls mit Wiederbelebungsmaßnahmen.

• Ist Ihr Kind bewusstlos, atmet aber, so bringen Sie es in die stabile Seitenlage (siehe S. 280f.). Dann rufen Sie umgehend einen Notarzt.

4. Wasseranwendungen

Ist Ihr Kind bei Bewusstsein, so kühlen Sie seinen Körper, indem Sie ihn mit einem feuchtkalten Tuch oder mit etwas Wasser vorsichtig abwaschen.

• Beginnen Sie an der Stirn, und fahren Sie mit Gesicht, Nacken, Brustkorb und den Armen fort.

5. Flüssigkeitszufuhr

Durch die verstärkte Hitzeeinwirkung hat der Körper Flüssigkeit und Mineralien verloren. Diese müssen umgehend ersetzt werden. Geben Sie Ihrem Sprössling daher Fruchtsaft, stilles Mineralwasser oder Tee zu trinken. Auch isotonische Fitnessdrinks sind geeignet, um den Organismus wieder zu stabilisieren.

• Veranlassen Sie Ihren kleinen Patienten, die Flüssigkeit langsam und vor allem in kleinen Schlucken zu sich zu nehmen.

! Die Getränke sollen von innen her kühlen, dürfen aber keinesfalls eiskalt verabreicht werden.

6. Frischluftzufuhr

Öffnen Sie die Fenster, sofern Sie sich in einem geschlossenen Raum aufhalten.

AUS DER APOTHEKE

Mit Elektrolytlösungen kann man den Mineralstoffspiegel im Körper wieder anheben. Elektrolyte sind in verschiedenen Geschmacksrichtungen erhältlich. So merkt Ihr Kind vielleicht gar nicht, dass es etwas Gesundes zu trinken bekommt und sträubt sich nicht dagegen. Auf diese Weise kommt der Mineralhaushalt des Körpers schnell wieder im Gleichgewicht.

Synthetische Medikamente

- Elektrolytlösungen

Homöopathika

Die folgenden Mittel können bei Sonnenstich und Hitzschlag lindernd wirken.
Dosierung: 1-mal 3 bis 5 Globuli

- **Camphora C30**: bei Kollaps
- **Carbo vegetabilis C30**: bei Hitzschlag mit Ohnmacht; wenn Ihr Kind nicht flach liegen will
- **Glonoinum C30**: bei Verwirrtheit, Kopfschmerz, rotem Gesicht nach Hitzschlag

DAS KÖNNEN SIE NOCH TUN

Sonnenstich bei Kindern vorbeugen

- Babys dürfen der direkten Sonne überhaupt nicht ausgesetzt werden.
- Lassen Sie im Sommer keine Kinder unbeaufsichtigt in einem Auto, das der Sonne ausgesetzt ist. Die sich entwickelnde Hitze kann lebensgefährlich werden.
- Denken Sie bei langen Reisen daran, die Kinder auf die Schattenseite des Autos zu setzen. Machen Sie viele Pausen, und geben Sie den Kleinen reichlich zu trinken.

Nie ohne Kopfschutz in die Sonne

- Kinder sollten im Schatten spielen und nie ohne Kopfbedeckung.
- direkte Sonne zwischen 11.30 Uhr und 15.30 Uhr im Hochsommer meiden

Insektenstiche, Zeckenbisse

Typische Anzeichen: Schwellung, Rötung, Juckreiz, Schmerzen, allergische Reaktionen; bei Insektenstich im Kopf- und Halsbereich auch Atemnot

- Siehe auch allergischer Schock (S. 278f.) und Bewusstlosigkeit, Atemstillstand (S. 280ff.)

Wichtige Hinweise

Was Sie zuerst tun müssen

Sofern Sie den Stachel des Insekts noch sehen können, ziehen Sie ihn mit einer Pinzette oder mit den Fingernägeln heraus.

- Zecken müssen Sie mittels leichter Drehbewegungen sofort entfernen, am besten mit einer Zeckenzange.
- Kühlen Sie die Einstichstelle, und reiben Sie sie mit einem Antihistaminikum (Gel) ein, sofern Sie einen Verdacht auf eine allergische Reaktion Ihres Kindes hegen.

Grenzen der Selbstbehandlung

- Bei starker Schwellung, Rötung, Überwärmung und Schmerz der Einstichstelle oder bei in der Haut verbliebenen Zecken(-teilen) sollten Sie umgehend einen Arzt aufsuchen.
- Wenn sich nach der Entfernung einer Zecke eine kleine Rötung bildet, so ist dies nicht bedenklich. Entwickelt sich aber nach ca. zwei bis drei Wochen eine so genannte Wanderröte, d. h. ein roter Rand, der sich von der eigentlichen Bissstelle entfernt, so kann das ein Zeichen einer Borreliose sein, die sofort behandelt werden muss.
- Wenn sich Stunden oder auch Tage nach einem Insektenstich ein roter Strich von der Einstichstelle her entwickelt, müssen Sie Ihr Kind zum Arzt bringen. Die Spur auf der Haut weist auf eine Entzündung oder auch auf eine Blutvergiftung hin, wie sie etwa nach Bremsenstichen leicht auftreten kann. Auch verstärktes Kratzen mit schmutzigen Händen kann Entzündungen verursachen.

Sofort den Notarzt rufen

- Bei Bienen-, Wespen- oder Hornissenstichen im Kopf- und Halsbereich
- Bei allergischen Reaktionen mit massiven Schwellungen und Schocksymptomatik

ERSTE HILFE

1. Entfernung des Stachels

Ziehen Sie Ihrem Kind den Stachel des Insekts mit einer Pinzette oder mit Ihren Fingernägeln heraus, sofern er noch in der Einstichstelle steckt.

- Wurde Ihr Kind von einer Zecke gebissen, fassen Sie das Tier am Kopf, und ziehen Sie es gerade aus der Haut heraus. Am besten eignet sich dazu eine Zeckenzange, die Sie in jeder Apotheke erhalten.
- Träufeln Sie kein Öl oder andere Substanzen auf die Zecke, sie könnte sonst im Todeskampf Krankheitserreger ausscheiden.
- Desinfizieren Sie die Stichstelle anschließend mit Alkohol, Kölnischwasser, Teebaumöl oder einer alkoholischen Lösung.

2. Kühlen, Juckreiz stillen

Mit kaltem Wasser oder Eiswürfeln (in einem Waschlappen) kühlen Sie die Einstichstelle. Das lindert den Schmerz und verhindert stärkere Schwellungen. Geeignet sind auch so genannte Hot-Cold-Packs. Tragen Sie dann ein juckreizstillendes Gel oder eine Salbe auf, bei Bedarf mehrmals täglich.

- Bei Stichen in den Mund können auch dann, wenn Ihr Kind nicht allergisch reagiert, starke Schwellungen auftreten. Lassen Sie es Eis lutschen.

3. Überprüfen der Bewusstseinslage

Wurde Ihr Kind von einer Biene oder Wespe gestochen, so lassen Sie es keinesfalls aus den Augen.

- Überprüfen Sie seinen Puls und die Atmung, und achten Sie auf starke Schwellungen, vor allem im Mund- und Rachenbereich. Manche Menschen reagieren allergisch auf dieses Insektengift, was zu einem allergischen Schock und/oder zu Atemnot führen kann (siehe S. 78f.). Verständigen Sie im Zweifelsfall den Rettungsdienst.

AUS DER APOTHEKE

Es gibt Kinder, die auf das Gift von Wespen oder Bienen allergisch reagieren. Bei einer bekannten Insektengiftallergie ist Ihr Kind mit einem Notfallkid ausgerüstet, das Ihr Kinder- und Jugendarzt verordnet. Dieses Kid sollten Sie immer bei sich haben und im Notfall sofort einsetzen können. (Cortison, Anthistaminikum, Adrenalin zur Injektion) Ihr Arzt hat Ihnen den Umgang mit den Medikamenten vorher erläutert.

Synthetische Medikamente

- Präparat mit Bamipin
- Präparat mit Dimetinden
- Präparat mit Tripelennamin

Homöopathika

Drei Mittel aus der Homöopathie können im Notfall helfen.

Dosierung: 1-mal 3 bis 5 Globuli

- **Apis C30**: bei Bienenstichen mit Schwellung, bei Anzeichen einer allergischen Reaktion und bei starken Schmerzen
- **Ledum C30**: bei Mückenstichen und Zeckenbissen, wenn Juckreiz und Brennen auftreten
- **Vespa C30**: bei Wespenstichen

Verbandmaterial & Co.

- Hot-Cold-Pack zur Kühlung nach Stichen und Zeckenzange zur Entfernung des Tiers

DAS KÖNNEN SIE NOCH TUN

Tipps gegen Stiche

- Ziehen Sie Kindern bei einem Waldspaziergang helle Kleidung an. Zecken lassen sich auf heller langärmliger Kleidung am besten sehen.
- Lassen Sie vorbeugend einige Tropfen Nelken-, Lavendel-, Zedern- oder Zitronellaöl in einer Duftlampe in Ihren Wohnräumen verdunsten.
- Wenn Sie sich länger in Gebieten aufhalten, in denen Zecken eine Gehirnhautentzündung (FSME = Frühsommermeningoenzephalitis) übertragen können, sollten Sie Ihr Kind dagegen impfen lassen. Nähere Informationen hierzu erhalten Sie bei Ihrem Kinderarzt oder der jeweiligen Gemeinde. (siehe auch Special »Impfungen«, S 262ff.).
- Suchen Sie Ihr Kind abends nach Zecken ab.

Zwiebelauflage

Nehmen Sie bei Spaziergängen immer eine kleine Zwiebel mit. Die aufgeschnittene Zwiebel hemmt bei Wespen- und Bienenstichen eine Entzündung und zieht die Gifte aus der Stichstelle.

- **Anwendung**: Die rohe Zwiebel aufschneiden und eine Hälfte direkt auf die Einstichstelle legen. Wenn nötig, mit einer Mullbinde befestigen.

Kreislaufkollaps, Herzstillstand

Typische Anzeichen: fehlende Ansprechbarkeit (das Kind reagiert nicht auf Ansprache oder Schmerzreize); blasse Hautfarbe bei Kreislaufkollaps, inneren Blutungen, Schock; bläuliche Verfärbung der Haut bei akutem Sauerstoffmangel

• Siehe auch allergischer Schock (S. 278f.), Bewusstlosigkeit, Atemstillstand (S. 280ff.), Erfrierungen, Unterkühlung (S. 288f.), Ertrinken (S. 285f.), Gehirnerschütterung (S. 194f.), Hitzschlag, Sonnenstich (S. 299f.), Schock (S. 305f.) und Verbrennungen, Verbrühungen (S. 307f.)

Wichtige Hinweise

Was Sie zuerst tun müssen

Ein Kreislaufkollaps oder gar ein Herzstillstand bei einem Kind ist immer lebensbedrohlich. Ergründen Sie die Ursache, führen Sie die dem Zustand Ihres Kindes angemessenen Wiederbelebungsmaßnahmen durch, und alarmieren Sie sofort den Notarzt.

Babys und Kleinkinder

Bei einem Kreislaufversagen oder Herzstillstand Ihres Babys werden die Wiederbelebungsmaßnahmen – Atemspende und Herzdruckmassage – dem kleinen Körper entsprechend anders durchgeführt als bei größeren Kindern, Jugendlichen oder Erwachsenen.

Grenzen der Selbstbehandlung

Bei Kreislaufkollaps und Herzstillstand muss immer der Rettungsdienst verständigt werden. Bis der Notarzt eintrifft, müssen Sie den Zustand Ihres Kindes überwachen und erste Hilfe leisten.

Sofort den Notarzt rufen

- Bei Bewusstlosigkeit
- Bei Atem- oder Herzstillstand
- Bei Überdosierung von Suchtmitteln
- Bei Kopfverletzungen
- Bei schweren allergischen Reaktionen
- Bei Schock
- Bei großflächigen Verbrennungen
- Bei starker Unterkühlung

ERSTE HILFE

1. Prüfung des Allgemeinzustands

Sofern Ihr Kind bereits bewusstlos ist, prüfen Sie Atmung und Puls und alarmieren den Notarzt.

- Beobachten Sie, ob Ihr Kind noch regelmäßig atmet, indem Sie eine Hand auf seinen Brustkorb legen und auch horchen, ob es selbstständig atmet. Die Hautfarbe im Gesicht des kleinen Patienten kann Ihnen darüber hinaus bei der Ursachenermittlung wertvolle Hinweise liefern, je nachdem, welche Verfärbung eintritt.
- Ist seine Gesichtsfarbe blass, atmet das Kind aber regelmäßig, so leidet es an einer akuten Kreislaufschwäche.
- Ist seine Gesichtsfarbe dagegen bläulich, so besteht akute Lebensgefahr durch Ersticken. Es könnte ein Herzstillstand vorliegen. Sie müssen bei Ihrem Kind also umgehend Wiederbelebungsmaßnahmen durchführen.

Babys: Den Puls Ihres Babys fühlen Sie am besten an seinem Handgelenk oder am Oberarm.

Kinder und Jugendliche: Bei größeren Kindern lässt sich der Puls ebenfalls am Handgelenk oder aber an der Halsschlagader prüfen.

! Benutzen Sie zum Pulsfühlen Ihren Zeige- und Mittelfinger, nicht jedoch den Daumen, da Sie sonst Ihren eigenen Puls fühlen könnten.

2. Wiederbelebungsmaßnahmen

Atmet Ihr Schützling nicht mehr, müssen Sie die Atemspende durchführen, bis der Notarzt eingetroffen ist. Ihr Baby beatmen Sie von Mund zu Mund und Nase, bei einem größeren Kind führen Sie die Mund-zu-Nase-Beatmung durch.

3. Stabile Seitenlage

Sind Atmung und Puls wieder stabil, regelmäßig und gut tastbar, so sorgen Sie mit Hilfe der stabilen Seitenlage (siehe S. 280f.) dafür, dass die Atemwege frei bleiben und kein Blut oder Erbrochenes in die Atemwege gelangt.

Babys: Ein Baby legen Sie vorsichtig auf eine Körperseite und stützen es ab.

4. Frische Luft zuführen

Sobald Sie Ihr Kind in die stabile Seitenlage gebracht haben, öffnen Sie in geschlossenen Räumen die Fenster und sorgen für frische Luft.

• Decken Sie Ihr Kind vorher mit einer Decke zu, damit es nicht auskühlt. Bei einer Kreislaufschwäche friert Ihr Kind ohnehin.

VERHALTEN BEI...

... Herzstillstand

1. Laut ansprechen

Berühren Sie Ihr Kind vorsichtig, aber kräftig an beiden Schultern, und sprechen Sie es laut an. Wenn es weder auf Ihre Stimme noch auf Schmerzreize reagiert, können Sie davon ausgehen, dass es bewusstlos ist.

• Legen Sie Ihr Kind auf den Boden oder eine harte Unterlage, und öffnen Sie sofort beengende Kleidungsstücke um Brust und Bauch.

2. Atemkontrolle

Legen Sie eine Hand leicht auf den Brustkorb Ihres kleinen Patienten, und prüfen Sie, ob Ihr Kind noch selbstständig atmet. Atemgeräusche können Sie auch hören.

! Bleiben Sie jetzt unbedingt selbst ruhig, und geraten Sie trotz Ihres Schreckens nicht in Panik.

3. Pulskontrolle

Prüfen Sie den Puls Ihres Kindes – an seinem Handgelenk oder an der Halsschlagader. Ist der Puls nicht mehr fühlbar und atmet Ihr Kind nicht von allein, können Sie von einem Herz-Kreislauf-Stillstand ausgehen. Erst dann dürfen Sie mit der Herzdruckmassage beginnen.

4. Herzdruckmassage

Knien Sie sich neben Ihr Kind, so dass Sie eine stabile Ausgangslage haben. Die Druckbewegungen sollten bei geraden Armen aus der Schulter heraus ausgeführt werden. Sollten Sie noch keine Gelegenheit gehabt haben, diese Technik in einem Erste-Hilfe-Kurs zu erlernen, dann gehen Sie behutsam, aber zügig vor.

! Ein Herzstillstand ist eine lebensbedrohliche Situation, bei der das Gehirn nicht mehr mit genügend Sauerstoff versorgt wird. Sofern nicht rasche Hilfe geleistet wird, stirbt der Betroffene.

1

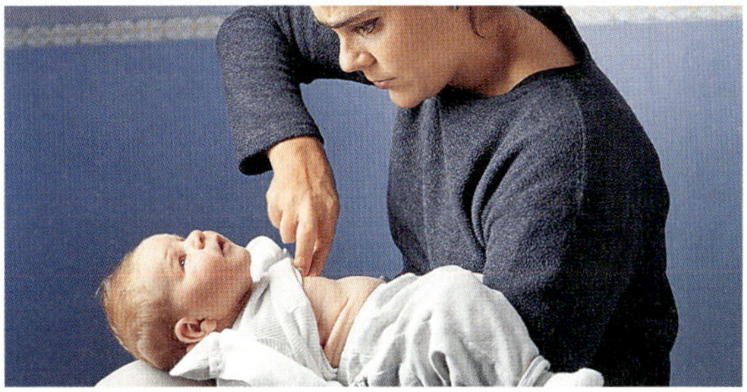

Babys: Legen Sie Ihr Baby am besten auf einen Tisch, und halten Sie seinen Kopf vorsichtig in der einen Hand.

• Drücken Sie mit Zeige- und Mittelfinger der anderen Hand auf das Brustbein Ihres Babys. Der richtige Druckpunkt liegt etwa einen Finger breit unterhalb einer gedachten Linie zwischen seinen Brustwarzen (siehe S. Abb. 1).

• Drücken Sie den Brustkorb Ihres Kleinen etwa 120-mal pro Minute rund 1,5 bis 2,5 Zentimeter nach unten. Dies entspricht etwa zwei Druckbewegungen pro Sekunde.

Kleinkinder: Legen Sie Ihr Kind auf den Boden, und machen Sie seine Brust frei. Drücken Sie dann mit einem Handballen flach auf die untere Hälfte des Brustbeins. Das Brustbein sollte sich dabei 100-mal pro Minute ca. zwei bis drei Zentimeter nach unten bewegen. Dies entspricht etwa ein bis zwei Druckbewegungen pro Sekunde (siehe Abb. 2).

Kinder ab acht Jahren: Die Herzdruckmassage bei Schulkindern wird genauso durchgeführt wie bei einem Erwachsenen.

2

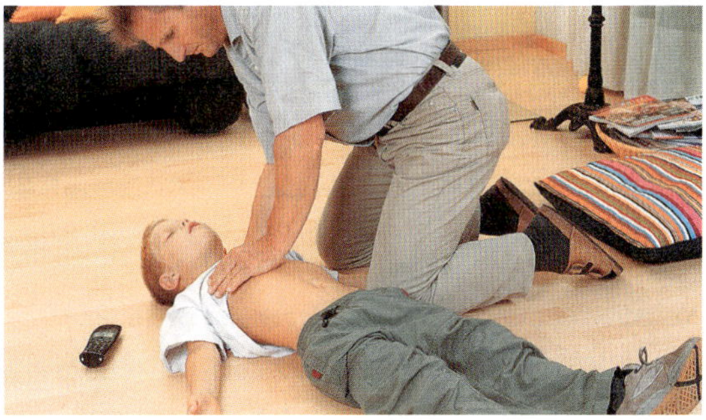

3

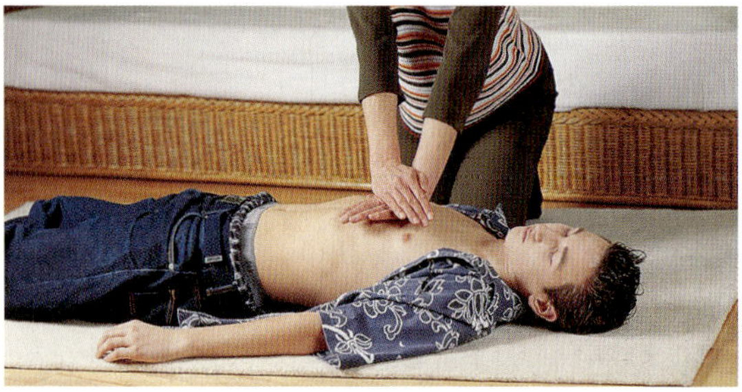

• Geben Sie zunächst zwei Atemspenden. Der richtige Druckpunkt befindet sich ca. drei Querfinger oberhalb des Brustbeinendes. Daneben legen Sie den Handballen Ihrer linken Hand (Rechtshänder). Den Handballen der rechten Hand legen Sie auf den linken Handrücken. Nun verlagern Sie Ihr Körpergewicht bei gestreckten Armen auf Ihre Hände und drücken in der vollen Ausatmung das Brustbein des Kindes kräftig nach unten (siehe Abb. 3). Wenn Sie den richtigen Druckpunkt drücken, können keine Rippen verletzt werden.

4

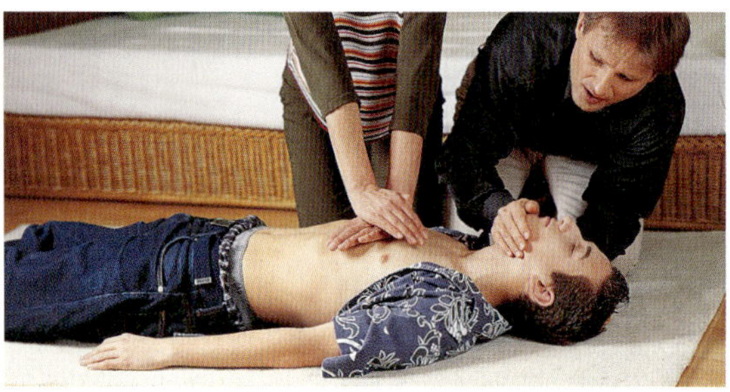

Das Brustbein sollte sich rund 100-mal ca. vier bis fünf Zentimeter nach unten bewegen (Druck von ein- bis zweimal pro Sekunde).

• Sofern Sie mit dem kleinen Patienten allein sind, geben Sie nach 10 bis 15 Herzdruckmassagen immer wieder eine Atemspende.

• Haben Atmung und Puls wieder eingesetzt, bringen Sie Ihr Kind in die stabile Seitenlage (siehe S. 377f.).

• Decken Sie Ihr Kind nun zu, und sorgen Sie für Frischluftzufuhr.

• Andernfalls fahren Sie mit der Atemspende und Herzdruckmassage fort, bis der Notarzt eintrifft.

Atemspende zu zweit: Sollten Sie jemanden bei sich haben, der Ihnen hilft, dann übernimmt der eine die Herzdruckmassage und zählt dabei laut bis fünf mit. Der andere gibt nach jeder fünften Druckmassage eine Atemspende (siehe Abb. 4). Dabei knien sich die beiden Partner am besten gegenüber. Nach jeweils fünf Malen kontrolliert der Atemspender den Puls und überprüft, ob die Eigenatmung des Kindes wieder eingesetzt hat.

! Wechseln Sie sich ab – die Wiederbelebung ist zwar anstrengend, sollte aber keinesfalls unterbrochen werden und so lange durchgeführt werden, bis das Kind wieder von allein atmet.

AUS DER APOTHEKE

Pflanzliche Präparate dürfen Sie nur verabreichen, wenn es sich bei Ihrem Kind um eine vorübergehende Kreislaufschwäche handelt (Achtung: Tropfen enthalten Alkohol!). Diese kann in Zeiten größerer Wachstumsschübe bzw. während der Pubertät vorkommen. Auch Mädchen haben beim Einsetzen der Regel öfter Kreislaufprobleme. Im Fall eines echten Kreislaufkollapses muss der Notarzt die geeignete Medikation bestimmen.

Phytopharmaka

• Präparate mit Weißdorn oder Präparate mit Mistel

DAS KÖNNEN SIE NOCH TUN

Behutsam vorgehen

• Sofern der Kreislaufkollaps nach einem Unfall eingetreten ist, bringen Sie das Kind unverzüglich von der Gefahrenstelle weg. Legen Sie es an einen ruhigeren Ort, um die Wiederbelebungsmaßnahmen konzentriert durchführen zu können.

• Vorsicht ist allerdings geboten, wenn Sie nicht wissen, ob das Kind Verletzungen erlitten hat.

• Treten bei Ihrem Kind häufiger Kreislaufzusammenbrüche auf, so sollten Sie unbedingt weitere Untersuchungen beim Arzt veranlassen.

• Bleiben Sie ruhig, und lassen Sie Ihren Schützling nicht allein.

• Sprechen Sie Ihr Kind auch während der Wiederbelebungsmaßnahmen immer wieder liebevoll an.

• Beruhigen Sie das Kind, sobald es wieder zu sich kommt, und achten Sie darauf, dass es ruhig und zugedeckt liegen bleibt, bis der Notarzt eintrifft.

• Sorgen Sie für ausreichend Sauerstoff bzw. Frischluftzufuhr.

• Lassen Sie das Kind Ihre eigene Sorge und Angst keinesfalls spüren.

Schock

Typische Anzeichen: Angst, zunehmende Benommenheit, Übelkeit, Teilnahmslosigkeit bis hin zur Bewusstlosigkeit; bei psychischer Ursache Zittern, Schwächegefühl, Blässe; bei Herz-Kreislauf-Schwäche blasse, kaltschweißige Haut, schnelle Atmung, stark beschleunigter Puls; bei allergischer Ursache Quaddelbildung auf der Haut, Atemnot; Rötung und Schwellung bei Insektenstichen

• Siehe auch allergischer Schock (S. 178f.), Bewusstlosigkeit, Atemstillstand (S. 280ff.), Kreislaufkollaps, Herzstillstand (S. 302ff.) und Verbrennungen, Verbrühungen (S. 307f.)

Wichtige Hinweise

Was Sie zuerst tun müssen

Ergründen Sie, warum Ihr Kind einen Schock erlitten hat, und handeln Sie dann entsprechend. Ein Schock kann ein Kreislaufversagen zur Folge haben und ist deshalb immer lebensgefährlich. Versorgen Sie Ihren Schützling, und bleiben Sie bei ihm, bis der Notarzt eintrifft.

Grenzen der Selbstbehandlung

In jedem Fall eines Schocks muss der Rettungsdienst verständigt werden. Bei anhaltender psychischer Beeinträchtigung sollten Sie einen Psychotherapeuten hinzuziehen, der Ihr Kind nach einem traumatischen Erlebnis oder einem Unfall einige Zeit nachbetreut.

Sofort den Notarzt rufen

- Bei Feststellung des Schocks
- Bei Feststellung eines Atem- oder Herzstillstands
- Bei größeren Brandverletzungen
- Nach der Rettung vor dem Ertrinken
- Bei starker Unterkühlung
- Bei schweren Verletzungen und Blutungen
- Bei Vergiftungen
- Bei einem Verkehrsunfall

ERSTE HILFE

1. Beruhigen

Ein Kind, das sich im Schockzustand befindet, schwebt in Lebensgefahr und verspürt Todesangst. Es ist absolut hilflos. Ihre wichtigste Aufgabe ist es daher, das Kind liebevoll zu beruhigen.

• Sprechen Sie Ihr Kind mit ruhiger Stimme an, und fragen Sie es, ob es unter Schmerzen leidet, um herauszufinden, ob z. B. eine innere Verletzung die Ursache für den Schock sein kann.

• Entfernen Sie das Kind, wenn möglich, von der Unfallstelle (aus der Gefahrenzone), und lagern Sie es etwas abseits des Geschehens.

2. Dableiben

Die Gründe für eine Schockreaktion können vielfältig sein. Unabhängig von der eigentlichen Ursache bezeichnet man das Missverhältnis zwischen notwendiger und tatsächlicher Blutversorgung des Körpers als Schock. Der Körper schützt sich zunächst selbst, indem er die Durchblutung der wichtigsten Organe, insbesondere des Gehirns und des Herzes, sicherstellt und die Durchblutung der Haut und anderer Organe drosselt. Dadurch entsteht auch die deutliche Blässe.

• Der Blutdruck fällt ab.

Dieser Vorgang wird Zentralisation genannt, und er dient der Erhaltung der lebenswichtigen Organfunktionen.

• Lassen Sie das Kind deshalb unter keinen Umständen allein, und versuchen Sie herauszufinden, was ihm widerfahren ist. Bedrängen Sie es jedoch nicht mit Fragen, sondern geben Sie ihm das Gefühl, dass es sicher und geborgen ist.

3. Schocklage

Sofern keine Herzerkrankung die Ursache für die Schocksituation ist, lagern Sie das Kind in der so genannten Schocklage.

• Lagern Sie die Beine des Kindes auf einem Stuhl, einer Kiste, einem Kissen, einem Koffer oder gegen eine Mauer in einem Winkel von etwa 45 bis 90 Grad hoch.

• Verhindern Sie das Auskühlen des betroffenen Kindes, indem Sie es in eine Decke hüllen. Sie können das Kind auch in eine Rettungsdecke wickeln, wobei die

Silberseite nach innen und die Goldseite nach außen zeigen muss.

! Führen Sie keine direkte Wärme (Wärmflasche o. Ä.) zu, und geben Sie dem kleinen Schockpatienten nichts zu trinken.

4. Überprüfen von Puls und Atmung

Bei Schock erhöht sich die Pulsfrequenz erheblich. Durch regelmäßige Pulskontrollen können Sie auch als Laie eine Verschlechterung feststellen.

- Fühlen Sie den Puls Ihres Kindes entweder am Handgelenk, auf der Innenseite der Handwurzel unterhalb des Daumens oder an der Halsschlagader

5. Stabile Seitenlage

Wird das Kind bewusstlos, bringen Sie es in die stabile Seitenlage (siehe S. 282f.), und decken Sie es dann mit einer leichten Decke zu.

6. Atemspende, Herzdruckmassage

Stellen Sie fest, dass die Atmung Ihres Kindes ausgesetzt hat, beginnen Sie unverzüglich mit der Wiederbelebung (siehe S. 303ff.).

- Haben Atmung und Puls wieder eingesetzt, bringen Sie das bewusstlose Kind in die stabile Seitenlage. Dann decken Sie es mit einer Decke zu.

VERHALTEN BEI ...

... Blutungen

Durch starken Blutverlust kann ein Blutmangel eintreten, der zu einer Schockreaktion führt.

- Lagern Sie das verletzte Körperteil hoch, und stillen Sie Blutungen sofort (siehe S. 309ff.).

... psychischer Schockreaktion

Hat ein Kind einen Unfall unverletzt überstanden, so kann es doch aufgrund des Schreckens mit einem Schock reagieren. Auch die Reaktion auf eine sehr schlechte Nachricht kann Schockreaktionen auslösen, die jedoch nicht lebensbedrohlich sind. In diesen Fällen sind Ihre Betreuung und liebevolle Zuwendung ganz besonders erforderlich.

AUS DER APOTHEKE

Homöopathika

Homöopathische Mittel werden je nach Schockursache verabreicht.

Dosierung: 1-mal 3 bis 5 Globuli

- **Aconitum C30:** nach Schreck, der die Kehle zuschnürt
- **Gelsemium C30:** bei Durchfall nach großem Schreck

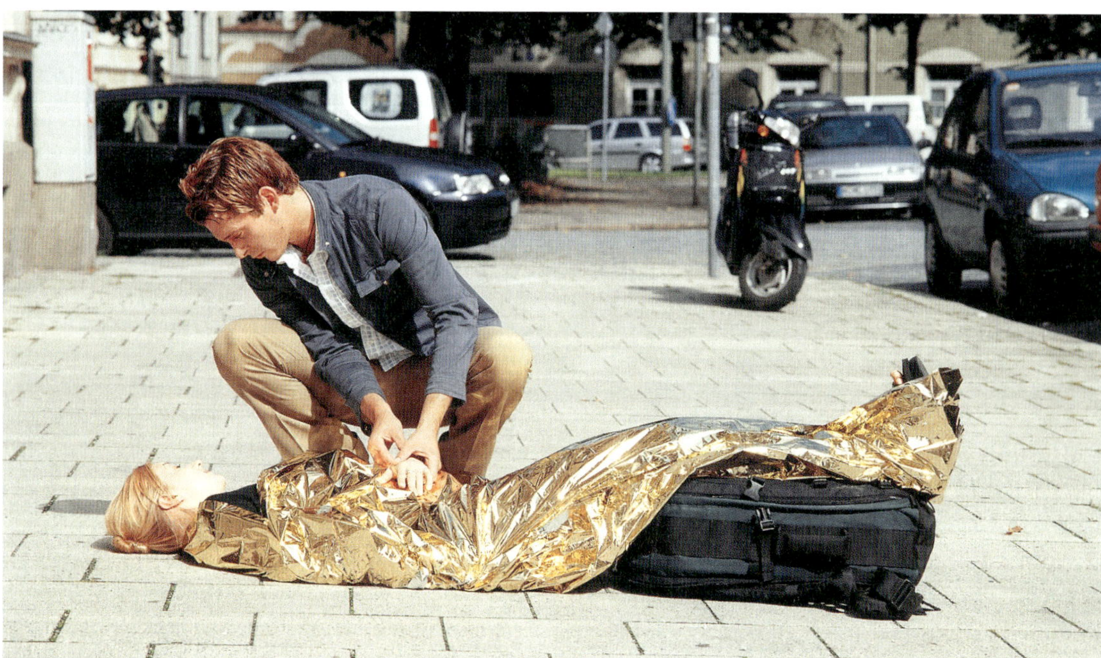

Lassen Sie ein Kind, das einen Schock hat, niemals allein!

Verbrennungen, Verbrühungen

Typische Anzeichen: bei Verbrennungen 1. Grades Rötung, Schwellung; bei Verbrennungen 2. Grades Blasen, nässende hellrote Wundflächen; bei Verbrennungen 3. Grades große Brandblasen, weißgraue Wundflächen; bei Verbrennungen 4. Grades Verkohlung

• Siehe auch Kreislaufkollaps, Herzstillstand (S. 302ff.) und Schock (S. 305f.)

Wichtige Hinweise

Was Sie zuerst tun müssen

Bei kleinen Brandwunden lassen Sie reichlich kaltes Wasser über die Wunde laufen und decken sie steril ab.

• Bei einer Verbrühung entfernen Sie vorsichtig die betroffenen Kleidungsstücke.

• Bei Feuer und daraus resultierenden schwer wiegenden Verbrennungen müssen Sie Ihr Kind sofort mit kaltem Wasser übergießen, es aus der Gefahrenzone bringen und das Feuer mit einer Decke oder einem Feuerlöscher ersticken.

Babys und Kleinkinder

• Bei Kindern droht Kreislaufversagen, wenn zehn Prozent der Hautfläche betroffen sind.

• Verletzte Flächen, die größer sind als der Handteller des Kindes, sollten Sie nach der Kühlung nur abdecken und dann umgehend einen Arzt aufsuchen.

• **Vorsicht**: Zu heißes Badewasser kann bei Babys und Kleinkindern Verbrühungen verursachen. Bitte prüfen Sie deshalb immer die Badewassertemperatur.

Sofort den Notarzt rufen

• Bei starken Schmerzen und wenn das Gesicht, der Hals oder der Genitalbereich betroffen ist

• Bei großflächigen Verbrennungen 2. Grades

• Bei Verbrennungen 3. und 4. Grades

• Bei Schock

• Bei Bewusstlosigkeit

• Bei Frieren, marmorierter Haut, Blässe, beschleunigter Atmung (eindeutige Anzeichen für ein beginnendes Kreislaufversagen)

ERSTE HILFE

1. Feuer löschen

Verbrennungen werden durch Feuer oder kochend heiße Flüssigkeiten verursacht. Die Behandlung ist jeweils die gleiche.

• Sofern Sie Ihr Kind brennend vorfinden, müssen Sie es sofort mit kaltem Wasser übergießen.

• Die Flammen ersticken Sie am schnellsten mit einer Decke oder Kleidungsstücken.

• Sie können das brennende Kind auch mit einem Feuerlöscher besprühen (aber nicht ins Gesicht).

• Versuchen Sie vorsichtig, verbrannte oder versengte Kleidungsstücke. Lassen Sie es im Zweifelsfall aber lieber, um Ihrem Kind nicht weitere Schmerzen zuzufügen.

2. Überprüfen der Bewusstseinslage

Prüfen Sie sofort Puls und Atmung des Kindes, und beginnen Sie gegebenenfalls mit Wiederbelebungsmaßnahmen, also mit der Atemspende (siehe S. 282f.) oder der Herzdruckmassage (siehe S. 303ff.).

3. Wasseranwendungen

Stellen Sie Ihr Kind, wenn möglich, in die Badewanne und lassen Sie sofort fließendes, kaltes Wasser mindestens 10 bis 20 Minuten lang über die verletzte Körperstelle laufen. Achten Sie jedoch darauf, dass sich das Kind dabei nicht unterkühlt.

4. Sterlle Abdeckung

Bei kleineren Verbrühungen oder Verbrennungen reicht oft ein einfaches Pflaster.

• Bei größeren Wundflächen verwenden Sie sterile Kompressen oder eine spezielle Brandfolie. Vorher sollten Sie die verletzte Fläche mit Mercuchrom® oder Betaisodona® desinfizieren.

• Beachten Sie, dass Sie auf keinen Fall Brandblasen aufstechen dürfen!

! Eine Brandwunde darf nur mit kaltem Wasser behandelt werden. Keinesfalls darf sie mit Puder, Ölen, Gemüsesäften, Mehl oder Quark oder Ähnlichem bestrichen werden.

5. Brandverband anlegen

- Bei kleineren verbrannten Flächen genügt eine sterile Wundabdeckung.
- Haben Kleidungsstücke Feuer gefangen und sind große Körperoberflächen betroffen, rufen Sie sofort den Notarzt.

6. Flüssigkeitszufuhr und Beruhigung

- Bei Verbrennungen, die mehr als zehn Prozent der Körperoberfläche betreffen, lassen Sie Ihr Kind zur Schockprophylaxe viel trinken, am besten Tee oder mit Mineralwasser verdünnte Säfte.
- Lassen Sie Ihr Kind nicht allein. Beruhigen Sie es beim Anlegen des Verbands.

AUS DER APOTHEKE

Kleinflächige verbrannte Hautstellen sollten Sie nach der Wasserbehandlung mit einer Desinfektionslösung behandeln. Bei starken Schmerzen können Sie ein Schmerzmittel verabreichen.

Synthetische Medikamente

- Desinfektionslösungen
- Präparate mit Ibuprofen oder Parazetamol

Homöopathika

Die folgenden Homöopathika wirken bei leichteren Verbrennungen lindernd.
Dosierung: 1-mal 3 bis 5 Globuli

- **Belladonna C30:** bei leichten Brandwunden
- **Cantharis C30:** bei Brandwunden 2. Grades
- **Causticum C30:** bei Brandwunden 2. Grades

Verbandmaterial & Co.

- Sterile Wundauflagen, Brandfolien
- Brandsalben nur nach Rücksprache mit dem Kinder- und Jugendarzt

Wundversorgung

Wunden – typische Anzeichen: Hautverletzungen, Blutungen und/oder Blutergüsse, Schmerzen, bisweilen eingeschränkte Beweglichkeit, Schonhaltung

• Siehe auch blaue Flecke (S. 119f.), Nasenbluten (S. 214f.), Prellungen, Zerrungen (S. 154f.), Schock (S. 305f.) und Verbrennungen, Verbrühungen (S. 307f.)

Wichtige Hinweise

Was Sie zuerst tun müssen

Jede Wunde ist unabhängig vom Ausmaß der Verletzung infektionsgefährdet. Daher müssen Sie die Wunde Ihres Kindes sofort mit einem keimfreien Wundverband versorgen. Bei schweren Verletzungen muss innerhalb von sechs Stunden ein Arzt aufgesucht werden.

- Eine Blutung muss grundsätzlich zuerst gestillt und dann versorgt werden.
- Verletzte Gliedmaßen müssen abgebunden und hochgelagert werden.

Grenzen der Selbstbehandlung

- Schnittwunden im Gesicht Ihres Kindes sollten Sie nicht selbst behandeln. Tiefe und klaffende Wunden benötigen ebenfalls fachgerechte Versorgung durch den Arzt.
- Wenn eine Wunde sich entzündet, insbesondere wenn von der Wunde ein roter Streifen ausgeht, der eine drohende Blutvergiftung ankündigt, müssen Sie mit Ihrem Kind sofort einen Arzt aufsuchen.
- Wenn die Wunde sehr groß und stark verschmutzt ist, sollten Sie das Kind ebenfalls zum Arzt bringen.

Sofort den Notarzt rufen

- Bei Bewusstlosigkeit
- Bei sehr starker Blutung
- Bei tiefen, klaffenden Schnittwunden, wenn das Kind nicht transportiert werden kann
- Bei Amputationen oder Teilamputationen von Gliedmaßen (vorher das abgetrennte Körperstück in einem Eisbeutel sichern)
- Bei unklaren inneren Blutungen, z. B. nach einem Fahrrad- oder Motorradunfall
- Bei Schock
- Bei Verletzungen von Hauptgefäßen

ERSTE HILFE

1. Blutstillung

Ist Ihr Kind gestürzt oder hat es sich anderweitig eine blutende Wunde zugezogen, so müssen Sie grundsätzlich zuerst die Blutung stillen. Berühren Sie die Wunde nicht, da sonst Keime hineingelangen könnten. Verwenden Sie zur Blutstillung eine sterile Kompresse, und drücken Sie sie fest auf die Wunde, sofern diese nicht zu groß ist.

• Halten Sie den verletzten Körperteil Ihres Kindes dabei hoch.

• Wenn Sie kein steriles Verbandzeug zur Hand haben, beispielsweise bei einem Ausflug, so drücken Sie Ihrem Kind ein sauberes, möglichst fusselfreies Taschentuch fest auf die Wunde und binden dieses mit einem Schal oder Gürtel fest.

• Ein Druckverband muss dann angelegt werden, wenn eine Schlagader verletzt ist. Das erkennen Sie daran, dass aus der Wunde das Blut pulsierend austritt.

• Blutet die Wunde unaufhörlich weiter, so binden Sie kurzzeitig die zuführende Blutader am nächsten zur Körpermitte hin gelegenen Gelenk ab.

2. Überprüfen der Bewusstseinslage

Bei tiefen Schnittwunden kann das verletzte Kind relativ rasch so viel Blut verlieren, dass es bewusstlos wird. Rufen Sie bei schweren Verletzungen daher sofort den Notarzt, und überprüfen Sie Puls und Atmung Ihres Kindes. Gegebenenfalls führen Sie Wiederbelebungsmaßnahmen durch, d.h. die Atemspende (siehe S. 282f.) und die Herzdruckmassage (siehe S. 303ff.). In diesem Fall brauchen Sie jedoch unbedingt einen zweiten Helfer, der währenddessen die Blutstillung vornimmt.

• Hat Ihr Kind das Bewusstsein verloren, atmet aber regelmäßig, so bringen Sie es in die stabile Seitenlage (siehe S. 281f.) und bleiben bei ihm, bis der Notarzt eintrifft.

3. Reinigen

Kleine, nicht stark blutende Wunden können Sie leicht selbst versorgen. Grundsätzlich sollten Sie eine Wunde, nicht mit irgendwelchen Gegenständen oder mit den Fingern berühren, da sonst Keime in die Wunde gelangen können. Bei jeder Wunde besteht Infektionsgefahr, die das rasche Abheilen verzögert.

• Für den Fall, dass die Wunde verschmutzt ist, benutzen Sie zur Reinigung klares Wasser, das den Schmutz herauswäscht. Verwenden Sie unter keinen Umständen scharfe Desinfektionsmittel oder sonstige Hausmittel.

• Verwenden Sie auch zum Reinigen nur keimfreie Kompressen.

! Unter fließend klarem Wasser dürfen nur Brand- und Ätzwunden gereinigt werden. Blutende Schnittwunden sollten Sie nicht unter fließendes Wasser halten.

4. Desinfizieren

Für die Desinfektion einer Wunde verwenden Sie entsprechende desinfizierende Lösungen, wobei die Wunde nicht größer sein darf als der Handteller des Betroffenen. Verwenden Sie Mittel, die nicht brennen.

• Auf offene Wunden dürfen niemals Salben, Cremes oder sonstige Pasten gestrichen werden.

• Zur Heilung benötigt jede Wunde Luft.

5. Verbinden

Je nachdem, ob sich Ihr Kind eine Schnitt- oder Schürfwunde zugezogen hat, ob eine Stichverletzung, eine Quetschung oder ein Tierbiss vorliegt, müssen Sie Ihrem Kind unterschiedliche Verbände anlegen.

Pflasterverband: Kleine, durch ein Messer oder scharfe Kanten verursachte Schnittwunden (z. B. am Finger) haben meist glatte Wundränder, die leicht wieder aneinander gelegt werden können und rasch zusammenwachsen. Ein Klammerpflaster reicht hier in der Regel als Wundverband aus. Allerdings muss das Pflaster luftdurchlässig sein.

• Nehmen Sie ein breites Stück Heftpflaster, und schneiden Sie es keilförmig ein, wenn Sie es an eine Finger- oder Zehenkuppe anlegen wollen. Berühren Sie die Wundauflage auf dem Pflaster nicht; sie muss keimfrei bleiben, damit eine Infektion vermieden wird. Die Umgebung der Wunde muss trocken sein, sonst klebt das Pflaster nicht.

• Bei größeren Verletzungen eignet sich der Streifenverband. Die Wundauflage wird direkt auf die Verletzung gelegt und mit zwei Heftpflasterstreifen fixiert. So bekommt die Wunde zum Abheilen auch genügend Luft. Falls Ihr Kind auf normales Heftpflaster allergisch reagiert, besorgen Sie sich für empfindliche Haut geeignetes Pflaster.

Druckverband: Wenn eine Schlagader verletzt ist, kommt es zu einer sehr starken Blutung, die Sie bis zum Eintreffen des Arztes mit einem fachgerechten Druckverband stillen müssen.

- Halten Sie den verletzten Körperteil hoch – am besten macht dies ein Helfer. Legen Sie dann die Wundauflage eines Verbandpäckchens auf die Verletzung, und umwickeln Sie diese mit einigen Bindengängen. Legen Sie danach noch ein Verbandpäckchen auf die Stelle, und binden Sie das Ganze fest.

Wundverband bei tieferen oder größeren Verletzungen: Ist die Verletzung so tief oder so groß, dass sie mit einem Pflaster nicht ausreichend abgedeckt werden kann, müssen Sie einen Wundverband anlegen.

- Legen Sie eine Kompresse oder – besser – die Wundauflage eines Verbandpäckchens auf die Wunde. Dann führen Sie – beispielsweise bei einer Handverletzung – die Bindenrolle kreuzweise in mehreren Bindengängen um die Hand und befestigen sie am Handgelenk. Wickeln Sie straff, aber nicht zu fest.
- Befindet sich die Verletzung an Arm oder Bein, so muss ebenfalls zuerst eine sterile Kompresse auf die Wunde gelegt und diese dann befestigt werden.
- Umwickeln Sie dazu die verwundete Stelle mit einer Mullbinde oder mit einem Dreiecktuch. Das Dreiecktuch verknoten Sie, die Mullbinde fixieren Sie mit zwei Streifen Heftpflaster.

! Bei sämtlichen Verbänden mit Kompressen oder Mullbinden ist immer darauf zu achten, dass es zu keinem Blutstau kommt. Ziehen Sie die Binde also niemals zu fest an.

VERHALTEN BEI …

… Schürfwunden

Schürfwunden bluten in der Regel nur schwach, sind aber meist durch Sand, Kies oder Straßenschmutz verunreinigt. Werden sie nicht sofort desinfiziert, fangen sie an, zu nässen und – im schlimmsten Fall – zu eitern. Bedecken Sie große Schürfwunden nach der Reinigung mit einer sterilen Wundauflage, und befestigen Sie das Ganze mit einem Heftpflaster oder mit einem Netzverband (siehe dazu nebenstehende Abb.). Kleinere Verletzungen dieser Art heilen auch an der Luft rasch ab.

… Quetschwunden

Quetschwunden sind in der Regel sehr schmerzhaft, da das Gewebe beschädigt ist. Außerdem haben sie Blutergüsse zur Folge. Kühlen Sie die Wunde mit Eiskompressen, desinfizieren Sie sie, wenn sie offen ist und Blut austritt, und legen Sie Ihrem Kind dann einen Verband an.

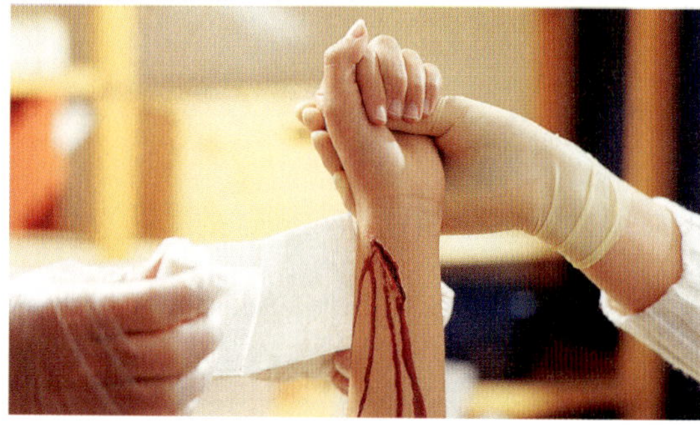

Halten Sie das verletze Körperteil hoch, bevor Sie einen sterilen Verband anlegen.

… Platzwunden

Hier besteht große Infektionsgefahr, da Platzwunden unregelmäßige Ränder aufweisen und nicht selten auch das Gewebe stark beschädigt wurde. Sofern sich Ihr Kind eine Platzwunde zugezogen hat, sollten Sie die Wunde sanft desinfizieren. Dann wird ein Wundverband angelegt, oder aber die Wunde muss vom Arzt genäht bzw. geklammert werden.

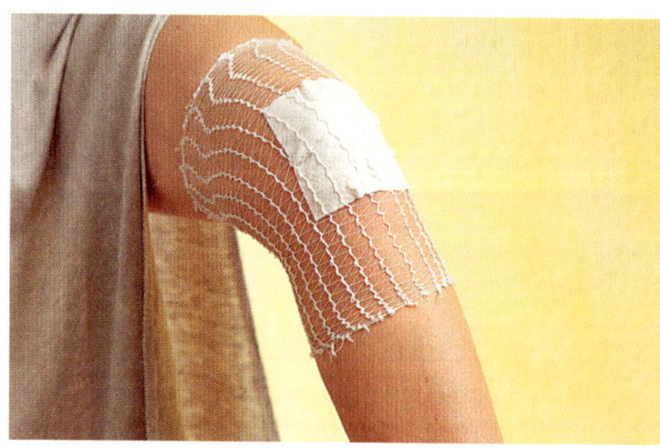

Bei Wunden an Ellenbogen oder Kniegelenken können Sie die sterile Wundkompresse mit einem speziellen Netzverband fixieren.

… Stichwunden

Bei tiefen Stichverletzungen, z. B. durch ein Messer, können auch innere Organe beschädigt sein. Die Infektionsgefahr ist hier besonders groß. Sofern der Gegenstand noch in der Wunde Ihres Kindes steckt, dürfen Sie ihn nicht selbst herausziehen. Bringen Sie Ihr Kind sofort ins Krankenhaus.

… Bisswunden

Sofern Ihr Kind von einem Hund, einer Katze, einem Fuchs oder einer Ratte gebissen worden ist, besteht immer Tollwutgefahr. Decken Sie die Wunde steril ab, und konsultieren Sie sofort einen Arzt. Bisswunden von Hunden sind in der Regel auch Reißwunden, die ohnehin fachärztlich versorgt werden müssen.

- Sofern Sie den Verdacht haben, dass ein an Tollwut erkranktes Tier (Schaum vor dem Maul, aggressives, nervöses Verhalten) Ihr Kind gebissen hat, können Sie vorsorglich die Bisswunde mit einer Seifenlösung oder mit Spülmittel auswaschen. Ein Großteil der Erreger kann somit unschädlich gemacht werden. Decken Sie dann die Wunde steril ab, und bringen Sie Ihr Kind unverzüglich zu einem Arzt oder ins Krankenhaus.

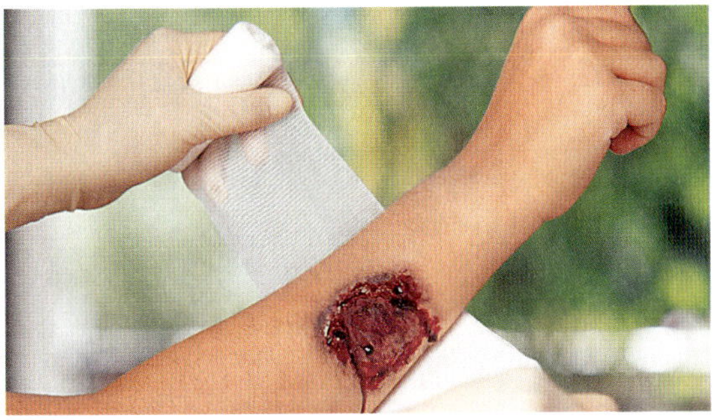

Großflächigere Wunden müssen Sie immer mit einer sterilen Wundauflage abdecken und anschließend mit einer Mullbinde fixieren.

… Bluterguss

Ist Ihr Kind hingefallen, ohne sich eine offene Wunde zuzuziehen, oder hat es sich gestoßen, so kann ein Bluterguss auftreten. Dabei kommt es zu einer Blutung unter der Haut. Um diese Blutung zum Stillstand zu bringen, müssen Sie die betroffene Stelle ausreichend lang kühlen.

- Eine leichte Prellung müssen Sie mindestens 30 Minuten lang kühlen.
- Hat sich Ihr Kind einen Muskel verletzt, so muss die verletzte Stelle 45 Minuten lang gekühlt werden.
- Da ein großer Bluterguss den Kreislauf belastet, sollten Sie auch Puls und Atmung Ihres Kindes kontrollieren. Sofern es bewusstlos ist, aber regelmäßig atmet, bringen Sie es in die stabile Seitenlage (siehe S. 377f.).
- Schwere innere Blutergüsse, wie sie z. B. nach einem Motorrad- oder Autounfall auftreten können, führen eventuell zum Schock. Bleiben Sie daher in der Nähe Ihres Kindes, und beobachten Sie seinen Zustand.

AUS DER APOTHEKE

Wundverletzungen werden mit Wasserstoffperoxid gereinigt und bei Bedarf mit desinfizierenden Lösungen behandelt.

Synthetische Medikamente

- Desinfektionsmittel

Homöopathika

Die folgenden Homöopathika helfen bei verschiedenen Wundverletzungen.

- **Arnica C30:** bei Schmerzzuständen
- **Hypericum C30:** bei Quetschungen oder leichten Verletzungen (z. B. Schnittwunde am Finger)

Verbandmaterial & Co.

- Mullbinden, sterile Kompressen, Dreiecktuch, Klammerpflaster, Heftpflaster, Verbandpäckchen

NATURHEILKUNDE

Arnikatinktur und Johanniskrautöl

Eine Tinkturbehandlung ist vor allem bei Blutergüssen geeignet. Arnika lindert die Schmerzen, Johanniskrautöl empfiehlt sich zur Nachbehandlung, da es eine rasche Abheilung fördert.

DAS KÖNNEN SIE NOCH TUN

Rechtzeitige Impfung

Lassen Sie Ihr Kind frühzeitig gegen Tetanus impfen. Auch die kleinste Schnittwunde kann eine Eintrittspforte für Tetanuserreger sein.

- Wenn die letzte Tetanusimpfung länger als zehn Jahre zurückliegt, muss neu geimpft werden. Sie müssen nicht am Freitag Abend blitzschnell eine alleinige Tetanusinjektion verabreichen lassen, wenn eventuell auch noch andere Impfungen nötig wären. Sie haben 72 Stunden Zeit, dies zu regeln. Nur, wenn ein Impfschutz völlig unklar ist, muss sofort gehandelt und auch ein Tetanusimmunglobulin gegeben werden.

Zuwendung

Trösten Sie Ihren kleinen Patienten liebevoll. Allerdings: Reagieren Sie bitte angemessen. Ein kleiner Sturz ist nicht so schlimm und muss nicht jedesmal mit einem Eis wieder gut gemacht werden.

Die Hausapotheke

Die meisten geringfügigen Unfälle Ihrer Kinder ereignen sich bei Spiel und Sport. Sind halbwüchsige Kinder im Haus, so sollten Sie deshalb genügend Heftpflaster vorrätig haben. Es ist auf jeden Fall empfehlenswert, zur Erstversorgung eine Hausapotheke einzurichten, die vom Verbandmaterial über das Fieberthermometer bis hin zum Schmerzmittel die wichtigsten Utensilien enthält.

Grundausstattung der Hausapotheke

In eine Hausapotheke gehören Verbandmaterial, Heil- und Schmerzmittel sowie nützliche Utensilien für den Notfall. Außerdem ist darin Platz für die Naturheilmittel Ihrer Wahl sowie für ausgesuchte homöopathische Präparate.

Wichtige Medikamente

Gegen die verschiedenen leichteren Erkrankungen und Verletzungen Ihres Kindes sollten Sie ein Medikament im Haus haben. Bei speziellen Beschwerden lesen Sie bitte in der Rubrik »AUS DER APOTHEKE« bei den einzelnen Krankheitsunterkapiteln dieses Buchs nach. Grundsätzlich sollten Sie stets den Beipackzettel eines Arzneimittels lesen und im Zweifelsfall Ihren Arzt oder Apotheker fragen.

Naturheilmittel

Bei leichten Erkältungskrankheiten oder geringfügigen Verletzungen muss man nicht immer gleich zu synthetischen Medikamenten greifen. Fieber, Schwellungen und Schmerzen lassen sich auch mit Naturheilmitteln kurieren. Dazu gehören auch sämtliche Heiltees. Die folgende Grundausstattung allerdings sollten Sie in Ihrer Hausapotheke vorrätig haben.

- **Öle und Tinkturen:** z. B. Arnikatinktur, Japanisches Heilpflanzenöl®, Johanniskrautöl, Kamillentinktur, Teebaumöl, Propolistinktur
- **Für Umschläge und Wickel:** z. B. essigsaure Tonerde (als Lösung erhältlich), Heilerde
- **Wärmeauflagen:** z. B. Heublumensäckchen, Kirschkernsäckchen

Verbandmaterial

- Heftpflaster (1 Rolle, 2,5 Zentimeter mal 5 Meter) und Wundpflastersortiment; bei Neigung zu einer allergischen Reaktion ist hautverträgliches Heftpflaster zu empfehlen
- Sterile Verbandpäckchen (2 große, 2 mittlere, 2 kleine)
- Mullbinden (2 Stück, 6 Zentimeter breit, sowie 2 Stück, 8 Zentimeter breit)
- Sterile Wundkompressen (6 Stück, 10 mal 10 Zentimeter)
- Sterile Brandwundenverbandtücher (2 Stück, 40 mal 60 Zentimeter) und Brandwundenverbandpäckchen
- Brandfolien
- Dreiecktücher zur Herstellung von Verbänden, Schlingen oder zur Befestigung von Schienen (2 Stück)
- Zugeschnittene Baumwoll- und Leinentücher in verschiedenen Größen
- Elastische Binden (2 Stück, 8 Zentimeter breit, sowie 2 Stück, 10 Zentimeter breit)
- Wasserfestes Klebeband zum Fixieren von Verbänden (z. B. Leukoplast®); bei Neigung zu allergischen Reaktionen gibt es hautverträgliche Sorten
- Verbandwatte (50 Gramm)
- Verbandklammern (4 Stück)
- Hot-Cold-Pack zum Auflegen bei Schwellungen (am besten im Gefrierfach des Kühlschranks aufbewahren); die Kompresse ist mit einer synthetischen Flüssigkeit gefüllt und kann bei Bedarf auch als Wärmeauflage verwendet werden (dazu wird sie vorher in der Mikrowelle oder in heißem Wasser erhitzt); mehrmals verwendbar

Desinfektionsmittel

- Wasserstoffperoxid, Mercuchrom® (Rp), Rivanol®, Betaisodona®, 70-prozentiger Alkohol, Teebaumöl

Wichtige Utensilien

- (Digitales) Fieberthermometer
- 1 stumpfe Schere zum Abschneiden von Binden und Pflastern
- 1 Pinzette zum Entfernen von Splittern
- Sicherheitsnadeln (mehrere Größen)
- Augenbadewanne
- Sterile Einmalhandschuhe
- Zeckenzange

Regelmäßige Kontrolle

Die Hausapotheke sollte laufend auf Vollständigkeit, die Medikamente sollten jährlich auf ihre Haltbarkeit überprüft werden. Das Verfallsdatum ist auf der Packung jedes Arzneimittels aufgedruckt. Schreiben Sie das Datum, an dem Sie eine Packung angebrochen haben, auf die Packung. Das Verfallsdatum gilt meist für die unangebrochene Flasche (z. B. bei Tropfen).

Wohin mit der Hausapotheke?

Mehrere Faktoren sind bei der Suche nach dem sinnvollsten Platz für die Hausapotheke in der Wohnung von Bedeutung: Sie muss für Kinder unzugänglich sein, die Medikamente sollten darin kühl und trocken gelagert werden können, und Sie müssen die Hausapotheke schnell und bequem erreichen können. Um es Kindern unmöglich zu machen, mit dem Inhalt der Hausapotheke zu spielen, reicht es nicht aus, sie nur hoch zu hängen. Der Medikamentenkasten muss abgeschlossen und der Schlüssel abgezogen werden können.

Das Badezimmer – wo die Hausapotheke in vielen Haushalten untergebracht ist – stellt wegen seines warmen und feuchten Klimas keinen geeigneten Ort für die Aufbewahrung von Medikamenten dar, zumal deren Haltbarkeit dadurch herabgesetzt wird. Der ideale Ort für die Hausapotheke ist ein gut zugänglicher Abstellraum oder der Flur.

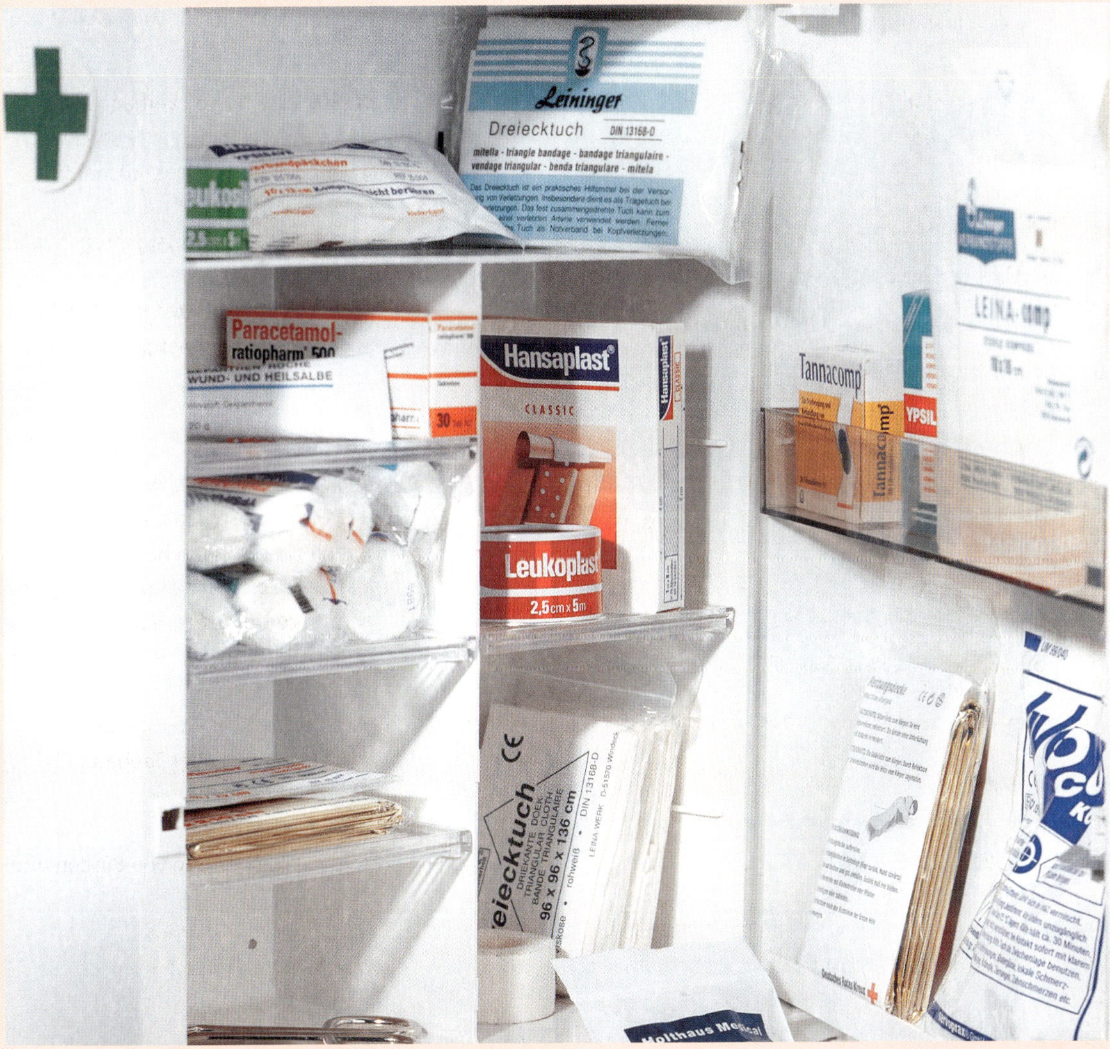

Eine gut gefüllte Hausapotheke – für den Fall der Fälle.

Beschwerden

Anwendungen

Sachregister